IMAGING ANATOMY

영상해부학 ②

집필진

강은보 동의과학대학교 방사선학과
김창복 광주보건대학교 방사선학과
김문찬 동남보건대학교 방사선학과
김아영 대구가톨릭대학교 방사선학과
박종배 전)충북보건과학대학교 방사선학과
임인철 동의대학교 방사선학과
임재동 대원대학교 방사선학과
장현철 수성대학교 방사선학과
정강교 안동병원 영상의학과
정봉재 전)한국국제대학교 방사선학과
조평곤 대구가톨릭대학교 방사선학과
최종학 전)고려대학교 방사선학과
최준구 극동대학교 방사선학과
한동균 을지대학교 방사선학과

도서출판 대학서림

일러두기

영상해부(imaging anatomy)는
의학영상을 찾아가는데 있어서,
길잡이 지도(guide map)입니다.

인체 곳곳의 이름이 어찌 젊게 바뀌었는지
그것들은 영상을 통해 어찌 네트워크를 만들고 있는지를
'내비게이션'처럼 보여줄 것입니다.

영상해부(imaging anatomy)는
의학영상의 길을 찾아나서는 이들에게
'즐겨찾기'처럼
업 그레이드 실시긴 교통정보입니다.

솔솔한 흥미를 가지고
'톡톡' 인체의 신비한 영역을 짚어 찾아내
영상해부의 세계로
여행을 떠나십시오.

- 해부용어는 한글, 영어 순서로 배열하였습니다.
- 우리말 해부용어는 모두 붙여서 썼으며, 최근 용어(이전용어) 순서로 배열하였습니다.
- 큰괄호 [ ] 안팎에 있는 우리말 용어는 같은 뜻으로 함께 쓰기로 정한 해부용어입니다.

2025년 2월, 지은이

차례

10장 • 간, 담낭(쓸개), 이자(췌장), 지라(비장) … 01

11장 • 비뇨-생식기 … 57

12장 • 동맥, 정맥, 림프관 ··· 125

13장 • 골반부 … 185

14장 • 사지 … 221

10 간, 담낭(쓸개), 이자(췌장), 지라(비장)

liver, gallbladder, pancreas and spleen

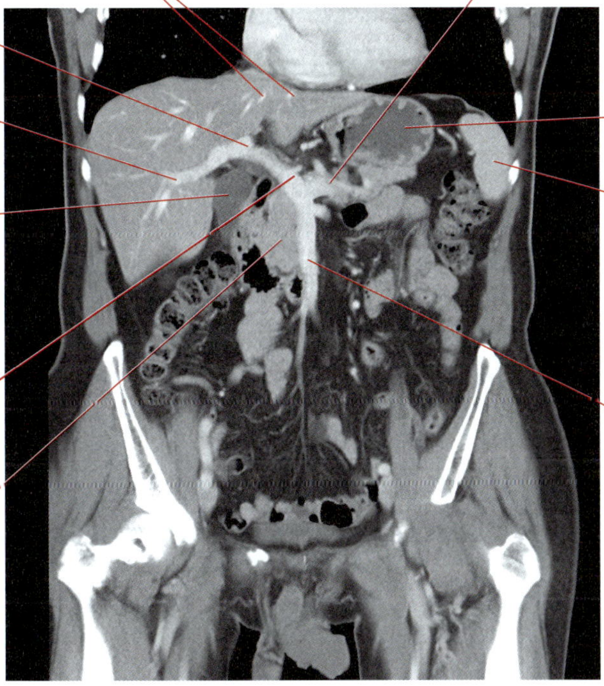

간구역 및 간문맥, CT영상 (Coronal view)

간(liver)은 인체에서 가장 큰 기관으로 오른쪽에 치우쳐 갈비밑부위(hypochondrium)에 놓여있으며, 왼쪽으로는 명치부위(epigastric region)나 왼쪽 갈비밑부위까지 뻗어 있다. 담낭(쓸개, gall bladder)는 간세포에서 만들어진 담즙(bile juice)을 저장하고 농축한 후에 배출한다. 담낭은 쓸개바닥(base), 쓸개몸통(body), 쓸개목(neck)으로 나뉜다. 이자(췌장, pancreas)는 소화효소를 분비하는 부속 소화기관이기도 하고, 인슈린과 그루카곤을 분비하는 내분비샘이기도 하다. 이자는 샘창자(십이지장, duodenum)와 지라(비장, spleen)사이에 가로로 길게 놓인 복막뒤장기(후복막장기, retroperitoneal organ)이다. 지라(spleen)는 림프기관으로 위와 잇대어져 있고, 또한 아홉째~열한째 갈비뼈(늑골, ribs)와 가로막(횡격막, diaphragm)에 잇대어져 있다.

간-영상 이해를 위한 맨눈해부학 보기 / Liver - Review of Gross Anatomy

앞 면

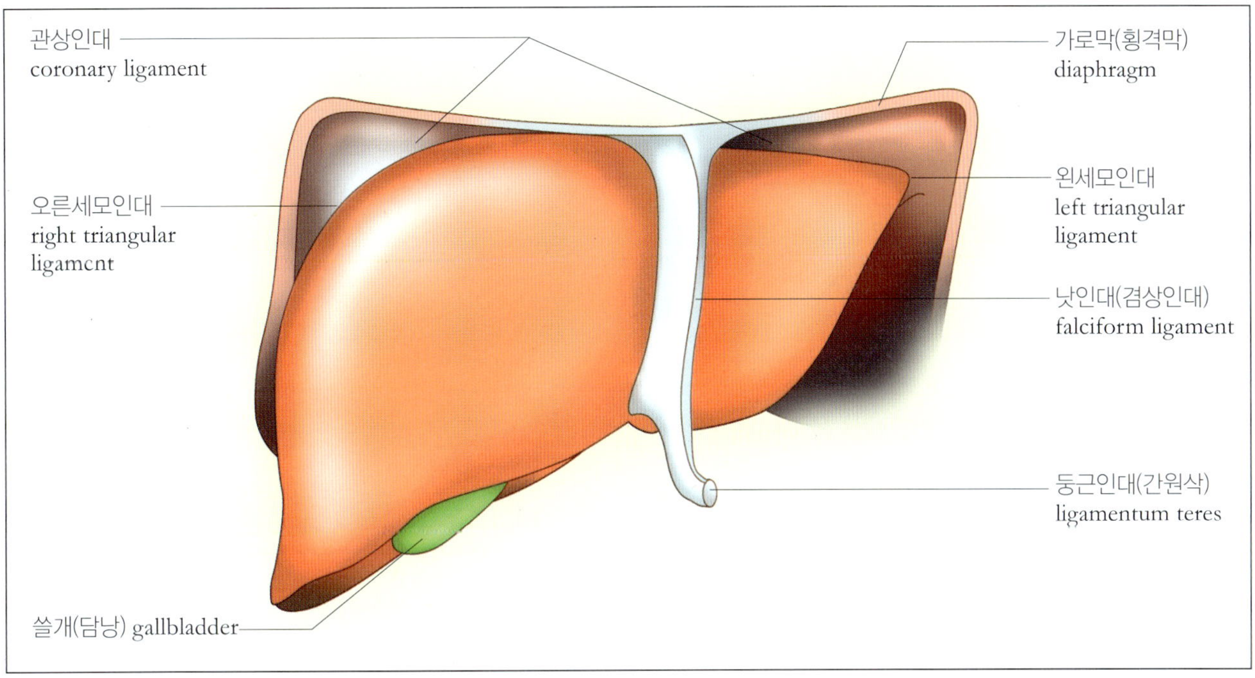

뒷 면

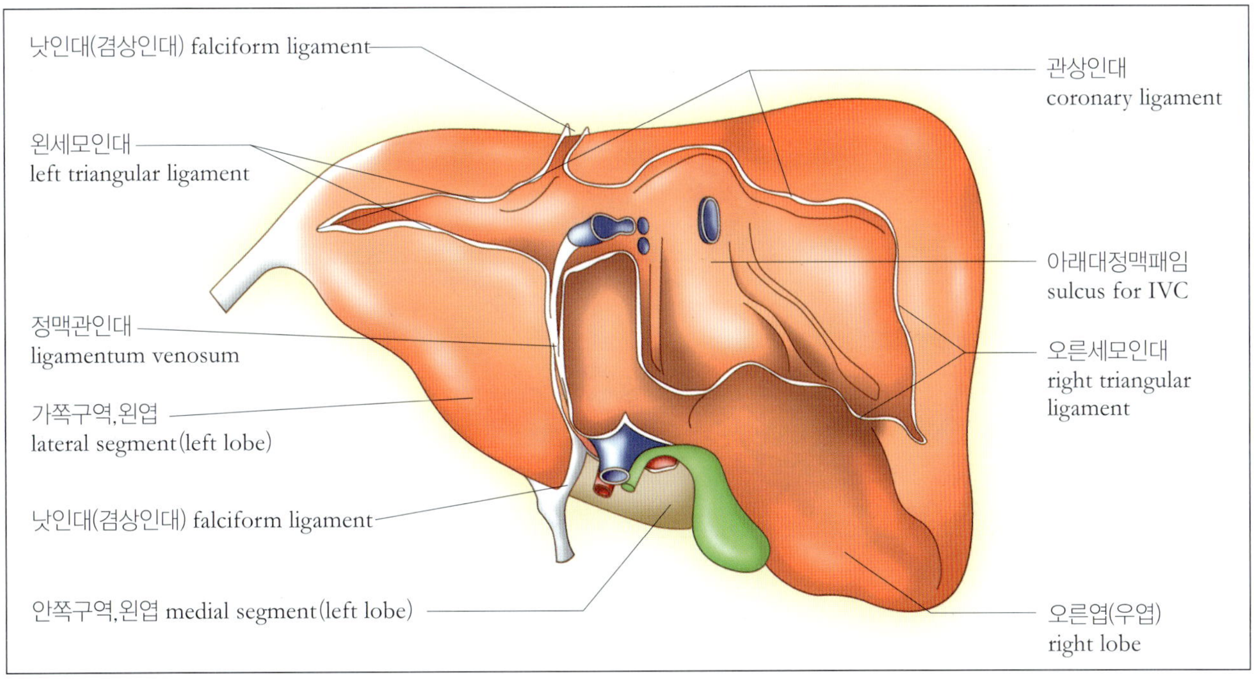

이자(췌장)와 지라(비장)-영상 이해를 위한 맨눈해부학 보기 / Pancreas and Spleen - Review of Gross Anatomy

이자(췌장) 앞면

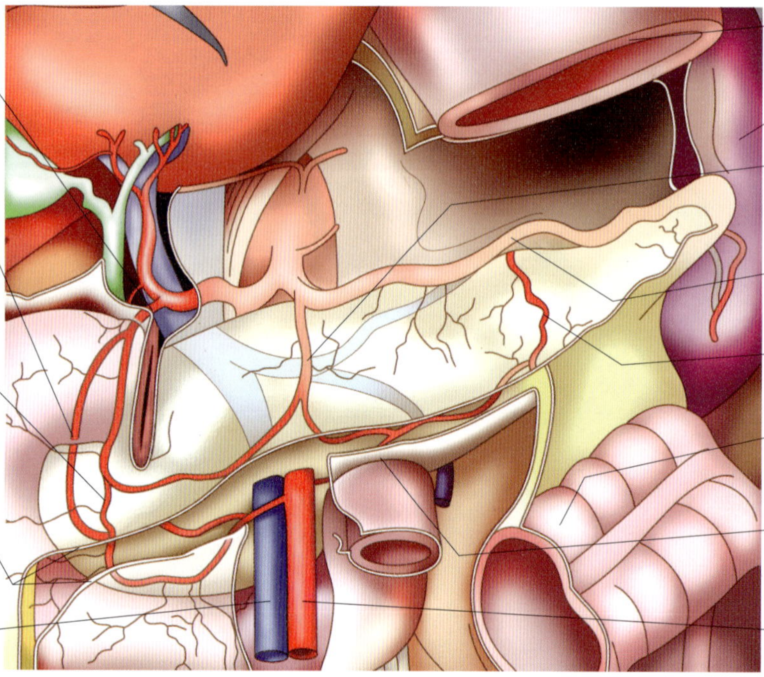

지라(비장) 앞면

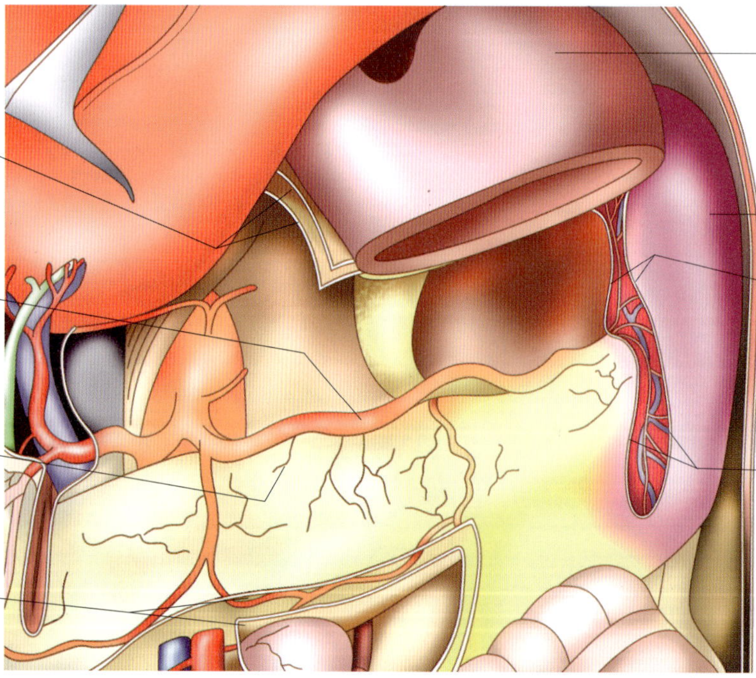

상복부 장기 / viscera in upper part of abdomen

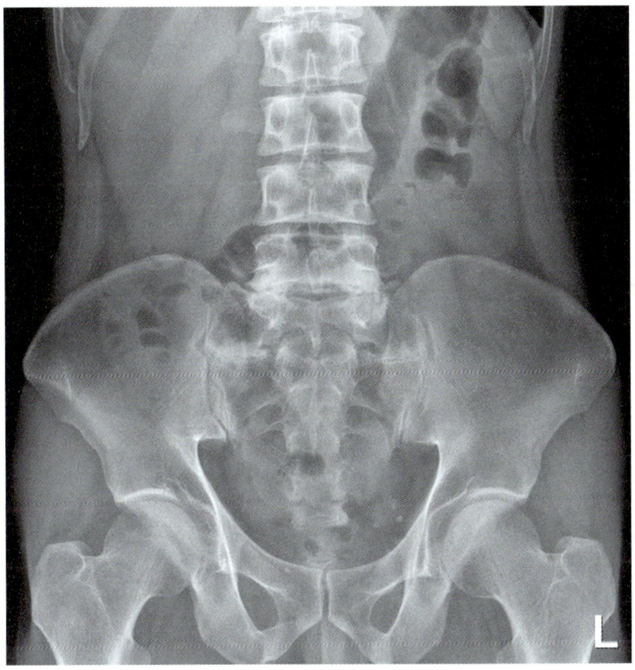

〈복부단순촬영영상〉

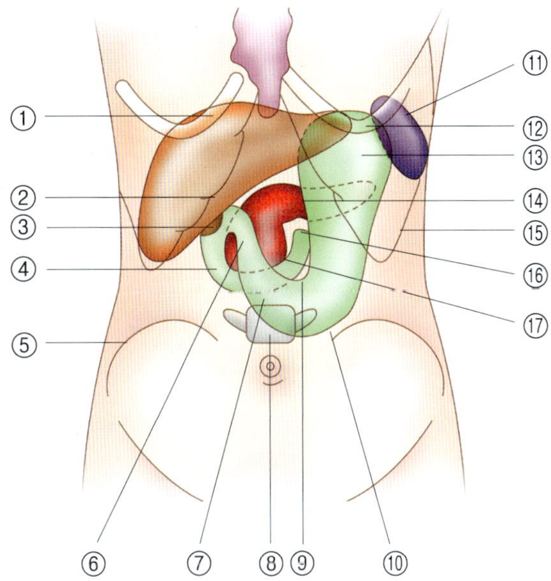

① 간 위면 *upper surface of liver*
② 아홉째갈비연골(늑연골) 끝 *tip of 9th costal cartilage*
③ 쓸개비닥(담낭지부) *fundus of gallbladder*
④ 십이지장[샘창자] 제2부[내림부분] *2nd part of duodenum*
⑤ 엉덩뼈능선(장골능) *iliac crest*
⑥ 날문관(유문관) *pyloric canal*
⑦ 날문방(유문동) *pyloric antrum*
⑧ 넷째허리뼈(요추골) *4th lumbar vertebrae(LIV)*
⑨ 위 모패임(각절흔) *angular notch of stomach*
⑩ 위 큰굽이(대만) *greater curvature of stomach*
⑪ 지라(비장) *spleen*
⑫ 어싯째갈비연골(늑연골) *6th costal cartilage*
⑬ 위바닥(위저부) *fundus of stomach*
⑭ 이자몸통(췌체부) *body of pancreas*
⑮ 열째갈비연골(늑연골) *10th costal cartilage*
⑯ 샘빈창자연결부(십이지장공장연결부) *duodeno-jejunal junction*
⑰ 이자머리(췌두부) *head of pancreas*

간(liver)은 오른쪽 상복부(epigastrium)에 균등한 음영(shadow)으로 보이며, 그 오른엽(우엽, right lobe) 아래모서리(inferior margin)는 오른창자굽이(간만곡부, right colic flexure)의 가스(gas)나 주위 지방조직(fat tissue)에 의해 보일 경우가 많다.

지라(비장, spleen)는 왼쪽 상복부의 바깥쪽 가로막(횡격막, diaphragm) 밑에 음영(shadow)으로 나타나며, 그 아래끝(하극, inferior pole)은 왼창자굽이(비만곡부, splenic flexure of colon) 의 가스나 주위 지방조직에 의해 보일 경우가 많다. 이자(췌장, pancreas) 및 담낭(쓸개, gallbladder)은 정상에서는 복부 단순촬영(simple imaging of abdomen) 영상에서 볼 수 없다.

복강동맥의 분기 / celiac trunk and hepatic artery

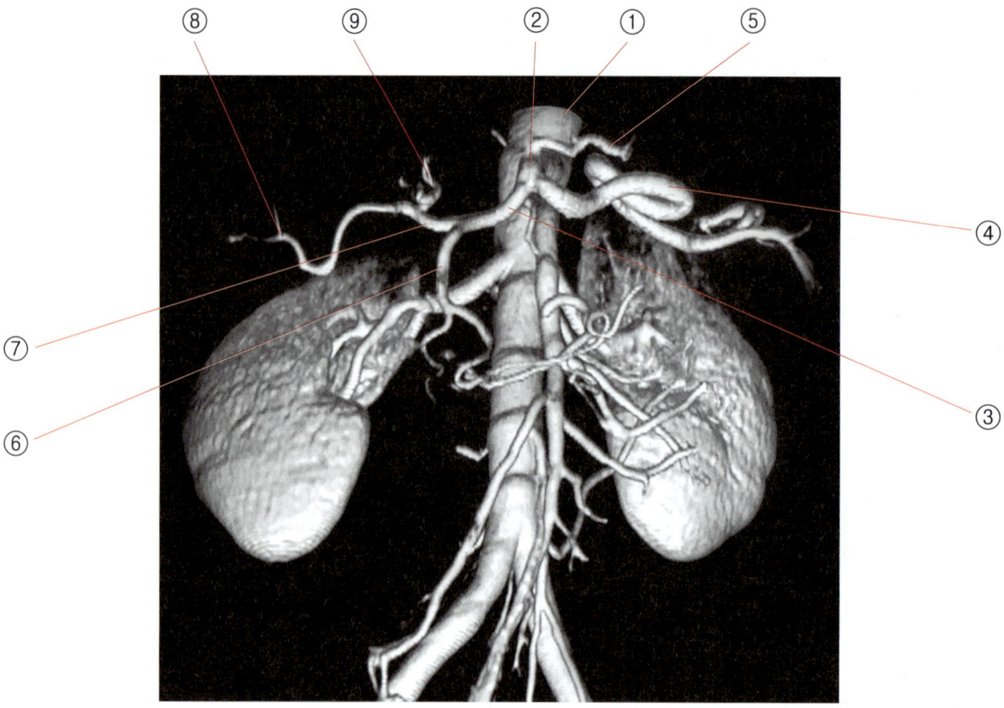

[CTA 영상]

① 배대동맥(복부대동맥) *abdominal aorta*
② 복강동맥줄기 *celiac trunk*
③ 온간동맥(총간동맥) *common hepatic artery*
④ 지라동맥(비장동맥) *splenic artery*
⑤ 왼위동맥(좌위동맥) *left gastric artery*
⑥ 위샘창자동맥(위십이지장동맥) *gastroduodenal artery*
⑦ 고유간동맥 *proper hepatic artery*
⑧ 오른간동맥(우간동맥) *right hepatic artery*
⑨ 왼간동맥(좌간동맥) *left hepatic artery*

복강동맥(celiac artery)은 열둘째 등뼈(흉추골, thoracic vertebra)에서 첫째 허리뼈(요추골, lumbar vertebra)의 높이에서 배대동맥(복부대동맥, abdominal aorta)의 앞면으로부터 분기(bifurcation)하여 간(liver), 지라(비장, spleen), 위(stomach), 이자(췌장, pancreas), 십이지장(샘창자, duodenum), 담낭(쓸개, gallbladder) 등으로 가는 혈류(blood flow)를 지배하고 있다. 위창자간막동맥(상장간막동맥, superior mesenteric artery)은 복강동맥 아래 높이의 배대동맥(abdominal aorta) 앞면에서 분기하여 이자 뒤를 아래쪽으로 흐른다.

가장 흔히 볼 수 있는 복강동맥(celiac trunk)의 분기 방식은 위 영상에서와 같이 세 개의 가지(branch), 즉 지라동맥(비장동맥, splenic artery)·온간동맥(총간동맥, common hepatic artery) 및 왼위동맥(좌위동맥, left gastric artery)으로 나뉘는 양식이며,

약 50~70%에서 볼 수 있다. 약 10~20%의 증례에서는 왼간동맥(좌간동맥, left hepatic artery)이 왼위동맥에서 분기할 경우가 있다.

약 10~20%의 증례에서는 오른간동맥(우간동맥, right hepatic artery)이 위창자간막동맥(superior mescenteric artery)에서 분기한다.

간동맥조영 / selective hepatic arteriogram

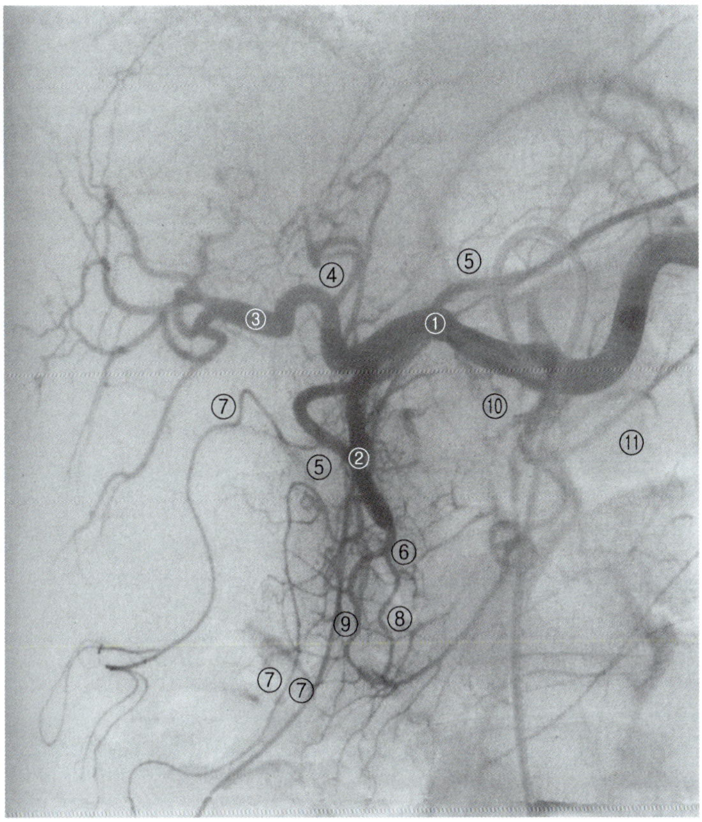

〈Subtracted hepatic arteriogram〉

① 온간동맥(총간동맥) *common hepatic artery*
② 위샘창자동맥(위십이지장동맥) *gastroduodenal artery*
③ 간동맥의 오른가지(우지) *right branch of hepatic artery*
④ 간동맥의 왼가지(좌지) *left branch of hepatic artery*
⑤ 오른위그물막동맥(우위대망동맥) *right gastroepiploic artery*
⑥ 위이자샘창자동맥(위췌십이지장동맥) *superior pancreaticoduodenal artery*
⑦ 그물막동맥(대망동맥) *epiploic arteries*
⑧ 위이자샘창자동맥의 뒤가지(후지) *posterior branch of superior pancreaticoduodenal artery*
⑨ 위이자샘창자동맥의 앞가지(전지) *anterior branch of superior pancreaticoduodenal artery*
⑩ 뒤이자동맥(후췌동맥) *dorsal pancreatic artery*
⑪ 가로이자동맥(횡행췌동맥) *transverse pancreatic artery*

왼간동맥(좌간동맥, left hepatic artery)은 해부학적(anatomical)으로 간(liver) 왼엽(좌엽, left lobe)의 뒷면에 위치하는 배꼽오목(umbilical fossa)을 통과하여 간실질(liver parenchyma) 안에 들어간다. 이 유입부는 간동맥조영(hepatic artery angiography)에서 왼간동맥(left hepatic artery)의 특징적인 구부러진 상으로 나타날 수 있다. 이 굴곡부를 umbilical point라 한다. 중간간동맥(중간동맥, middle hepatic artery)은 약 45%가 오른 간동맥(우간동맥, right hepatic artery)에서, 약 45%가 왼간동맥에서, 또한 나머지 약 10%는 직접 고유간동맥(proper hepatic artery)에서 분기하여 네모엽(방형엽, quadrate lobe) 및 꼬리엽(미상엽, caudate lobe)에 영양을 준다.

이자(췌장)주위의 동맥 / pancreatic arteries

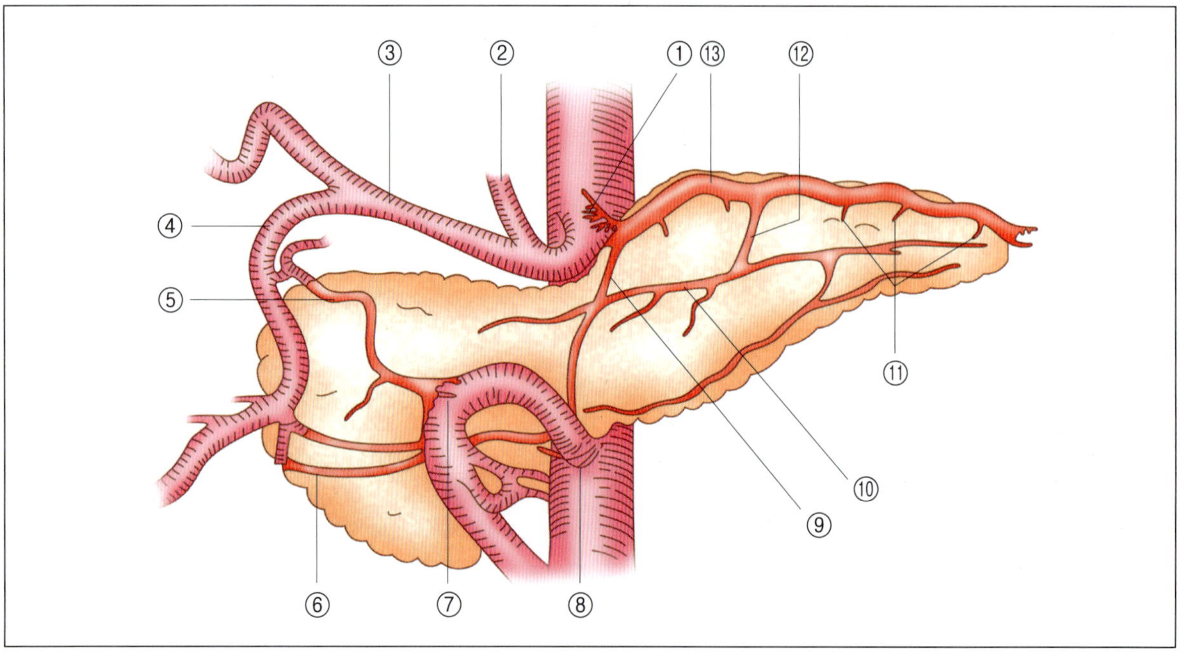

① 복강동맥 *celiac artery*
② 왼위동맥(좌위동맥) *left gastric artery*
③ 온간동맥(총간동맥) *common hepatic artery*
④ 위샘창자동맥(위십이지장동맥) *gastroduodenal artery*
⑤ 뒤이자샘창자활(뒤췌십이지장호) *posterior pancreaticoduodenal arcade*
⑥ 앞이자샘창자활(앞췌십이지장호) *anterior pancreaticoduodenal arcade*
⑦ 아래이자샘창자동맥(하췌십이지장동맥) *inferior pancreaticoduodenal artery*
⑧ 위창자간막동맥(상장간막동맥) *superior mesenteric artery*
⑨ 뒤이자동맥(후췌동맥) *dorsal pancreatic artery*
⑩ 가로이자동맥(횡행췌동맥) *transverse pancreatic artery*
⑪ 이자꼬리동맥(췌미동맥) *caudal pancreatic arteries*
⑫ 큰이자동맥(대췌동맥) *pancreatica magna artery*
⑬ 지라동맥(비장동맥) *splenic artery*

이자(췌장, pancreas)에는 소위 문(hilus)이 없다. 따라서 단일 원천으로부터 혈관지배(vascular control)를 받는 형태를 가지지 않는다. 이자머리(췌두, head of pancreas)부는 위샘창자동맥(위십이지장동맥, gastroduodenal artery)에서의 두 활(arch)에 의해, 또한 이자몸통(췌체, body of pancreas)부는 뒤이자동맥(후췌동맥, posterior pancreatic artry)에 의해, 그리고 이자꼬리(췌미, tail of pancreas)부는 큰이자동맥(대췌동맥, major pancreatic artery) 및 이자꼬리동맥(췌미동맥, caudal pancreatic artery)에 의해 지배를 받는다.

이자동맥(췌장동맥)조영 / selective pancreatic arteriogram

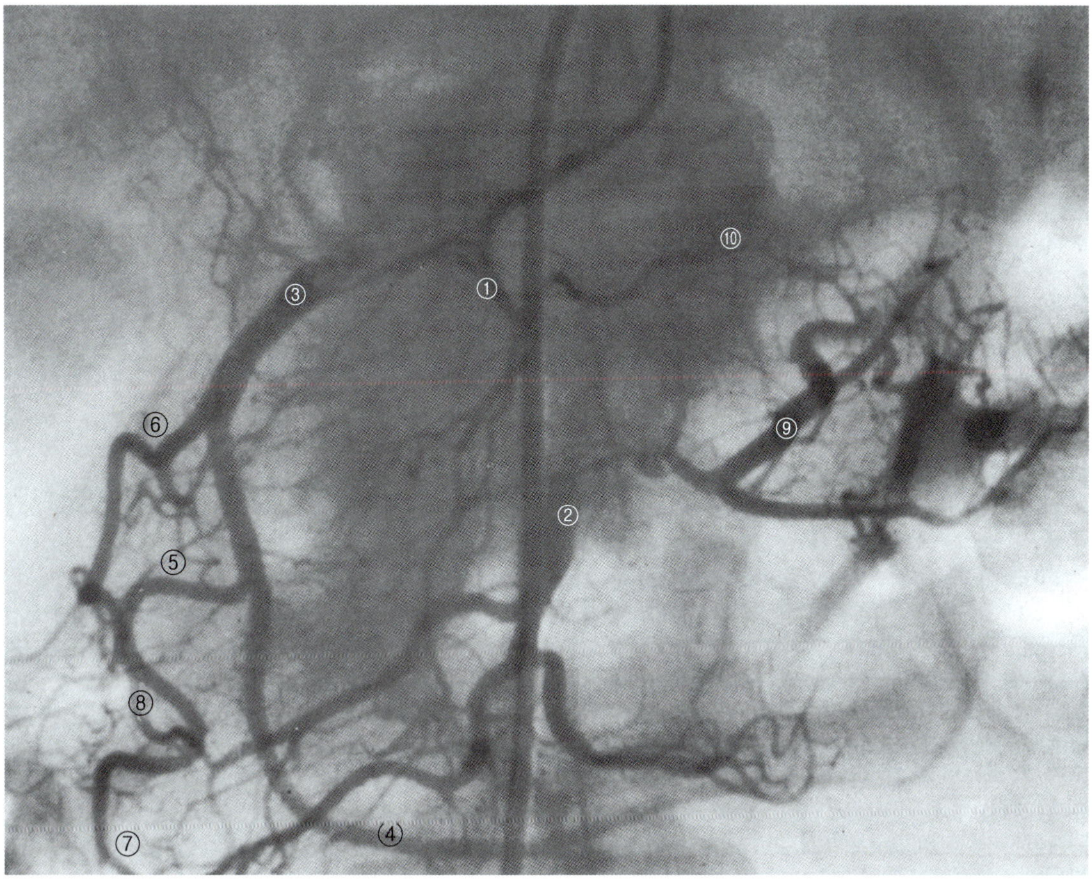

① 뒤이자동맥(후췌동맥) *dorsal pancreatic artery*
② 위창자간막동맥(상장간막동맥) *superior mesenteric artery*
③ 위샘창자맥(위십이지장동맥) *gastroduodenal artery*
④ 오른위그물막동맥(우위대망동맥) *right gastroepiploic artery*
⑤ 위이자샘창자동맥(위췌십이지장동맥)의 앞가지(전지)
anterior branch of superior pancreaticoduodenal artery
⑥ 위이자샘창자동맥(위췌십이지장동맥)의 뒤가지(후지)
posterior branch of superior pancreaticoduodenal artery
⑦ 아래이자샘창자동맥(아래췌십이지장동맥)의 앞가지(전지)
anterior branch of inferior pancreaticoduodenal artery
⑧ 아래이자샘창자동맥(아래췌십이지장동맥)의 뒤가지(후지)
posterior branch of inferior pancreaticoduodenal artery
⑨ 왼위그물막동맥(좌위대망동맥) *left gastroepiploic artery*
⑩ 가로이자동맥(횡행췌동맥) *transverse pancreatic artery*

이자(췌장)의 정맥 분포 / pancreatic veins

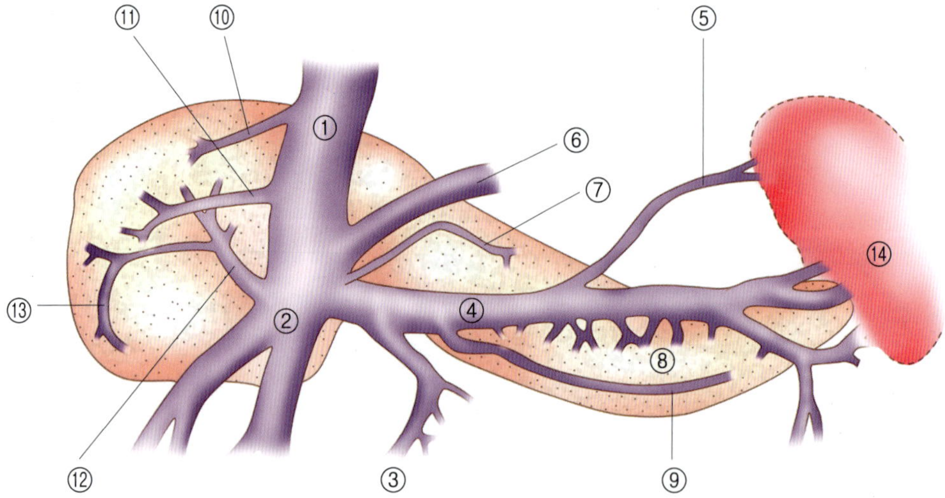

① 간문맥(문맥) *portal vein*
② 위창자간막정맥(상장간막정맥) *superior mesenteric vein*
③ 아래창자간막정맥(하장간막정맥) *inferior mesenteric vein*
④ 지라정맥(비장정맥) *splenic vein*
⑤ 지라위끝정맥(비장상극정맥) *superior polar splenic vein*
⑥ 왼위정맥(좌위정맥) *left gastric vein*
⑦ 뒤이자정맥(배측췌정맥) *dorsal pancreatic vein*
⑧ 이자꼬리정맥(췌미정맥) *caudal panreatic vein*
⑨ 가로이자정맥(횡행췌정맥) *transverse pancreatic vein*
⑩ 뒤위이자샘창자정맥(후상췌십이지장정맥) *posterosuperior pancreaticoduodenal vein*
⑪ 앞위이자샘창자정맥(전상췌십이지장정맥) *anterosuperior pancreaticoduodenal vein*
⑫ 아래이자샘창자정맥(하췌십이지장정맥) *inferior pancreaticoduodenal vein*
⑬ 앞아래이자샘창자정맥(전하췌십이지장정맥) *anteroinferior pancreaticoduodenal vein*
⑭ 지라(비장) *spleen*

이자(췌장, pancreas)의 동맥(artery)계 및 인접한 주요 동맥의 변화는 췌장암(pancreatic cancer)의 진전을 검토하는 데에 중요하나 정맥(vein)계, 즉 간문맥(문맥, portal vein)계의 변화를 검토하는 것도 필요하며, 이를 위해서는 경동맥성 간문맥조영(trans-artery portal angiography)을 시행한다.

정맥의 변화는 만성 췌장염(chronic pancreatitis) 등에 따라 생기고, 때에 따라서는 고도의 협착(stricture)이나 폐색(occlusion)을 보일 경우도 있다. 그러나, 췌장암(pancreatic cancer)을 결정할 때에는 간문맥계의 변화를 검토하기도 한다.

간문맥(문맥)의 분기 / intrahepatic portal veins

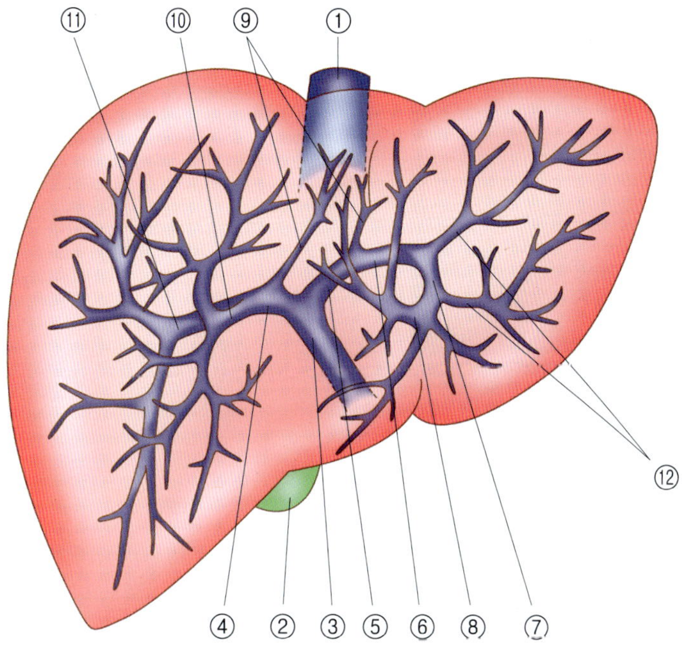

① 아래대정맥(하대정맥) *inferior vena cava*
② 담낭[쓸개] *gallbladder*
③ 간문맥(문맥) *portal vein*
④ 오른가지(우지) *right branch*
⑤ 왼가지(좌지) *left branch*
⑥ 가로부분(횡행부) *transverse part*
⑦ 배꼽정맥부분(제부) *umbilical part*
⑧ 네모엽가지(방형지) *quadrate branch*
⑨ 꼬리엽기지(미상지) *caudate branches*
⑩ 앞가지(전구지) *anterior segmental branch*
⑪ 뒤가지(후구지) *posterior segmental branch*
⑫ 가쪽구역가지(외측구지) *lateral segmental branch*

간문맥(문맥, portal vein)은 간문부(hilum of liver)에서 간(liver) 안으로 들어가며 오른가지(우지, right branch)와 왼가지(좌지, left branch)로 나누어진다. 오른가지는 보통 앞가지(전구지, anterior segmental branch)와 뒤가지(후구지, posterior segmental branch)로 나뉘며, 각각 더욱 가늘게 나뉘어져 간다. 왼가지는 일반적으로 오른가지보다 약간 가늘고, 가쪽구역가지(외측구지, lateral segmental branch)와 네모엽가지(방형지, quadrate branch)로 나뉠 때까지 길게 똑바로 나아간다.

비문맥조영 / splenoportogram

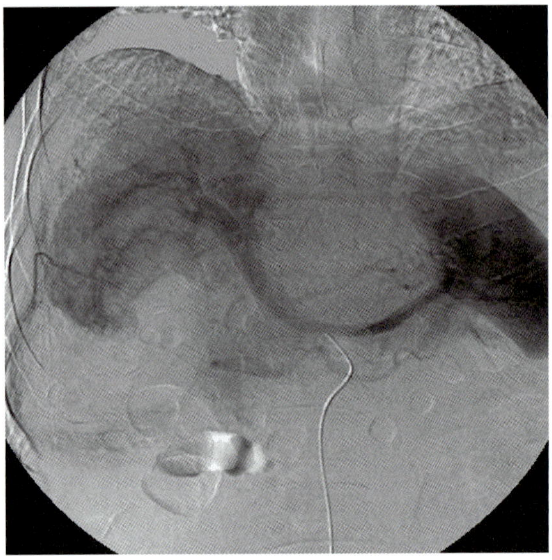

〈Indirect splenoportogram〉

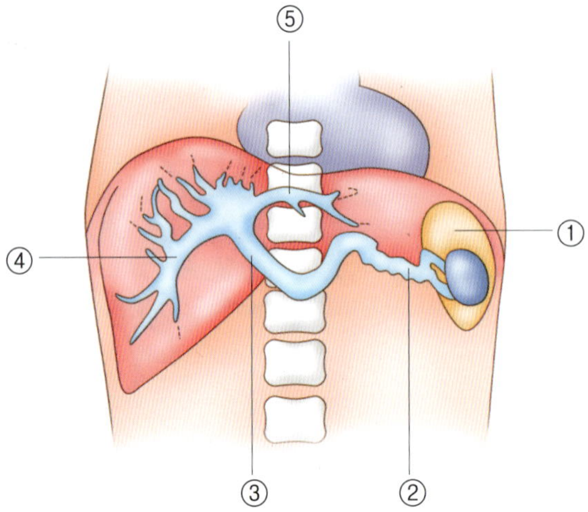

① 지라(비장) *spleen*
② 지라정맥(비장정맥) *splenic vein*
③ 간문맥(문맥) *portal vein*
④ 간문맥(문맥) 오른가지(우지) *right branch of portal vein*
⑤ 간문맥(문맥) 왼가지(좌지) *left branch of portal vein*

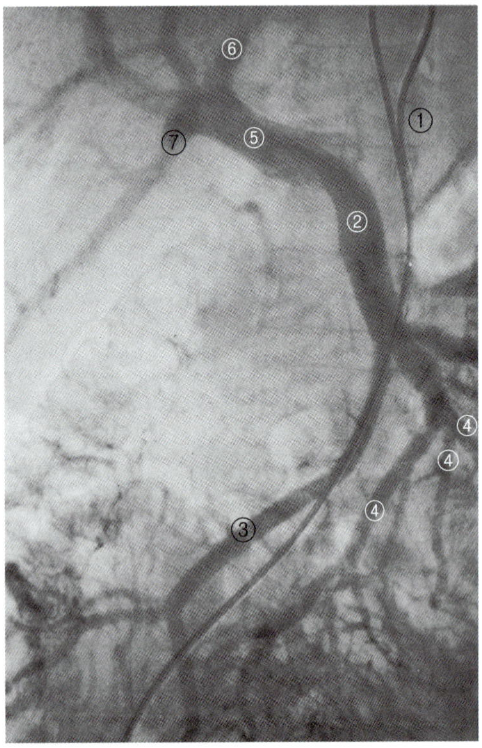

〈위창자간막동맥 조영의 venous phase〉

문맥조영(portography)에는 경동맥성 문맥조영(trans-artery portal venography)과 경비장 문맥조영(trans-splenic portal venography)이 있다. 경동맥성 문맥조영은 복강동맥(celiac artery), 이자동맥(췌장동맥, pancreatic artery), 위창자간막동맥(상장간막동맥, superior mesenteric artery), 왼위동맥(좌위동맥, left gastric artery) 조영(angiography)에서 소위 문맥상(portal phase)을 주로 한 촬영이다.

① 위창자간막동맥(상장간막동맥) 안의 *catheter* 끝
tip of catheter in superior mesenteric artery
② 위창자간막정맥(상장간막정맥) *superior mesenteric vein*
③ 돌잘록창자정맥(회결장정맥) *ileocolic vein*
④ 빈창자정맥(공장정맥) *jejunal vein*
⑤ 간문맥(문맥) *portal vein*
⑥ 간문맥(문맥) 왼가지(좌지) *left branch of portal vein*
⑦ 간문맥(문맥) 오른가지(우지) *right branch of portal vein*

간정맥 / hepatic veins

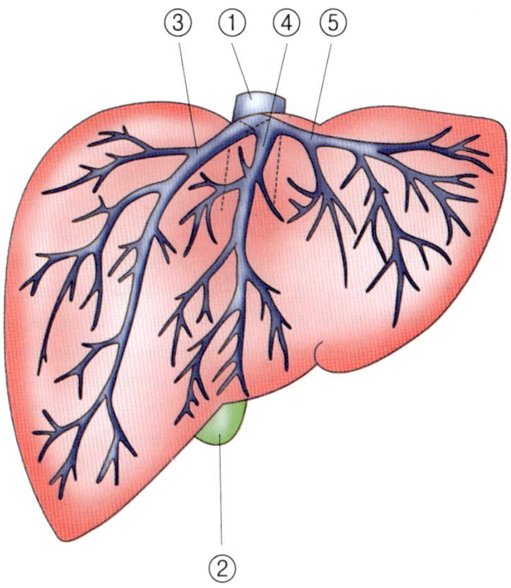

① 아래대정맥(하대정맥) *inferior vena cava*
② 담낭[쓸개] *gallbladder*
③ 오른간정맥(우간정맥) *right hepatic vein*
④ 중간간정맥(중간정맥) *middle hepatic vein*
⑤ 왼간정맥(좌간정맥) *left hepatic vein*

간정맥(hepatic vein)은 간구역 사이를 흐르며, 보통 오른간정맥(우간정맥, right hepatic vein) · 중간간정맥(중간정맥, middle hepatic vein) 및 왼간정맥(좌간정맥, left hepatic vein)으로 나누어진다. 이것들은 경사져서 머리쪽(cephalad)으로 흐르며, 아래대정맥(하대정맥, inferior vena cava)으로 흘러 들어간다. 많은 경우에는, 중간간정맥과 왼간정맥이 합하여 하나로 되어 있어 아래대정맥으로 흐르며, 오른간정맥은 그것과 별도로 아래대정맥으로 흐른다. 그러나 이 세 개가 따로따로 아래대정맥으로 흘러 들어가는 경우도 있다.

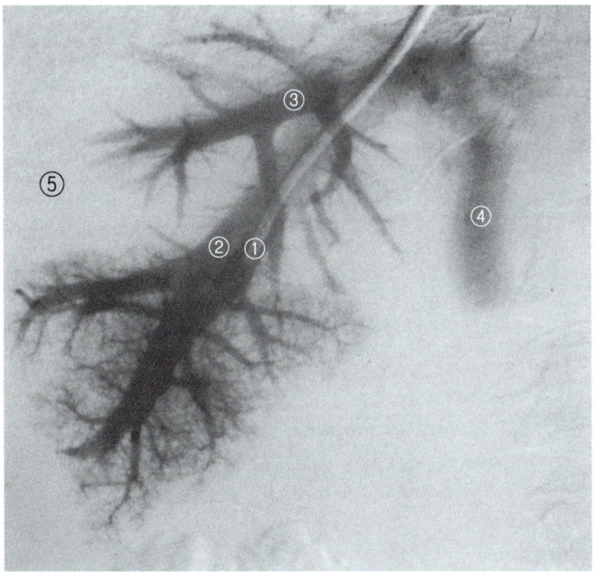

① 간정맥 안의 *catheter* 끝 *tip of catheter in hepatic vein*
② 오른간정맥(우간정맥) *right hepatic vein*
③ 중간간정맥(중간정맥) *middle hepatic vein*
④ 아래대정맥(하대정맥) *inferior vena cava*
⑤ 간실질 *parenchyma of liver*

〈Subtracted hepatic venogram〉

이자관계(췌장관계) / pancreatic duct system

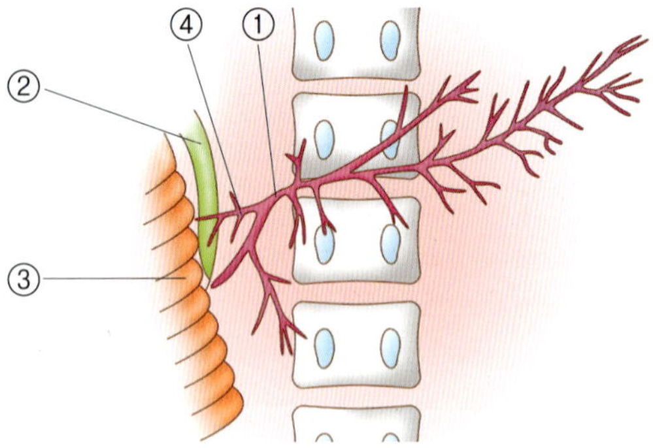

① 이자관(췌장관) *pancreatic duct*
② 온쓸개관(총담관) *common bile duct*
③ 십이지장[샘창자] *duodenal loop*
④ 덧이자관(부췌관) *accessory pancreatic duct*

이자(췌장, pancreas)는 상복부(epigastrium)에서 첫째~둘째 허리뼈(요추골, lumbar vertebra)의 높이에 위치하며, 그 왼쪽 2/3는 정중선(midline)보다 왼쪽에 위치한다. 이자는 위(stomach)의 뒤벽에 근접하고 있으나, 그 사이에는 좁은 망낭(omental bursa)이 있어 둘을 분리시키고 있다. 이자머리(췌두부, head of pancreas)는 십이지장(샘창자, duodenal loop)에 인접하며, 이자꼬리(췌미, tail of pancreas)부는 지라(비장, spleen) 및 왼신장(왼콩팥, 좌신 left kidney)에 인접하고 있다.

이자의 도관(ducts)은 두 개가 있다. 그 하나는 주도관인 이자관(췌장관, pancreatic duct)이며, 이것은 이자의 왼쪽 끝에서 시작하여 그 뒤모서리(posterior margin)를 따라 뒤쪽으로 지나가며, 주위에서 오는 분지(branching)를 받으면서 두껍게 되어 온쓸개관(총담관, common bile duct)과 합쳐서 Vater유두로 열린다. 그리고, 다른 하나는 이자머리부 윗쪽에서 샘창자 유두(duodenal papilla)로 지나는 덧이자관(부췌관, accessory pancreatic duct)이다. 많은 경우는 주이자관(principal pancreatic duct)과 결합하지만, 때로는 Vater유두(큰샘창자유두, main duodenal papilla)의 윗쪽 2~3cm에 있는 작은샘창자유두(소십이지장유두, minor duodenal papilla)로 열리는 경우가 있다.

주이자관(major pancreatic duct)의 굵기는 조영상태(contrast state) · 연령 · 성별 등에 따라 약간의 차이가 나지만, 이자머리부(head of pancreas)에 있어서는 약 3.2~3.6mm이며, 이자꼬리부에 가면 점점 가늘게 된다. 주이자관의 길이는 약 14~19cm이다.

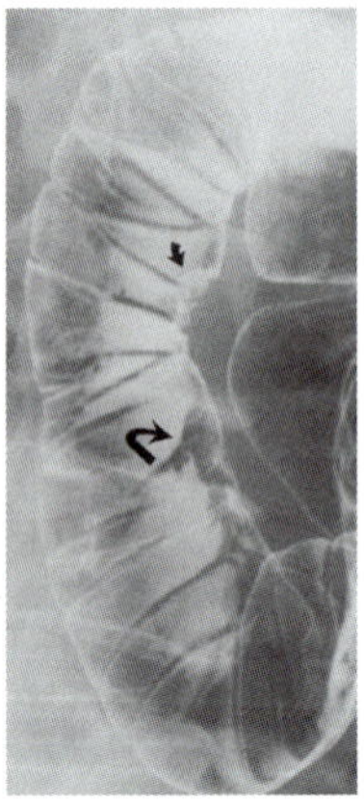

〈십이지장조영 영상〉

샘창자 유두(duodenal papilla)

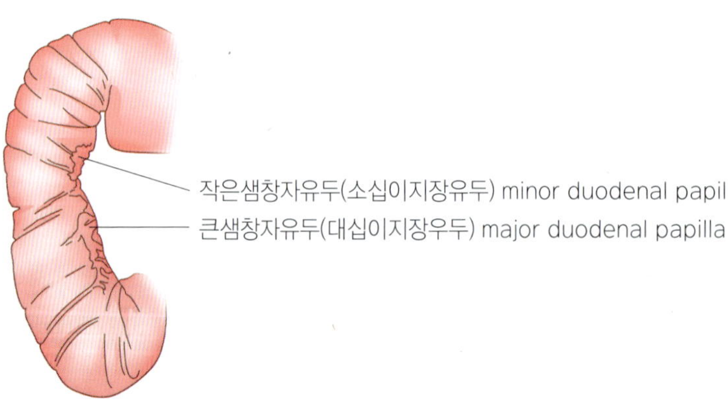

쓸개관계(담관계) / bile duct system

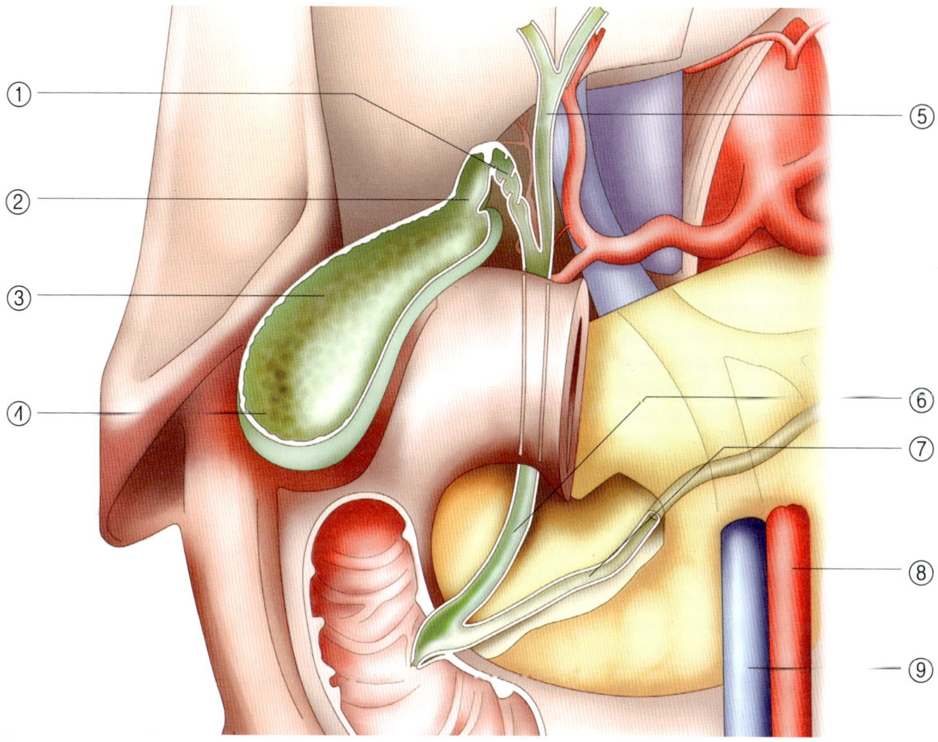

① 쓸개관(담낭관) *cystic duct*
② 쓸개목(담낭경부) *neck of gallbladder*
③ 쓸개몸통(담낭체부) *body of gallbladder*
④ 쓸개바닥(담낭저부) *fundus of gallbladder*
⑤ 온간관(총간관) *common hepatic duct*
⑥ 온쓸개관 *common bile duct*
⑦ 이자관 *pancreatic duct*
⑧ 위창자간막동맥 *superior mesenteric artery*
⑨ 위창자간막정맥 *superior mesenteric vein*

간세포(hepatocyte)의 분비물(secreta)인 담즙(bile juice)이 처음으로 모이는 곳은 간소엽(hepatic lobule) 안에서 그물모양(retiform)을 이루고 있는 모세쓸개관(모세담관, capillary bile duct)이다. 모세쓸개관은 간소엽(hepatic lobule)을 나오면 소엽사이쓸개관(소엽간담관, interlobular bile duct)이 되며, 점차 굵게 되어 왼/오른 간관(left/right hepatic duct)이 되며, 간문(hilum of liver)에서 합하여 한 개의 온간관(총간관, common hepatic duct)이 된다. 간문(porta hepatis)에서 나온 온간관은 담낭(쓸개, gallbladder)으로 이어지는 쓸개주머니관(담낭관, cystic duct)과 합하여 온쓸개관(총담관, common bile duct)이 되며, 그물막주머니(소망, omental sac)의 간샘창자사이막의 가운데를 거치고, 십이지장(샘창자, duodenum) 위부분(상부, superior part)의 뒤에서 십이지장 내림부분(하행부, descending part)의 뒤안쪽벽(posteromedia wall)에 도달하며, 이자(췌장, pancreas)로부터의 이자관(췌장관, pancreatic duct)과 합하여 Vater유두로 열린다. 쓸개주머니관(cystic duct)과 온간관(common hepatic duct)이 합하여 온쓸개관이 되는 부분을 3관합류부(part of communication of three ducts)라 한다.

담낭(쓸개, gallbladder)은 보통 첫째~셋째 허리뼈(요추골, lumbar vertebra)의 높이로 오른쪽 상복부에 있으며, 십이지장(샘창자) 팽대(구부, ampulla)의 위 바깥쪽에 있다.

온쓸개관(총담관)과 이자관(췌장관)의 합류형태 / communication of common bile duct and pancreatic duct

A. 정상 예(basic case)

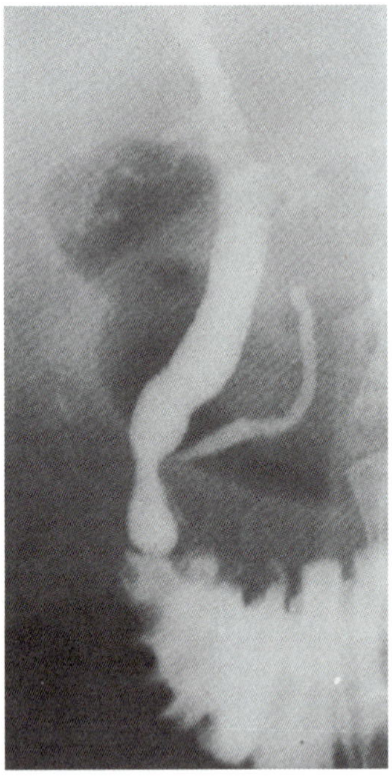

B. 짧은 공통관

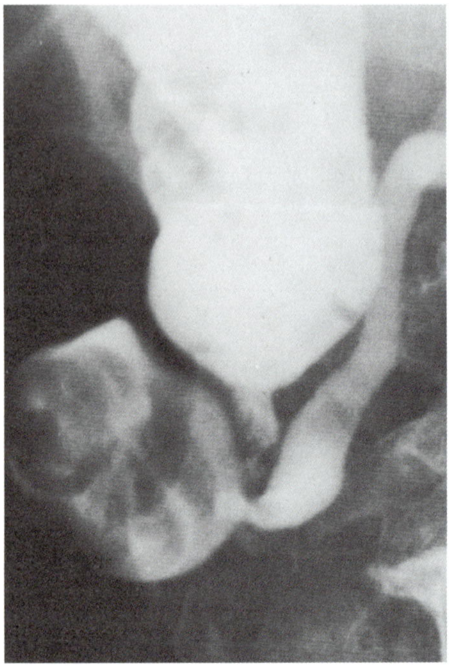

C. 공통관 결여(no common channel)

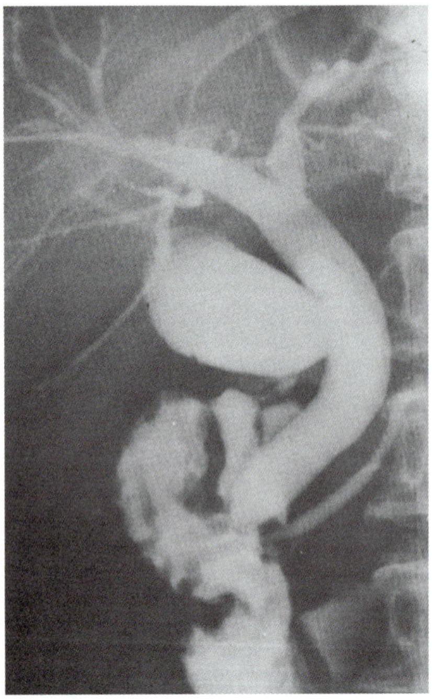

D. 합류 이상(pathological variation)

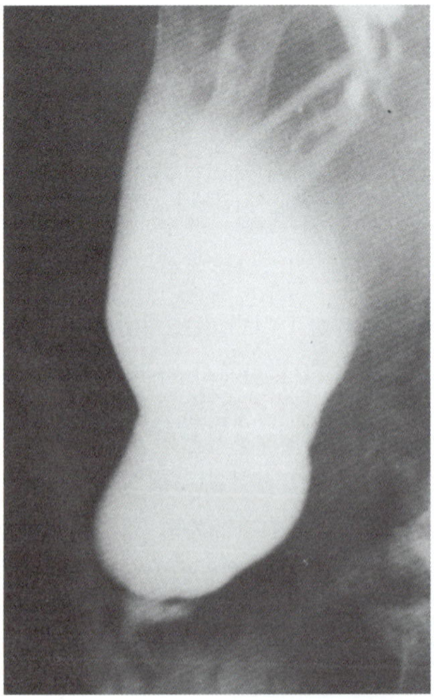

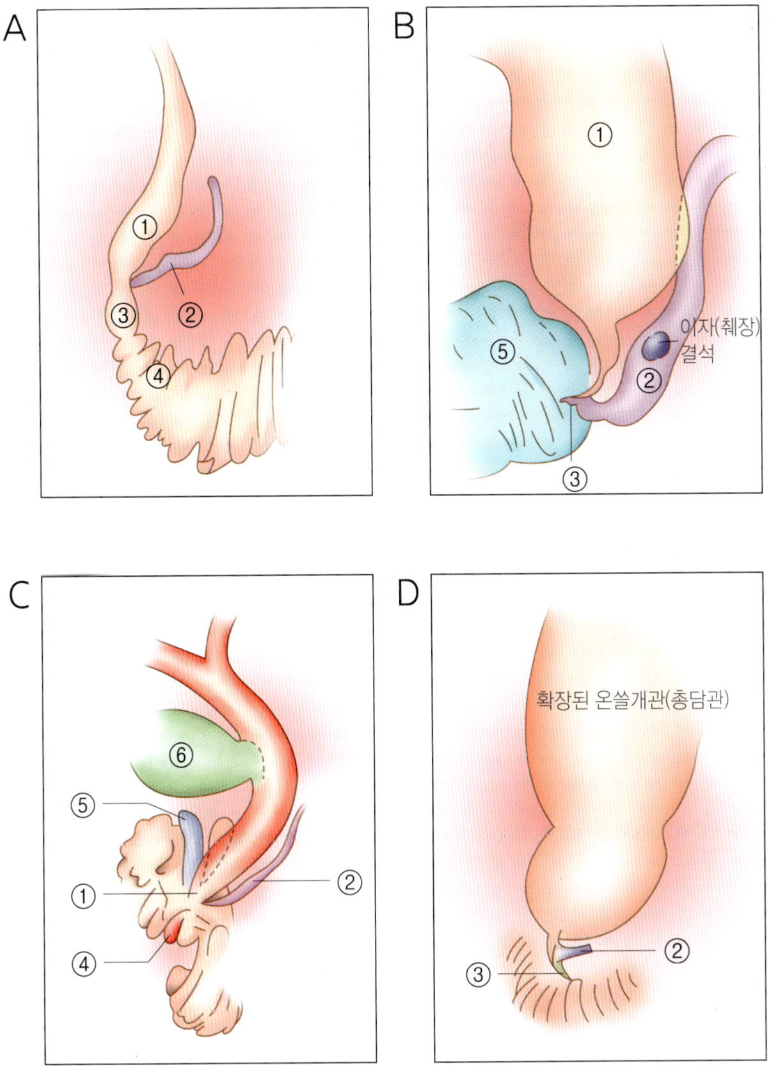

① 온쓸개관(총담관) *common bile duct*
② 이자관(주췌장관) *main pancreatic duct*
③ 공통관(팽대부) *common channel(ampulla portion)*
④ 십이지장[샘창자] *duodenum*
⑤ 십이지장[샘창자] 게실 *diverticulum of duodenum*
⑥ 담낭[쓸개] *gallbladder*

온쓸개관(총담관, common bile duct)과 이자관(췌장관, main pancreatic duct)의 합류형태(confluence)는 기본적으로 십이지장(샘창자, duodenum) 벽 안에서 합류하여 공통관(common duct)을 형성한다. 공통관은 팽대부(ampullary region)라 하여 조임근(괄약근, sphincter)으로 둘러싸여져 있고, 샘창자유두(십이지장유두, duodenal papilla)로 열린다(그림 A). 합류형태의 변이로서 공통관이 길거나, 짧거나(그림 B), 없는 경우(그림 C)가 있다.

쓸개관(담관, bile duct)과 이자관(pancreatic duct)의 합류(confluence) 이상은 일반적으로 쓸개관 및 이자관(pancreatic duct)이 Oddi조임근(sphincter)에 미치지 못하는 높은 위치에서 합류하거나 긴 공통관을 가질 수 있다. 그리고 쓸개관에 이자관이 합류하는 것이 아니라 이자관에 쓸개관이 합류되어 있는 것 같이 보이는 경우도 있다(그림 D).

정상 쓸개관계(담관계) 및 이자관계(췌장관계) / normal bile duct system and pancreatic duct system

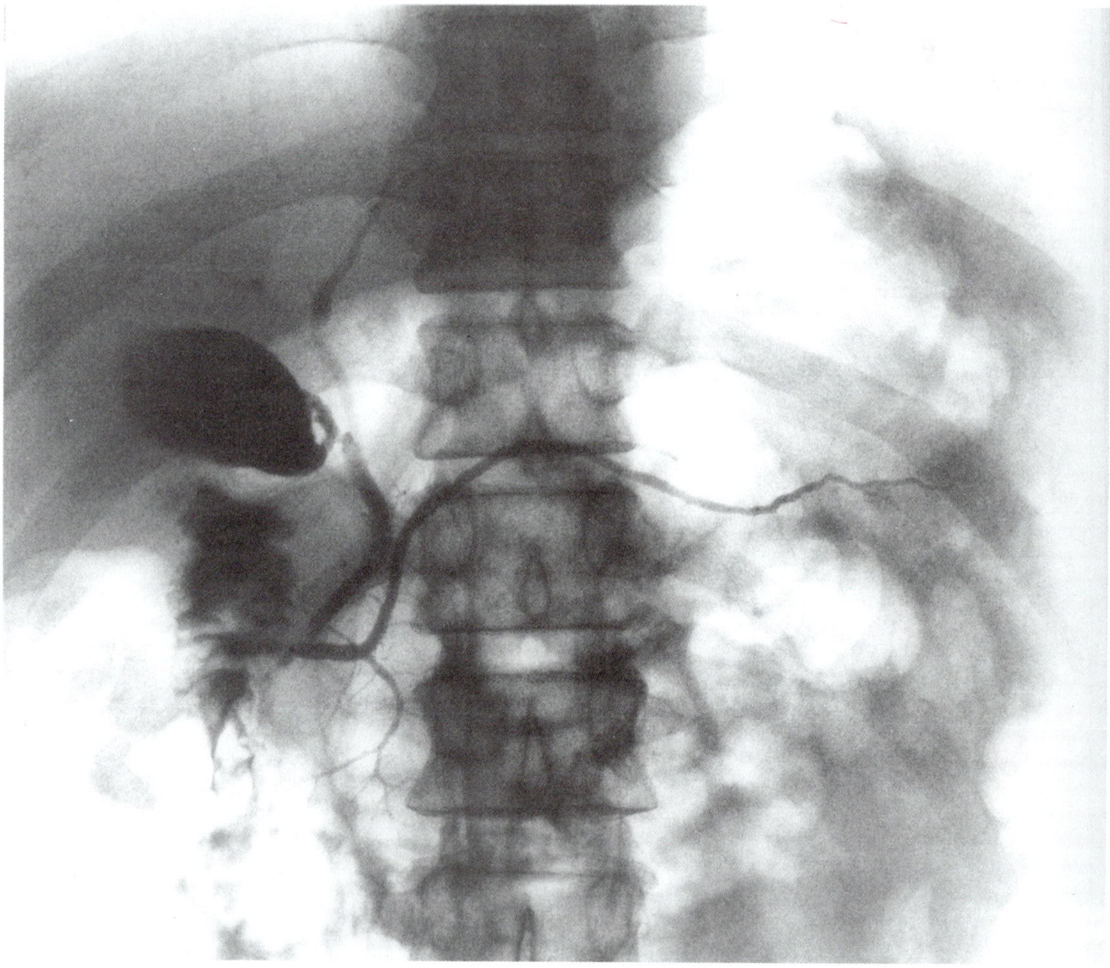

〈ERCP 영상〉

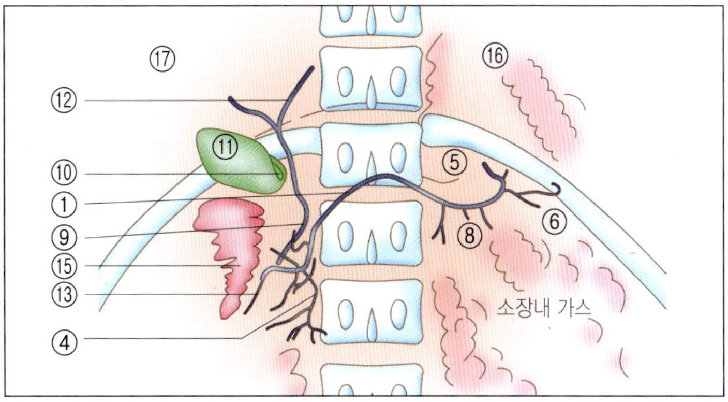

이자관(췌장관), 쓸개관(담관)의 명칭

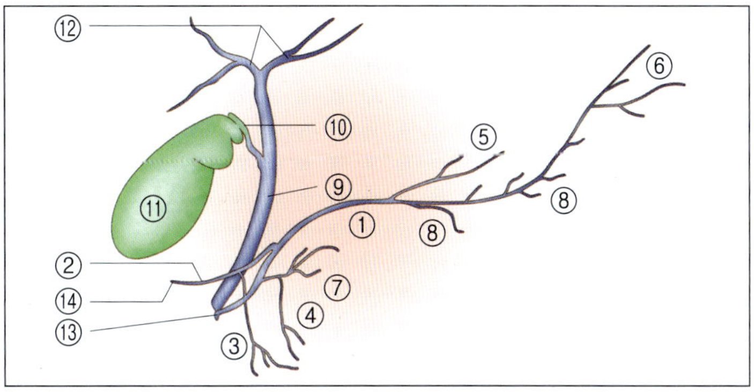

[이자관계]
① 이자관(주췌장관) *main pancreatic duct*
② 덧이자관(부췌관) *accessory pancreatic duct*
③ 덧아래머리가지(부하두지) *sub-inferior capitular branch*
④ 주아래머리가지(주하두지) *main inferior capitular branch*
⑤ 위몸통가지(상체지) *superior corporeal branch*
⑥ 위·아래꼬리가지(상·하미지) *superior and inferior caudal branch*
⑦ 중간머리가지(중두지) *middle capitular branch*
⑧ 이자관(췌관)분지 *branches of pancreatic duct*

[쓸개관계]
⑨ 온쓸개관(총담관) *common bile duct*
⑩ 쓸개주머니관(담낭관) *cystic duct*
⑪ 담낭[쓸개] *gallbladder*
⑫ 왼·오른간관(좌·우간관) *right and left hepatic duct*

[유두부]
⑬ 큰샘창자유두(대십이지장유두) *major duodenal papilla*
⑭ 작은샘창자유두(소십이지장유두) *minor duodenal papilla*
⑮ 십이지장[샘창자] 내림부분(하행부) *descending portion of duodenum*
⑯ 위 *stomach*
⑰ 간 *liver*

쓸개관계(담관계, bile duct system)는 온쓸개관(총담관, common bile duct), 온간관(총간관, common hepatic duct), 왼/오른 간관(left/ right hepatic duct), 간내 쓸개관(intrahepatic bile duct) 및 쓸개주머니관(담낭관, cystic duct), 담낭(쓸개, gallbladder)으로 구분한다. 담낭은 목(경부, neck), 몸통(체부, body), 바닥(저부, base)으로 구분한다.

이자관계(췌장관계, pancreatic duct system)의 분지(branching)에는 변이(variation)가 많다. 임상적(clinical)으로 문제가 되는 것은 덧이자관(부췌관, accessory pancreatic duct)의 갈고리모양(unciform) 부분의 분지(branching)이다. 이 분지는 이자관(주췌장관, main pancreatic duct)에서 나뉘는 주아래머리가지(주하두지, main inferior capitular branch)와 덧이자관(accessory pancreatic duct)에서 나뉘는 덧아래머리가지(부하두지, sub-inferior capitular branch)가 독립적으로 있어, 배쪽(ventral) 이자영역(pancreas area)을 흐르는 중간머리가지(중두지, middle capitular branch)도 구별된다. 발생학적으로 이자머리부(head of pancreas) 주이자관과 주머리가지·중간머리가지가 배쪽 이자관계에 속하고, 덧이자관과 덧아래머리가지·몸통(body)·꼬리(tail) 이자관계가 등쪽(dorsal) 이자관계에 속한다.

경피 경간 담관조영 / percutaneous transhepatic cholangiogram(PTC)

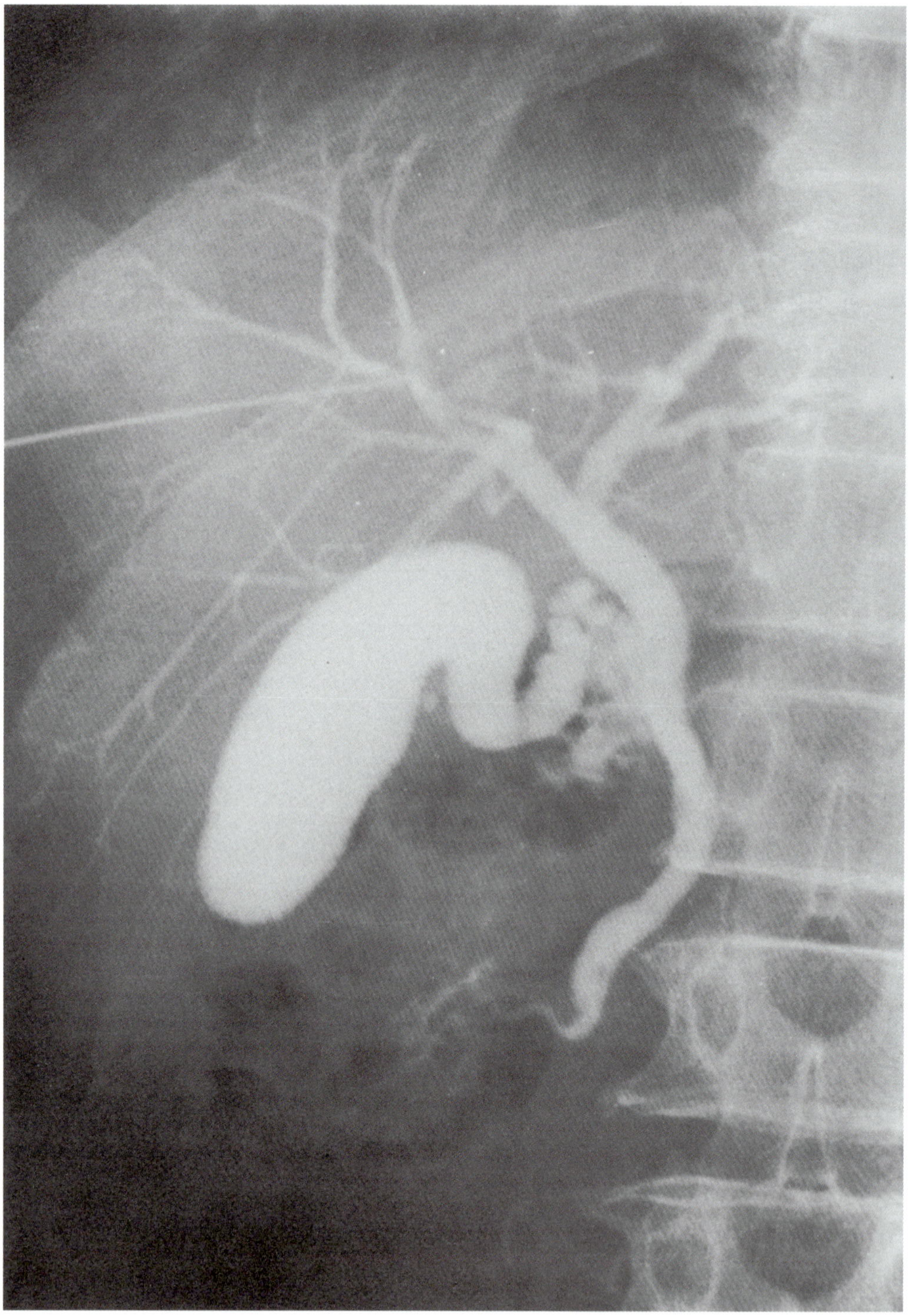

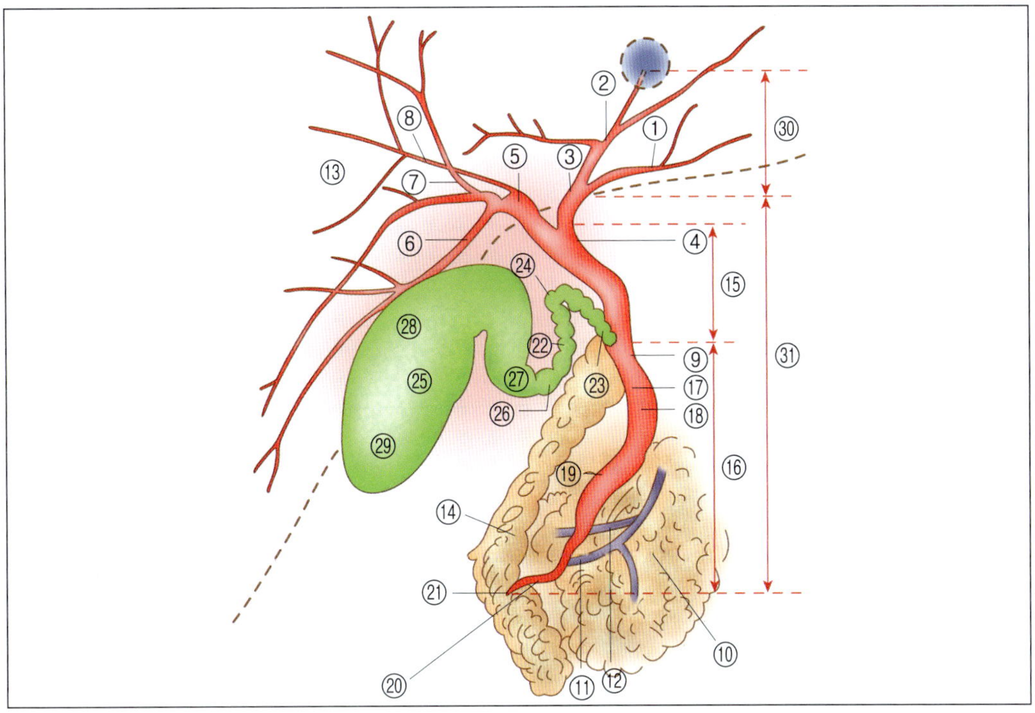

① 왼간관 옆앞쪽가지(좌간관 측전방지) *lateroanterior branch of left hepatic duct*
② 왼간관 옆뒤쪽가지(좌간관 측후방지) *lateroposterior branch of left hepatic duct*
③ 왼고유간관(좌고유간관) *main left hepatic duct*
④ 왼·오른간관 합류부(좌우간관 합류부) *part of communication of main hepatic duct*
⑤ 오른고유간관(우고유간관) *main right hepatic duct*
⑥ 오른간관 뒤내림가지(우간관 후하행지) *posteroinferior branch of right hepatic duct*
⑦ 오른간관 위등쪽가지(우간관 상배측지) *superior dorsal branch of right hepatic duct*
⑧ 오른간관 위앞쪽가지(위간관 상전방지) *superior anterior branch of right hepatic duct*
⑨ 삼관합류부 *part of communication of three ducts (cystic, common hepatic and common bile duct)*
⑩ 이자(췌장) *pancreas*
⑪ 이자관(주췌장관) *main pancreatic duct*
⑫ 덧이자관(부췌관) *accessory pancreatic duct(Santorini's duct)*
⑬ 간 *liver*
⑭ 십이지장[샘창자] *duodenum*
⑮ 온간관(총간관) *common hepatic duct*
⑯ 온쓸개관(총담관) *common bile duct*
⑰ 위십이지장부 *supraduodenal part*
⑱ 뒤십이지장부 *retroduodenal part*
⑲ 아래십이지장부 *infraduodenal part*
⑳ 유두팽대부 *ampulla of Vater (sphincter of Oddi and papilla of Vater)*
㉑ 샘장자유두(십이지장유두) *duodenal papilla*
㉒ 쓸개주머니관(담낭관) *cystic duct*
㉓ *pars glabra*
㉔ *pars spiralis*
㉕ 담낭[쓸개] *gallbladder*
㉖ 쓸개목(담낭경부) *neck of gallbladder*
㉗ 쓸개깔때기(담낭누두부) *infundibulum of gallbladder*
㉘ 쓸개몸통(담낭체부) *body of gallbladder*
㉙ 쓸개바닥(담낭저부) *fundus of gallbladder*
㉚ 간내 쓸개관(간내담관) *intrahepatic bile duct*
㉛ 간외 쓸개관(간외담관) *extrahepatic bile duct*

경피경간담관조영(percutaneous transhepatic cholangiography)은 담도(biliary tract)를 직접 천자(puncture)하여 폐색성 황달(obstructive jaundice)을 나타내는 질환(dyscrasia)을 진단(diagnosis)하기 위한 검사법으로 투시상태(fluoroscopy)에서 직접 조영제(contrast media)를 간쓸개관(간담관, hepatic bile duct) 안에 주입(injection)하므로서 진단(diagnosis)을 할 수 있다.

경피 경간 담즙배액술 / percutaneous transhepatic biliary drainage

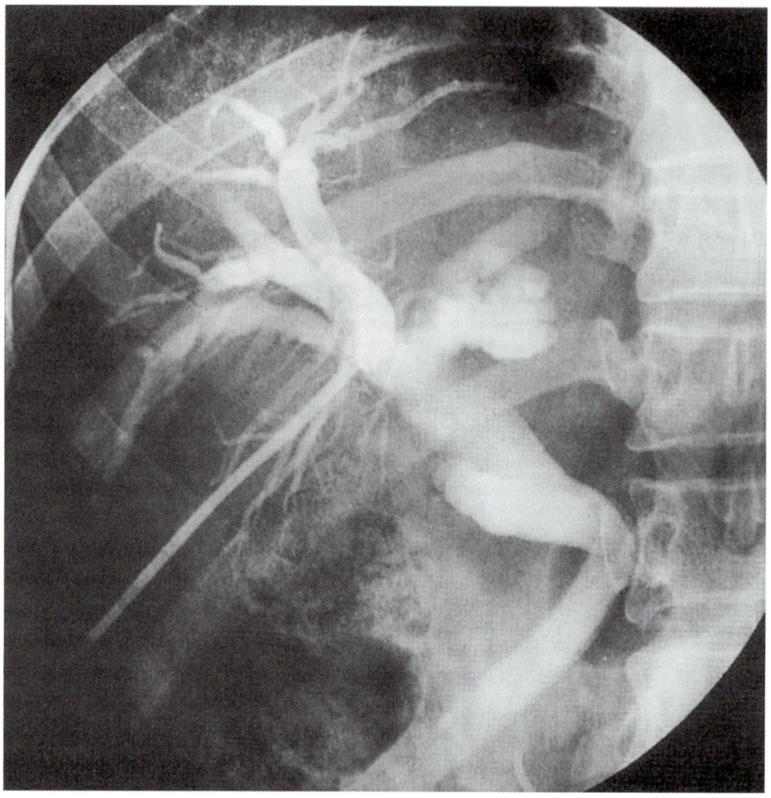

경피경간담즙배액술(PTBD)은 담관암(cholangioma)이 진행되어 수술이 불가능한 쓸개관(담관, bile duct) 폐색(occlusion)을 일으킨 경우에, 진단목적(diagnosis purpose)으로 시행한 경피경간담관조영(PTC)을 그대로 이용하여 폐색성 황달(obstructive jaundice)을 치료하기 위하여 쓸개관(cystic duct) 안에 큰 카테터(catheter)를 삽입하므로써 담즙(bile)을 체외(extrasomatic) 또는 십이지장(샘창자, duodenum)으로 배출(drainage)시키는 방법이다.

자기공명 담관췌관조영 / MR cholangiopancreatogram (MRCP)

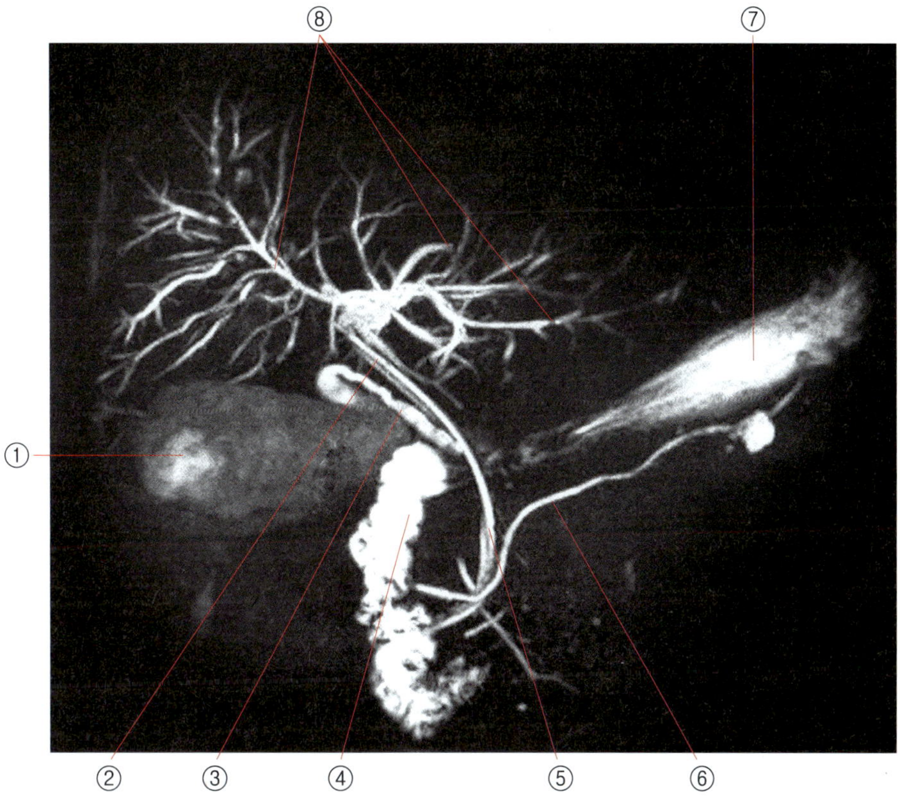

① 쓸개(담낭) *gallbladder*
② 온간관(총간관) *common hepatic duct*
③ 쓸개관(담낭관) *cystic duct*
④ 샘창자(십이지장) *duodenum*
⑤ 온쓸개관(총담관) *common bile duct*
⑥ 이자관(췌장관) *pancreatic duct*
⑦ 위 *stomach*
⑧ 간내쓸개관(간내담관) *intrahepatic ducts*

내시경적 역행성 담관췌관조영 / ERCP(endoscopic retrograde cholangiographic pancreatography)

A. 내시경(endoscope) 삽입(intromission) 시(바로 누운 자세)

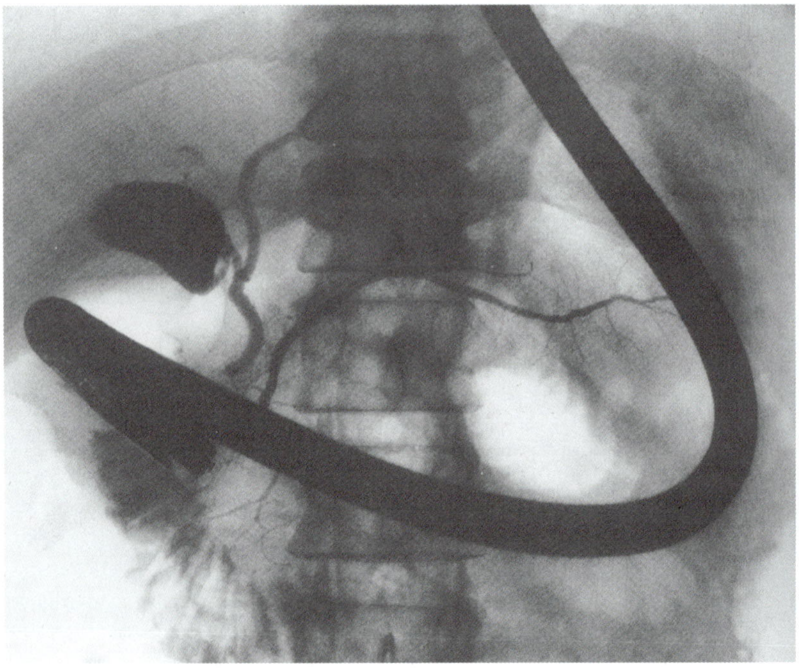

B. 내시경 제거(removal) 시(바로 누운 자세)

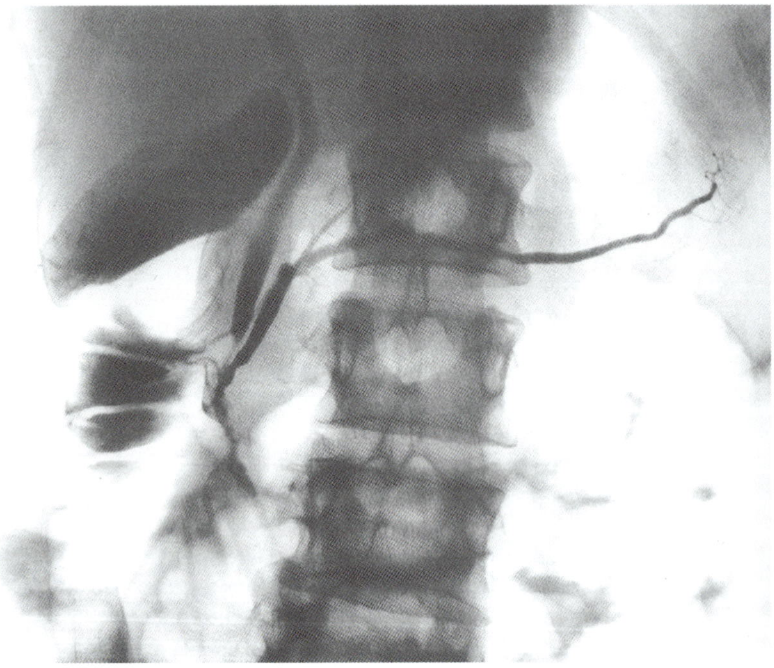

A

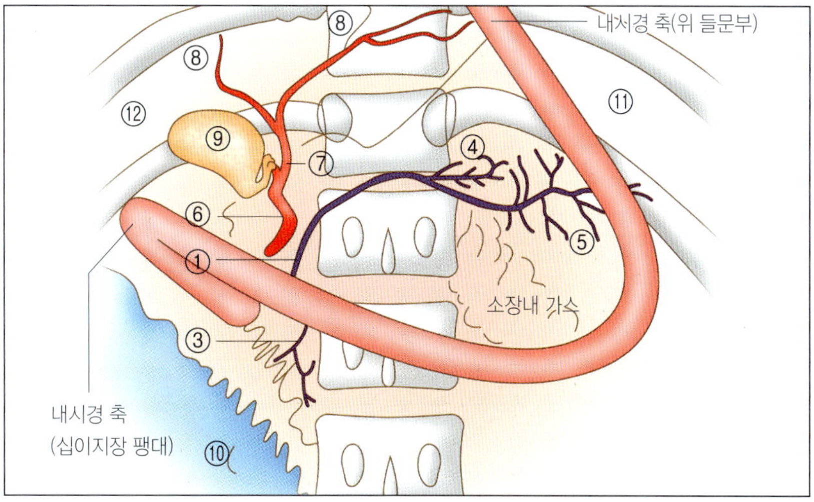

B

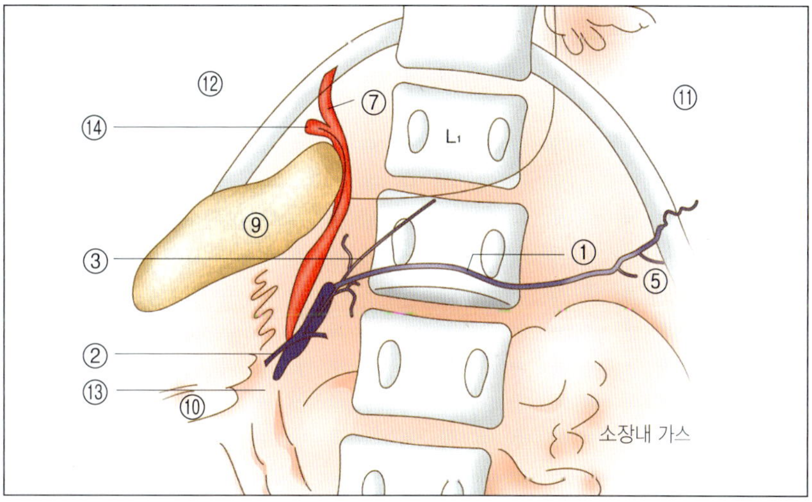

① 이자관(주췌장관) *main pancreatic duct*
② 덧이자관(부췌관) *accessory pancreatic duct*
③ 아래머리가지(하두지) *inferior capitular branch*
④ 위몸통가지(상체지) *superior corporeal branch*
⑤ 이자관(췌장관) 분지 *branches of pancreatic duct*
⑥ 온쓸개관(총담관) *common bile duct*
⑦ 온간관(총간관) *common hepatic duct*
⑧ 간내쓸개관(간내담관) *intrahepatic bile duct*
⑨ 담낭[쓸개] *gallbladder*
⑩ 십이지장[샘창자] 내림부분(하행부) *descending portion of duodenum*
⑪ 위 *stomach*
⑫ 간 *liver*
⑬ 큰샘창자유두(대십이지장유두) *major duodenal papilla*
⑭ 쓸개주머니관(담낭관) *cystic duct*

ERCP는 쓸개관(담관, bile duct)과 이자관(췌장관, main pancreatic duct)의 병리학적 상태(pathologic state)를 진단하는 데에 사용하는 X선조영법(X-ray imaging)으로, 검사를 위해서는 투시(fluoroscopy) 중에 내시경(fiberoptic endoscope)을 구강(oral cavity)을 통하여 위를 거쳐 샘창자유두(십이지장유두, duodenal papilla)에 삽입한다. 그 다음에 내시경(endoscope)을 통하여 cannula를 Vater유두 안에 위치시키고 조영제(contrast media)를 주입하여 검사를 시행한다.

이자관계(pancreatic duct)에서 조영제는 빨리 유출하기 때문에 이자관 분기상을 잘 나타내기 위해서는 카테터(catheter)를 삽입한 상태에서 촬영 한다. 카테터를 제거시키면 이자관 분기(bifurcation)가 잘 조영되지 않는다. 이는 이자머리(head of pancreas)부의 주이자관(main pancreatic duct)이 앞뒤방향으로 구부러져 나아가고 있는 까닭이다.

간 구역의 CT영상(1) / CT images of liver

A. 가로막(횡격막) 바로 밑 높이(단순CT, XP-50mm)

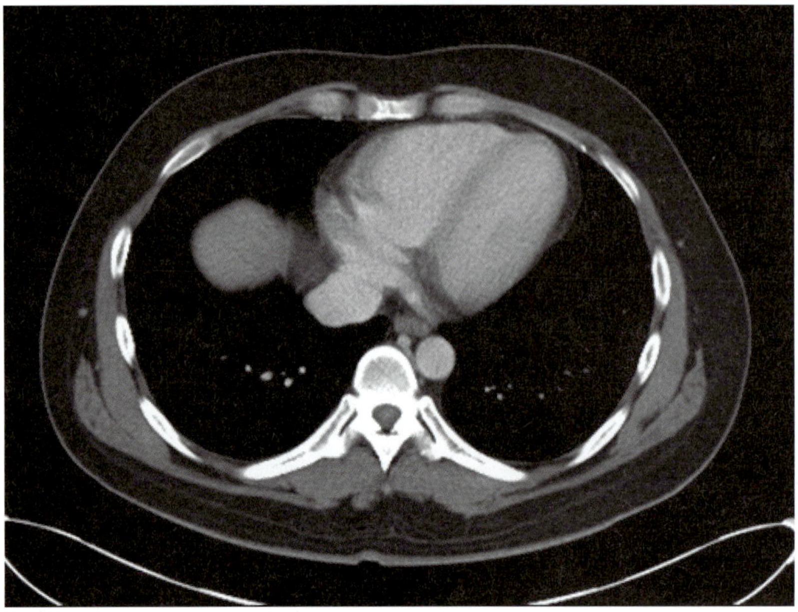

B. 그림 A의 아래 높이(단순 CT, XP-80mm)

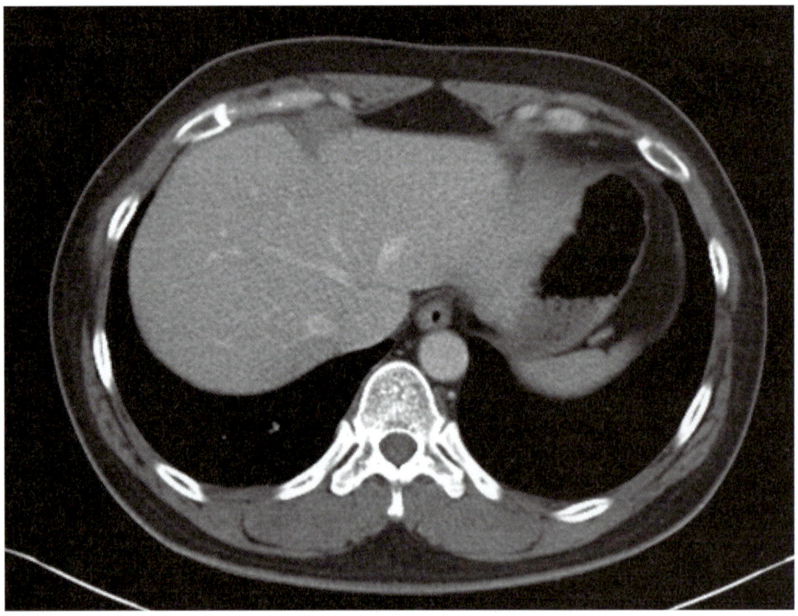

A

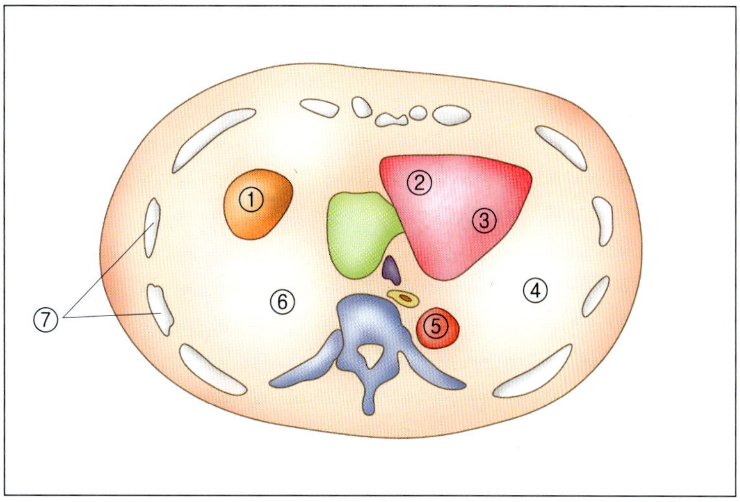

B

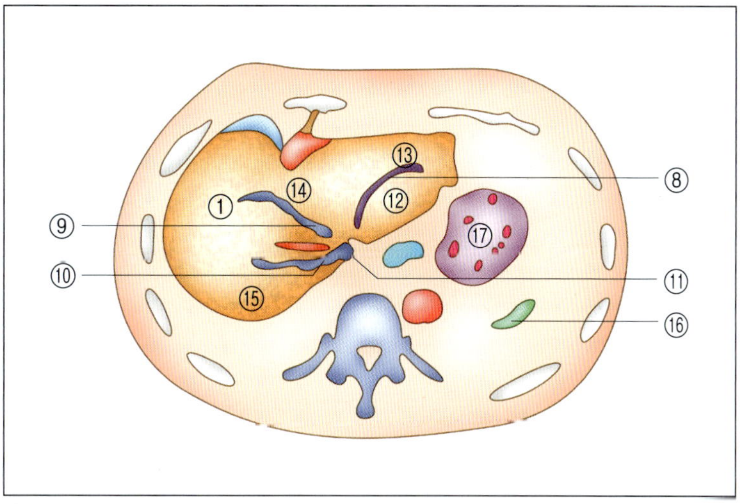

① 간오른엽 앞위구역(간우엽 전상구역) *anterosuperior segment of right hepatic lobe*
② 오른심실(우심실) *right ventricle*
③ 왼심실(좌심실) *left ventricle*
④ 왼허파(좌폐) *left lung*
⑤ 내림대동맥(하행대동맥) *descending aorta*
⑥ 오른허파(우폐) *right lung*
⑦ 갈비뼈(늑골) *rib*
⑧ 왼간정맥(좌간정맥) *left hepatic vein*
⑨ 중간간정맥(중간정맥) *middle hepatic vein*
⑩ 오른간정맥(우간정맥) *right hepatic vein*
⑪ 아래대정맥(하대정맥) *inferior vena cava*
⑫ 간왼엽 가쪽뒤구역(간좌엽 후외측구역) *dorsolateral segment of left hapatic lobe*
⑬ 간왼엽 가쪽앞구역(간좌엽 전외측구역) *ventrolateral segment of left hepatic lobe*
⑭ 네모엽(방형엽, 간좌엽 내측구역) *quadrate lobe*
⑮ 간오른엽 뒤위구역(간우엽 후상구역) *posterosuperior segment of right hepatic lobe*
⑯ 지라(비장) *spleen*
⑰ 위 *stomach*

간 구역의 CT영상(2) / CT images of liver

A. 간문맥(문맥, portal vein) 왼가지(좌지, left branch) 배꼽부분(umbilicus part) 높이(height) (조영CT, XP−110mm)

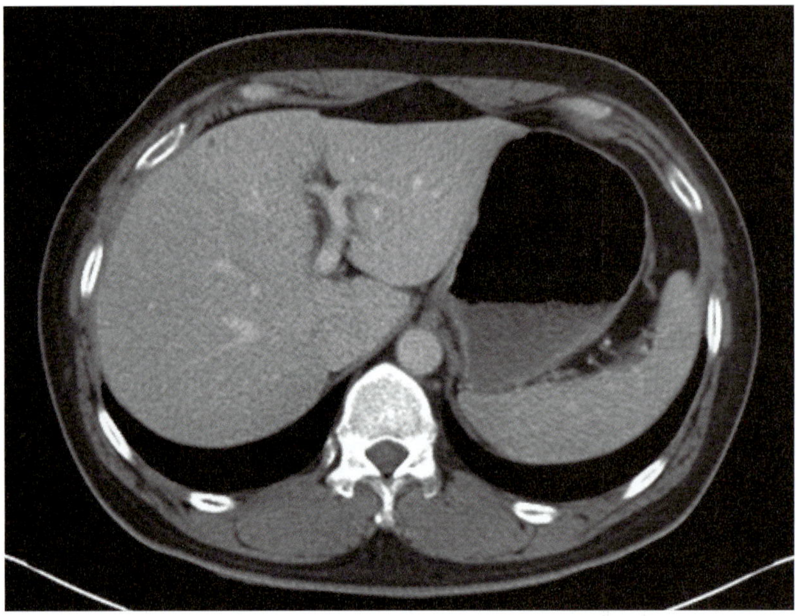

B. 쓸개오목(담낭와, fossa for gallbladder) 높이(조영CT, XP−40mm)

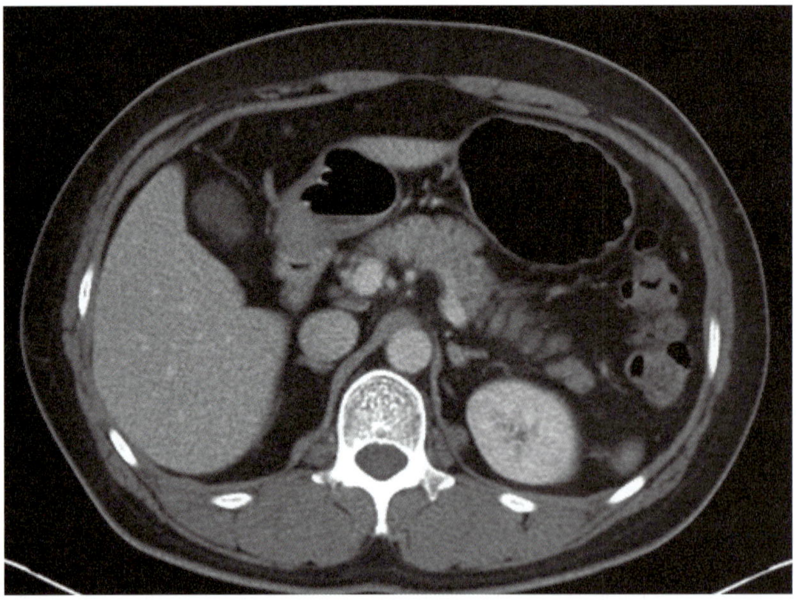

A

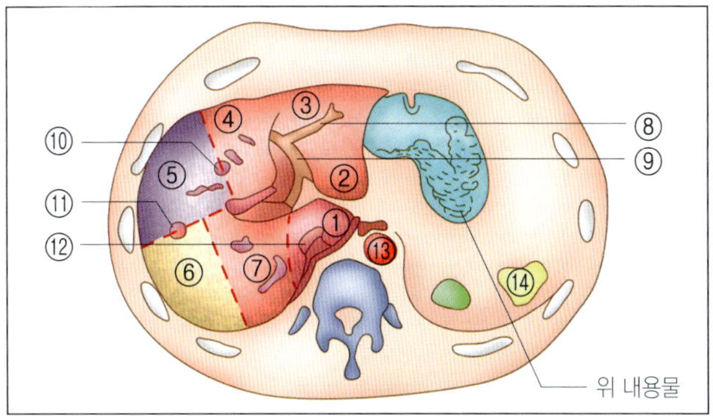

B

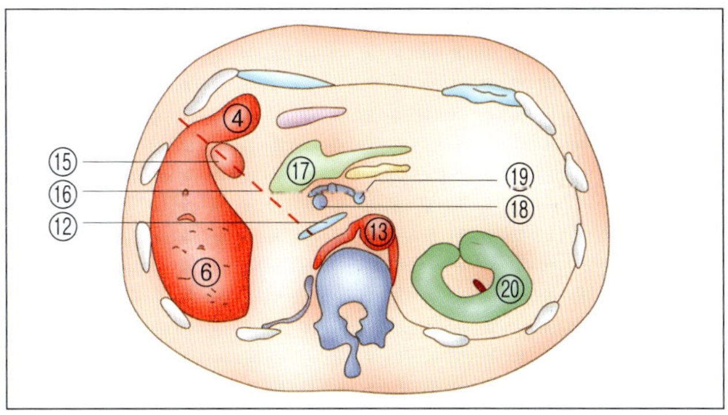

① 아래대정맥(하대정맥) *inferior vena cava*
② 간왼엽 가쪽뒤구역(간좌엽 후외측구역) *dorsolateral segment of left hepatic lobe*
③ 간왼엽 가쪽앞구역(간좌엽 전외측구역) *ventrolateral segment of left hepatic lobe*
④ 네모엽(방형엽) *quadrate lobe*
⑤ 간오른엽 앞아래구역(간우엽 전하구역) *anteroinferior segment of right hepatic lobe*
⑥ 간오른엽 뒤아래구역(간우엽 후하구역) *posteroinferior segment of right hepatic lobe*
⑦ 간오른엽 뒤위구역(간우엽 후상구역) *posterosuperior segment of right hepatic lobe*
⑧ 간문맥(문맥) 왼앞가쪽가지(문맥좌하외측지) *ventrolateral branch of left portal vein*
⑨ 간문맥(문맥) 왼가지 배꼽부(문맥좌지제부) *umbilical portion of left portal vein*
⑩ 중간간정맥(중간정맥)의 위치 *portion of middle hepatic vein*
⑪ 오른간정맥(우간정맥)의 위치 *portion of right hepatic vein*
⑫ 꼬리엽(미상엽) *caudate lobe*
⑬ 배대동맥(복부대동맥) *abdominal aorta*
⑭ 지라(비장) *spleen*
⑮ 담낭[쓸개] *gallbladder*
⑯ *Cantlie* 선 *Cantlie line*
⑰ 이자머리(췌두)부 *head of pancreas*
⑱ 위창자간막정맥(상장간막정맥) *superior mesenteric vein*
⑲ 위창자간막동맥(상장간막동맥) *superior mesenteric artery*
⑳ 왼신장[왼콩팥](좌신) *left kidney*

그림 A와 같이 간문맥(문맥, portal vein) 왼가지(좌지, left branch) 배꼽부(umbilicus)에서 간(liver) 왼엽(좌엽, left lobe) 가쪽구역(외측구역, lateral segment)이 뚜렷하게 된다. 배꼽부는 또는 간낫인대(간겸상간막, ligamentum falciforme hepatis)의 왼쪽이 가쪽구역, 오른쪽이 안쪽구역(내측구역, medial segment)이다. 안쪽 구역의 가쪽 경계를 점선으로 표시하였다. 꼬리엽(미상엽, caudate lobe)의 동맥(artery), 간문맥(문맥), 쓸개관(담관, bile duct)은 좌우 분기(left and right branches)에서 지배되어 있고 어느 한 엽(lobe)에 속해 있는 것은 아니다.

그림 B와 같이 담낭(쓸개, gallbladder)과 아래대정맥(하대정맥, inferior vena cava)을 연결하는 선을 Cantlie선이라 한다. Cantlie선은 오른쪽이 간오른엽(간우엽, right hepatic lobe), 왼쪽은 간왼엽(간좌엽, left hepatic lobe)이다.

왼간정맥(좌간정맥)의 초음파 영상 / ultrasound images of left hepatic vein

A. 왼갈비활(left costal arch)아래 주사에 의한 왼간정맥(좌간정맥)

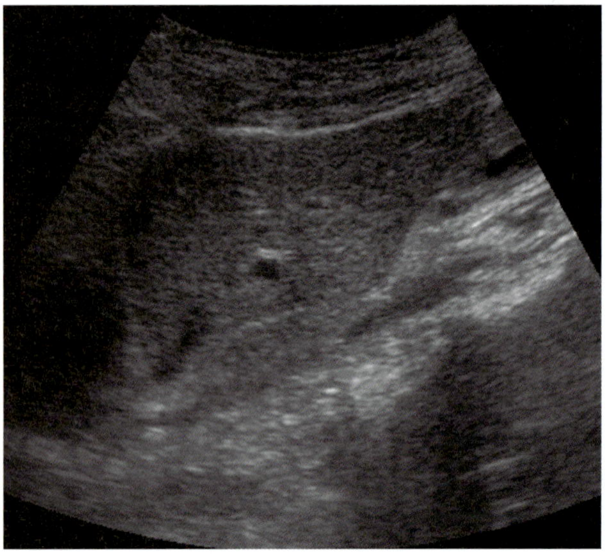

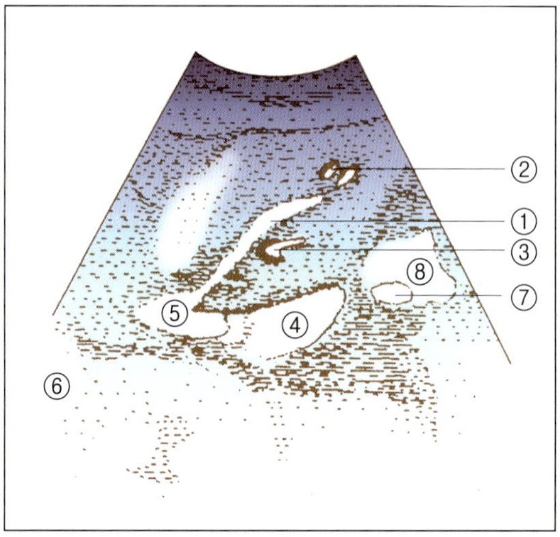

B. 왼갈비활(left costal arch)아래 주사에 의한 왼간정맥(좌간정맥)

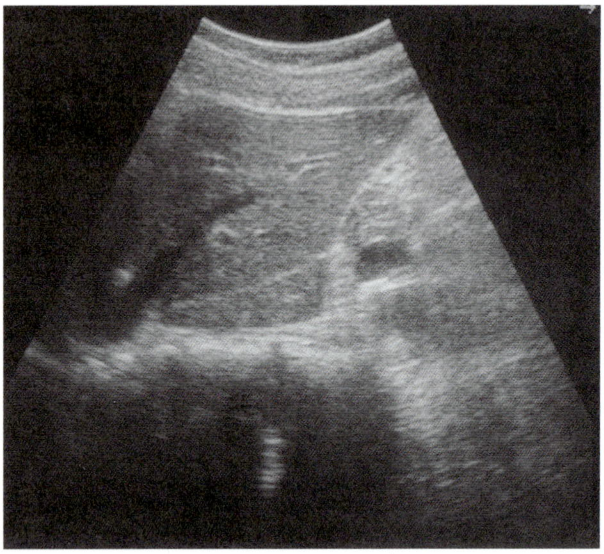

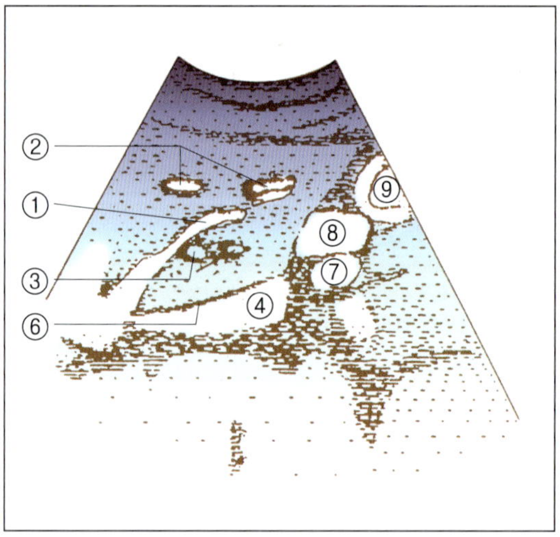

① 왼간정맥(좌간정맥) *left hepatic vein*
② 간문맥(문맥) 왼가쪽아래구역지 *portal venous branch of left lateral inferior area*
③ 간문맥(문맥) 왼가쪽위구역지 *portal venous branch of left lateral superior area*
④ 왼꼬리엽(좌미상엽) *left caudate lobe*
⑤ 아래대정맥(하대정맥) *inferior vena cava*
⑥ 정맥관인대 *ligamentum venosum*
⑦ 지라정맥(비장정맥) *splenic vein*
⑧ 이자(췌장) *pancreas*
⑨ 위 *stomach*

담도조영 CT영상(1) - 간내 쓸개관(담관) / axial DIC - CT images of intrahepatic bile duct

A. 칼돌기(검상돌기) 아래 높이
(담도조영CT, XP-26mm)

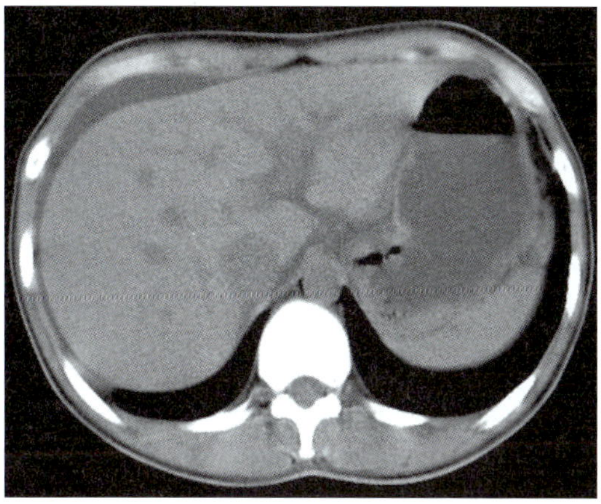

B. 간낫인대(간겸상간막)에 이은 담관 왼가지(좌지)
(담도조영CT, XP-41mm)

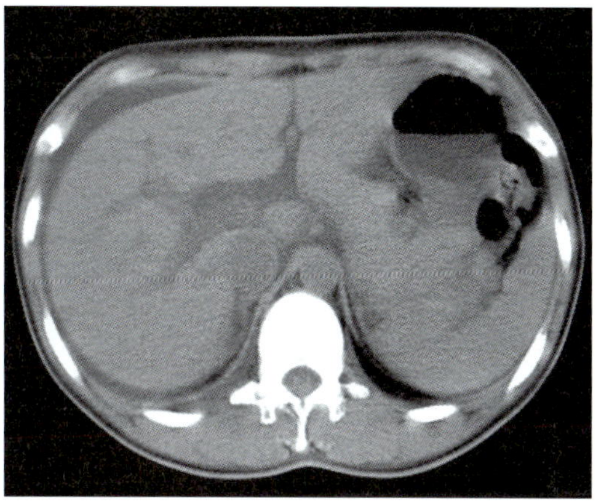

A

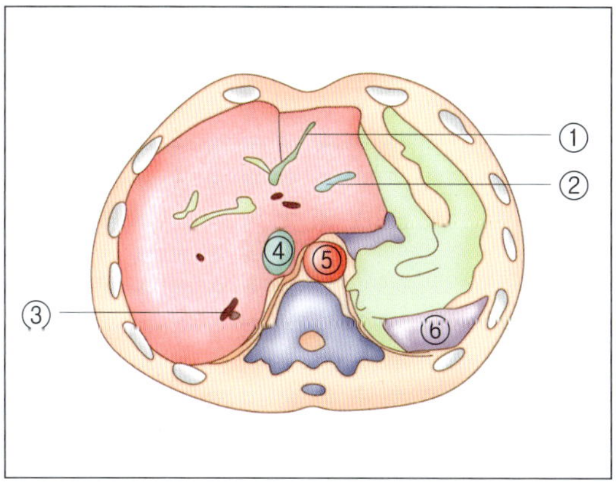

B

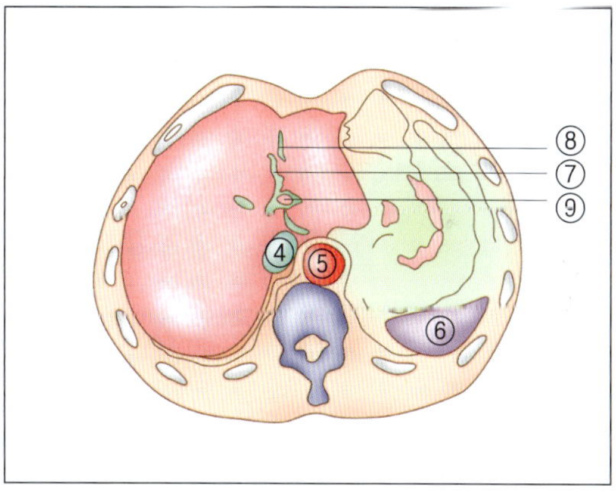

① 왼간관 앞가쪽가지(좌간관 전측방지) *ventrolateral branch of left hepatic duct*
② 왼간관 뒤가쪽가지(좌간관 후측방지) *dorsolateral branch of left hepatic duct*
③ 오른간관(우간관) 분지 *branch of right hepatic duct*
④ 아래대정맥(하대정맥) *inferior vena cava*
⑤ 배대동맥(복부대동맥) *abdominal aorta*
⑥ 지라(비장) *spleen*
⑦ 왼간관(좌간관) *left hepatic duct*
⑧ 간낫인대(간겸상간막) *falciform ligament*
⑨ 간문맥(문맥) *portal vein*

그림 A는 담도조영(DIC, drip infusion cholangiography) CT영상으로 간(liver)내 쓸개관(담관, bile duct)이 농도(concentration)가 증강(enhancement)되어 보인다. 그림 B에서는 간낫인대(간겸상간막, falciform ligament)의 오른쪽에 조영된 왼간관(좌간관, left hepatic duct)이 보인다. 그 외 간내 쓸개관도 단편적으로 보인다.

담도조영 CT영상(2) - 온쓸개관(총담관) 아래부~샘창자유두부 / axial DIC - CT images of distal common bile duct

A. 이자머리(췌두부, head of pancreas)의 온쓸개관(총담관, common bile duct)(XP-106mm)

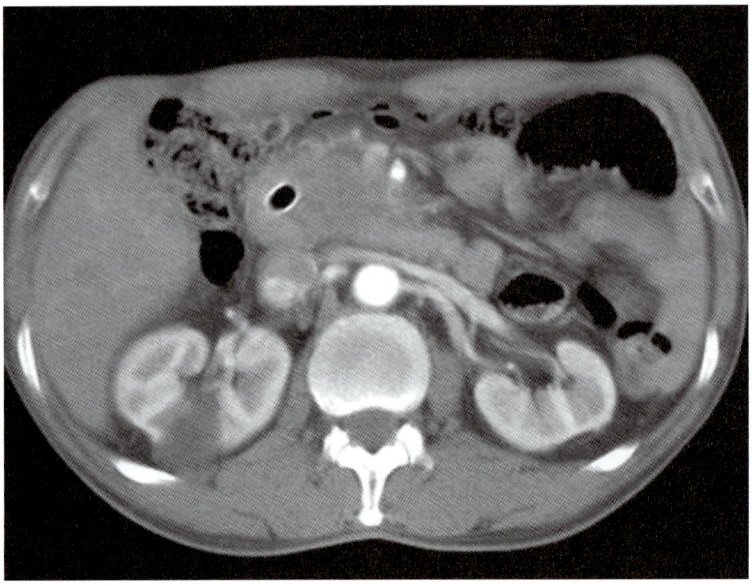

B. 온쓸개관(총담관) 끝~샘창자유두부(duodenal papilla)(XP-96~111mm)

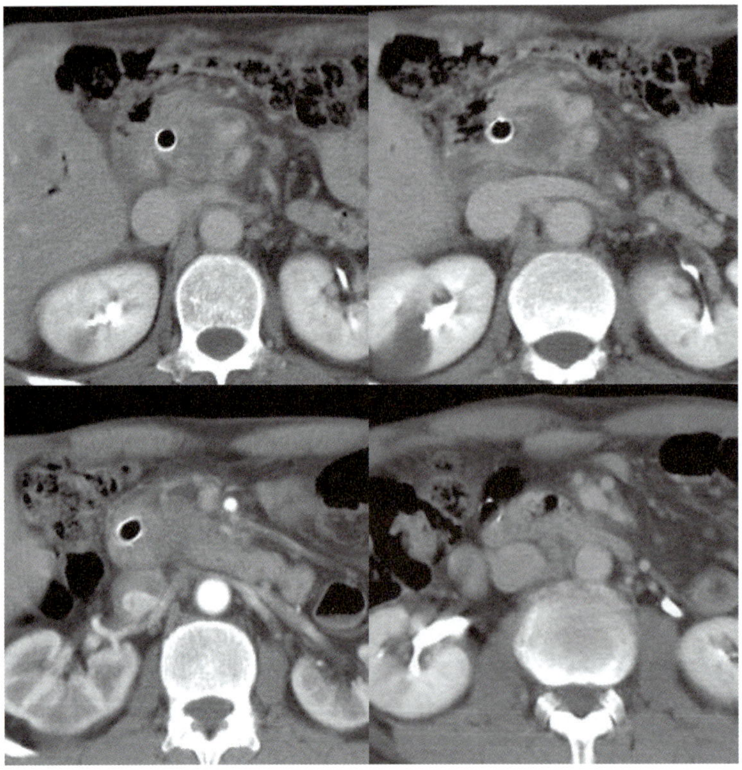

A

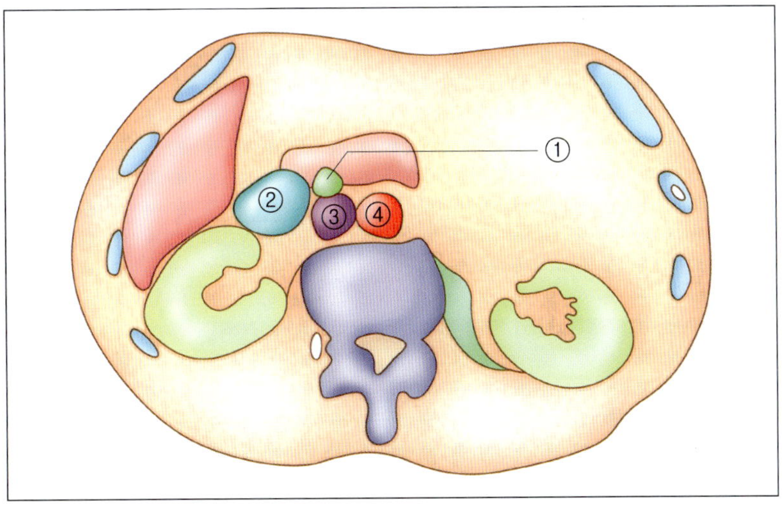

B

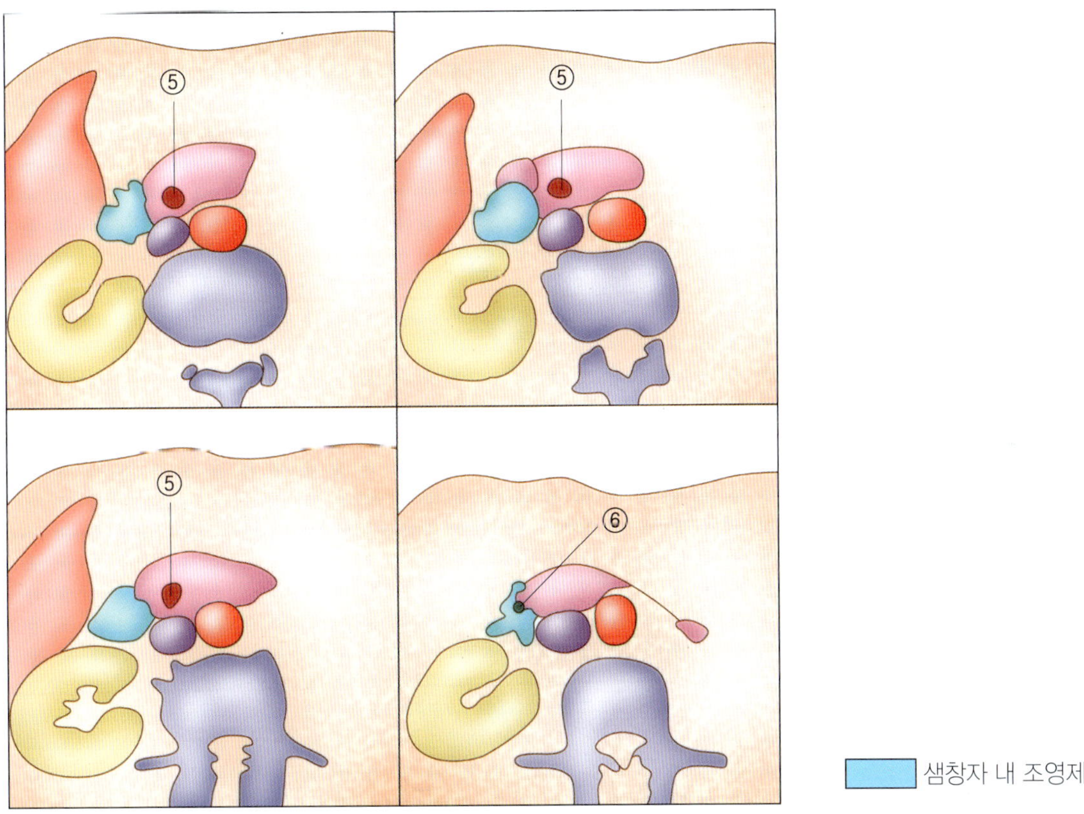

① 온쓸개관(총담관) 아래부 *distal common bile duct*
② 십이지장[샘창자] *duodenum*
③ 아래대정맥(하대정맥) *inferior vena cava*
④ 배대동맥(복부대동맥) *abdominal aorta*
⑤ 온쓸개관(총담관) *common bile duct*
⑥ *Vater*유두 *papilla of Vater*

온쓸개관(총담관) 아래부(원위부, distal common bile duct)와 이자머리부(췌두부, head of pancreas), 십이지장(샘창자, duodenum)의 관계가 나타나 있다.

그림 B는 5mm 폭으로 연속적 으로 스캔(scan)한 것이다. 유두부(papillary)까지 쓸개관(담관, bile duct)을 추적할 수 있다.

이자(췌장)의 CT영상(1)-이자몸통 · 꼬리부(췌체 · 췌미부) / axial CT images - body and tail of pancreas

A. 니척추뼈몸통(추체, vertebral body) 위모서리(suferior margin) 높이(height)
(단순CT, XP-71.5mm)

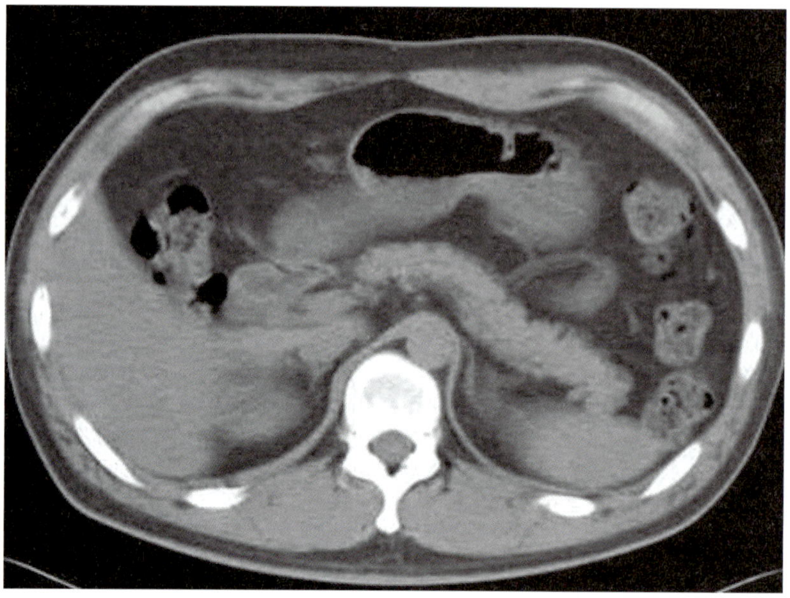

B. 그림 A와 같은 높이(조영CT, XP-71.5mm)

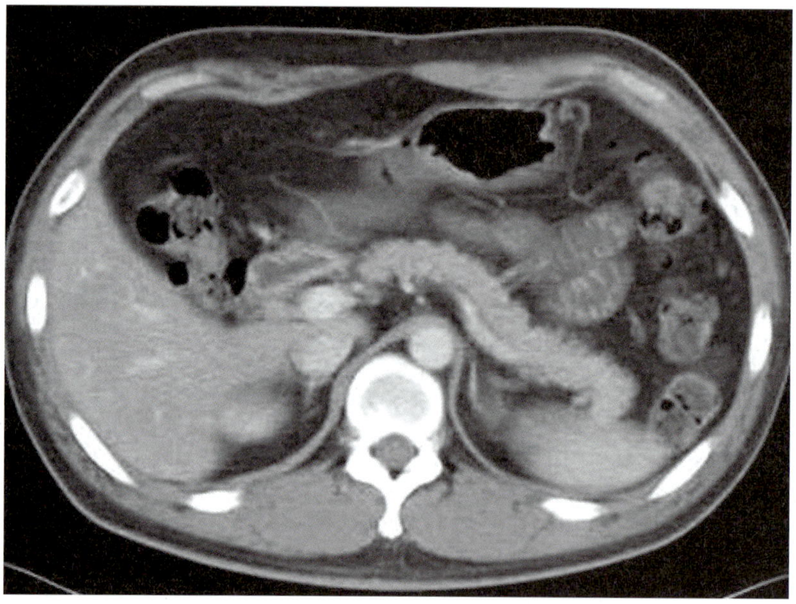

A

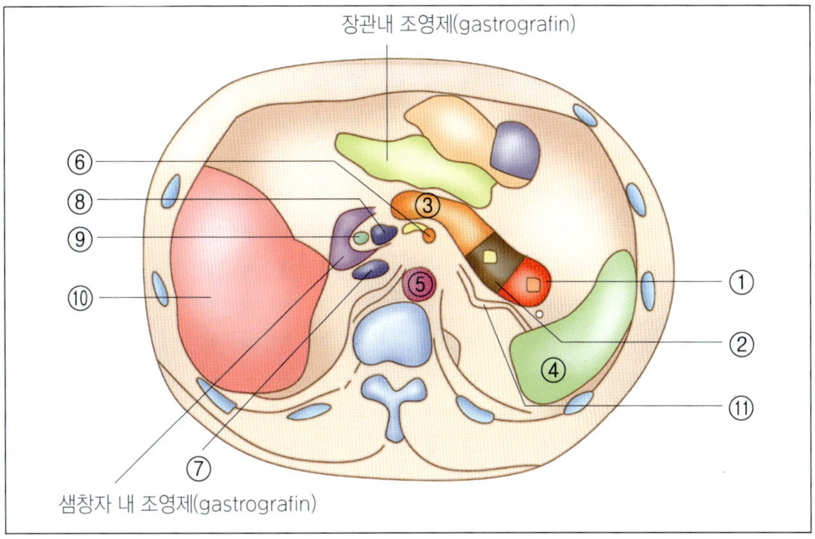

B

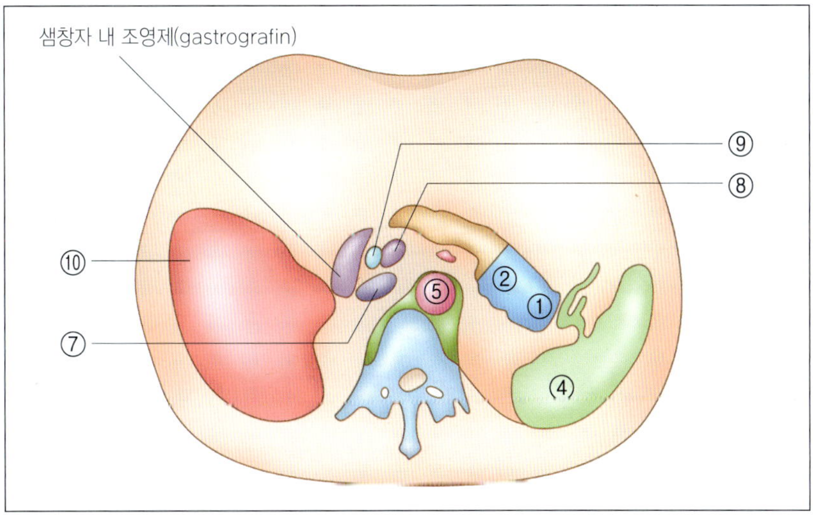

① 이자꼬리(췌미)부 *tail of pancreas*
② 이자몸통(췌체)부 *body of pancreas*
③ 이자목(췌경)부 *neck of pancreas*
④ 지라(비장) *spleen*
⑤ 배대동맥(복부대동맥) *abdominal aorta*
⑥ 복강동맥 *celiac artery*
⑦ 아래대정맥(하대정맥) *inferior vena cava*
⑧ 간문맥(문맥) *portal vein*
⑨ 온쓸개관(총담관) *common bile duct*
⑩ 간 *liver*
⑪ 지라동맥(비장동맥) *splenic artery*

이자(췌장, pancreas)는 TXⅡ~LⅡ 사이에 있다. 이자를 확인하는 데에는 네 가지의 지표(indicator)가 있다.

① 지라문(비문, hilum of spleen)부→이자꼬리부(tail of pancreas), ② 지라정맥(비장정맥, splenic vein) 앞면→이자몸통(body of pancreas), ③ 위창자간막동매(상장간막동맥, supcrior mesenteric artery)→이자 목(neck of pancreas)·몸통(body of pancreas), ④ 왼콩팥정맥(좌신정맥, left renal vein)이 유입되는 높이의 아래대정맥(하대정맥, inferior vena cava)의 앞쪽→이자머리(head of pancreas)

그림 A에서는 지라문부(hilum of spleen)에 닿아 지방층으로 싸여진 이자꼬리를 확인할 수 있다.

그림 B와 같이 이자 가장자리에 있는 약간의 요철은 정상에서도 보인다.

이자(췌장)의 CT영상(2) - 이자머리부(췌두부) / axial CT images - head of pancreas

A. 니척추뼈몸통(추체, vertebral body) 아래모서리(inferior margin) 높이
(단순CT, XP-91.5mm)

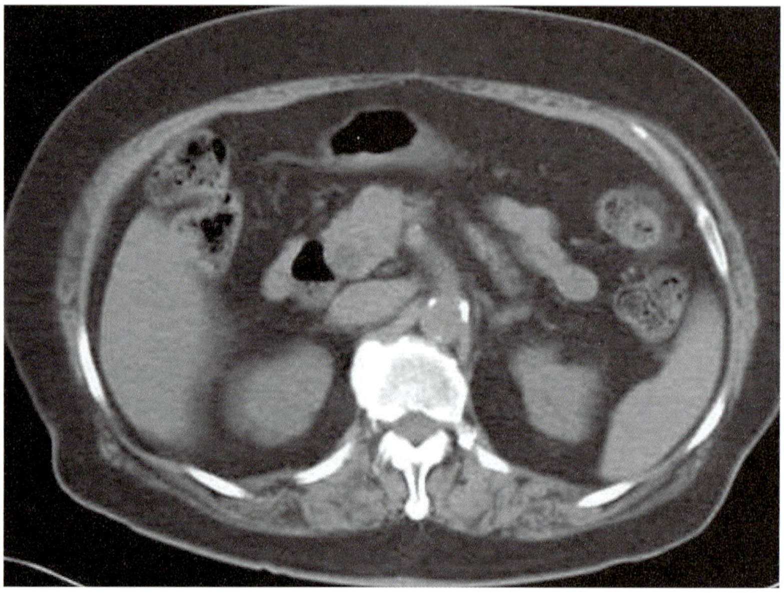

B. 그림 A와 같은 높이(조영CT, XP-91.5mm)

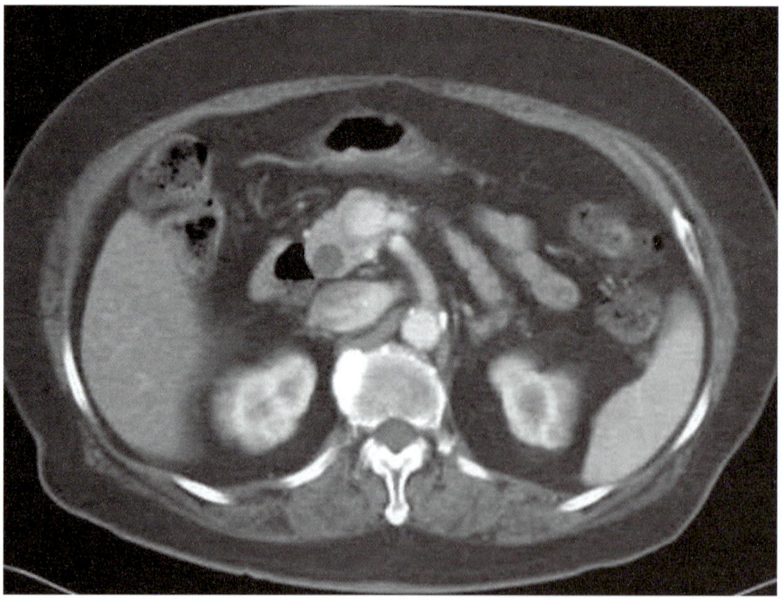

A

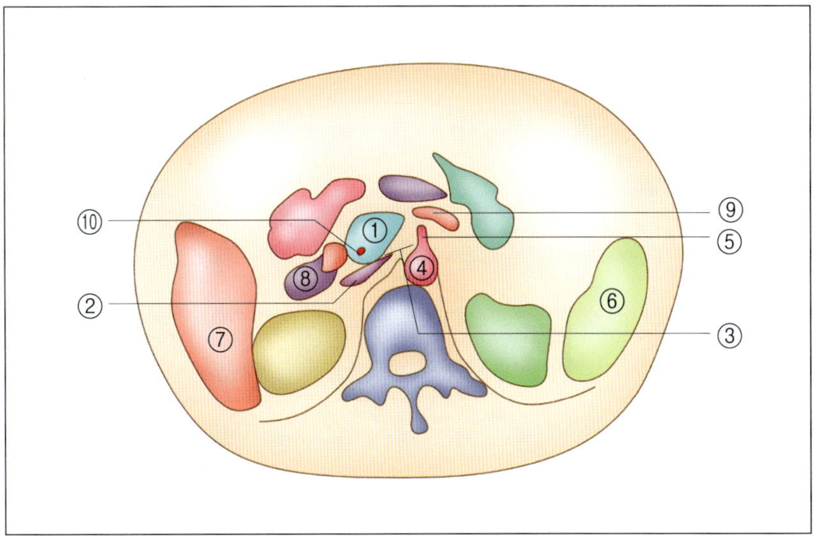

B

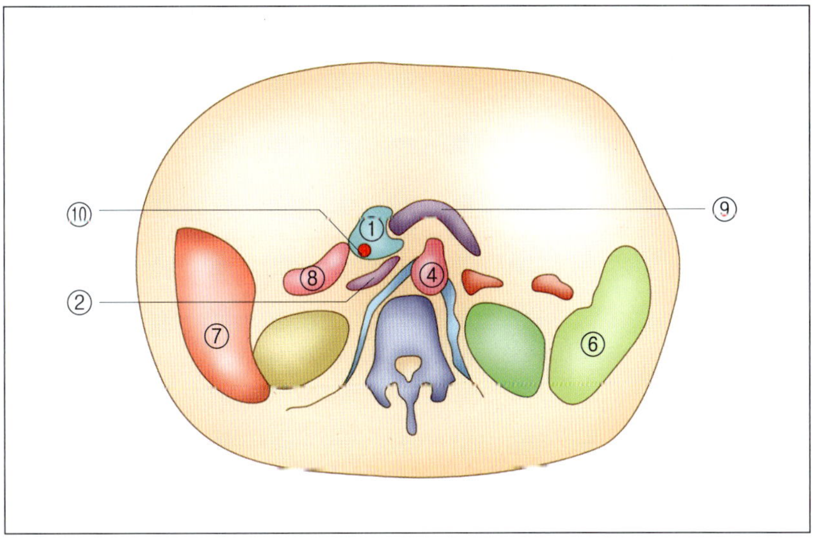

① 이자머리(췌두부) *head of pancreas*
② 아래대정맥(하대정맥) *inferior vena cava*
③ 왼콩팥정맥(좌신정맥) *left renal vein*
④ 배대동맥(복부대동맥) *abdominal aorta*
⑤ 위창자간막동맥(상장간막동맥) *superior mesenteric artery*
⑥ 지라(비장) *spleen*
⑦ 간 *liver*
⑧ 십이지장[샘창자] *duodenum*
⑨ 지라정맥(비장정맥) *splenic vein*
⑩ 온쓸개관(총담관) *common bile duct*

그림 A와 같이 이자머리(췌두부, head of pancreas)는 아래대정맥(하대정맥, inferior vena cava)의 앞에 있다. 아래대정맥으로 흘러 들어가는 왼콩팥정맥(좌신정맥, left renal vein)의 일부가 보인다. 이자머리 안의 작고 둥근 low density부분은 온쓸개관(총담관, common bile duct)이다.

조영제(contrast agent)를 주입한 CT영상에서는 지라정맥(비장정맥, splenic vein)이 뚜렷하다.

담낭[쓸개] · 이자(췌장)의 MR영상 – 수평단면상 / axial MR images of gallbladder and pancreas

A. 담낭(쓸개, gallbladder)의 수평단 면상(axial view)

a. T1 강조영상 (T1 weighted image)

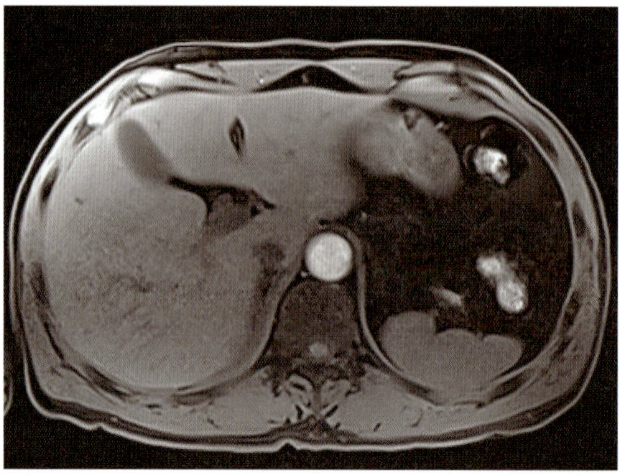

b. T2 강조영상 (T2 weighted image)

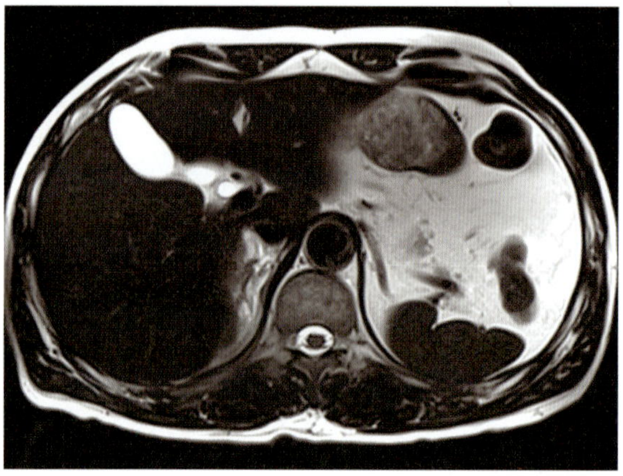

B. 이자(췌장, pancreas)의 수평단면상

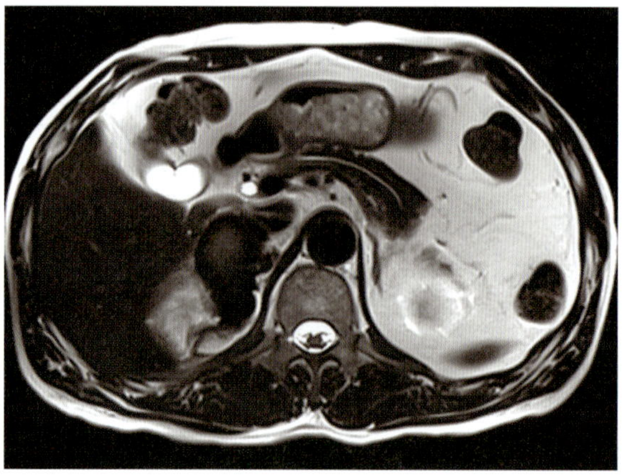

A

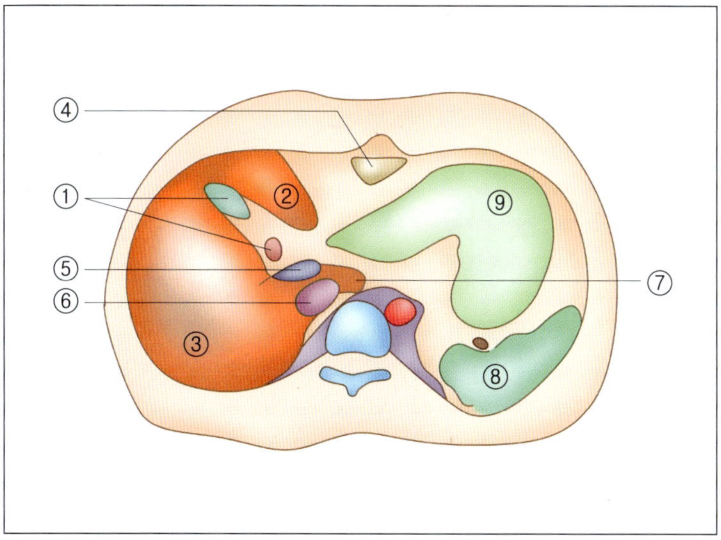

B

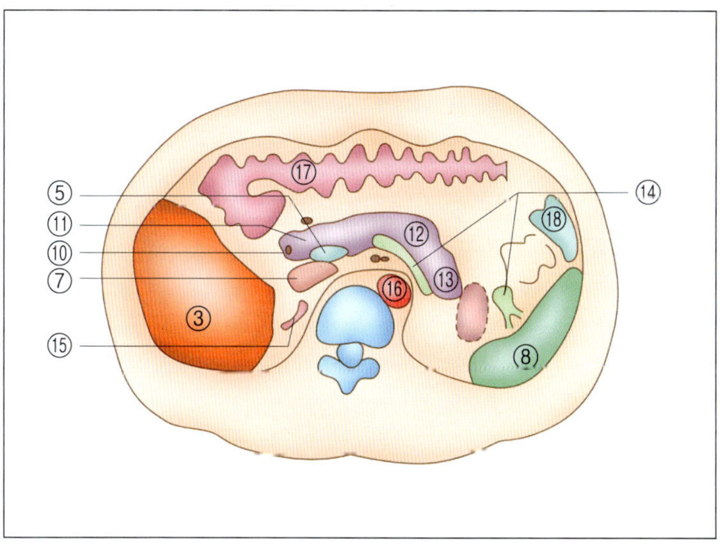

① 담낭[쓸개] *gallbladder*
② 간왼엽(간좌엽) 안쪽구역(내측구역) *medial segment of left hepatic lobe*
③ 간오른엽(간우엽) *right hepatic lobe*
④ 간왼엽(간좌엽) 가쪽구역(외측구역) *lateral segment of left hepatic lobe*
⑤ 간문맥(문맥) 본줄기 *main portal vein*
⑥ 아래대정맥(하대정맥) *inferior vena cava*
⑦ 꼬리엽(미상엽) *caudate lobe*
⑧ 지라(비장) *spleen*
⑨ 위 *stomach*
⑩ 온쓸개관(총담관) *common bile duct*
⑪ 이자머리(췌두부) *head of pancreas*
⑫ 이자몸통(췌체부) *body of pancreas*
⑬ 이자꼬리(췌미부) *tail of pancreas*
⑭ 지라정맥(비장정맥) *splenic vein*
⑮ 오른콩팥위샘(우부신) *right adrenal gland*
⑯ 대동맥 *aorta*
⑰ 가로창자(횡행결장) *transverse colon*
⑱ 왼창자굽이(비만곡) *left flexure of colon(splenic flexure)*

그림 A-a는 T1 강조영상(T1 weighted image), 그림 A-b는 T2 강조영상(T2 weighted image)이다. 담낭(쓸개, gallbladder)은 T2강조영상에서 높은 신호(high signal)로 나타나나, T1강조영상에서도 담즙성분(bile juice)에 따라 높은 신호로 나타날 수 있어 유의해야 한다.

이자(췌장, pancreas)의 검사에서 MR영상이 조영제(contrast agent)를 쓰지 않고도 간문맥(문맥, portal vein) 계를 나타낼 수 있어, 유용하다.

간 · 담낭[쓸개] · 이자(췌장)의 MR영상–시상단면상 / sagittal MR images of liver, gallbladder and pancreas

A. 담낭(쓸개, gallbladder) 높이(T1 강조영상, T1 weighted image)

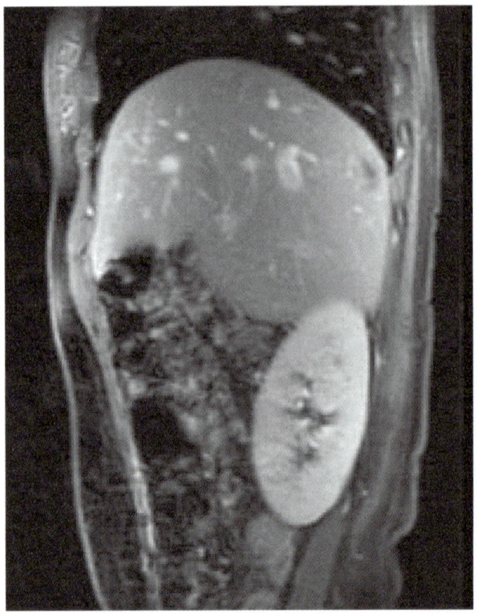

B. 간문맥(문맥, portal vein) 본줄기, 아래대정맥(하대정맥, inferior vena cava) 높이

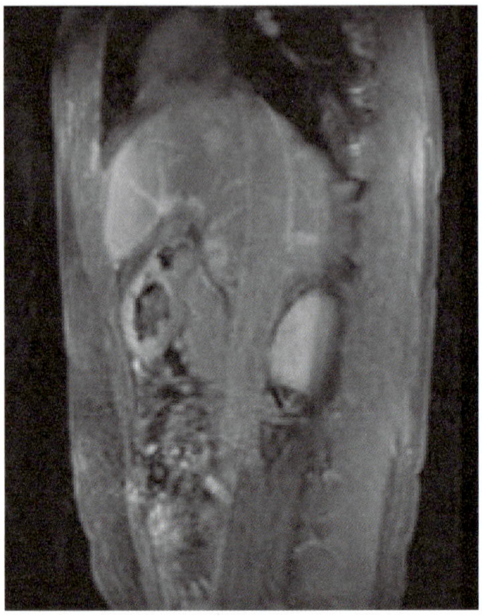

C. 위창자간막정맥(상장간막정맥, superior mesenteric vein) 높이

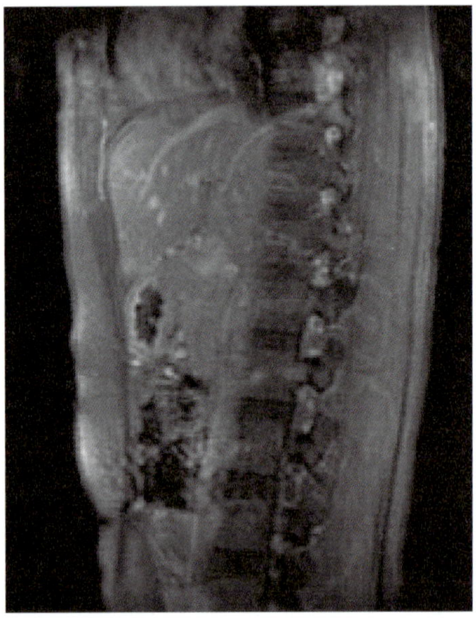

D. 이자꼬리(췌미, tail of pancreas)부 높이(height)

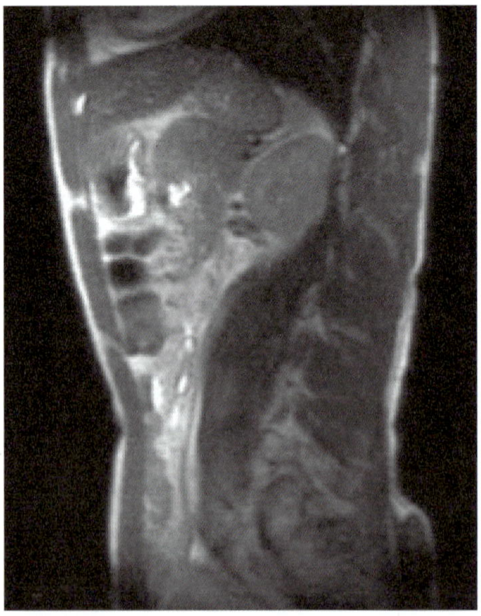

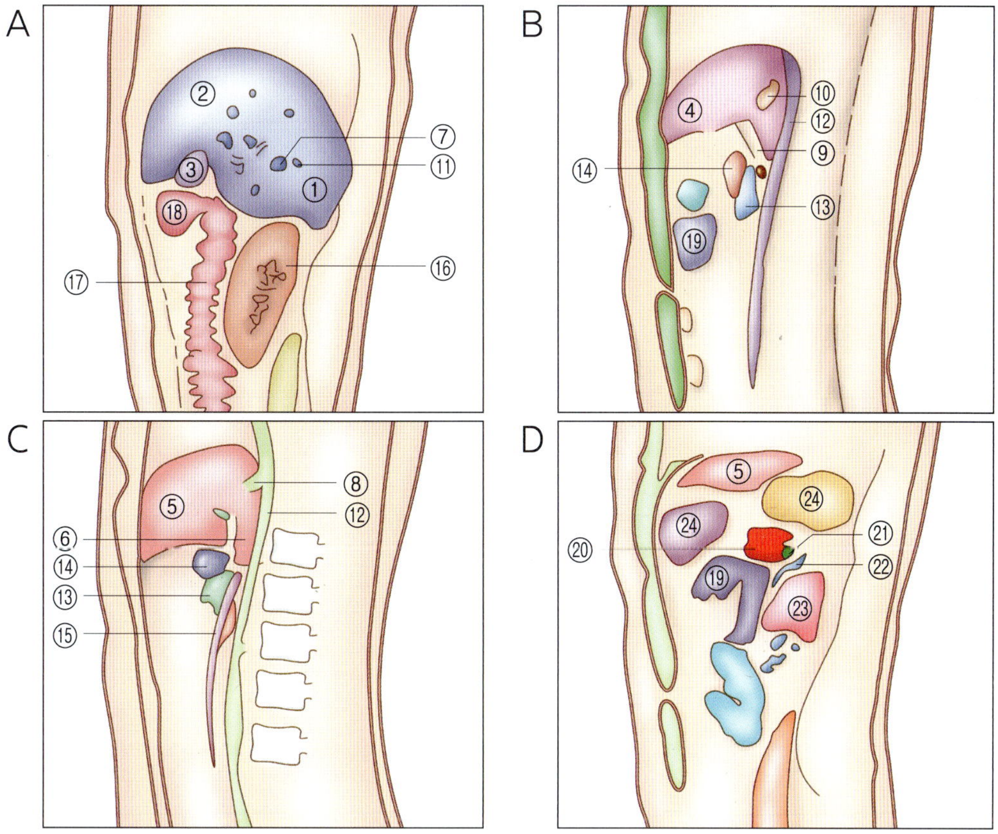

① 간오른엽 뒤구역(간우엽 후구역) *posterior segment of right hepatic lobe*
② 간오른엽 앞구역(간우엽 전구역) *anterior segment of right hepatic lobe*
③ 담낭[쓸개] *gallbladder*
④ 간왼엽(간좌엽) 안쪽구역 *medial segment of left hepatic lobe*
⑤ 간왼엽(간좌엽) 가쪽구역 *lateral segment of left hepatic lobe*
⑥ 꼬리엽(미상엽) *caudate lobe*
⑦ 오른간정맥(우간정맥) *right hepatic vein*
⑧ 왼간정맥(좌간정맥) *left hepatic vein*
⑨ 간문맥(문맥) 본줄기 *main portal vein*
⑩ 중간간정맥(중간정맥) *middle hepatic vein*
⑪ 간문맥(문맥) 오른뒤구역가지 *right posterior segmental branch of portal vein*
⑫ 아래대정맥(하대정맥) *inferior vena cava*
⑬ 이자머리(췌두)부 *head of pancreas*
⑭ 십이지장[샘창자] *duodenum*
⑮ 위창자간막정맥(상장간막정맥) *superior mesenteric vein*
⑯ 오른신장[오른콩팥](우신) *right kidney*
⑰ 오름창자(상행결장) *ascending colon*
⑱ 오른창자굽이(간만곡) *right flexure of colon(hepatic flexure)*
⑲ 소장[작은창자] *small intestine*
⑳ 이자꼬리(췌미)부 *tail of pancreas*
㉑ 지라정맥(비장정맥) *splenic vein*
㉒ 왼콩팥위샘(좌부신) *left adrenal gland*
㉓ 왼신장[왼콩팥](좌신) *left kidney*
㉔ 위 *stomach*

시상단면상(sagittal view)은 해부학적 정보를 파악하는데 매우 유효하고, 간(liver)에서는 종양성 병변(tumorous lesions)의 국소진단(local diagnosis)에 특히 유용하다. 담낭(쓸개, gallbladder)도 장축(long axis)에 가까운 단면상을 나타낼 수 있어 담낭암(gallbladder cancer)을 진단(diagnosis)하는데 유용하다.

시상단면상에서 이자(췌장, pancreas)를 검사하면, 관상단면상(coronal view)과 같이 주요한 혈관계(vascular system)와의 관계를 파악하는 데에 유용하다. 앞쪽에서는 위벽(gastric wall)과의 관계, 뒤쪽에서는 콩팥위샘(부신, adrenal gland)과의 관계를 파악하는 데에 좋다.

온쓸개관(총담관) · 이자머리(췌두)부의 MR영상 – 관상단면상 / coronal MR images of common bile duct and pancreatic head

A. 온쓸개관(총담관, common bile duct)의 주행에 따른 관상단면상(coronal view)

a. T1 강조영상 (T1 weighted image)

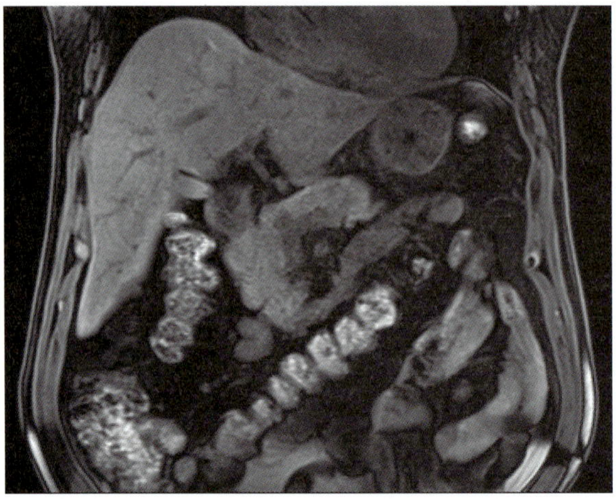

b. Gd–DTPA에 의한 조영상(radiogram)

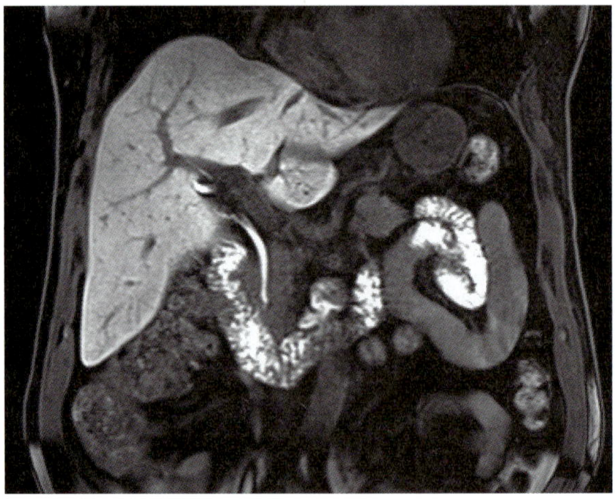

B. 그림 A보다 뒤쪽 높이

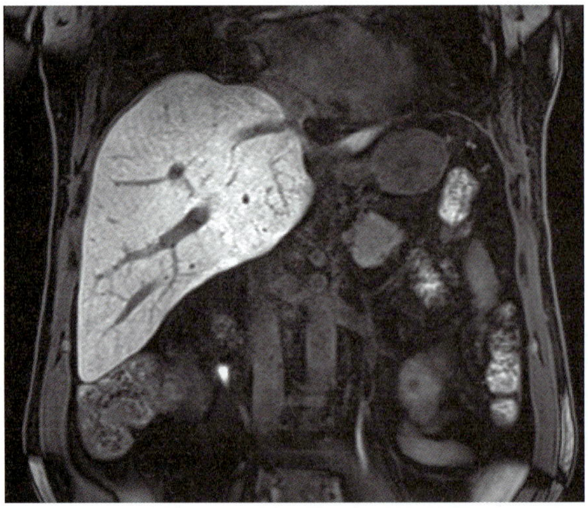

A

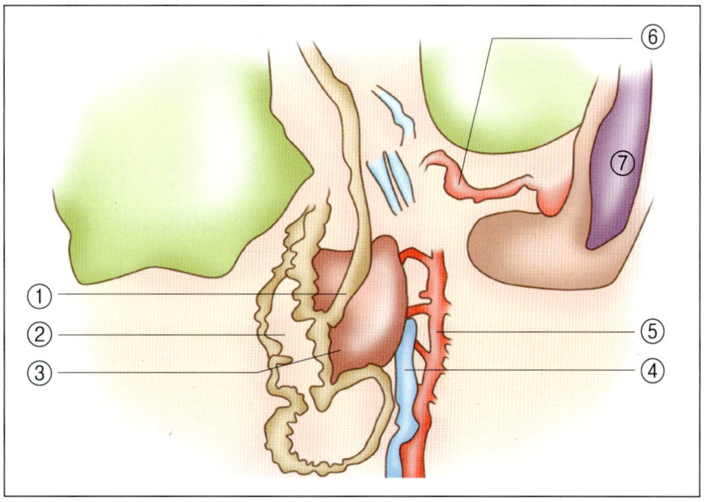

B

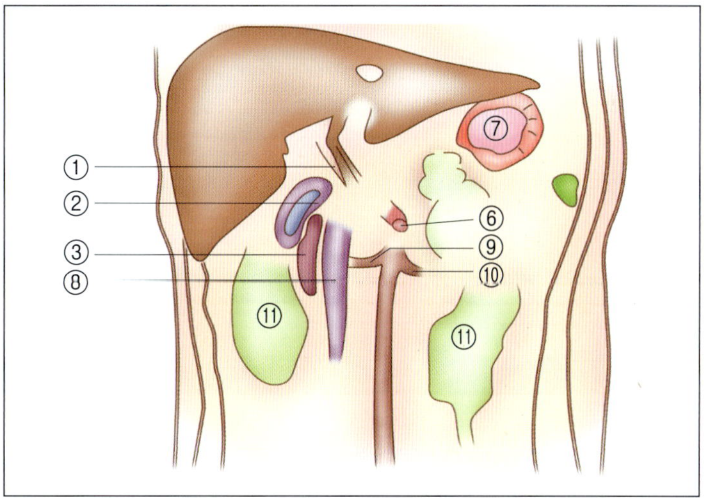

① 온쓸개관(총담관) *common bile duct*
② 십이지장 내림부분(하행부) *descending portion of duodenum*
③ 이자머리(췌두)부 *head of pancreas*
④ 위창자간막정맥(상장간막정맥) *superior mesenteric vein*
⑤ 위창자간막동맥(상장간막동맥) *superior mesenteric artery*
⑥ 복강동맥 *celiac artery*
⑦ 위 *stomach*
⑧ 아래대정맥(하대정맥) *inferior vena cava*
⑨ 오른콩팥동맥(우신동맥) *right renal artery*
⑩ 왼콩팥동맥(좌신정맥) *left renal artery*
⑪ 소장[작은창자] *small intestine*

그림 A-b는 그림 A-a와 같은 조건으로 Gd-DTPA를 사용하여 조영촬영(radiography) 한 조영상이다. 간실질(liver parenchyma)이나 이자(췌장, pancreas)가 조영되고 온쓸개관(총담관, common bile duct)이 뚜렷하게 보인다.

그림 B는 그림 A보다 약간 뒤쪽높이의 관상단면상(coronal view)으로, 간문부(porta hepatis part) 근처의 쓸개관(담관, bile duct)이 잘 보일 수 있다.

관상단면상에서 이자(pancreas)의 묘출은 주요한 주위 혈관계(vascular system)와 병변(lesion)의 관계를 파악할 수 있어 수술 전 정보를 얻는 데에 유용하다. 특히, 위아래로 주행하는 위창자간막동·정맥(상장간막동·정맥, superior mesenteric artery, superior mesenteric vein), 간문맥(문맥, portal vein)과 이자의 관계는 수평단면상(horizontal view)보다 관상단면상에서 이해하기 쉽다.

간정맥의 초음파 영상 / ultrasound images of hepatic veins

A. 오른갈비활(right costal arch) 아래 주사(scan)에 의한
왼간정맥(left hepatic vein), 중간간정맥(middle hepatic vein),
오른간정맥(right hepatic vein)

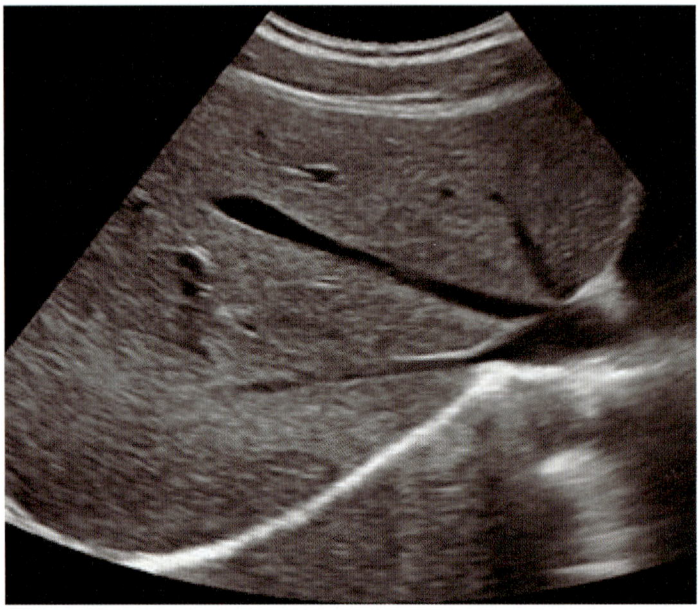

B. 오른갈비활(right costal arch) 아래 주사(scan)에 의한
오른간정맥(right hepatic vein) 및 중간간정맥(middle hepatic vein)

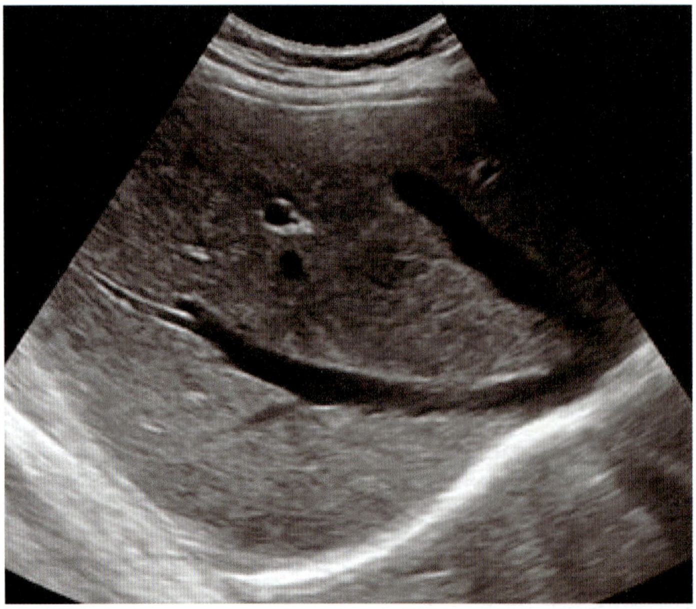

A.

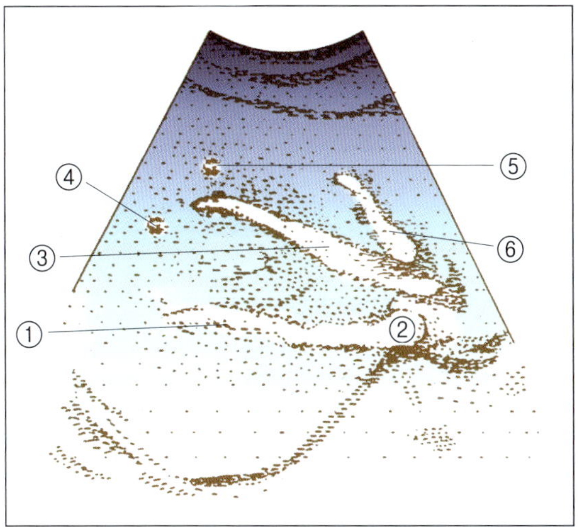

B.

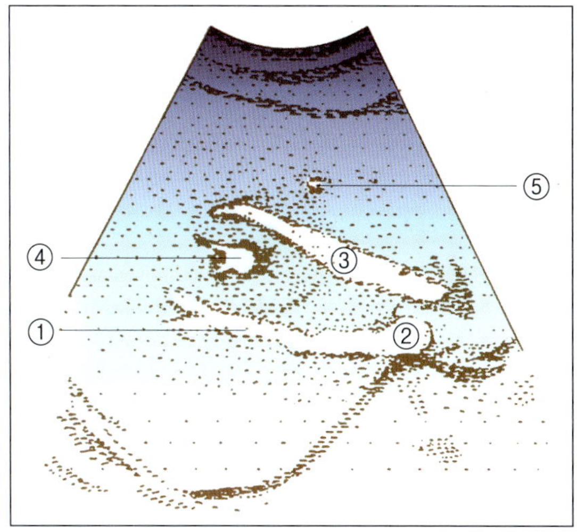

① 오른간정맥(우간정맥) *right hepatic vein*
② 아래대정맥(하대정맥) *inferior vena cava*
③ 중간간정맥(중간정맥) *middle hepatic vein*
④ 간문맥(문맥) 오른앞구역가지(우전구역지)
portal venous branch of right anterior segment
⑤ 간문맥(문맥) 왼안쪽구역가지(좌내측구역지)
portal venous branch of left medial segment
⑥ 왼간정맥 *left hepatic vein*

그림 A는 오른간정맥(우간정맥, right hepatic vein)을 장축방향(long axis direction)으로 나타낸 것이다. 오른간정맥은 이와 같이 수평(horizontal)으로 나아가는 것이 표준이다. 그림 B는 오른간정맥과 중간간정맥(중간정맥, middle hepatic vein)을 장축방향으로 나타낸 것이다. 그림 B는 그림 A의 주사방향(scan direction)에서 보다 종단면상(longitudinal surface)에 가까운 방향으로 주사한 영상이다.

오른갈비활(우늑골궁, right costal arch)아래 주사(scan)로 오른간정맥을 나타내면 오른간정맥에서 등쪽(dorsad)은 간오른엽(right hepatic lobe) 뒤구역이고, 배쪽(ventral)은 간오른엽 앞구역이다. 통상, 오른간정맥과 중간간정맥 사이에는 간문맥(문맥, hepatic portal vein) 오른앞가지(우전지, right anterior branch)가 나타난다.

총담관(온쓸개관)의 초음파 영상(1)-종단면상 / longitudinal ultrasound images of common bile duct

A. 정상 예

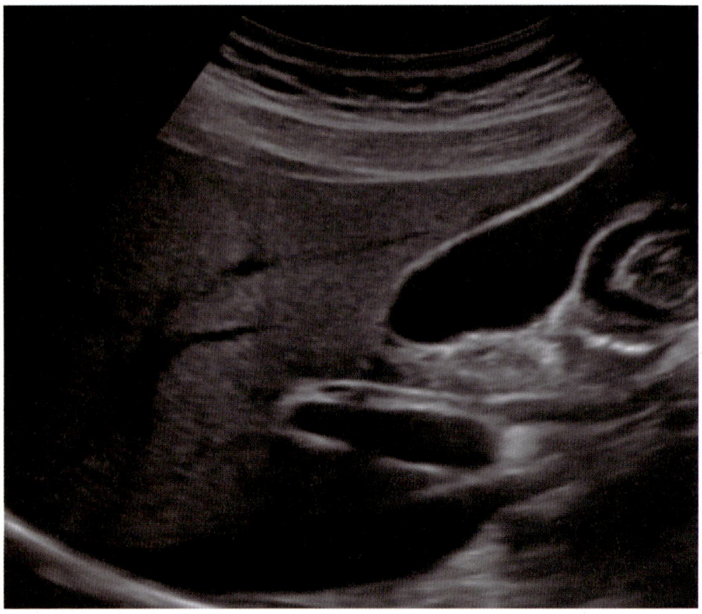

B. 총담관(온쓸개관, common bile duct)이 커진 예

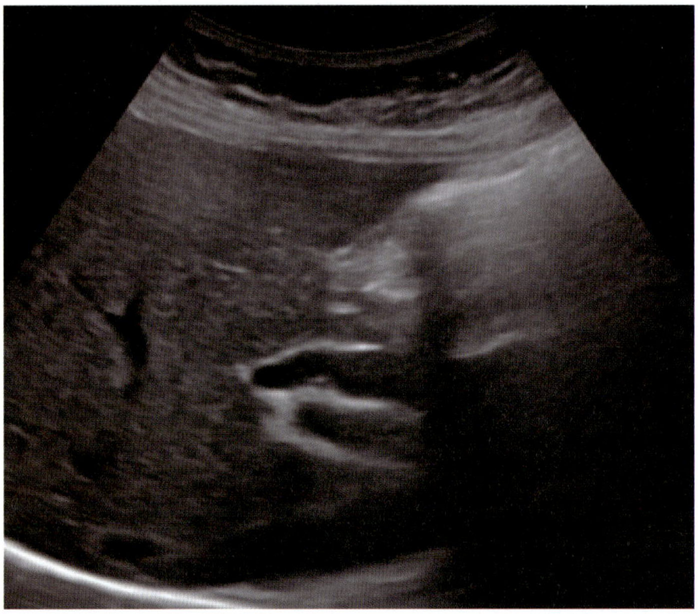

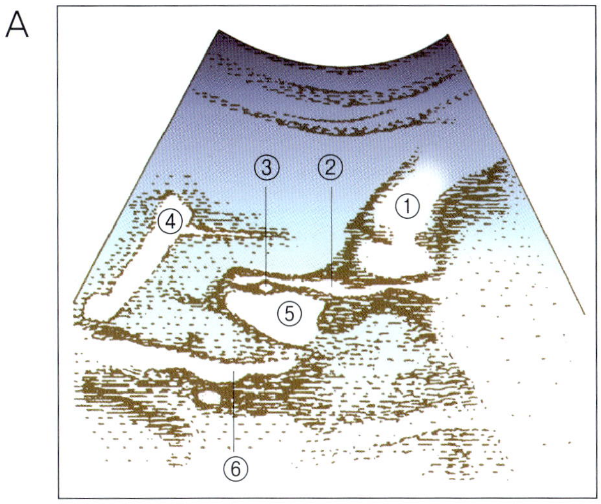

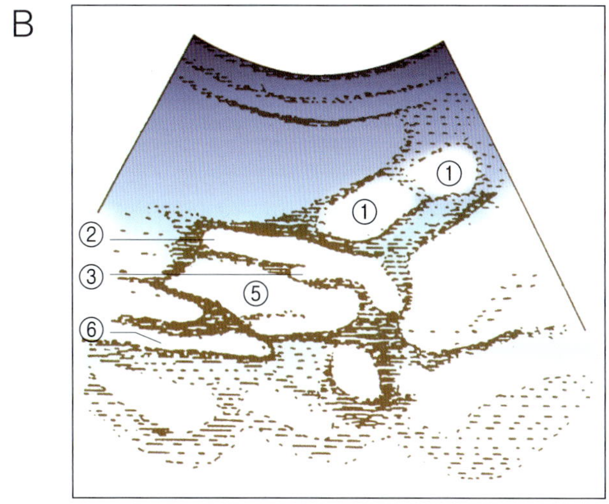

① 담낭(쓸개) *gallbladder*
② 총담관(온쓸개관) *common bile duct*
③ 간동맥(간동맥) *hepatic artery*
④ 중간간정맥(중간정맥) *middle hepatic vein*
⑤ 간문맥(문맥) *portal vein*
⑥ 아래대정맥(하대정맥) *inferior vena cava*
⑦ 담낭관(쓸개주머니관) *cystic duct*

간외 쓸개관(담관, extrahepatic bile duct)을 장축방향(long axis direction)으로 길게 나타나게 하기 위해서는 그림 A와 같이 오른쪽에서 제1사위방향(right anterior oblique position)으로 초음파 beam을 입사하는 것이 좋다. 이 방향에서는 간외 쓸개관, 간문맥(문맥, portal vein), 아래대정맥(하대정맥, inferior vena cava)이 나란히 나타난다. 쓸개관과 간문맥 사이에 보이는 원형(prototype)의 관모양(tubular) 구조는 오른간정맥(우간정맥, right hepatic veins)이나.

나이가 많아짐에 따라 간외 쓸개관은 확장한다.

간외 쓸개관(담관)의 초음파 영상(2)-횡단면상 / transverse ultrasound images of extrahepatic bile duct

A. 간샘창자사이막(liver gland intestinal membrane) 중앙부의 횡단면상(transverse images)

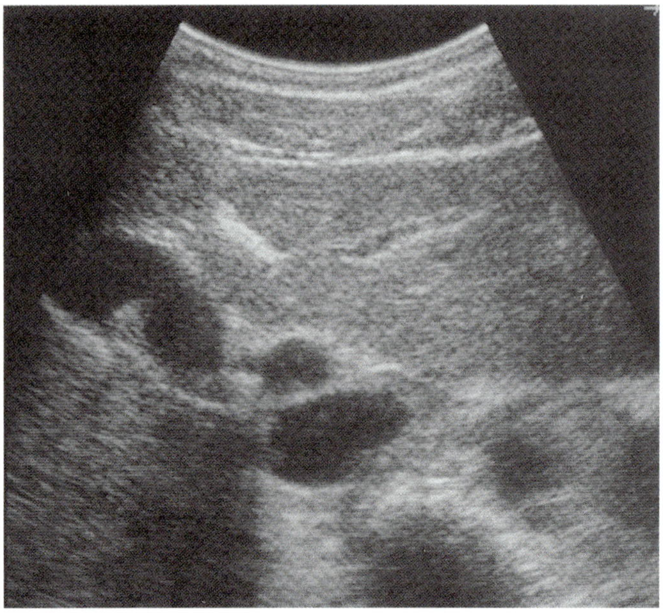

B. 간샘창자사이막 아래부분의 횡단면상

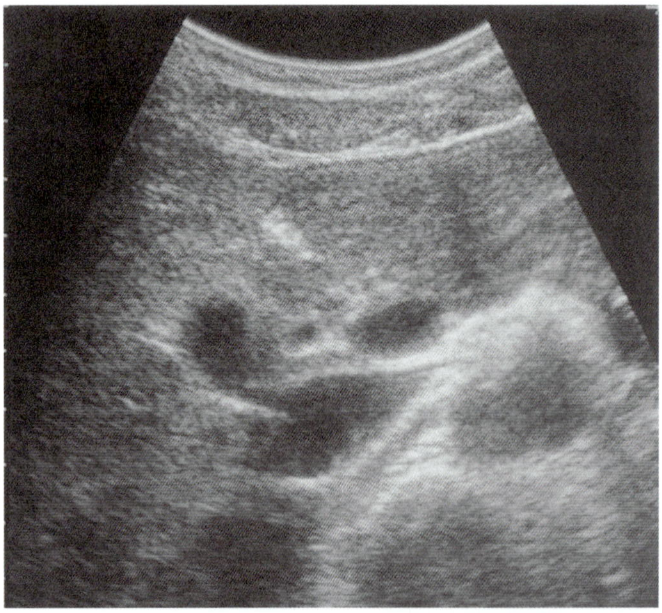

A

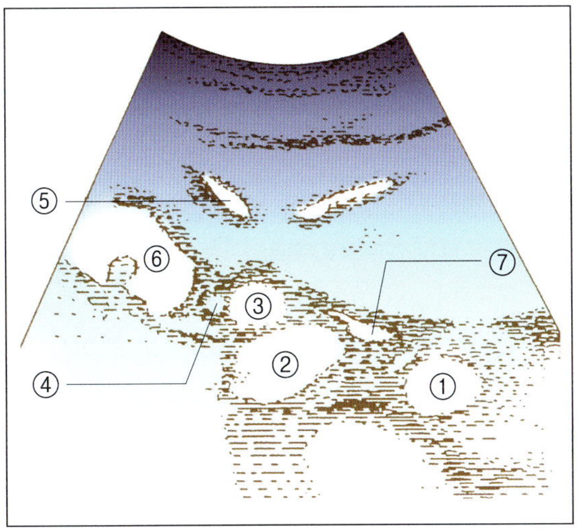

B

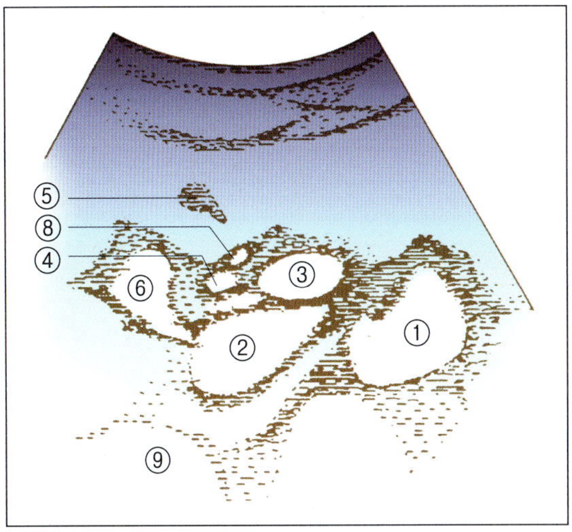

① 배대동맥(복부대동맥) *abdominal aorta*
② 아래대정맥(하대정맥) *inferior vena cava*
③ 간문맥(문맥) *portal vein*
④ 간외쓸개관(간외담관) *extrahepatic bile duct*
⑤ 간원인대(간원삭) *round ligament*
⑥ 담낭[쓸개] *gallbladder*
⑦ 온간동맥(총간동맥) *common hepatic artery*
⑧ 위샘창자동맥(위십이지장동맥) *gastroduodenal artery*
⑨ 오른신장[오른콩팥](우신) *right kidney*

이 횡단면상에서 간문맥(문맥, portal vein)의 오른쪽에는 간외 쓸개관(담관, extrahepatic bile duct)과 담낭(쓸개, gallbladder)이 나타나고, 간문맥의 왼쪽에는 온간동맥(총간동맥, common hepatic artery)이 보인다. 이 부분에 서는 간문맥과 아래대정맥(하대정맥, inferior vena cava)이 밀접하게 만나고 있다.

그림 B는 이자머리(췌두부, head of pancreas) 위모서리(superior margin)의 단층상으로 그림 A보다도 쓸개관 위치가 간문맥에 대해서 깊이 있고, 간문맥은 아래대정맥의 왼쪽에 있다. 위샘창자동맥(위십이지장동맥, gastro-duodenal artery)도 나타난다. 왼/오른 간관(left/right hepatic duct)이 합류하여 온간관(common hepatic duct)으로 되고 점차로 깊은 부위를 향해서 나아가 이자머리 뒤쪽에 나타났다.

이자(췌장)의 초음파 영상 - 횡단면상 / transverse ultrasound images of pancreas

A. 이자(pancreas) 횡단면상

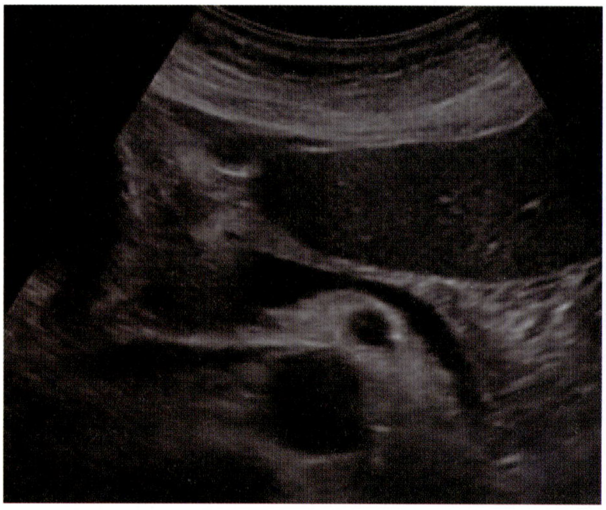

A-a. 이자(pancreas) 머리내 총담관 (common bile duct) 및 위샘창자동맥(gastroduodenal artery)이 나타난 횡단면상

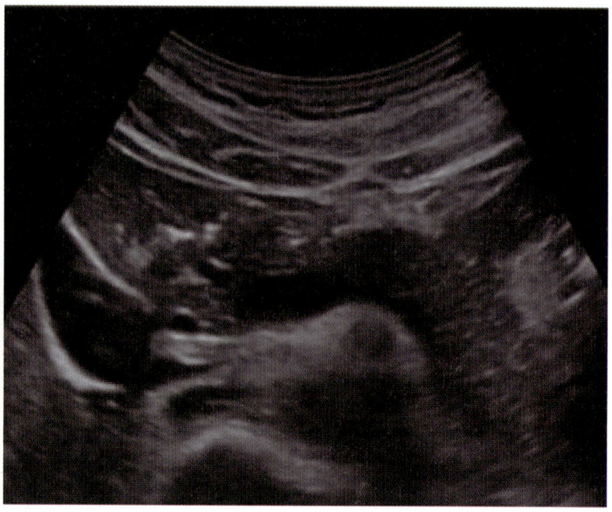

B. 왼콩팥정맥(left renal vein)이 나타난 횡단면상

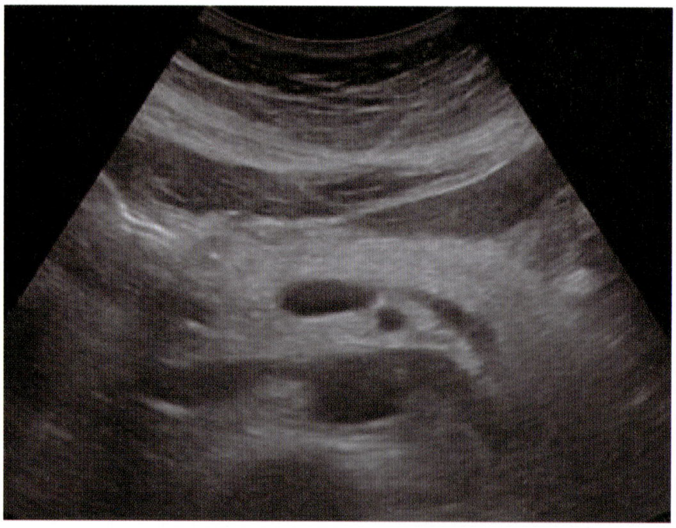

A

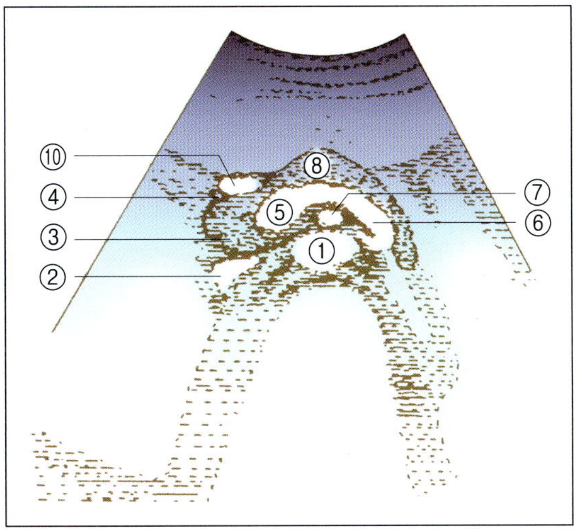

B

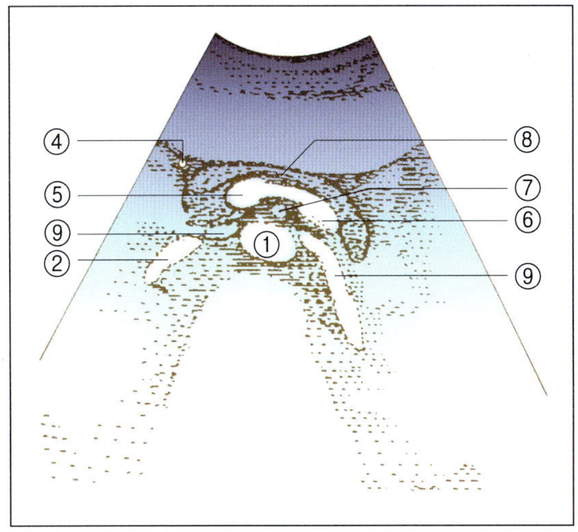

① 배대동맥(복부대동맥) *abdominal aorta*
② 아래대정맥(하대정맥) *inferior vena cava*
③ 총담관(온쓸개관) *common bile duct*
④ 위샘창자동맥(위십이지장동맥) *gastroduodenal artery*
⑤ 지라정맥과 위창자간막정맥 합류부 *pota confluence*
⑥ 지라정맥(비장정맥) *splenic vein*
⑦ 위창자간막동맥(상장간막동맥) *superior mesenteric artery*
⑧ 이자(췌장) *pancreas*
⑨ 왼콩팥정맥(좌신정맥) *left renal vein*
⑩ 온간동맥(총간동맥)에 이은 림프절 *lymph node along common hepatic artery*

그림 A는 이자(췌장, pancreas) 횡단면상(transverse images)의 기본적인 영상이다. 배대동맥(복부대동맥, abdominal aorta) 앞면에 반달모양(semilunar)의 강한 에코띠와 그 중심에 위창자간막동맥(상장간막동맥, superior mesenteric artery)의 낮은 에코상, 지라정맥(비장정맥, splenic vein)이 나타나고 있다. 간(liver)보다 약간 에코레벨(eco level)이 높은 부분이 이자이다. 이자머리(췌두, head of pancreas)부 오른바깥모서리에는 위샘창자동맥(위십이지장동맥, gastroduodenal artery)과 이자내 쓸개관(담관, bile duct)이 나타나고 있다. 그림 B는 그림 A보다 다리쪽의 횡단면상이다. 왼콩팥정맥(좌신정맥, left renal vein)이 위창자간막동맥과 대동맥 사이에 보인다. 이자꼬리(췌미, tail of pancreas)부는 소화관(alimentary canal)의 가스(gas)때문에 잘 나타나지 않는 경우가 많다.

C. 이자머리와 갈고리돌기 종단면에서
이자 갈고리돌기의 짧은축 영상

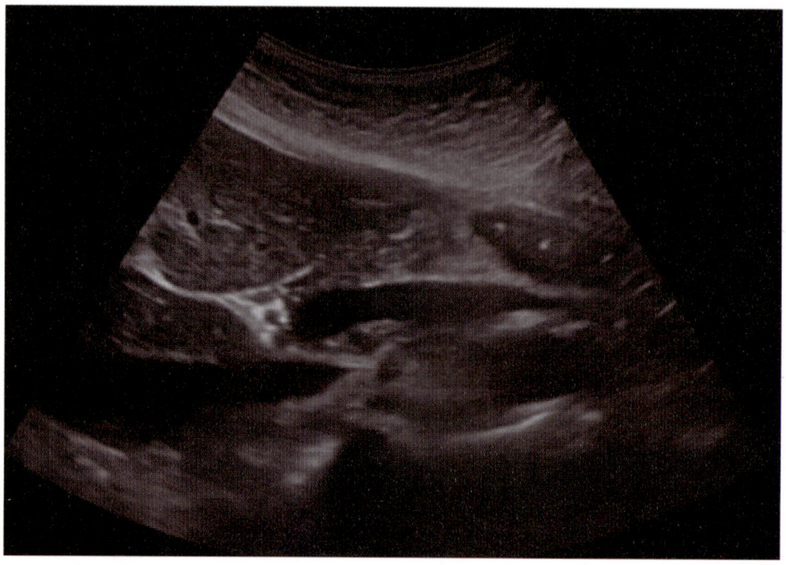

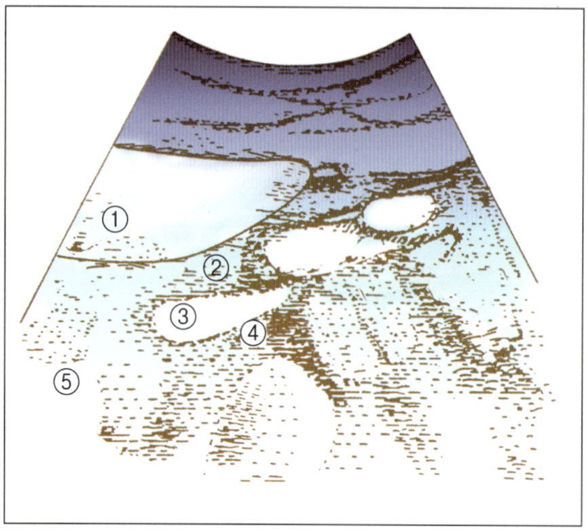

① 간 *liver*
② 이자머리 *head of pancreas*
③ 지라정맥과 위창자간막정맥 합류부 *pota confluence*
④ 갈고리 돌기 *coronoid process*
⑤ 대동맥 *aorta*

이자관(주췌장관)의 초음파 영상 / ultrasound images of main pancreatic duct

A. 이자(pancreas) 횡단면상 (transverse ultrasound images)에서의 이자관(주췌장관, pancreatic duct)

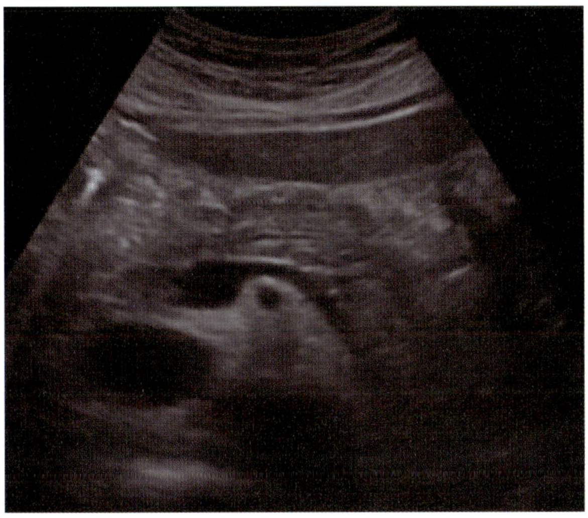

B. 이자(pancreas) 횡단면상 (transverse ultrasound images)에서의 2mm이상 확장된 이자관(주췌장관)

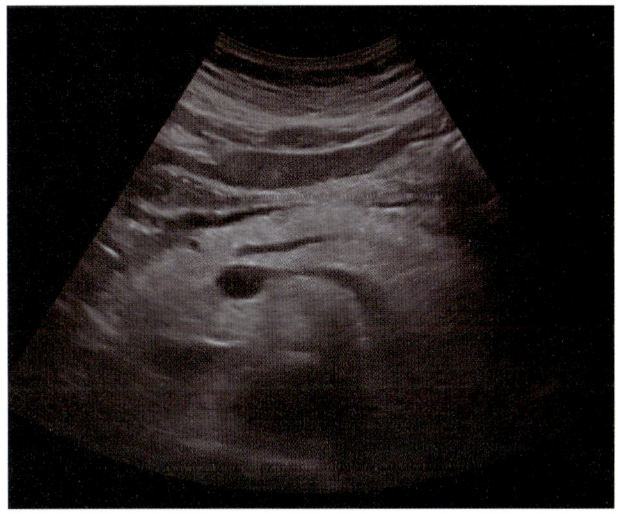

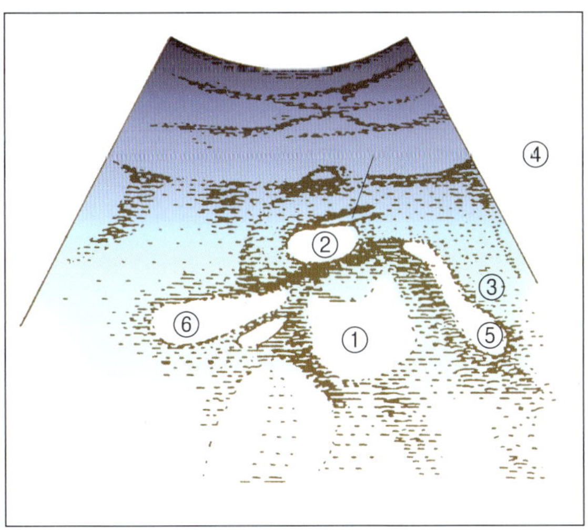

① 배대동맥(복부대동맥) *abdominal aorta*
② 지라정맥과 위창자간막정맥 합류부 *pota confluence*
③ 이자(췌장) *pancreas*
④ 이자관(췌장관) *pancreatic duct*
⑤ 지라정맥(비장정맥) *splenic vein*
⑥ 아래대정맥(하대정맥) *inferior vena cava*

지라(비장)의 CT영상 / CT image of spleen

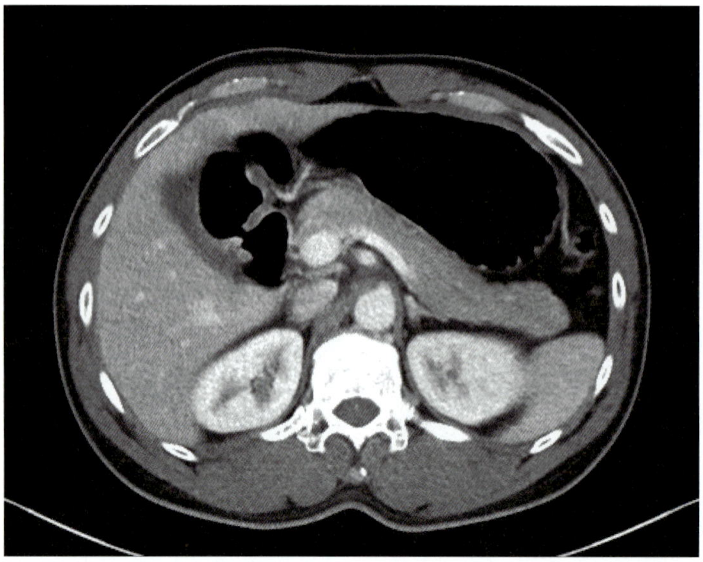

〈조영CT, 정상 이자(비장, pancreas) 예〉

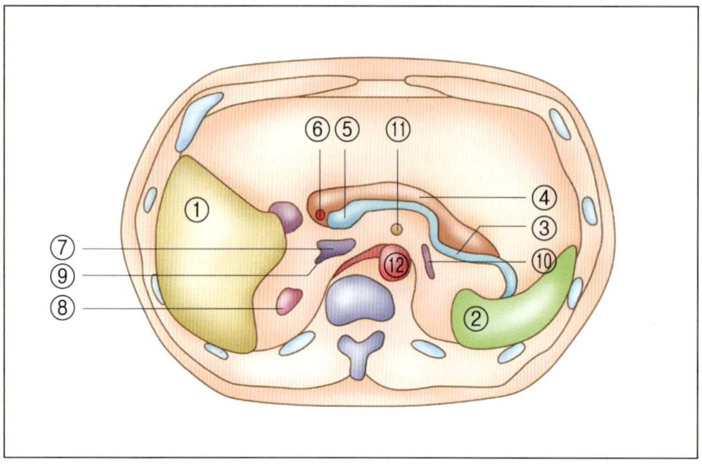

① 간 오른엽(우엽) *right hepatic lobe*
② 지라(비장) *spleen*
③ 지라정맥(비장정맥) *splenic vein*
④ 이자(췌장) *pancreas*
⑤ 간문맥(문맥) 본줄기 *main portal vein*
⑥ 온쓸개관(총담관) *common bile duct*
⑦ 아래대정맥(하대정맥) *inferior vena cava*
⑧ 오른신장(우신) 위끝(상극) *upper pole of right kidney*
⑨ 오른콩팥위샘(우부신) *right adrenal gland*
⑩ 왼콩팥위샘(좌부신) *left adrenal gland*
⑪ 위창자간막동맥(상장간막동맥) *superior mesenteric artery*
⑫ 배대동맥(복부대동맥) *abdominal aorta*

지라(비장, spleen)는 CT 횡단면상에서 삼각형(deltoid) 비슷하게 나타나거나 타원형(oviform)으로 나타난다.

지라(비장)의 초음파 영상 / ultrasound images of spleen

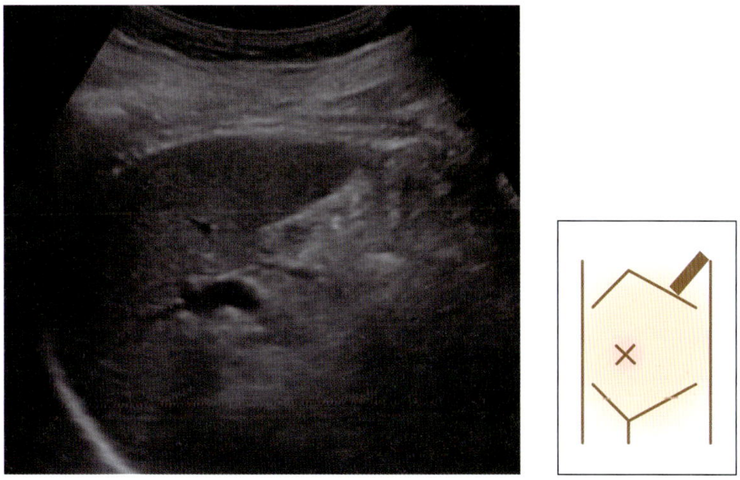

〈조영CT, 정상 이자(비장) 예〉

A

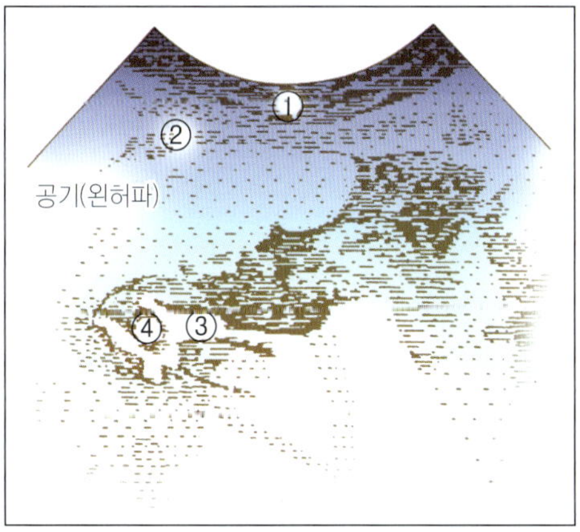

B. spleen index

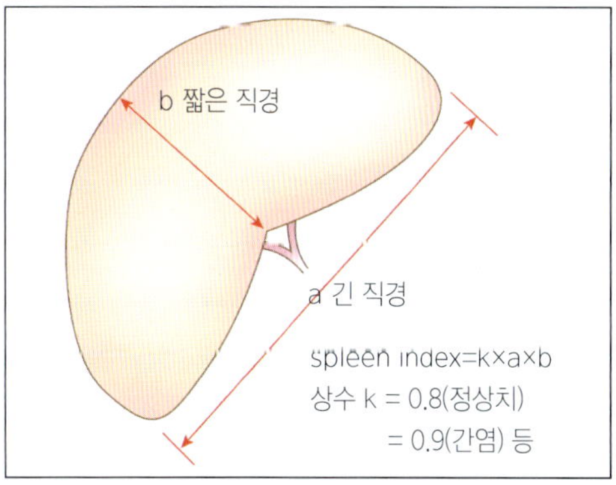

① 가슴벽(흉벽) *thoracic wall*
② 지라(비장) *spleen*
③ 지라정맥(비정맥) *splenic vein*
④ 지라문(비문) *splenic hilum*

지라(비장, spleen)는 왼쪽 가로막(횡격막, diaphragm) 아래에서 약간 등쪽(dorsad)에 있는 실질장기(solid organ)로서, 통상 지라(spleen)를 나타내기 위해서는 좌전사위(left anterior oblique position) 또는 오른쪽 옆으로 누운 자세(right lateral recumbent position)로 하고, 제8~10늑간주사(intercostal scan)를 한다. 지라를 나타내기 위해서는 약간 등쪽에서 주사를 하는 것이 좋으나, 배쪽(ventral)으로 치우친 방향에서 하는 것이 지라를 나타내기에 쉬울 경우도 있어 탐촉자(probe)를 넓게 움직여 지라의 단면이 나타나게 한다.

지라의 계측(measurement)에는 여러 가지 방법이 있으나, 일반적으로 쓰여지는 것은 그림 B와 같이 지라의 위끝(상극, superior pole)과 아래끝(하극, inferior pole)을 연결하는 긴 직경(diameter)과 그에 수직으로 만나는 직경을 곱한 수치로 "spleen index"라 부른다.

11 비뇨-생식기 uro-genital system

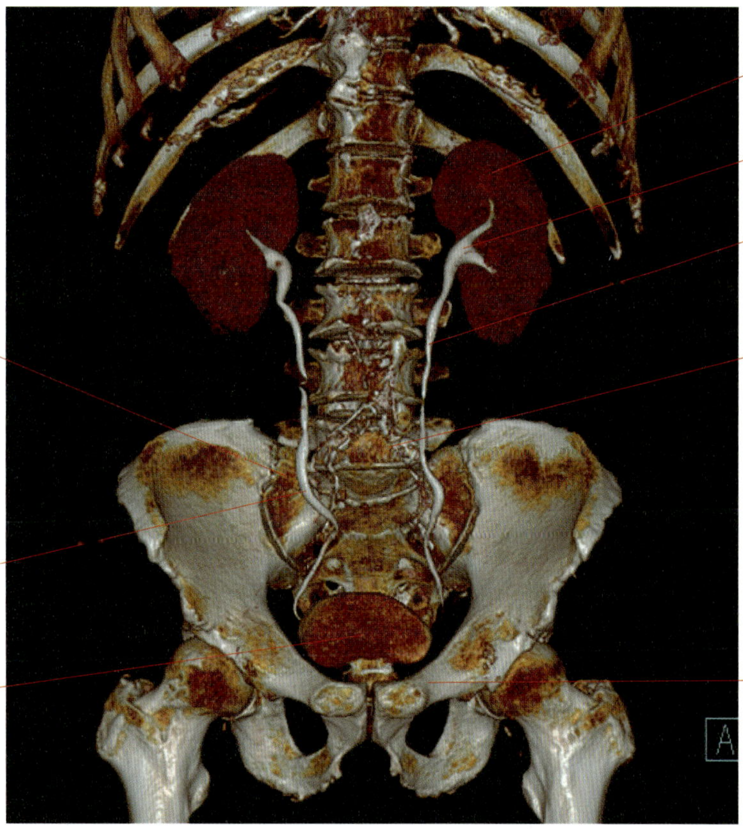

요로, 3차원 CT영상

비뇨기관(urinary system)은 신장(콩팥, kidneys), 요관(ureters), 방광(urinary bladder), 요도(urethra)로 이루어져 있다.
남성생식기관(male genital organ)은 고환(testis), 부고환(epididymis), 정관(deferent duct), 정낭(seminal vesicle), 사정관(ejaculatory duct), 전립샘(prostate gland), 요도망울샘(bulbourethral gland), 음경(penis)으로 이루어져 있다.
여성 생식기관(female genital organ)은 난소(ovary), 난관(자궁관, uterine tube), 자궁(uterus), 질(vagina), 바깥생식기관(external genitalia)으로 이루어져 있다.

신장[콩팥]의 내부구조(장축방향) / internal structures of kidney

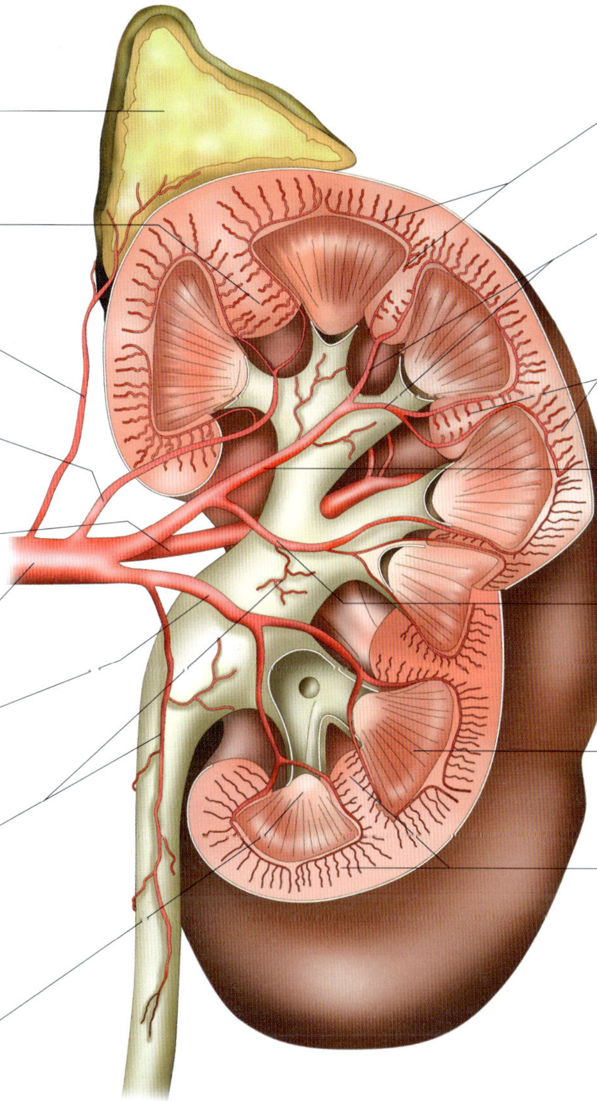

신장(콩팥, kidney)의 실질(parenchyma)은 바깥층(external zone)을 형성하는 겉질(피질, cortex)과 안층(internal zone)을 형성하는 속질(수질, medulla)로 되어있다. 겉질은 요로조영촬영(urography)에서 내랑의 조영제(contrast media)를 급속하게 주입(injection)한 바로 다음의 nephrogram에서 띠모양으로 나타나 겉질과 속질의 경계를 알 수 있는 경우도 있으나, 보통은 구별할 수 없다. 속질은 약 10~15개의 원뿔모양(conical)의 콩팥피라밋(신추체, renal pyramid)에서 시작하여 끝부분은 콩팥유두(신유두, renal papilla)를 형성하고 콩팥굴(신장동, renal sinus)에 돌출된다.

콩팥잔(신배, calyx)은 모여서 깔때기모양의 콩팥깔때기(신우, renal pelvis)를 이루고, 요관(ureter)으로 이어진다. 콩팥잔(renal calyx)과 콩팥깔때기의 형태는 변이가 많다. 콩팥잔의 수, 크기, 길이, 폭 등에는 변이(variation)가 있다.

점적 정주 요로조영 / drip infusion pyelography(DIP)

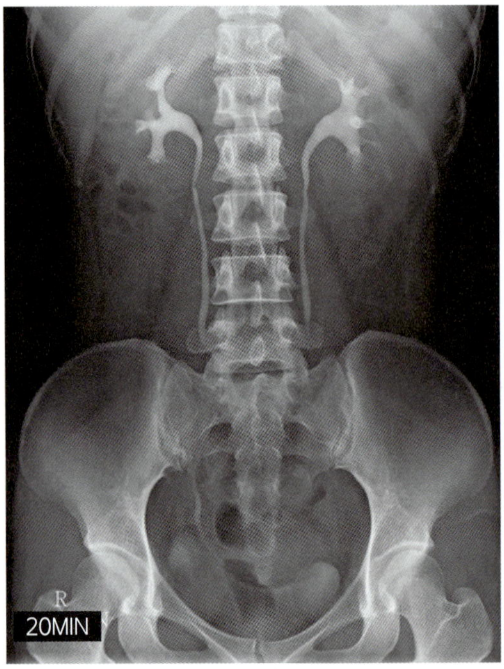

〈20분 후 영상〉

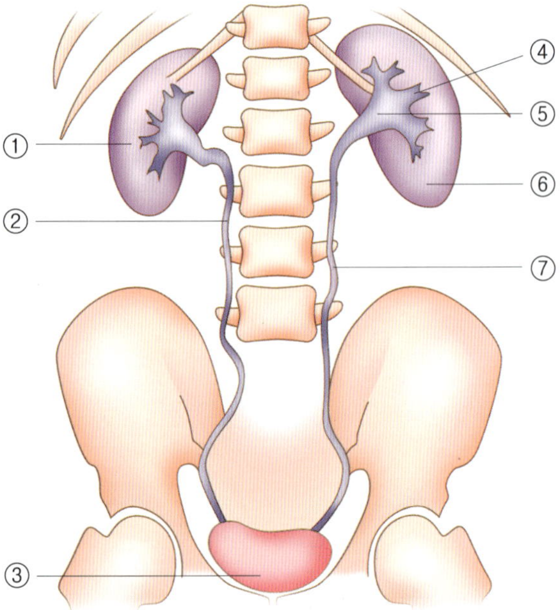

① 오른콩팥(우신) *right kidney*
② 오른요관(우요관) *right ureter*
③ 방광 *urinary bladder*
④ 콩팥잔(신배) *renal calyx*
⑤ 콩팥깔때기(신우) *renal pelvis*
⑥ 왼콩팥(좌신) *left kidney*
⑦ 왼요관 *left ureter*

비이온성 요오드계 조영제(non-ionic iodine contrast agent) 약 100m을 10~15분에 점적 정맥주입(intravenous infusion)을 하여 양쪽 콩팥(kidney), 요관(ureter), 방광(urinary bladder)을 관찰할 수 있다.

요로결석(urolithiasis)의 유무, 요로(urinary tract)의 통과장애(impairment) 유무, 콩팥·요관·방광의 형태적(morphological) 및 기능적(functional) 이상(abnormality)을 진단, 염증성 병변(inflammatory lesions)의 경과를 관찰(observation)할 수 있다.

점적 정주 요로조영(DIP, urography) 영상의 경시적(시간에 따른) 변화

KUB 영상

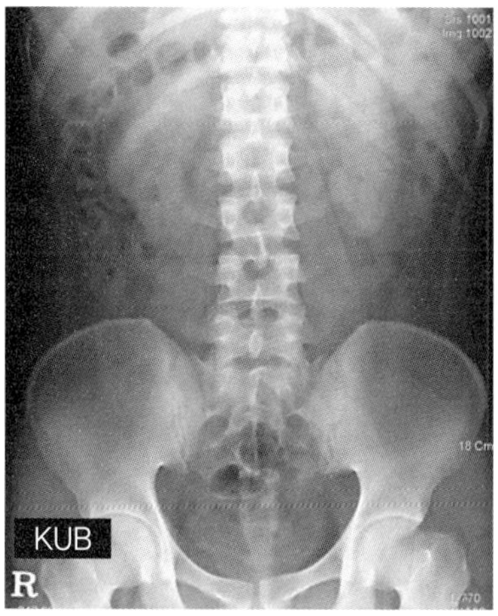

5분 후 영상

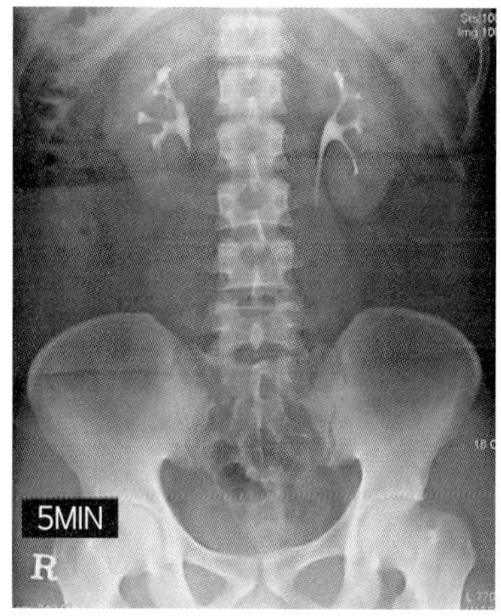

10분 후 영상

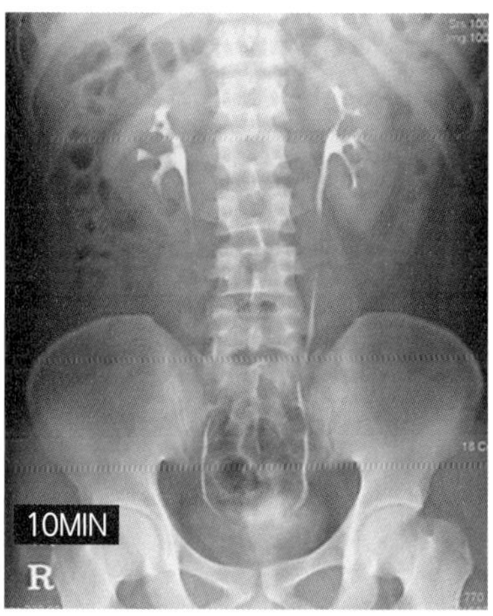

20분 후 영상

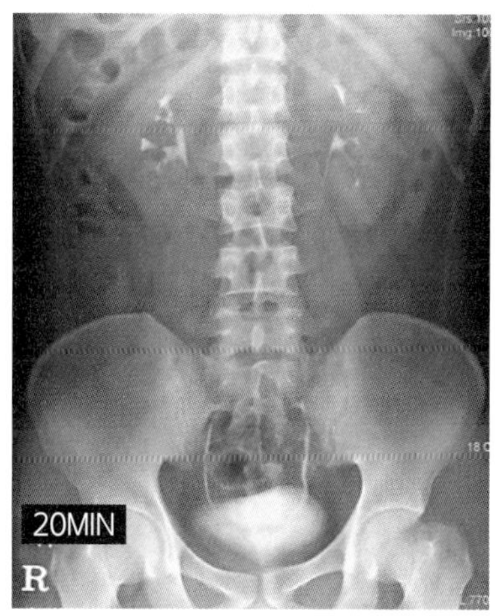

배뇨(voiding) 후 영상(postvoid)

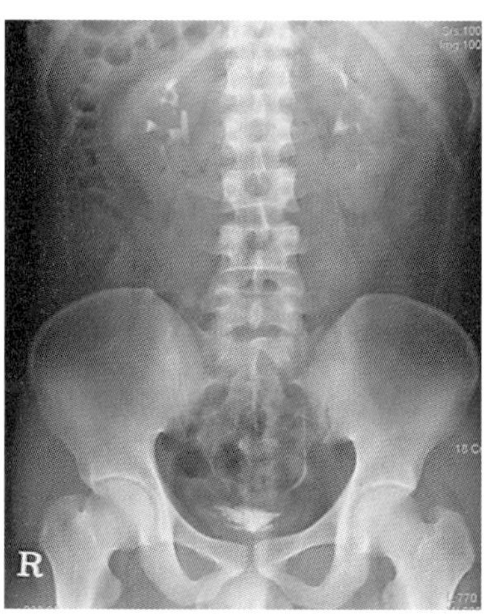

선자세 영상(erect view)

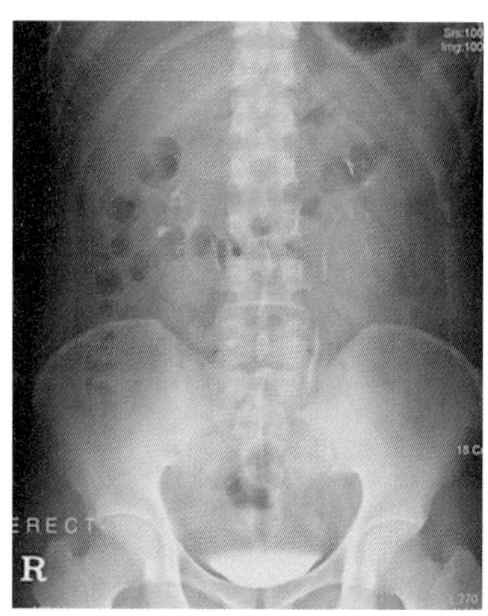

경정맥성 요로조영 / intravenous urogram

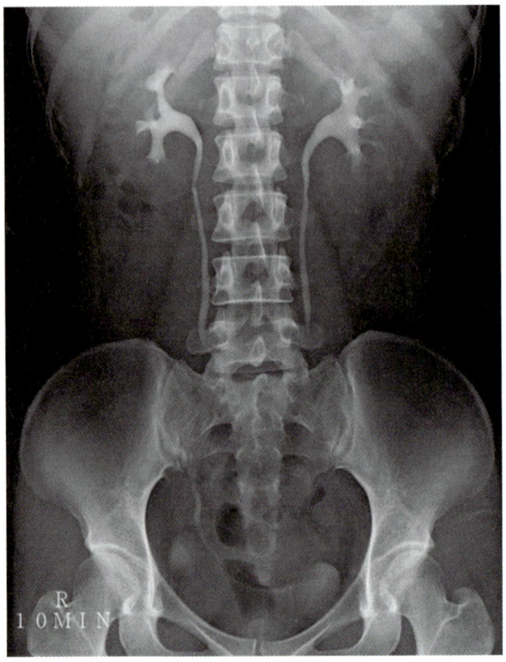

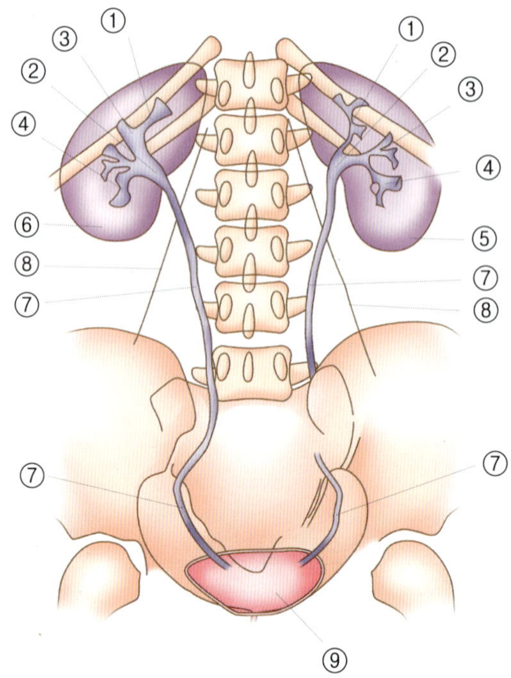

① 위콩팥잔(상신배) *upper calyces*
② 콩팥깔때기(신우) *renal pelvis*
③ 중간콩팥잔(중신배) *middle calyces*
④ 아래콩팥잔(하신배) *lower calyces*
⑤ 왼신장(좌신) *left kidney*
⑥ 오른신장(우신) *right kidney*
⑦ 요관 *ureter*
⑧ 허리근(요근) *psoas muscle*
⑨ 방광 *urinary bladder*

요로(urinary tract) 조영은 크게 나누면, 경정맥성(intravenous)으로 조영제(contrast media)를 주입하는 방법과 바깥요도구멍(외뇨도구, external urethral opening)에서 역행성(retrograde)으로 직접 요로에 조영제를 주입하는 방법이 있다.

경정맥성으로 조영제를 주입하면 신장(콩팥. kidney)실질(parenchyma), 콩팥깔때기(신우, renal pelvis), 콩팥잔(신배, calyces), 요관(ureter), 방광(urinary bladder) 등의 요로를 조영할 수 있다. 요로 질환(dyscrasia) 또는 복막뒤공간(후복막강, retroperitoneum) 병변에 있어서 가장 먼저 고려하는 X선 검사가 경정맥성 요로조영이다.

이 조영은 경정맥성 신우조영(intravenous pyelography, IVP), 배설성 요로조영(excretory urogram)이라고도 한다.

역행성 요로조영 / retrograde urogram

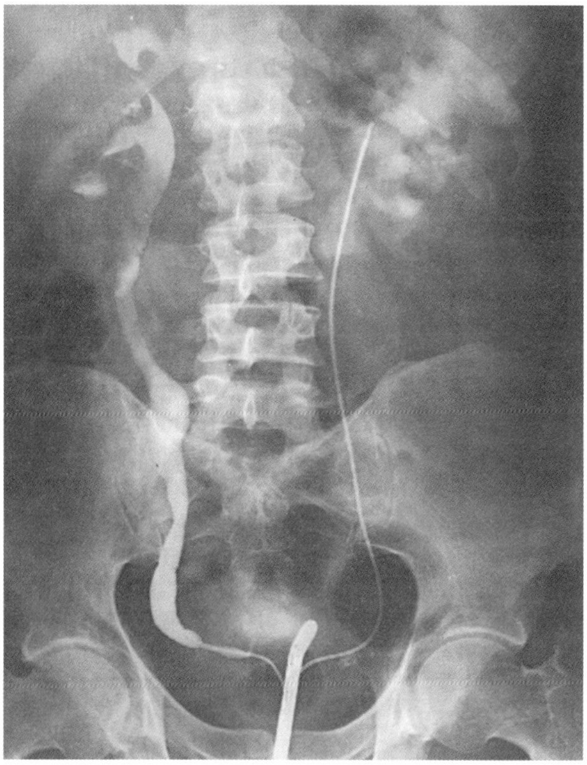

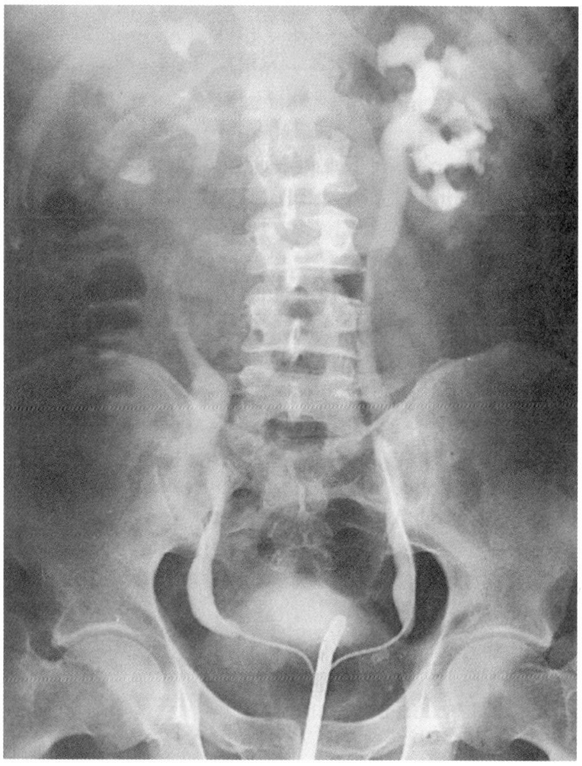

역행성 요로조영(RGP, retrograde urogram)은 배설성 요로조영법(excretory urogram)으로 조영(urogram)이 불가능하거나 진단(diagnosis)이 불확실한 경우에 행해시며, 소영제주입(contrast injection)을 위하여 방광경(cystoscope)으로 관찰하면서 요관(ureter) catheter를 역행성으로 요도(urethra)와 방광(urinary bladder)을 거쳐 요관에 삽입하여 catheter의 끝을 콩팥깔때기(신우, renal pelvis) 안에 위치시킨다.

조영제의 주입으로 양쪽 신장(콩팥, kidney)과 요관을 관찰할 수 있다.

신장[콩팥]의 초음파 영상 / ultrasound images of kidney

A. 신장(콩팥, kidney)배쪽(ventral) 주사

a. 오른콩팥 종단면상

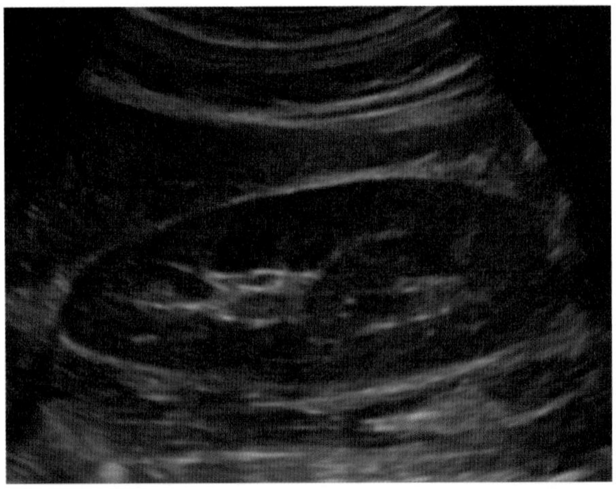

b. 오른콩팥 횡단면상

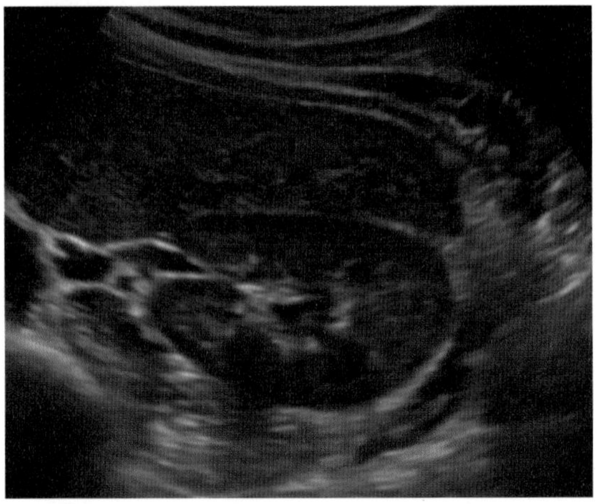

c. 왼콩팥 종단면상

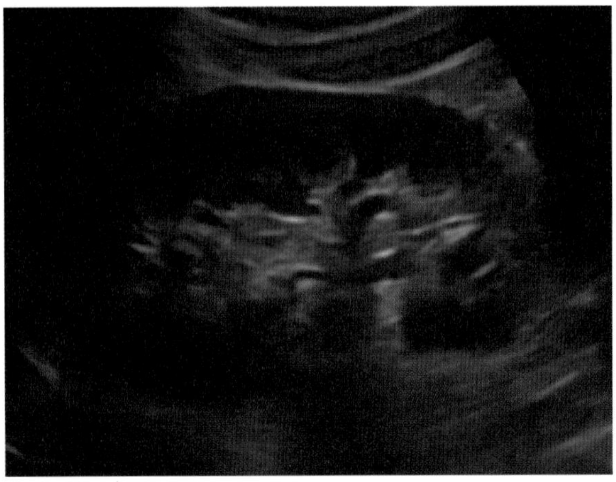

d. 왼콩팥 횡단면상

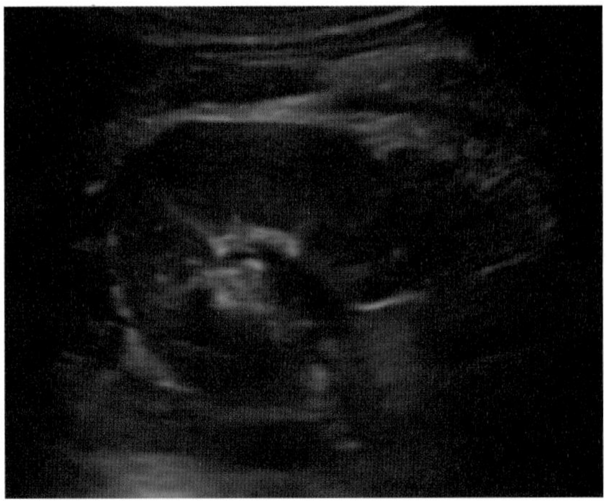

A

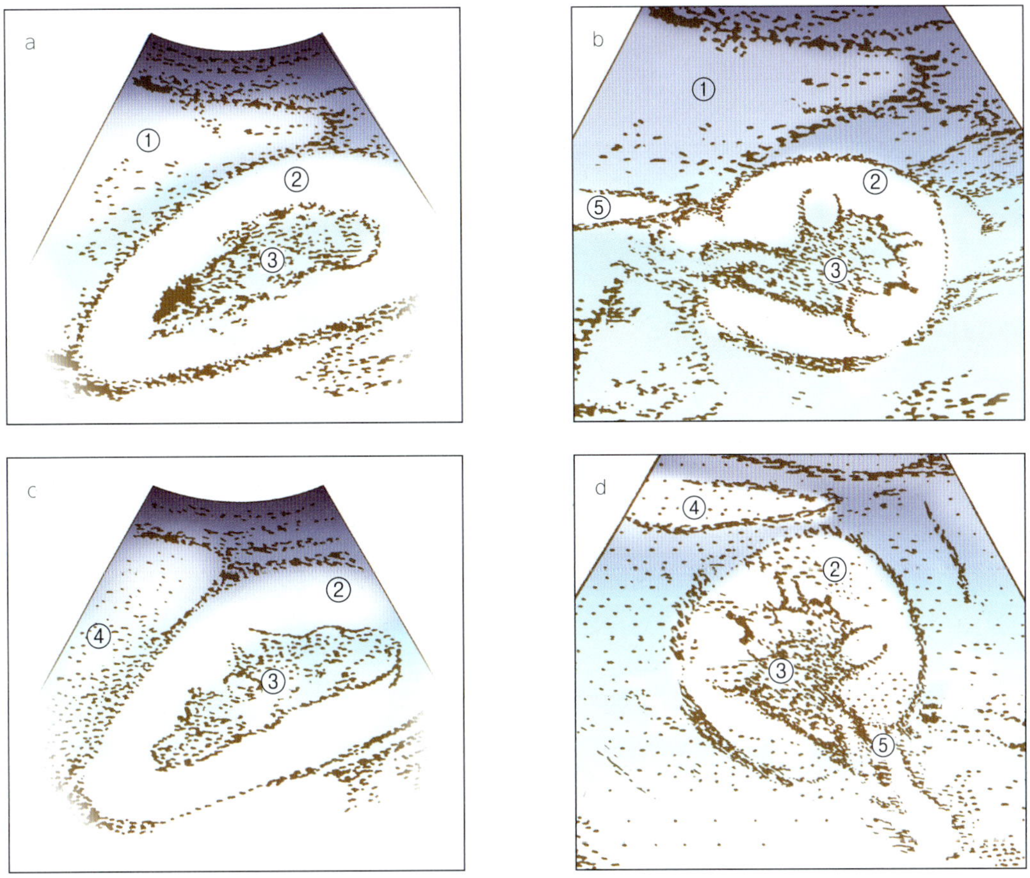

① 간 *liver*
② 신장[콩팥]실질 *renal parenchyma*
③ 콩팥동굴(신동부) *renal sinus*
④ 지라(비장) *spleen*
⑤ 콩팥혈관(신혈관) *renal vessel*

신장(콩팥, kidney)에 인접한 장기(organ)는 앞면에서는 좌우가 각각 틀리며, 간(liver)으로 싸여진 오른 신장(right kidney)의 윗부분 약 1/2 이외는 대부분이 장관계(intestinal system)에 들어 있어 배벽(복벽, abdominal wall)에서 왼/오른 신장(left/right kidney)을 동일조건으로 나타내기는 어렵다.

보통, 신장의 초음파주사(ultrasonic scan)는 먼저 엎드린 자세(pron position)로 하고, 등쪽(dorsal)에 서 갈비뼈(늑골, rib)를 피하여 주사(scan)를 한다. 양쪽 신장을 대칭적으로(symmetrically) 검색한 다음에 바로 누운 자세로(supine position) 체위를 바꾸고, 오른신장은 간을, 왼신장은 지라(비장, spleen)를 통해서 주사하여, 등쪽(dorsal)과 배쪽(ventral)의 양 방향에서 신장을 나타낸다.

신장은 탄성(elasticity)이 커서 주사조건에 따라 인접장기(adjacent organ)의 영향을 받아서 일시적으로 변형이 될 수 있다. 엎드린 자세에서 주사를 할 때에는 복부(abdomen)의 압력으로 약간 편평하게 되며, 특히 오른신장에서는 간의 압박으로 이와 같은 경향이 심해진다. 바로 누운 자세(supine position)에서는 숨을 들여마시고 정지한 다음에 주사를 하게 되므로, 간 또는 지라(spleen)에 인접한 부위가 압박을 받아 똑같은 각도에서 주사를 해도 왼/오른 신장은 틀리는 형태로 많이 나타난다.

B. 신장(콩팥, kidney) 등쪽(dorsal)주사

a. 오른콩팥 종단면상

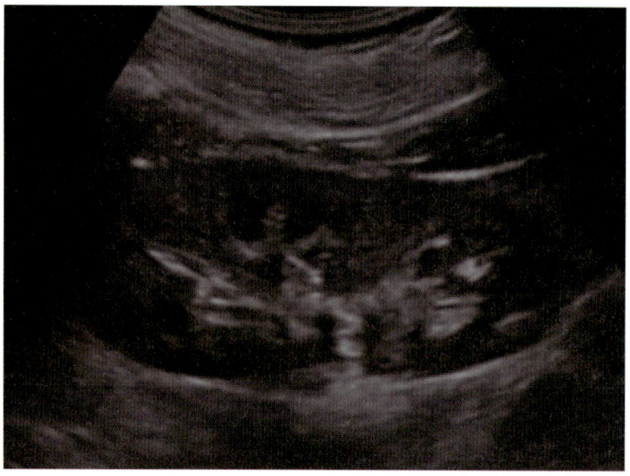

b. 오른콩팥 횡단면상

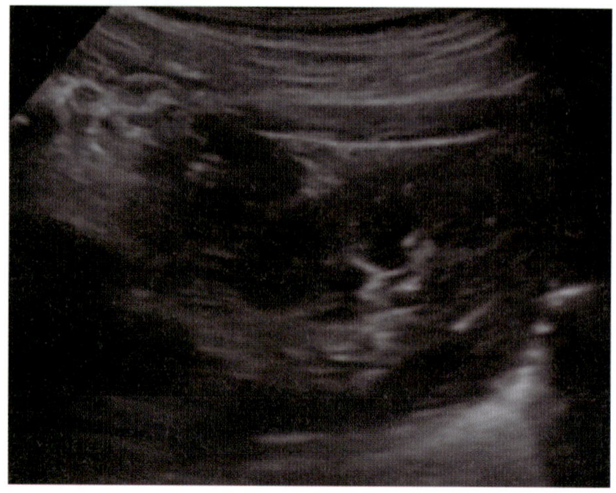

c. 왼콩팥 종단면상

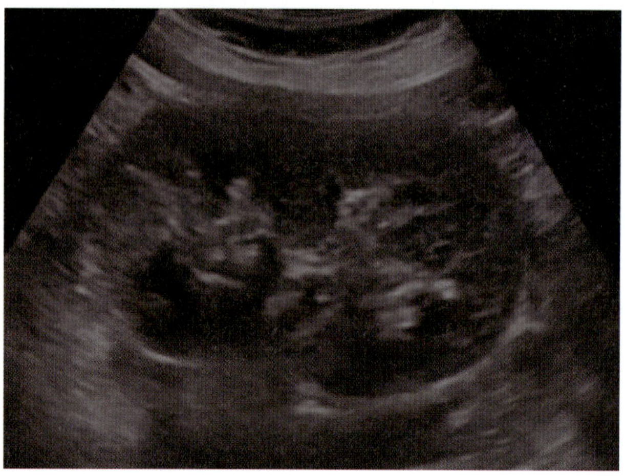

d. 왼콩팥 횡단면상

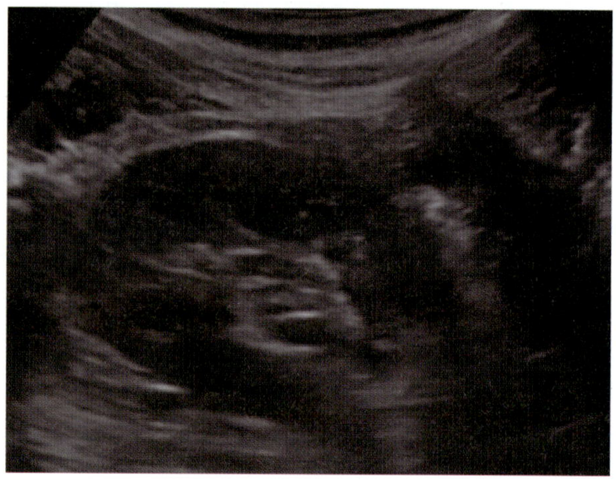

B

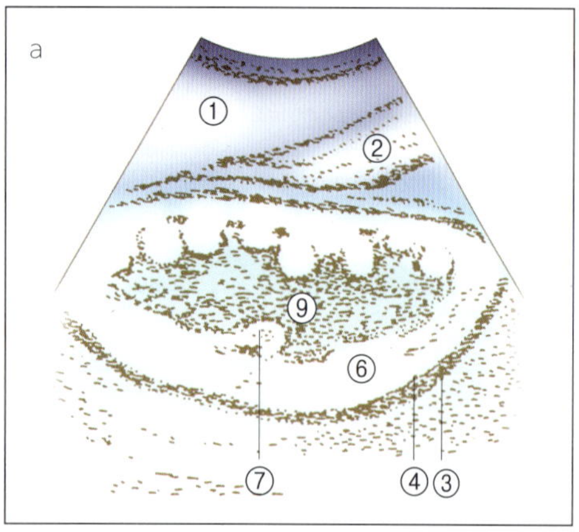

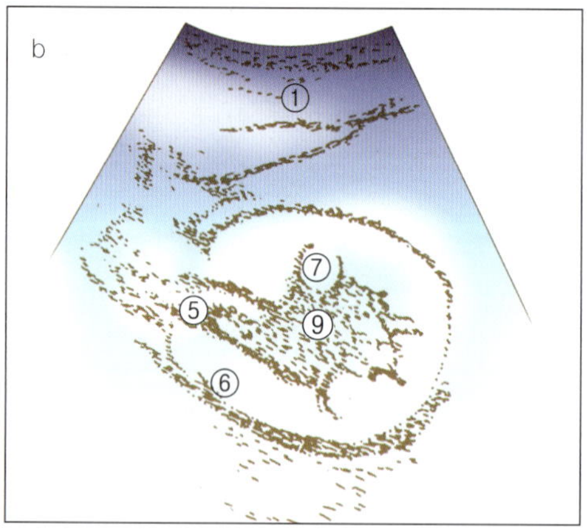

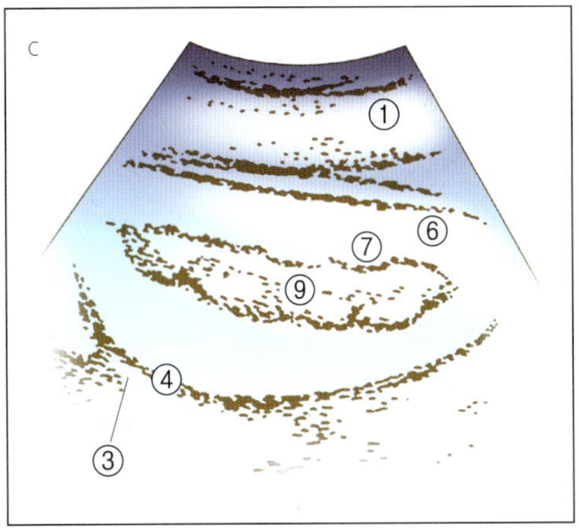

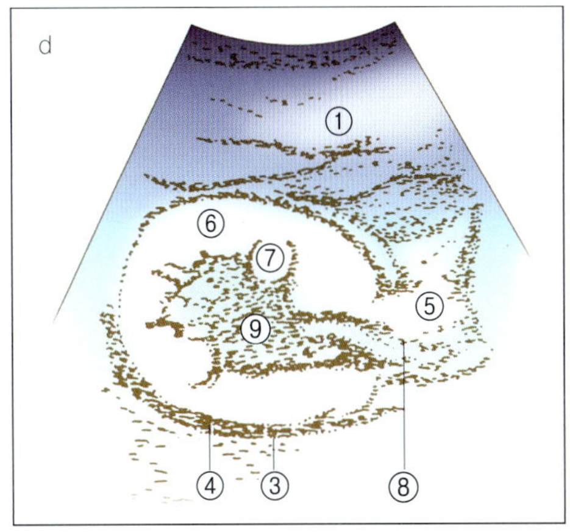

① 등근(배근) *musculi dorsi*
② 허리네모근(요방형근) *quadratus lumborum muscle*
③ 콩팥주위지방조직 *perirenal fat*
④ 콩팥피막(신장피막) *renal capsule*
⑤ 콩팥문(신장문) *renal hilum*
⑥ 콩팥겉질(신장피질) *renal cortex*
⑦ 콩팥속질(신장수질) *renal medulla*
⑧ 콩팥혈관(신혈관) *renal vessel*
⑨ 콩팥동굴(신동부) *renal sinus*

정상 신장(콩팥, kidney)은 초음파검사(ultrasonography) 종단면상(longitudinal scan)에서 긴 타원형으로 나타낸다. 주변부의 신장실질(kidney parenchyma)과 중앙부의 중심부 에코(eco)상으로 나뉜다. 신장 주위는 직접 신장을 포함하고 있는 콩팥섬유피막(fibrous capsule)과 그 외측의 콩팥지방조직(perirenal fat)으로 되며, 주위 장기와 뚜렷하게 경계가 되고 있다.

횡단면상에서 콩팥문(신장문, renal hilum)부는 척주(spinal column)를 향하고 말발굽(horseshoe)모양을 나타내고 신장실질부(renal parenchyma)에 둘러싸여 있는 것과 같이 중심부 에코상을 보인다.

신장실질은 겉질(피질, cortex)부와 속질(수질, medulla)부로 구분된다. 겉질부는 인접한 간실질(liver parenchyma) 에코보다 약간 약하고 균질인 에코상을 나타낸다. 속질부는 겉질과 중심부 에코상(eco)의 경계부(boundary)에 있으며, 겉질 에코보다 더욱 약한 에코상을 나타내고, 삼각형 또는 원모양으로 나타난다. 또한 겉질과 속질의 경계부에 활꼴혈관(궁상혈관, arcuate vessel)이 점모양의 강한 에코상으로 나타난다. 중심부 에코상은 요로이다. 콩팥깔때기(신우, renal pelvis), 콩팥잔(신배, calyx) 및 이것을 둘러싼 신장실질과 경계를 이루고 있는 지방조직(fat tissue)에서 된다. 더욱, 콩팥동맥(renal artery)·콩팥정맥(renal vein)도 이 지방조직의 사이를 통해서 신장실질과 통하고 있다.

신장[콩팥]의 CT영상(1)-신장 위끝(상극)부 / axial CT images of kidney - superior pole of kindey

A

a. 단순 CT

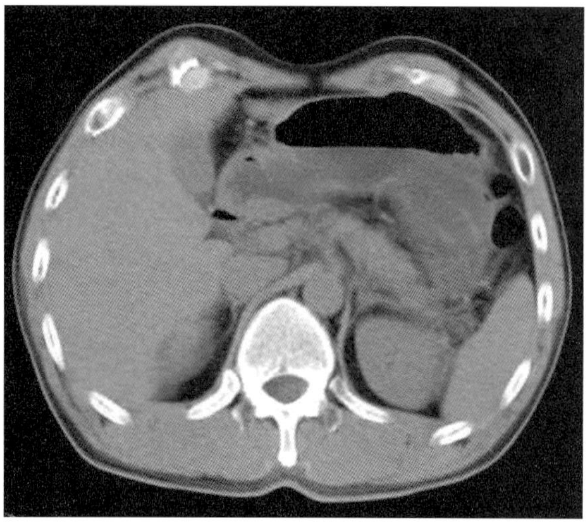

b. 조영 CT

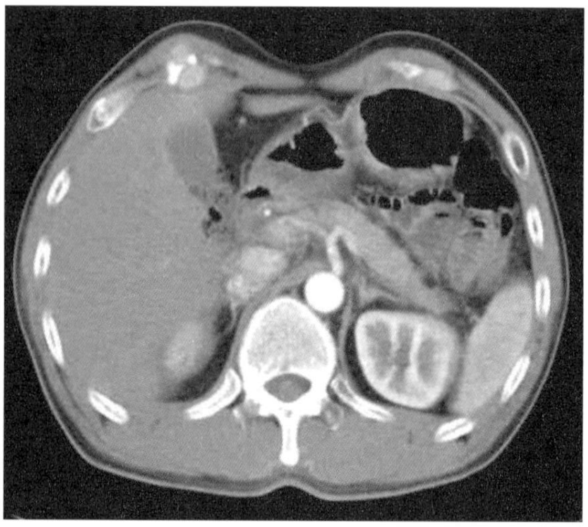

B

a. 단순 CT

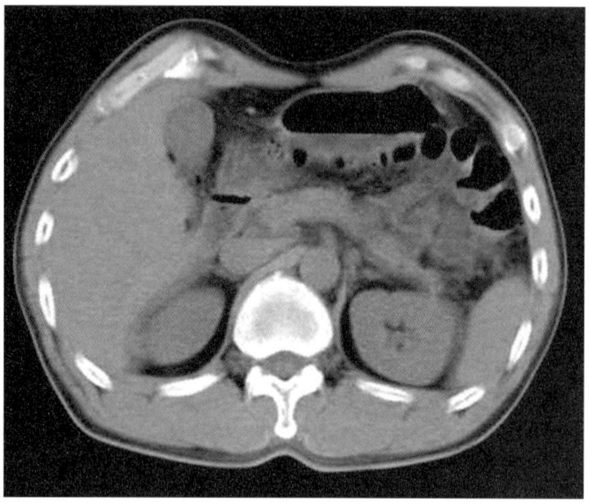

b. 조영 CT

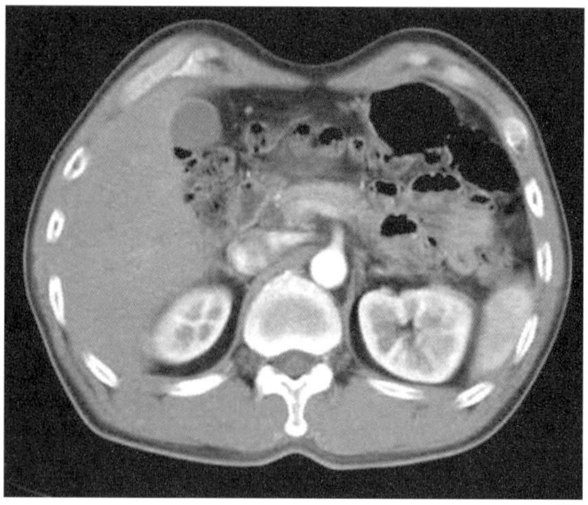

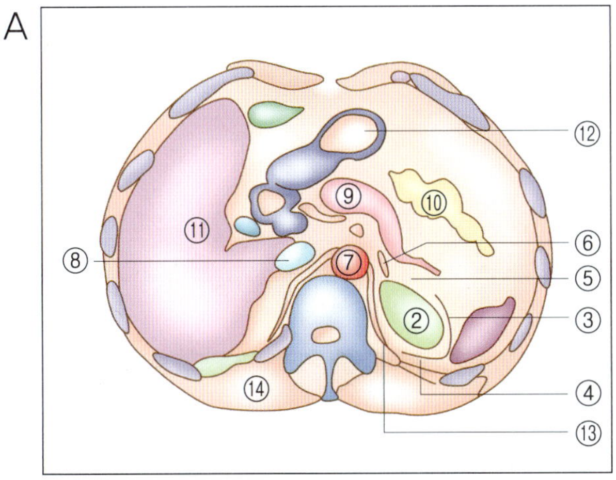

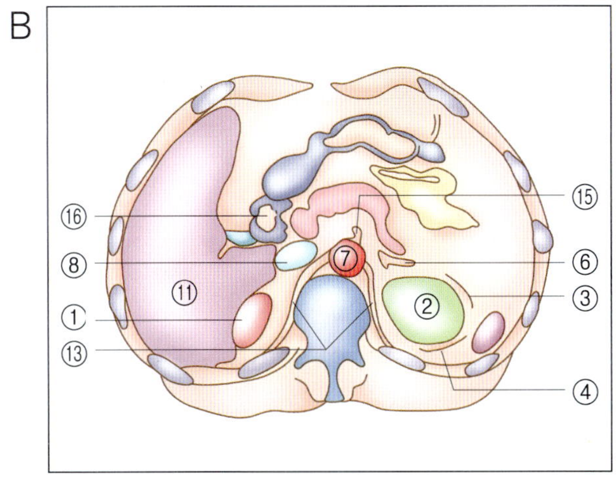

① 오른콩팥[오른신장](우신) *right kidney*
② 왼콩팥[왼신장](좌신) *left kidney*
③ 앞콩팥근막(전신근막) *anterior renal fascia*
④ 뒤콩팥근막(후신근막) *posterior renal fascia*
⑤ 콩팥주위공간(신장주위강) *perirenal space*
⑥ 콩팥위샘[부신] *adrenal gland*
⑦ 대동맥 *aorta*
⑧ 아래대정맥(하대정맥) *inferior vena cava*
⑨ 이자(췌장) *pancreas*
⑩ 장관 *intestine*
⑪ 간 *liver*
⑫ 위 *stomach*
⑬ 가로막다리(횡격막각) *diaphragmatic crus*
⑭ 큰허리근(대요근) *major lumbar muscle*
⑮ 위창자간막동맥(상장간막동맥) *superior mesenteric artery*
⑯ 십이지장[샘창자] *duodenum*

신장(콩팥, kidney)의 윤곽은 일반적으로 잘 보이나 지방(fat)이 적은 사람에서는 잘 나타나지 않으며, 이자(췌장, pancreas)·간(liver)·장관(intestine) 등과 닿는 부위는 확실하지 못하다. 신장의 높이는 열한째 등뼈(thoracic vertebra)[제11흉추골(vertebrae thoracicae)]에서 셋째 허리뼈(lumbar vertebra)[제3요추골, lumbar spine] 위모서리(superior margin)에 있고, 오른쪽은 왼쪽보다 척추뼈 반개 또는 한 개 정도 낮다.

오른신장(우신, right kidney)의 배쪽(ventral)면에는 머리쪽에(cephalad) 오른부신(콩팥위샘, right adrenal gland), 외측(lateral)에 간 오른엽(우엽 right lobe)·꼬리엽(미상엽, caudate lobe), 내측(medial)에 십이지장(샘창자, duodenum)·이자머리(췌두, head of pancreas)부·아래대정맥(하대정맥, inferior vena cava), 다리쪽(caudad)에 오른창자굽이(간만곡, right colic flexure)가 있다.

왼신장(좌신, left kidney)의 배쪽(ventral)면에는 머리쪽 내측에 왼부신(콩팥위샘, left adrenal gland), 머리쪽에 이자몸통-꼬리(췌체, 췌미, body of pancreas-tail of pancreas)부·위(stomach)·공장(빈창자, jejunum), 내측(internal)에 대동맥(aorta), 외측에 지라(비장, spleen)·왼창자굽이(비만곡, splenic flexure of colon)가 있다.

신장[콩팥]의 CT영상(2) - 콩팥정맥(신장정맥)부 / axial CT images of kindey - renal vein

A

a. 단순 CT

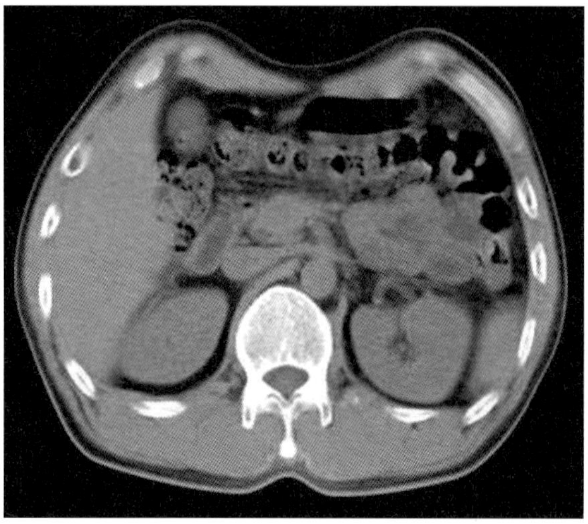

b. 조영 CT

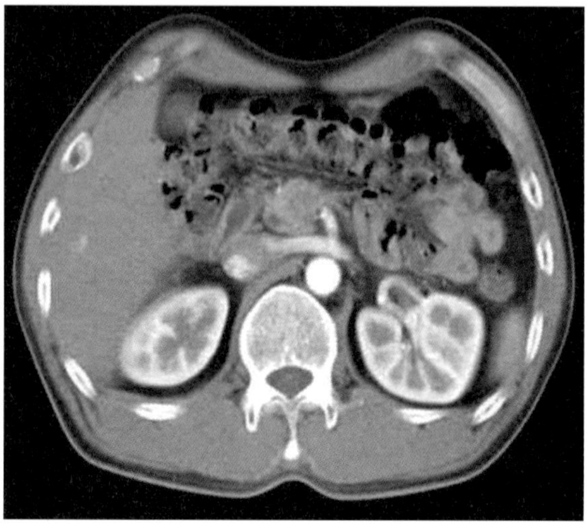

B

a. 단순 CT

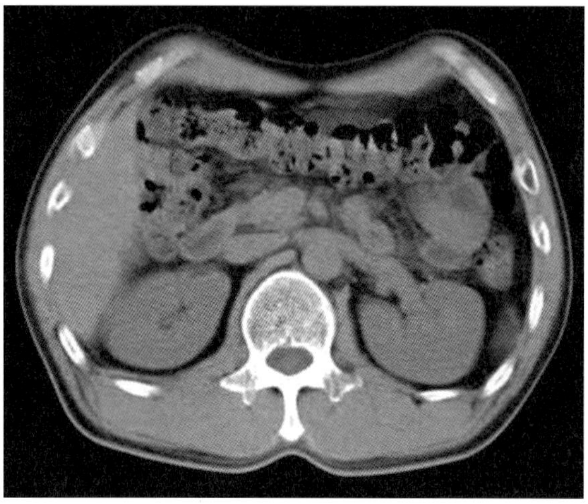

b. 조영 CT

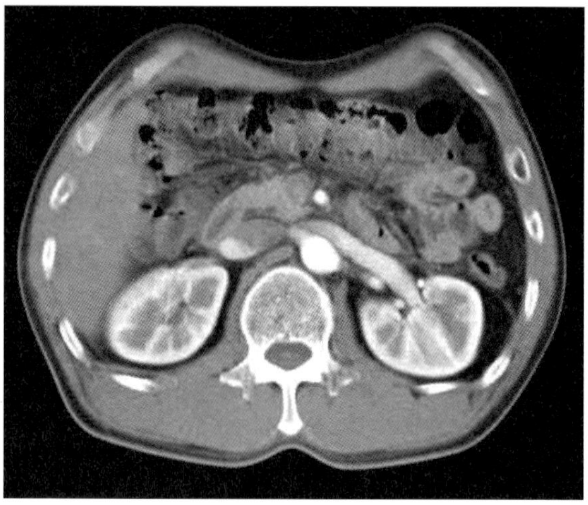

A

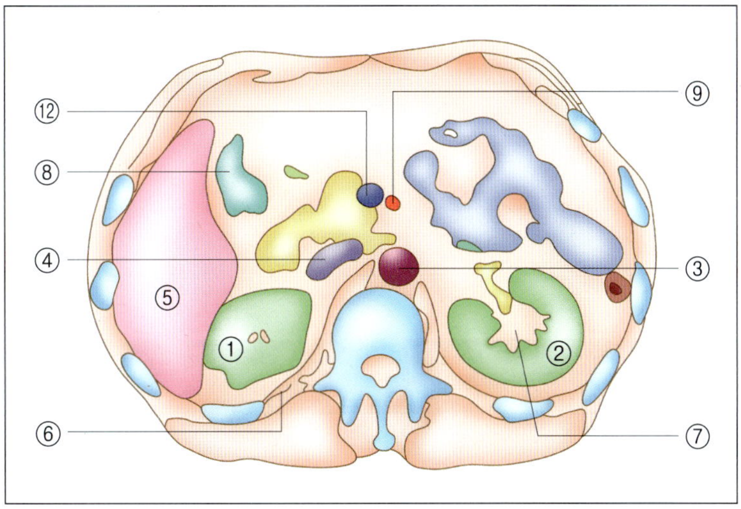

B

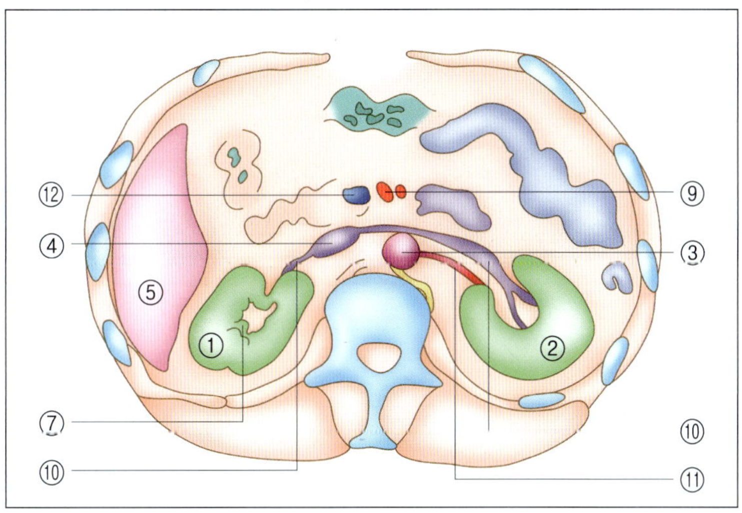

① 오른콩팥[오른신장](우신) *right kidney*
② 왼콩팥[왼신장](좌신) *left kidney*
③ 대동맥 *aorta*
④ 아래대정맥(하대정맥) *inferior vena cava*
⑤ 간 *liver*
⑥ 가로막각(횡격막각) *diaphragmatic crus*
⑦ 콩팥깔때기(신우) *renal pelvis*
⑧ 담낭[쓸개] *gallbladder*
⑨ 위창자간막동맥(상장간막동맥) *superior mesenteric artery*
⑩ 콩팥정맥(신장정맥) *renal vein*
⑪ 콩팥동맥(신장동맥) *renal artery*
⑫ 위창자간막정맥(상장간막정맥) *superior mesenteric vein*

신장(kidney) 실질(parenchyma)의 농도는 균일하며, 조영 CT에서 농도는 높아지고, vascular nephrogram 에서는 겉질(피질, cortex)과 속질(수질, medulla)의 경계가 농도차로서 나타나고, tubular nephrogram에서는 농도차(concentration)가 없어진다.

콩팥문(신장문, renal hilum)부에서 혈관계(vascular system)의 위치관계(positional relationship)는 CT영상으로 쉽게 이해할 수 있다. 왼/오른 콩팥정맥(left/right renal vein) 본줄기(trunk)는 콩팥동맥(renal artery)의 앞쪽에 있고, 왼콩팥정맥(left renal vein)은 길어서 배대동맥(복부대동맥, abdominal aorta)과 위창자간막동맥(상장간막동맥, superior mesenteric artery) 사이를 지난다. 그리고, 오른콩팥정맥(right renal vein)은 짧아서 보통 비스듬히 위로 향하므로 왼쪽보다 알기 어렵다.

신장[콩팥]의 CT영상(3) - 콩팥문(신장문)부 / axial CT images of kidney - hilum of kidney

A

a. 단순 CT

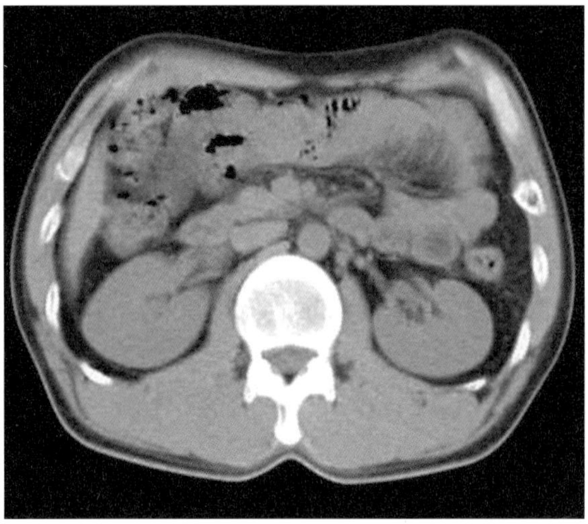

b. 조영 CT

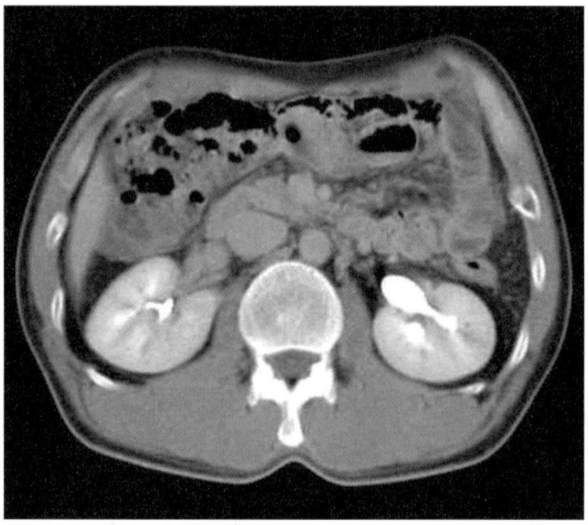

B

a. 단순 CT

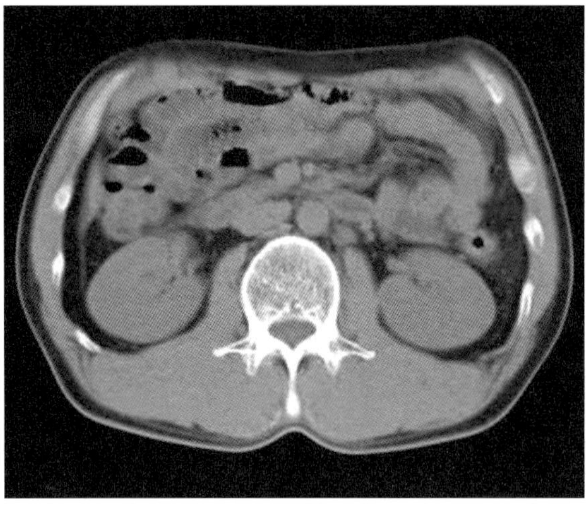

b. 조영 CT

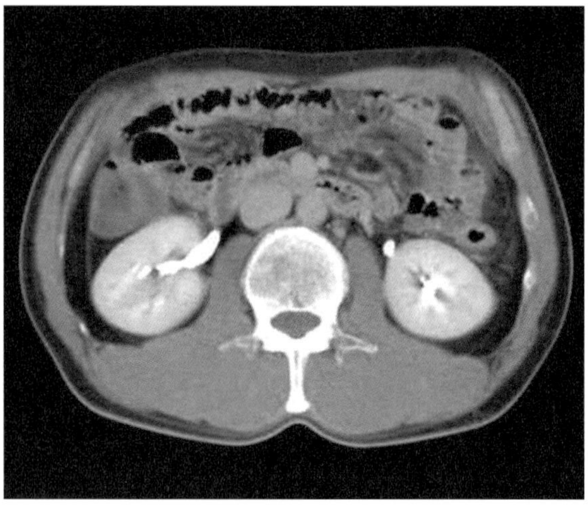

A

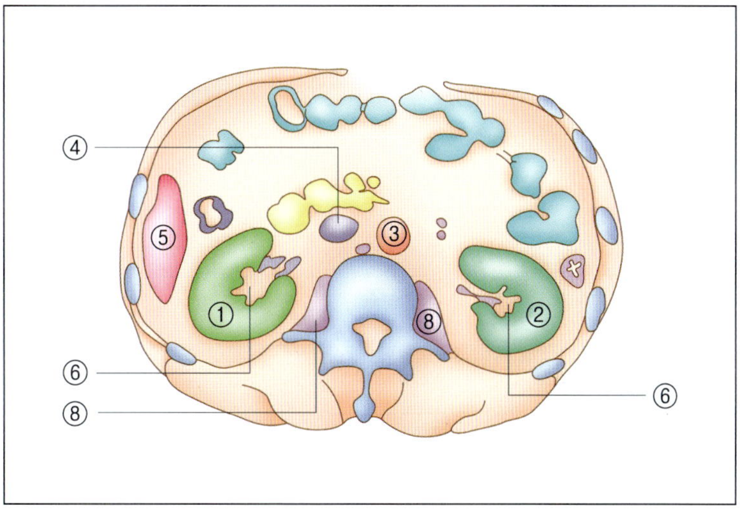

B

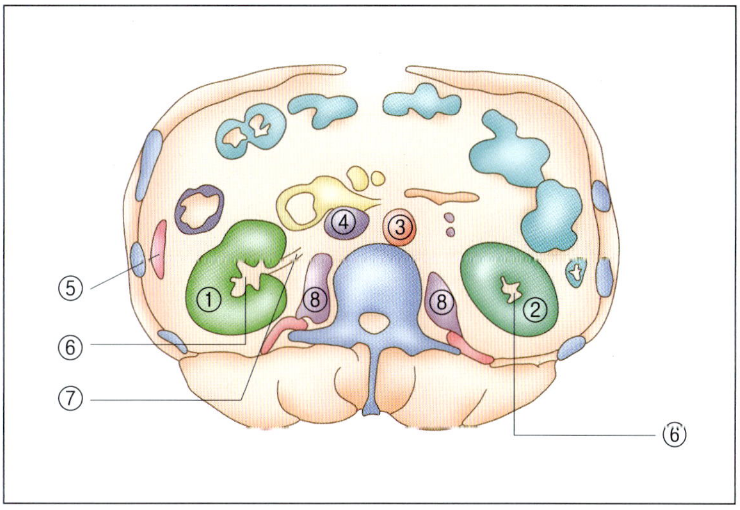

① 오른콩팥[오른신장](우신) *right kidney*
② 왼콩팥[왼신장](좌신) *left kidney*
③ 대동맥 *aorta*
④ 아래대정맥(하대정맥) *inferior vena cava*
⑤ 간 *liver*
⑥ 콩팥깔때기(신우)*renal pelvis*
⑦ 요관 *ureter*
⑧ 허리근(요근) *psoas muscle*

콩팥문(신장문, renal hilum)부는 칼돌기(검상돌기, xiphoid process)의 아래 10~11cm 정도 높이에 있다.

신장(콩팥, kidney)의 외측연(lateral margin), 위끝(상극, superior pole), 아래끝(하극, inferior pole), 위아래 내측연(medial border)은 팽윤되어 횡단면 영상에서 타원형, 원형, 도너스모양을 나타나고, 콩팥 중앙부의 내측(medial) 앞쪽에 치우쳐 있는 콩팥문부(renal hilum)는 함요되어 말발굽모양(horseshoe)으로 보인다.

콩팥깔때기(신우, renal pelvis)는 나뭇잎모양(leaf shape)이나 별모양(star shape) 등 다양한 모양으로 나타난다. 콩팥깔때기와 콩팥잔(신배, renal calyx)은 조영전에는 알 수 없으나, 조영제(contrast medium) 주입으로 뚜렷하게 보인다.

신장[콩팥]의 CT영상(4) –신장 아래끝(하극)부 / axial CT images of kidney - inferior pole of kidney

A

a. 단순 CT

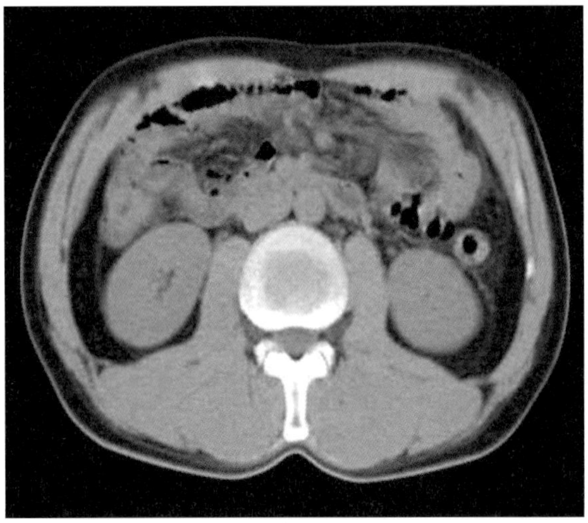

b. 조영 CT

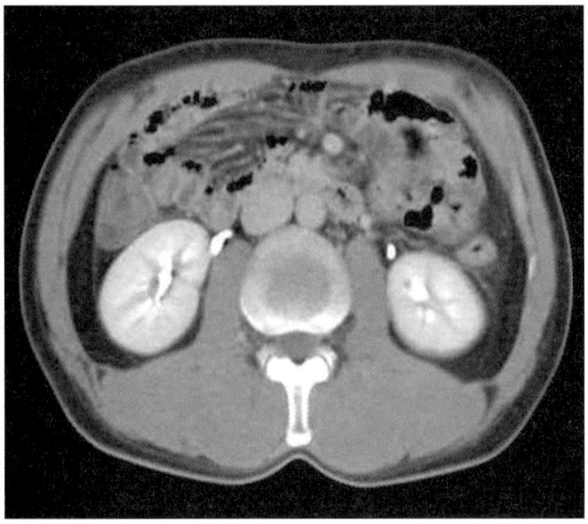

B

a. 단순 CT

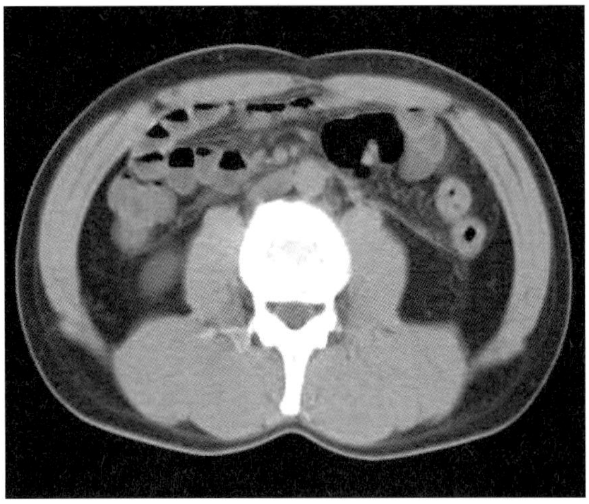

b. 조영 CT

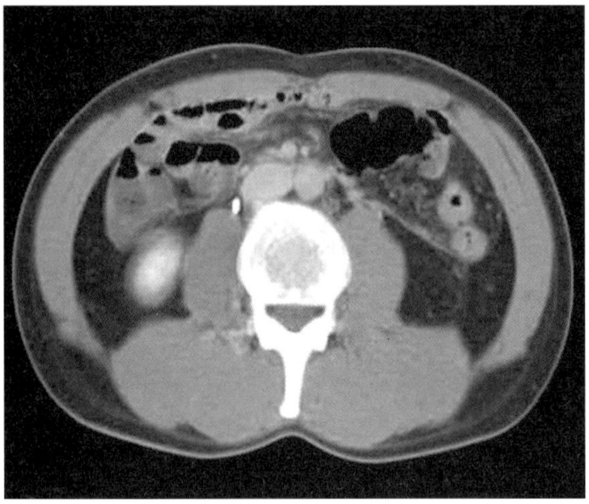

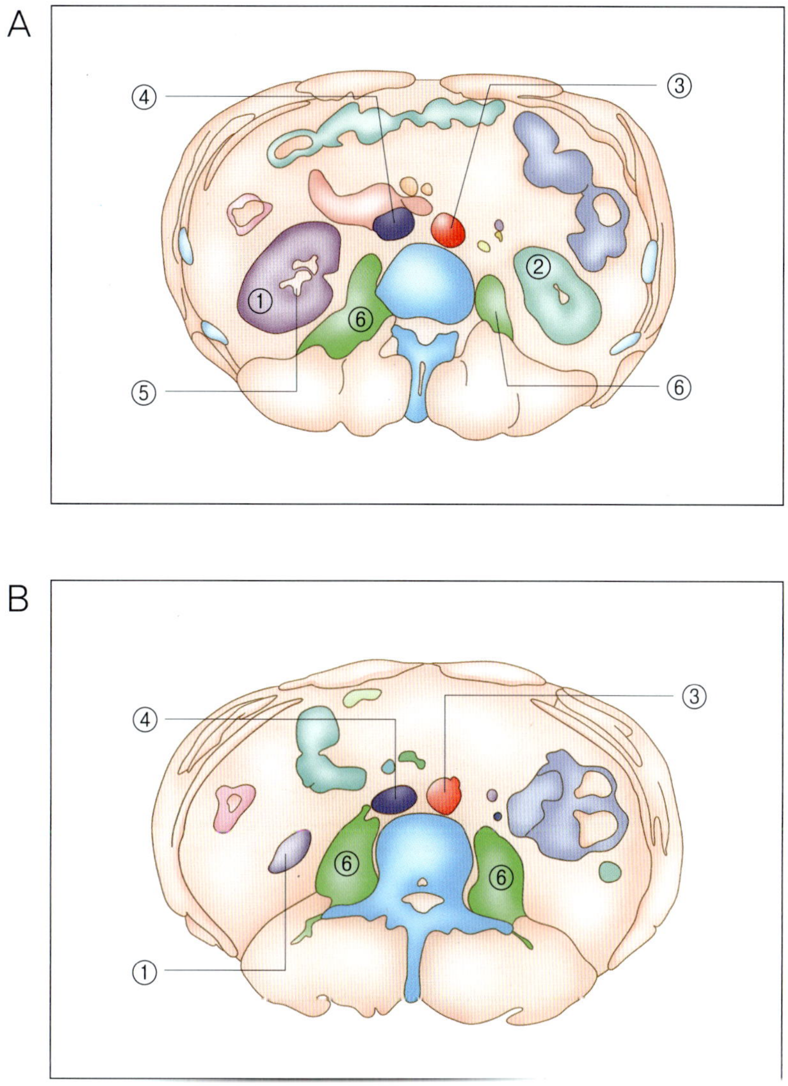

① 오른콩팥[오른신장](우신) *right kidney*
② 왼콩팥[왼신장](좌신) *left kidney*
③ 대동맥 *aorta*
④ 아래대정맥(하대정맥) *inferior vena cava*
⑤ 콩팥깔때기(신우) *renal pelvis*
⑥ 허리근(요근) *psoas muscle*

신장(콩팥, kidney)은 척추뼈몸통(추체, vertebral body)의 옆쪽에 있고 앞모서리(anterior margin)는 대동맥(aorta)과 거의 같거나 약간 앞쪽에 있다.

신장의 등쪽(dorsal) 면에는 왼/오른쪽 똑같이 가로막다리(crus of diaphragm), 허리근(요근, psoas muscle), 배근(복근, abdominal muscle)의 횡행건과 허리네모근(요방형근, quadratus lumborum muscle) 등이 보인다. 허리근은 콩팥문(신장문, renal hilum)부 부근에서 다리쪽에 걸쳐서 허리뼈(요추, lumbar vertebra)의 외측에 보이고, 그 폭은 다리쪽에서 넓어진다.

요관(ureters)은 허리근의 앞쪽에 보이며, 조영 CT에서 더욱 뚜렷하게 보인다.

신장[콩팥]의 MR영상 - 횡단면상 / axial MR images of kidney

A. 첫째~둘째허리뼈
(요추골, LUMBAR VERTEBRA)
사이 높이

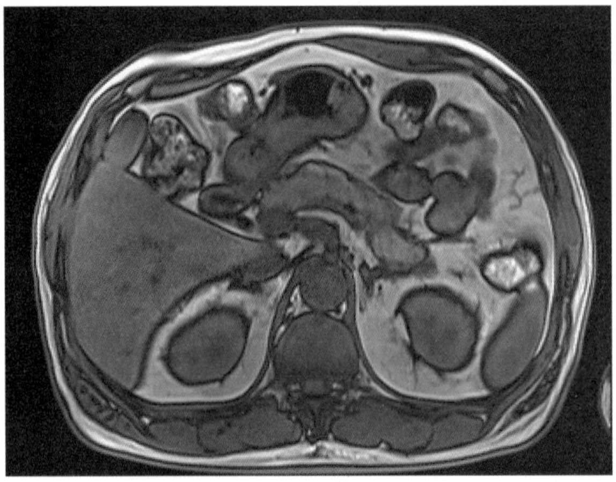

B. LⅡ 척추뼈몸통
(추체, VERTEBRAL BODY)
위부분 높이

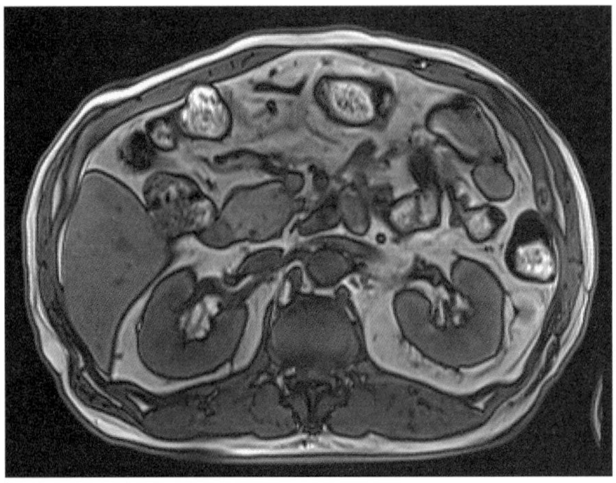

C. LⅢ 척추뼈몸통(추체)
위부분 높이

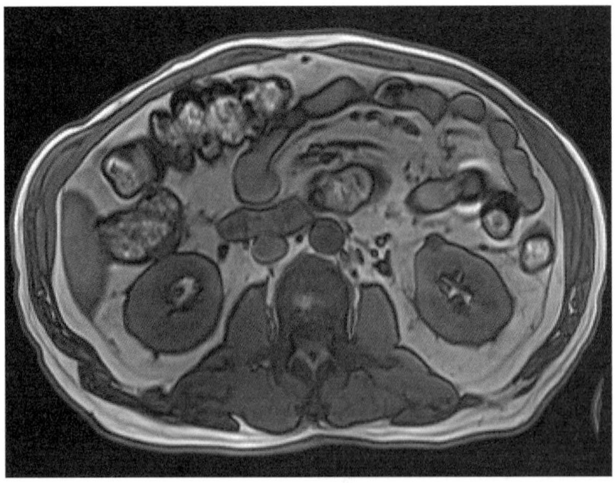

A

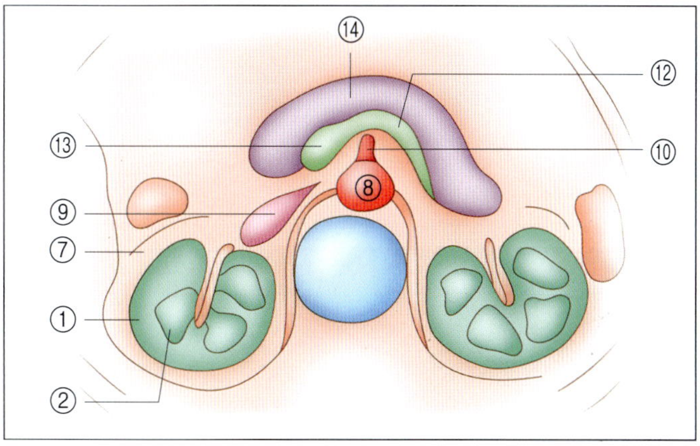

B

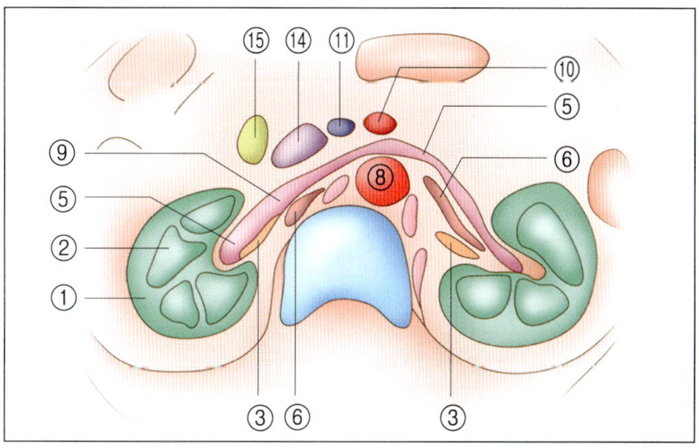

C

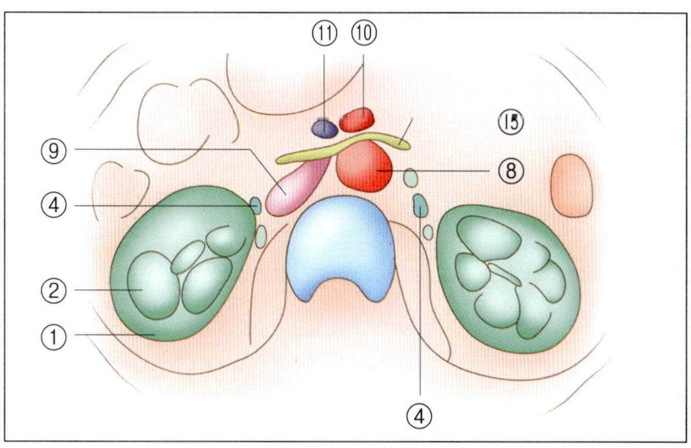

① 콩팥[신장] 겉질(피질) *renal cortex*
② 콩팥[신장] 속질(수질) *renal medulla*
③ 콩팥깔때기(신우) *renal pelvis*
④ 요관 *ureter*
⑤ 콩팥정맥(신장정맥) *renal vein*
⑥ 콩팥동맥(신장동맥) *renal artery*
⑦ 콩팥주위지방조직 *perirenal fat*
⑧ 대동맥 *aorta*
⑨ 아래대정맥(하대정맥) *inferior vena cava*
⑩ 위창자간막동맥(상장간막동맥) *superior mesenteric artery*
⑪ 위창자간막정맥(상장간막정맥) *superior mesenteric vein*
⑫ 지라정맥(비장정맥) *splenic vein*
⑬ 간문맥(문맥) *portal vein*
⑭ 이자(췌장) *pancreas*
⑮ 십이지장[샘창자] *duodenum*

신장[콩팥]의 MR영상 – 관상 · 시상 단면상 / MR images of kidney

A. 관상단면상

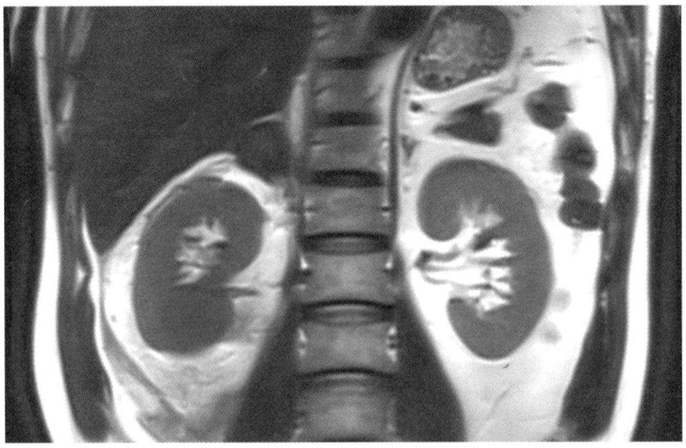

B. 오른신장(우신, right kidney)의 시상단면상

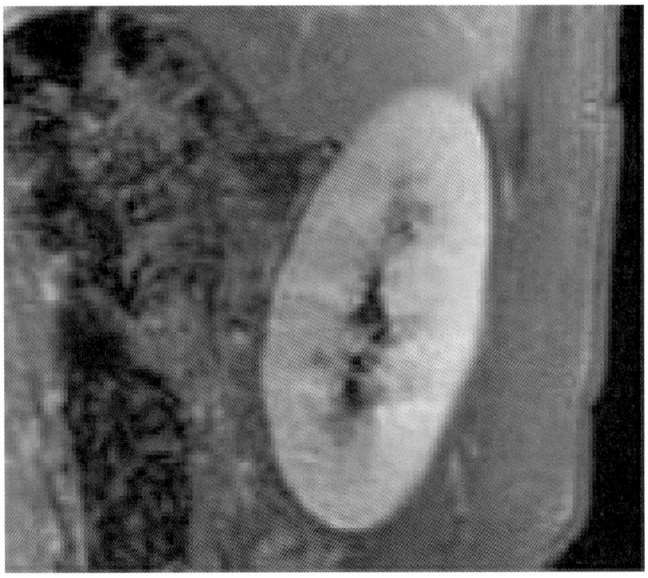

A

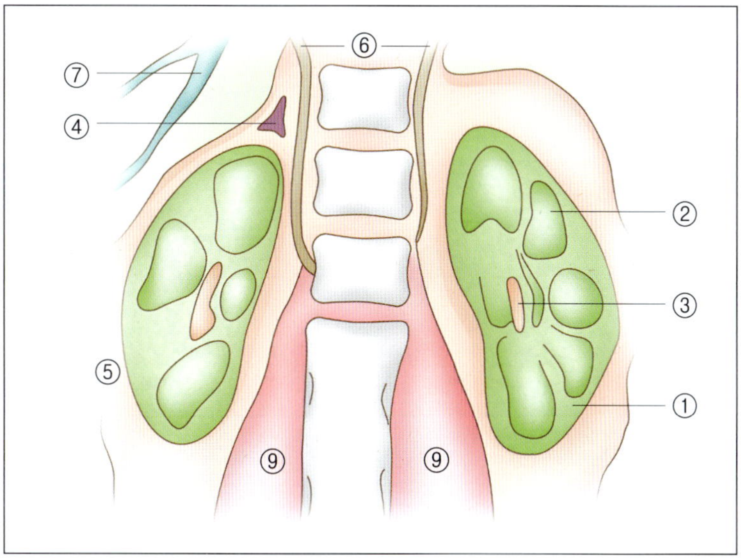

B

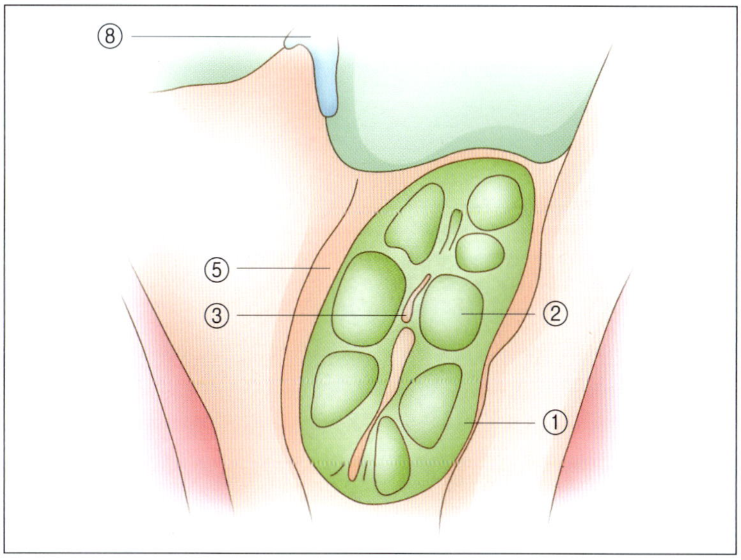

① 콩팥[신장] 겉질(피질) *renal cortex*
② 콩팥[신장] 속질(수질) *renal medulla*
③ 콩팥깔때기(신우) *renal pelvis*
④ 콩팥위샘[부신] *adrenal gland*
⑤ 콩팥주위지방조직 *perirenal fat*
⑥ 가로막다리(횡격막각) *diaphragmatic crus*
⑦ 간정맥 *hepatic vein*
⑧ 간문맥(문맥) *portal vein*
⑨ 허리근(요근) *psoas muscle*

신장(콩팥, kidney) MRI의 관상단면상이나 시상단면상에서는 세로로 긴 신장전체의 형태나 내부구조(internal structure)를 나타낼 수 있다. 또, 대동맥(aorta)이나 아래대정맥(하대정맥, inferior vena cava) 전체의 주행도 관찰할 수 있고, 신장과 콩팥동맥(신장동맥, renal artery)이나 콩팥정맥(신장정맥, renal vein) 등의 혈관계(vascular system)와의 위치관계도 알 수 있다. 더욱, 관상단면상이나 시상단면상은 신장 주위의 콩팥위샘(부신, adrenal gland), 간(liver), 지라(비장, spleen) 등의 장기나 기타 정상 구조와 해부학적 관계를 3차원적으로 파악하는데 유용하다.

부신[콩팥위샘]의 CT영상 / axial CT images of adrenal gland

A

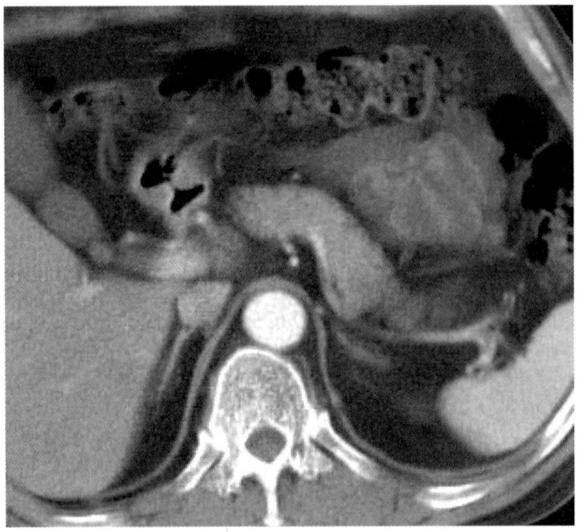

B

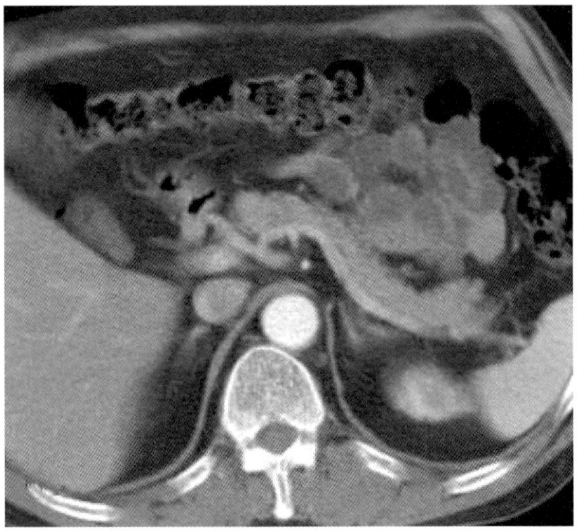

C

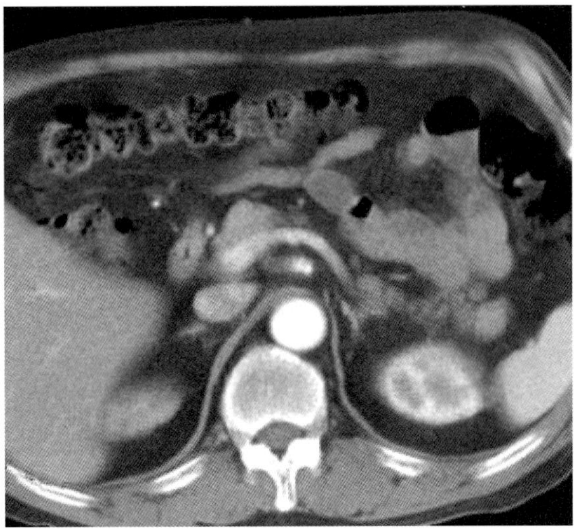

D

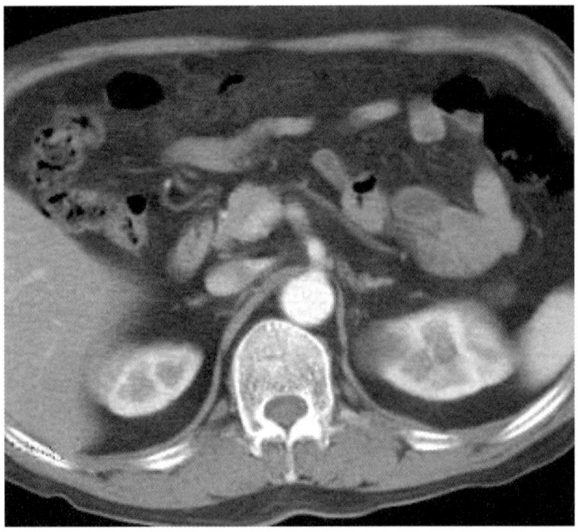

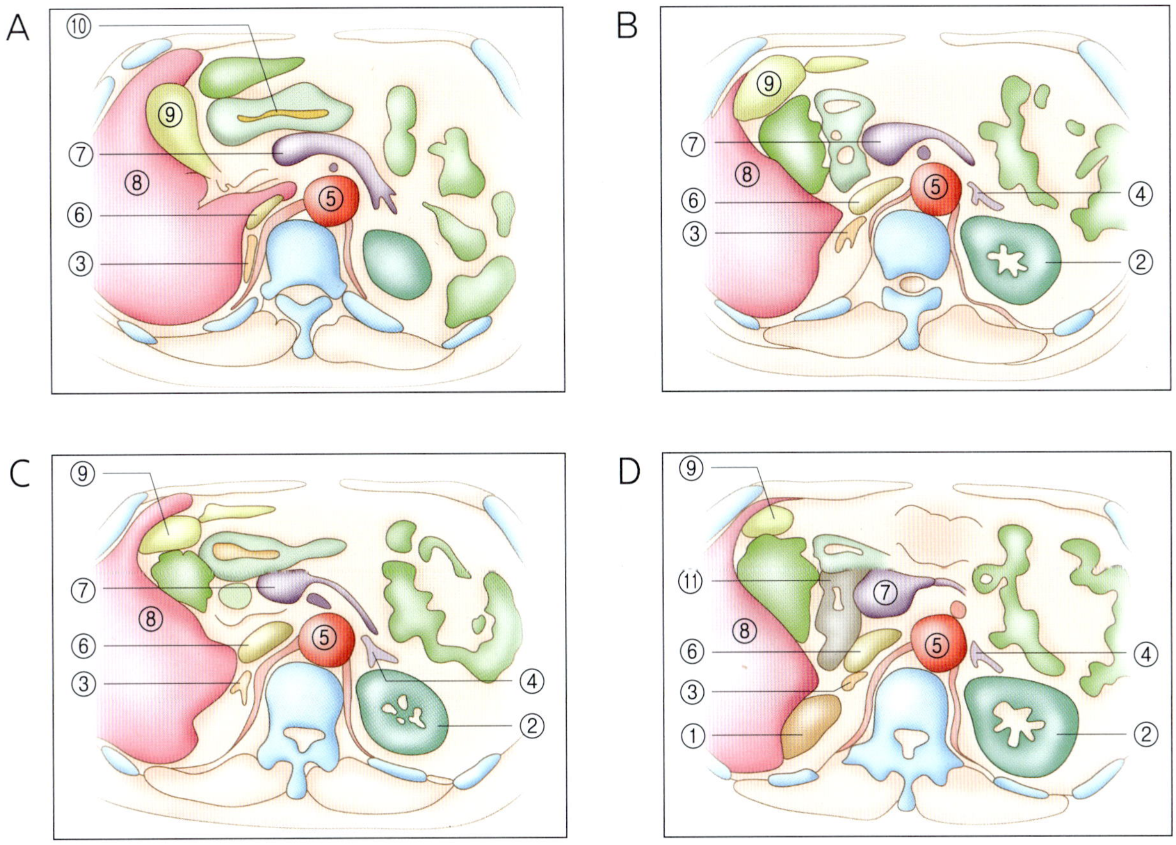

① 오른신장[오른콩팥](우신) *right kidney*
② 왼신장[왼콩팥](좌신) *left kidney*
③ 오른콩팥위샘[오른부신] *right adrenal gland*
④ 왼콩팥위샘[왼부신] *left adrenal gland*
⑤ 대동맥 *aorta*
⑥ 아래대정맥(하대정맥) *inferior vena cava*
⑦ 이자(췌장) *pancreas*
⑧ 간 *liver*
⑨ 담낭[쓸개] *gallbladder*
⑩ 위 *stomach*
⑪ 십이지장[샘창자] *duodenum*

부신(콩팥위샘, adrenal gland)은 복막뒤공간(후복막강, retroperitoneal cavity)에 있는 삼각형 또는 반달모양 의 작은 장기(organ)이다. 부신은 콩팥근막(신장근막, renal fascia) 안의 콩팥주위지방층(perirenal fat layer)으로 싸여져 있으며, 그 지방층(fat layer)의 많고 적음이 부신을 나타내는데 관여되는데 지방층이 적으면 윤곽이 뚜렷하게 나타나지 않는다.

우부신(오른콩팥위샘, right adrenal gland)은 오른신장(right kidney) 위끝에서 1~2cm 머리쪽에 있으며, 아래대정맥(하대정맥, inferior vena cava)의 뒤쪽에 있고, 내측에 오른가로막다리(우횡격막각, right crus of diaphragm), 외측에 간오른엽 뒤구역이 있다.

좌부신(왼콩팥위샘, left adrenal gland)은 오른쪽보다 약간 다리쪽에 있는 것이 많고, 신장(kidney) 위끝(상극, superior pole)의 내측(medial)에 인접하여, 내측에 왼가로막다리(좌횡격막각, left crus of diaphragm), 배쪽(ventral)에 이자꼬리(췌미, tail of pancreas)부가 있다.

CT횡단면상에서 부신(adrenal gland)의 형태는 방향성과 함께 slice면에서 심하게 변화된다. 부신의 형태는 우부신은 역V자형, 좌부신(left adrenal gland)은 삼각형 또는 Y자형을 보이는 경우가 많다. Slice폭과 간격이 작은 5mm 연속주사(continuous scan)에서는 경사(slope) 또는 수평(horizontal)으로 주사하는 줄모양의 형태로 나타난다. 이와 같은 줄모양 구조를 limb(다리, 각)이라 한다

부신[콩팥위샘]의 MR영상 / MR images of adrenal gland

A. 횡단면상

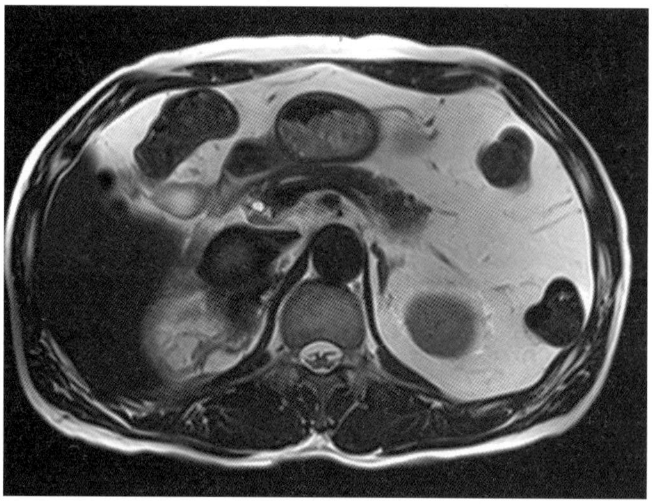

B. 관상단면상

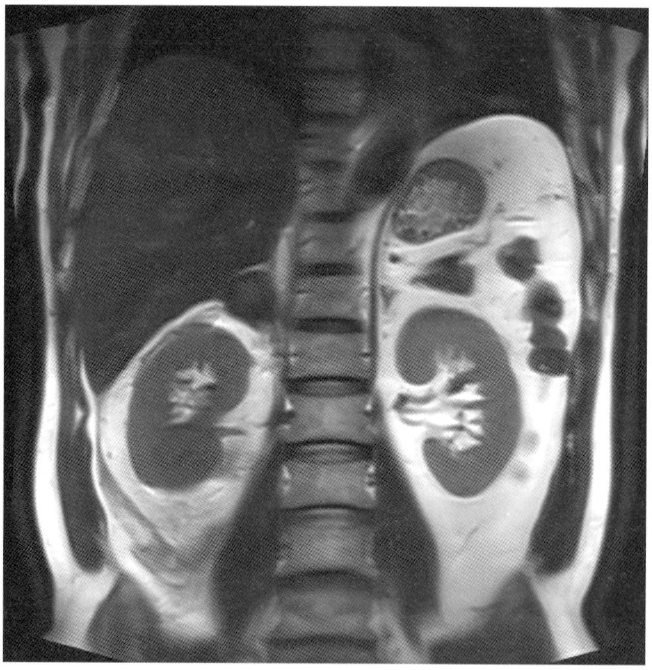

A

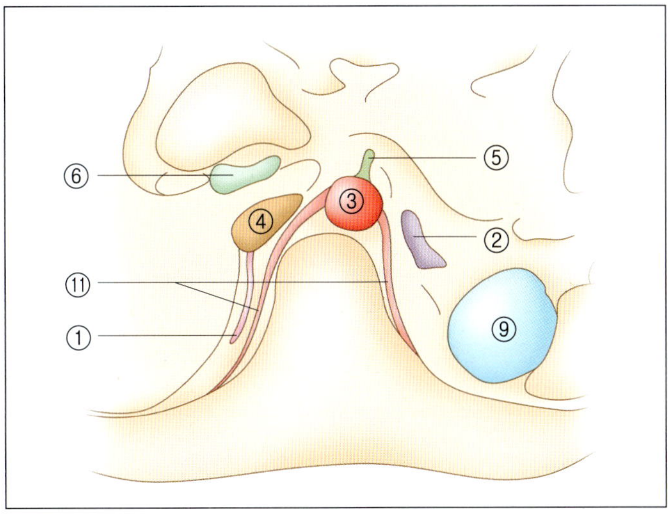

B

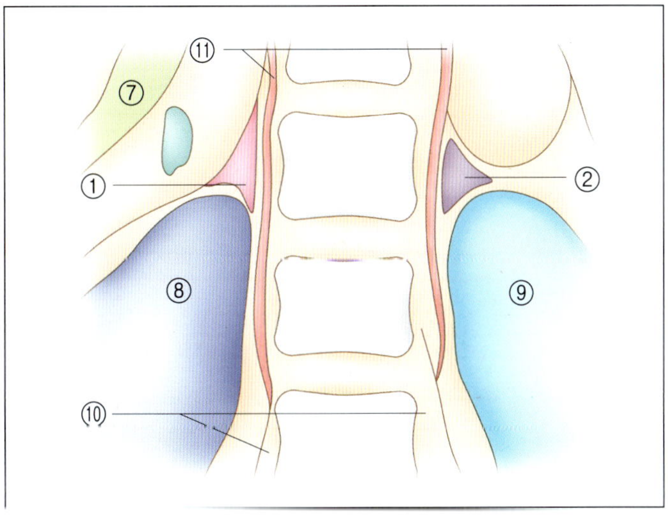

① 오른콩팥위샘[오른부신] *right adenal gland*
② 왼콩팥위샘[왼부신] *left adrenal gland*
③ 대동맥 *aortat*
④ 아래대정맥(하대정맥) *inferior vena cava*
⑤ 복강동맥 *celiac artery*
⑥ 간문맥(문맥) *portal vein*
⑦ 간정맥 *hepatic vein*
⑧ 오른신장[오른콩팥](우신) *right kidney*
⑨ 왼신장[왼콩팥](좌신) *left kidney*
⑩ 허리근(요근) *psoas muscle*
⑪ 가로막다리(횡격막각) *diaphragmatic crus*

정상 부신(콩팥위샘, adenal gland)은 T1강조영상(T1 weighted image)에서 낮은 신호(low signal)를 나타내고, 주위를 높은 신호(signal)의 지방조직(fat tissue)이 에워싸고 있어 뚜렷하게 나타난다. 특히, 좌부신(왼콩팥위샘, left adrenal gland)은 지방(fat)으로 둘러싸여 관찰하기 쉽고, V, Y자형 또는 삼각형을 나타낸다.

우부신(오른콩팥위샘, right adrenal gland)은 오른가로막다리(우횡격막각, right diaphragmatic crus)와 간오른엽(간우엽, right hepatic lobe) 사이에 아래대정맥(하대정맥, inferior vena cava)에서 뒤쪽으로 가는 줄모양의 구조로서 나타나고, 그 묘출율은 왼콩팥위샘(좌부신)에 비하여 약간 낮다.

배설성 방광요도조영 / voiding cystourethrogam(VCU)

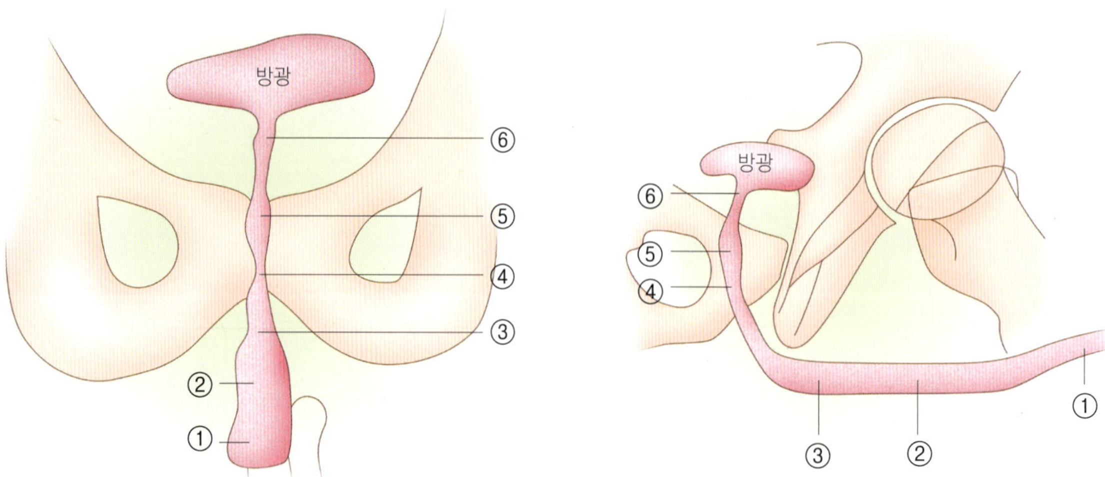

① 앞음경요도(전부음경요도) *anterior urethra*
② 뒤요도(후부요도) *posterior urethra*
③ 요도 팽대부 *ampulla of urethra*
④ 전립샘부분(전립선부) *prostatic urethra*
⑤ 요도둔덕(정구)의 돌기 *verumontanum*
⑥ 방광목(방광경부) *neck of urinary bladder*

천연성 또는 반복성 요로감염증(urinary tract infection)인 경우에는 경정맥성 요로조영(intravenous urography)에 첨가하여 조영제(contrast media)를 역행성으로 주입한 방광요도조영(cystourethrography)이 routine study로 되어 있다. 이것에 의해 방광요관역류현상(reflux) 이외에 방광 질환(bladder disease)이나 선천성 또는 후천성 하부요로(congenital or acquired lower urinary tract)의 이상을 진단할 수 있다.

기술적으로는, 배뇨(voiding) 후 바깥음부(외음부, external pudendal)를 잘 소독하고 완전한 무균조작으로 catheter를 방광(urinary bladder)에 삽입하여 방광을 조영제로 가득 채운다. 그 다음에 catheter를 제거하고 조영제를 배설(excretory)시킨다. 오줌줄기(요선, urine stem)가 가장 셀 때와 배뇨가 끝났을 때에 촬영한다.

요도와 방광의 급성 염증(acute inflammation)이 있을 때에는 금기(contraindication)이다. 한편, 방광(urinary bladder) 음영은 복부 단순X선촬영(simple X-ray imaging) 영상(영상해부학 1권 248쪽)에서도 잘 나타나 보이는데, 그 이유는 방광주위에 방광을 둘러싸고 있는 지방층(fat layer)이 X선영상에 검게 나타나기 때문이다.

요도조영 / urethrogram

역행성 요도조영(retrograde urethrogram)

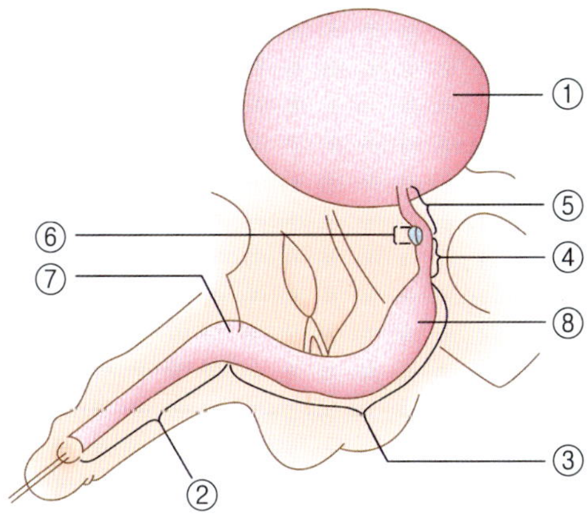

배설성 방광요도조영(voiding cystourethrogram)

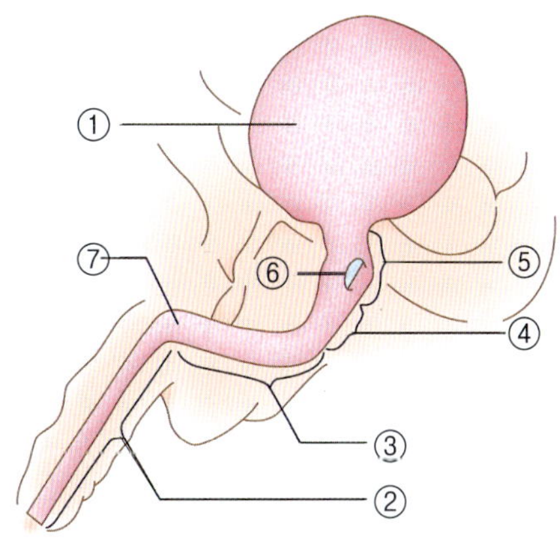

① 방광 *urinary bladder*
② 요도 음경부 *penile urethra*
③ 요도 구부 *bulbous urethra*
④ 요도 막부분(막양부) *membranous urethra*
⑤ 요도 전립샘부분(전립선부) *prostatic urethra*
⑥ 요도둔덕(정구)의 돌기 *verumontanum*
⑦ 음경음낭연결부 *penoscrotal junction*
⑧ 요도구부의 대칭성 원뿔
symmetrical cone of bulbous urethra

역행성 요도조영(retrograde urethrography)에서는 요도구부(bulbous urethra)의 대칭성 원뿔이 지표가 된다.

요도 음경부(penile urethra)는 요도구멍(urethral meatus)에서 음경음낭연결부(penoscrotal junction)까지 이며, 거기에서 요도 구부(bulbous urethra)가 비뇨생식격막(urogenital diaphragm)까지 계속되며, 원뿔모양이 된다. 요도 막부분(막양부, membranous urethra)은 원뿔모양의 끝으로부터 요도둔덕(정구, seminal colliculus)의 돌기(verumontanum)의 아래끝까지이다. 여기서부터 방광까지가 요도 전립샘부분(전립선부, prostatic urethra)이다.

배설성 요도조영(excretory urethrography)에서는 배뇨(urination) 를 시작하면 방광목(방광경부, bladder neck)은 1~2cm까지 열리며, 뒤요도(후부요도, posterior urethra)는 배뇨(voiding) 중 2cm 정도가 된다. 요도 구부(bulbous urethra)의 원뿔은 볼 수 없다.

역행성 요도조영 영상

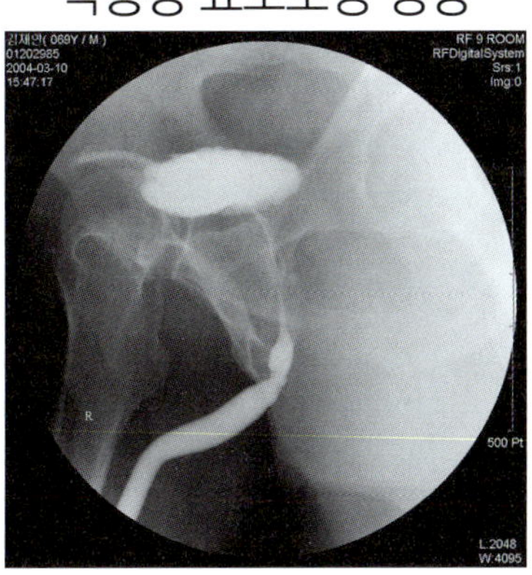

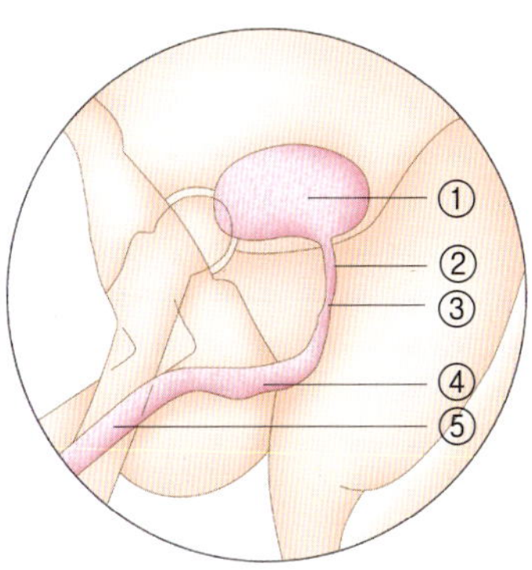

① 방광 *urinary bladder*
② 요도둔덕(정구) *seminal colliculus*
③ 요도조임근 *urethral sphincter*
④ 요도 구부 *bulbous urethra*
⑤ 요도 음경부 *penile urethra*

자궁난관조영 / hysterosalpingogram

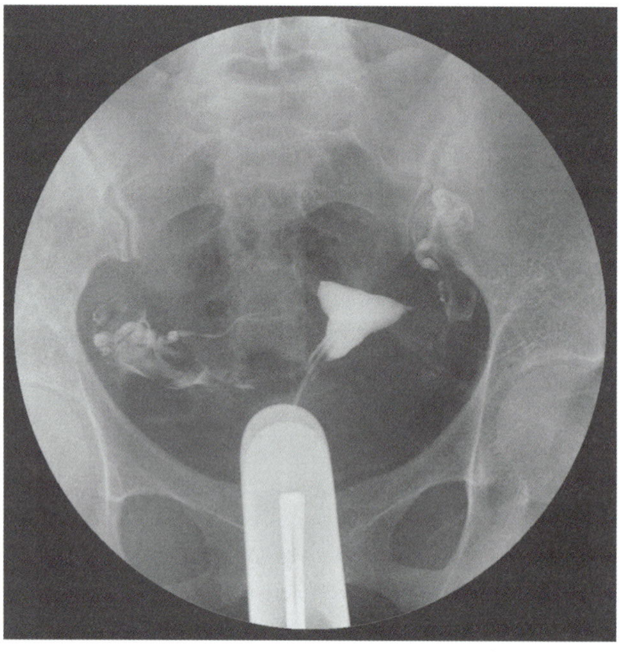

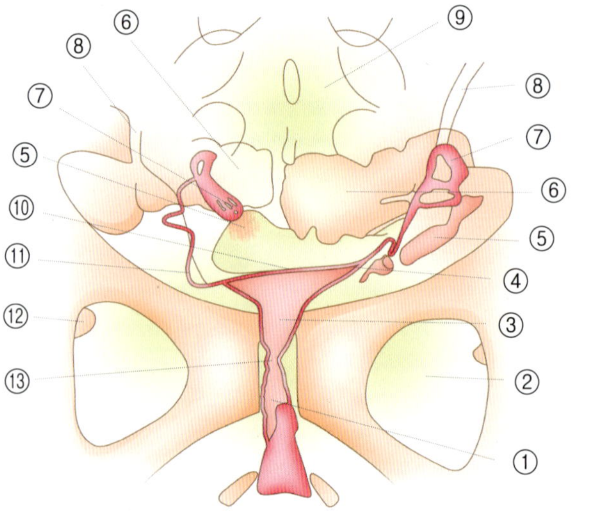

① 자궁목관(자궁경관) *cervical canal of uterus*
② 폐쇄구멍(폐쇄공) *obturator foramen*
③ 자궁안(자궁강) *uterine cavity*
④ 자궁관자궁구멍(난관의 자궁구)
uterine orifice of uterine tube
⑤ 배안(복강)안으로 유출된 조영제 *contrast medium, spillover into peritoneal cavity*
⑥ 장내 가스 *intestinal ga*
⑦ 자궁관술(난관채) *fimbriae of uterine tube*
⑧ 엉치엉덩관절(천골장골관절) *sacroiliac joint*
⑨ 엉치뼈(천골) *sacrum*
⑩ 자궁바닥(자궁저) *fundus of uterus*
⑪ 난관[자궁관] *uterine tube(salpinx)*
⑫ 궁둥뼈가시(좌골극) *ischial spine*
⑬ 자궁잘룩(자궁협부) *isthmus of uterus*

자궁난관조영(hysterosalpingogram, HSG)은 영어로 uterosalpingogram이라고도 한다.

자궁목관(자궁경관, cervical canal of uterus)에 조영제(contrast medium)를 주입하여 자궁내강(endometriosis) 및 난관(자궁관, uterine tube)을 조영할 수 있으며, 조영제는 난관(uterine tube)을 지나 배안(복강, abdominal cavity)으로 유출한다. 주로 불임증(sterilitas)의 경우에 난관(uterine tube)의 열림(patency) 또는 폐쇄를 관찰하기 위하여 실시하는 검사이다.

조영제가 자궁근층(myometrium)에 들어가 정맥(vein) 또는 림프관(lymphatic vessel)이 조영될 경우가 있다. 이것을 조영제의 intravasation이라 한다.

남성 생식기관-영상 이해를 위한 맨눈해부학 보기 / Male Reproductive Organs - Review of Gross Anatomy

옆 면

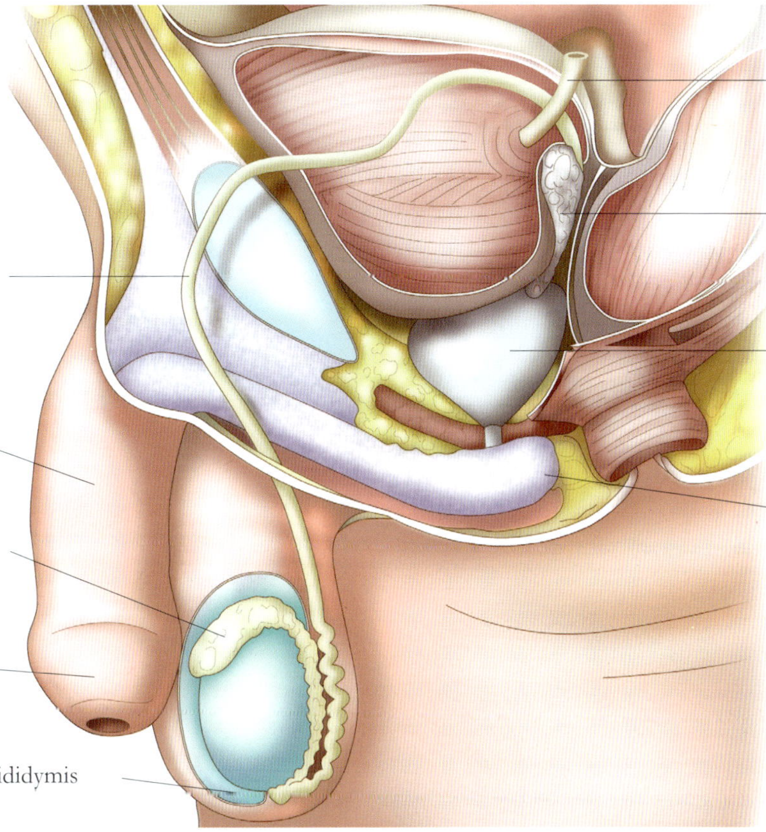

정관(vas deferens)은 부고환관(duct of epididymis)의 연장으로서 고환(testis)의 뒤모서리(posterior margin)를 따라 위로 오른다. 방광바닥(방광저, fundus of bladder)에서 요관(ureter)과 교차한 다음, 정관 팽대부(ampulla of deferent duct)를 형성하고 정낭(seminal vesicles)의 배출관(excretory duct)을 받아 전립샘(전립선, prostate)을 관통하는 사정관(ejaculatory duct)에 이어진다. 정낭(seminal vesicle)은 정액(semen)의 일부를 분비하며, 방광(urinary bladder) 뒤아래면에 위치한 한 쌍의 샘(선, gland)이다.

여성 골반장기 / organs of female pelvis

앞면

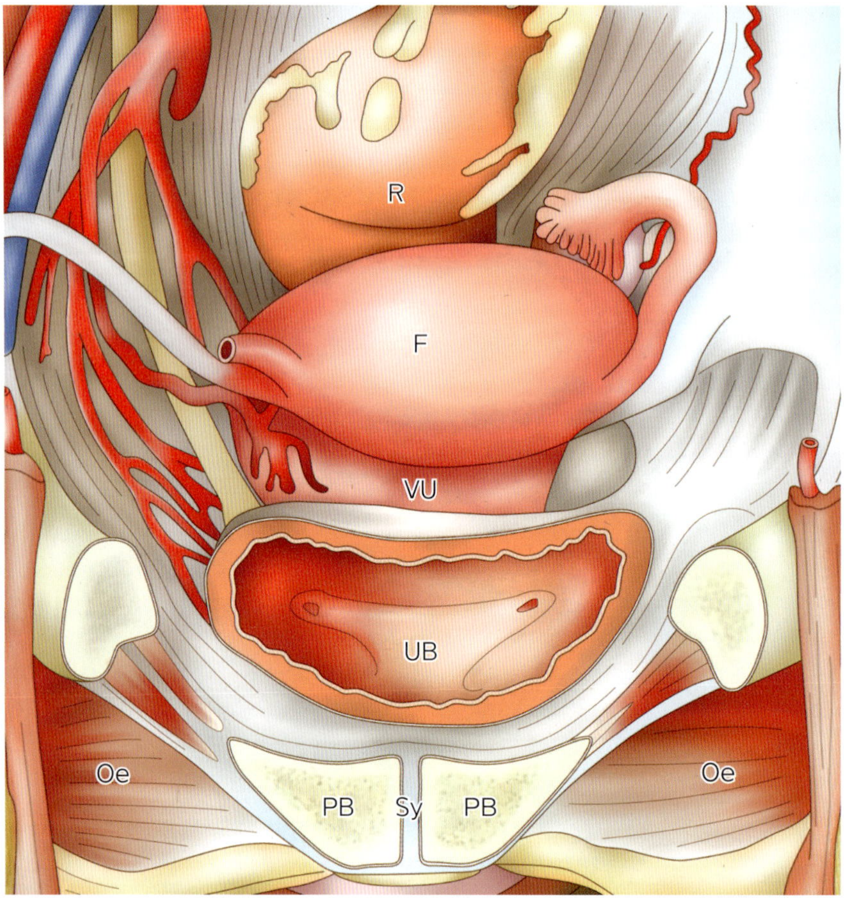

B	자궁몸통, *uterine body*	R	곧창자(직장, *rectum*)
C	자궁목, *uterine cervix*	RA	배곧은근, *rectus abdominis muscle*
CC	자궁목관, *cervical canal*	RU	곧창자자궁오목, *retrouterine pouch*
Co	꼬리뼈, *coccyx*	SB	작은창자(소장, *small intestine*)
E	자궁속막, *endometrium*	Sy	두덩결합(치골결합, *pubic symphysis*)
F	자궁바닥, *uterine fundus*	UB	방광, *urinary bladder*
M	자궁근육층, *myometrium*	UC	자궁강, *uterine cavity*
Oe	바깥폐쇄로, *outside closed*	V	질, *vagina*
Ov	난소, *ovary*	VU	방광자궁오목, *vesicouterine excavation*
PB	두덩뼈, *pubic bone*		

MRI 정중단면상

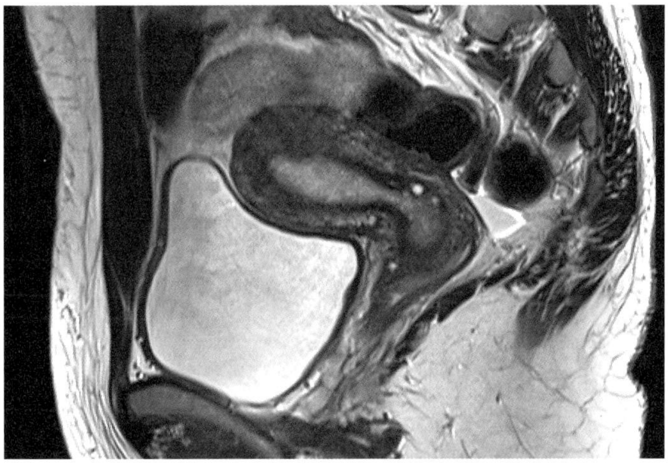

MRI 관상단면상

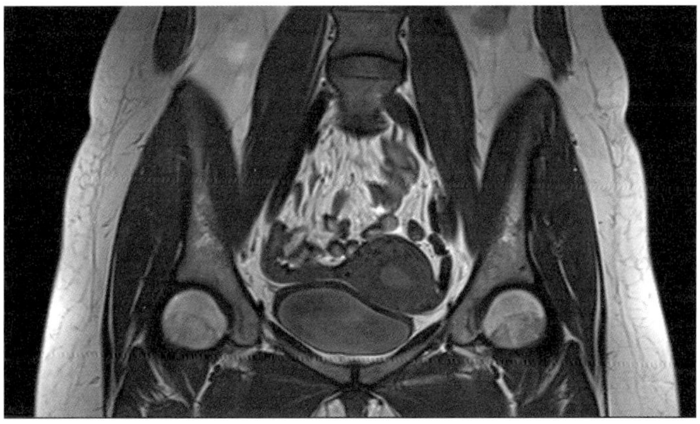

여성 골반장기의 초음파 영상(1)-자궁목 질부분의 종단면상 / longitudinal ultrasound images of vaginal portion of cervix

A. 경복부(transperitoneal) 스캔(scan)상(자궁 종단면상, uterine longitudinal section)

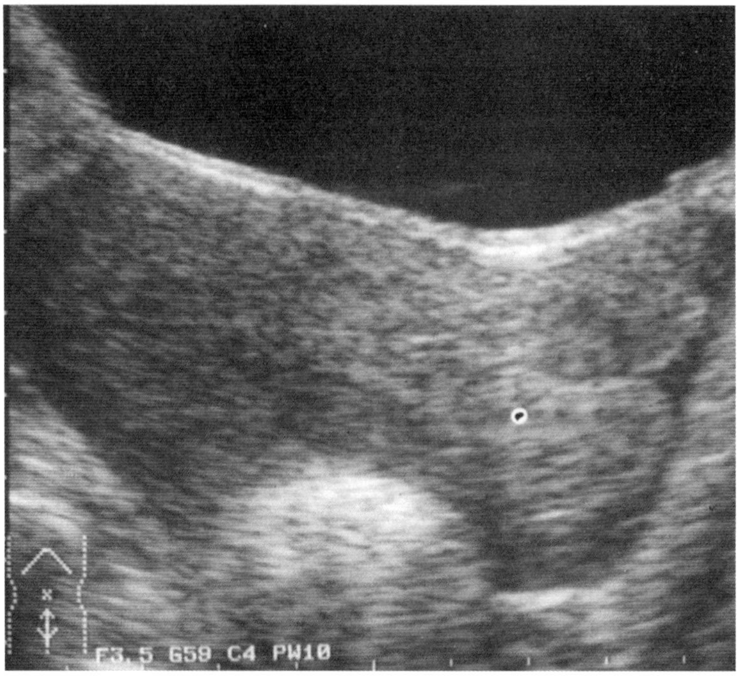

B. 경질 스캔상(transvaginal scan)(자궁목부 종단면상, uterine neck longitudinal section)

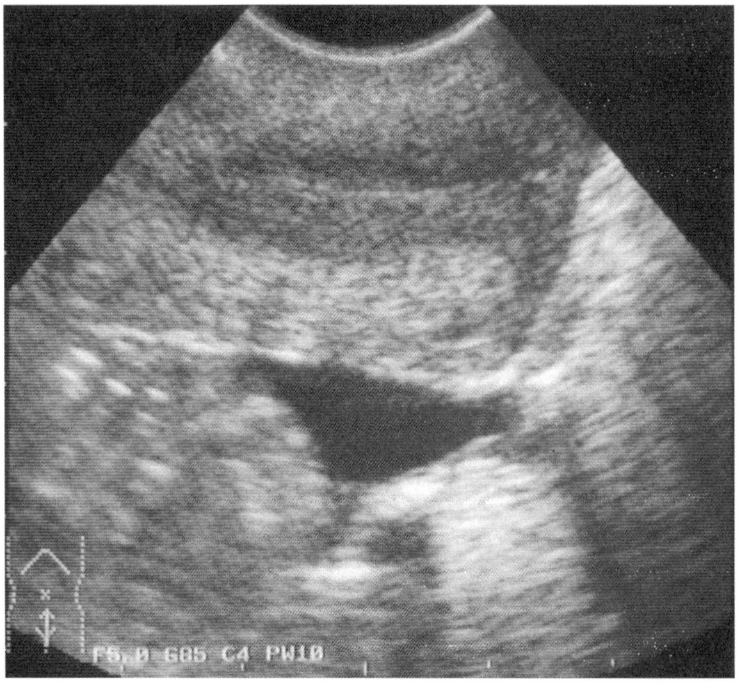

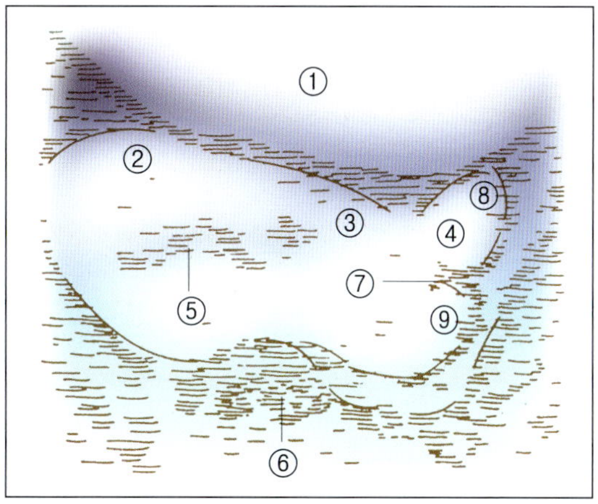

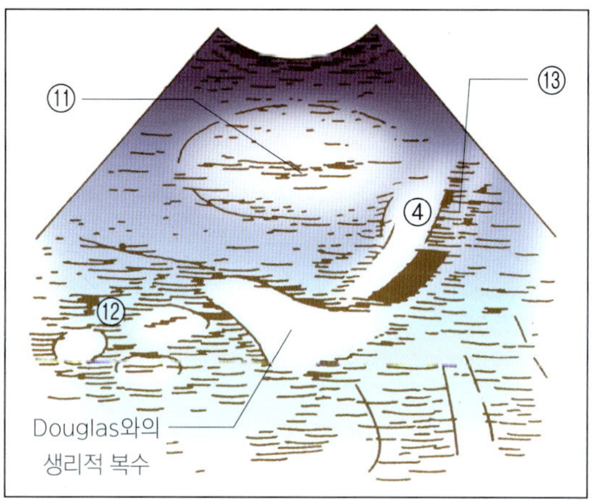

① 방광 *urinary bladder*
② 자궁몸통(자궁체부) *uterine body*
③ 자궁목(자궁경부) *uterine neck(cervix)*
④ 자궁목 질부분 *portio vaginalis(vaginal portion) of cervix*
⑤ 자궁속막(증식상) *endometrium(proliferative phase)*
⑥ *Douglas*오목 *Douglas'fossa(cul-de-sac of Douglas)*
⑦ 자궁구멍(외자궁구) *external opening(os) of cervix*
⑧ 앞입술(전순) *anterior lip*
⑨ 뒤입술(후순) *posterior lip*
⑩ 뒤질천장(후질원개) *posterior vaginal fornix*
⑪ 자궁목관(자궁경관) *cervical canal of uterus*
⑫ 장관 *intestine*
⑬ 질 *vagina*

경복부(transperitoneal) 스캔(scan)상(그림 A)에서 자궁목(uterine neck) 질부분[자궁경질부, portio vaginalis (vaginal portion) of cervix], 자궁구멍[외자궁구, external opening(os) of cervix] 및 뒤질천장(후질원개, posterior vaginal fornix)이 뚜렷하게 보이는 것은 별로 없으며, 경질(transvaginal) 스캔법으로 나타낸 영상(그림 B)이 자궁목 질부분 주위를 잘 나타낸다.

자궁속막(자궁내막, endometrium)은 증식상(proliferative phase), 분비상(secretory phase)에 따라 특징적인 영상을 나타낸다. 증식상(proliferative phase) 자궁속막은 비대도(hypertrophy)가 매우 작아서 직선모양이다.

경복부 스캔상에서는 자궁목 질부분 및 특히 Douglas오목(Douglas와)이 잘 나타난다. 가끔 생리적 복수(ascites)가 보인다.

Douglas오목에서는 유동운동(꿈틀운동, peristalsis)이 있는 장관 이동이 뚜렷하게 보인다.

여성 골반장기의 초음파 영상(2)-자궁의 경질 종단스캔상 / transvaginal ultrasound scan of uterus in longitudinal plane

A

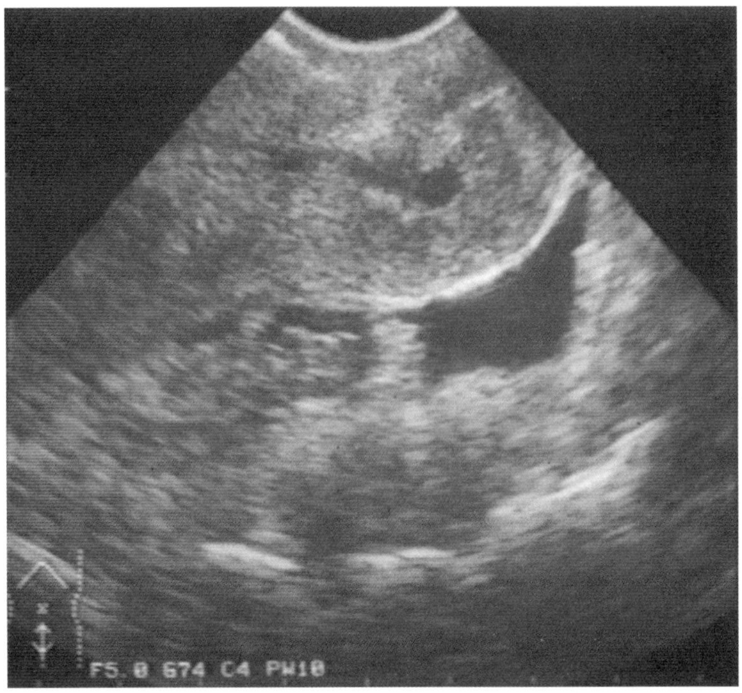

B

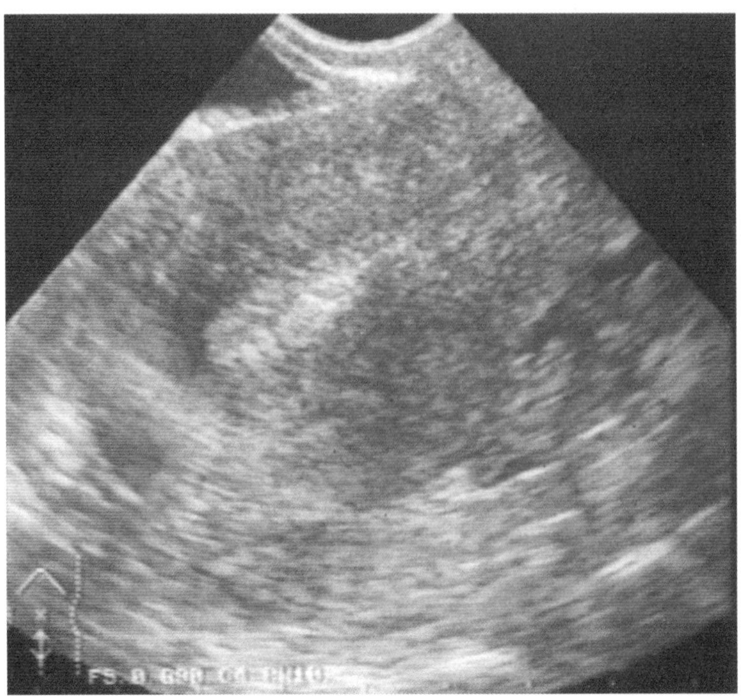

A

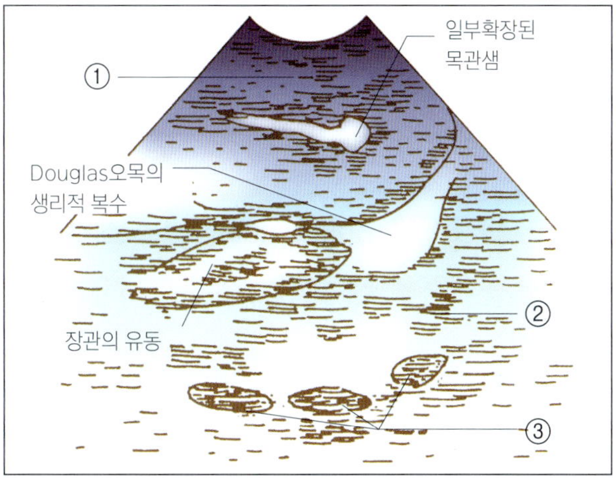

B

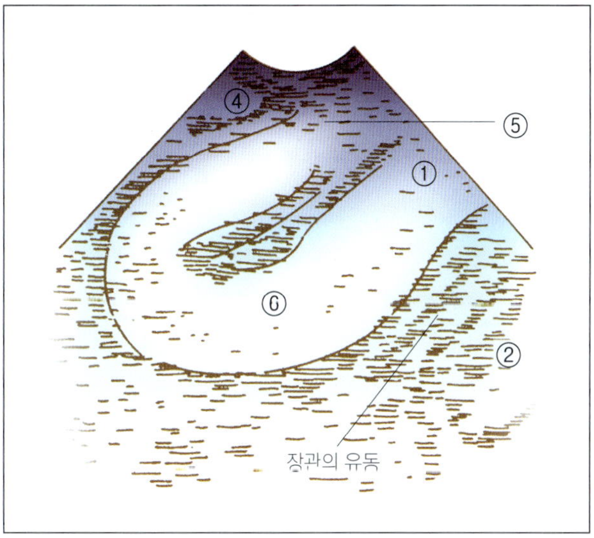

① 자궁목(자궁경부) *uterine neck(cervix)*
② 직장[곧창자] *rectum*
③ 엉치뼈(천골) *sacrum*
④ 방광 *urinary bladder*
⑤ 자궁속막(분비상) *endometrium(secretory phase)*
⑥ 자궁몸통(자궁체부) *uterine body*

경질(transvaginal) 종단스캔상(longitudinal scan)에 의한 자궁목(uterine neck) 질부분(자궁경질부, vaginal portion of cervix) 주위의 소견(manifestation)(그림 A)은 Douglas오목의 생리적(physiologic) 복수(ascites)와 자궁목(자궁경부) 중에 가끔 보이는 소낭포성(microcystic plasticity) 구조이다(확장 목관샘, expanded wood glands).

더욱 자궁몸통(자궁체부, uterine body) 방향으로 스캔(scan) 각도를 변화시키고 보면(그림 B) 방광(urinary bladder)의 일부와 자궁몸통이 보인다. 이 때 자궁속막(자궁내막, endometrium)의 상태를 잘 보면, 에코증가(eco increase)를 동반한 비대상(non-destination)이 심해지면 분비상(secretory phase)의 자궁속막(endometrium)을 확인할 수 있다.

여성 골반장기의 초음파 영상(3)-난소의 스캔상 / ultrasound images of ovaries

A. 경복부(transabdominal) 종단(longitudinal) · 횡단 스캔상(transverse scan)

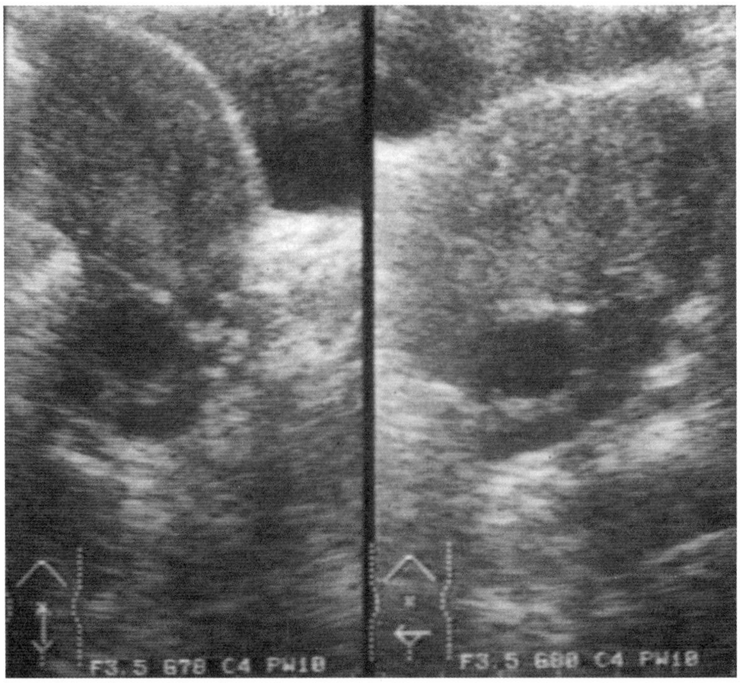

B. 경질 스캔상(transvaginal scan)

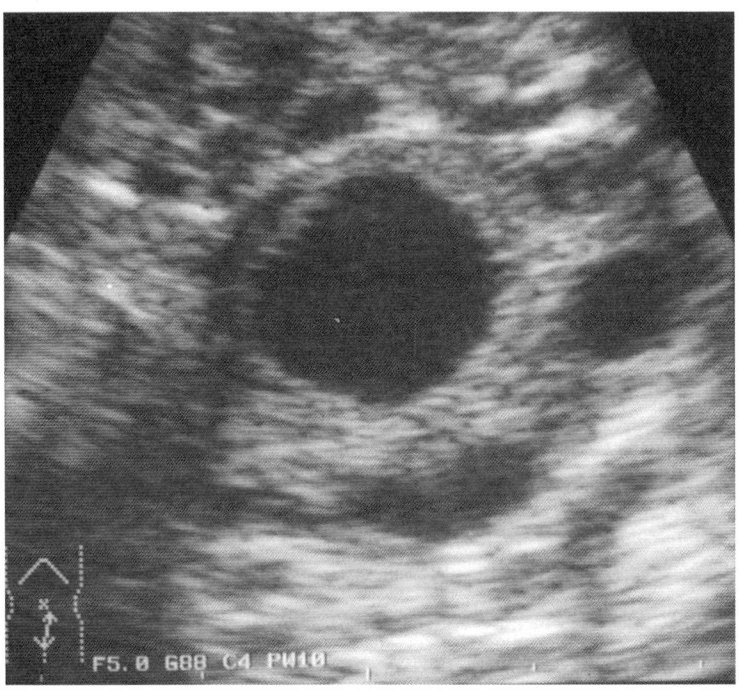

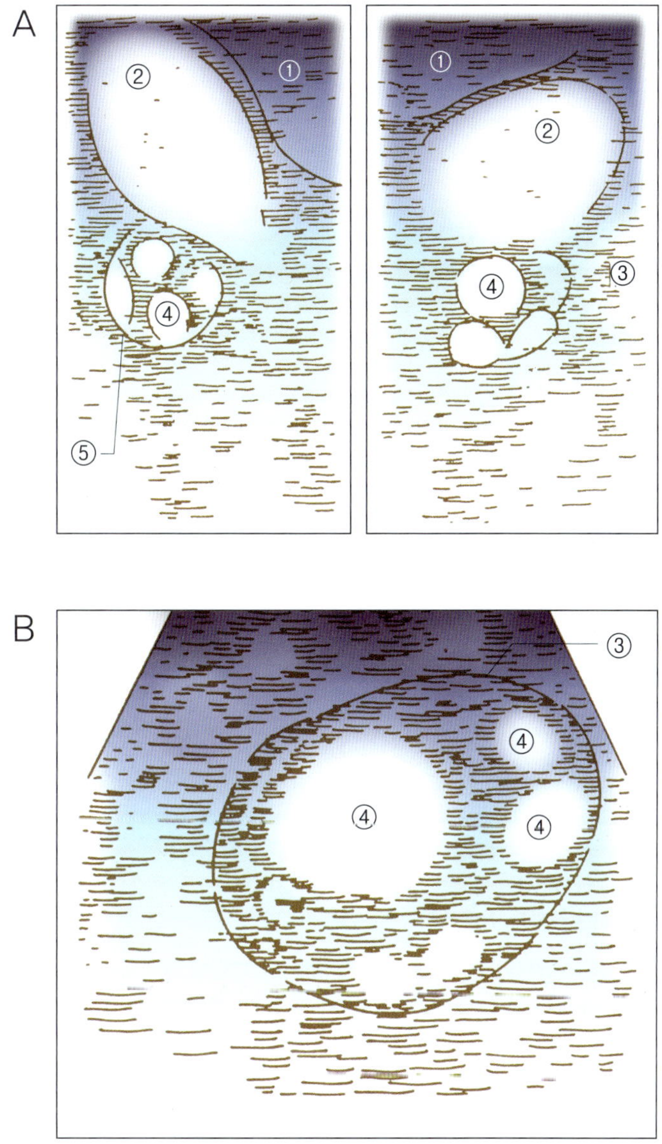

① 방광 *urinary bladder*
② 자궁 *uterus*
③ 난소 *ovary*
④ 난포 *ovarian follicle*

경복부법(transabdominal)으로 난소(ovary)를 확인하기 위해서는 종단(longitudinal) 및 횡단스캔법(transverse scan)(그림 A)을 사용하나, 경질 스캔법(transvaginal scan)(그림 B)에 의해 난소를 확인하는 것이 더욱 좋다.

난소는 여러 개의 난포(follicle)가 있어 확인이 쉽다.

여성 골반장기의 CT영상(1)-자궁 / axial CT images of female pelvis - uterus

A. 자궁바닥(자궁저부, uterine body) 높이

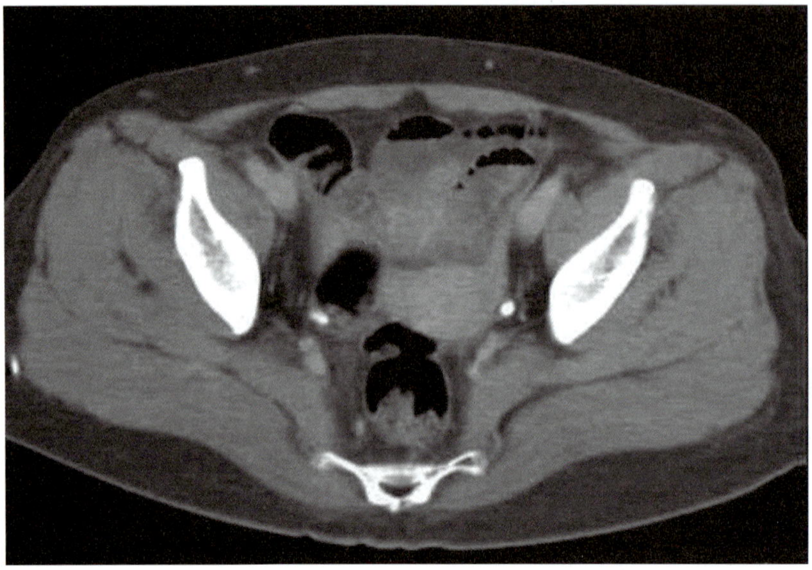

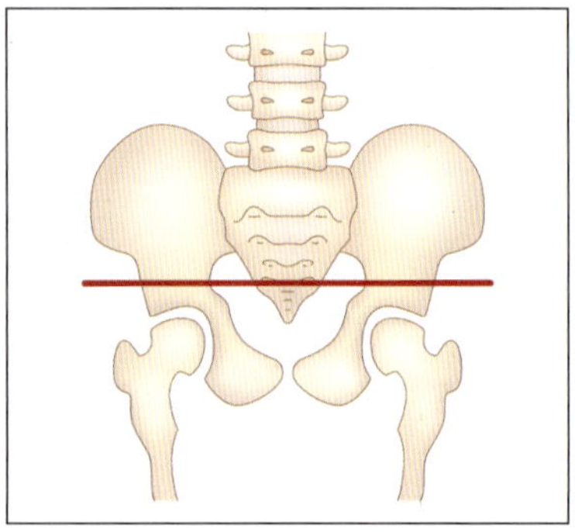

B. 자궁몸통(자궁체부, uterine body) 높이

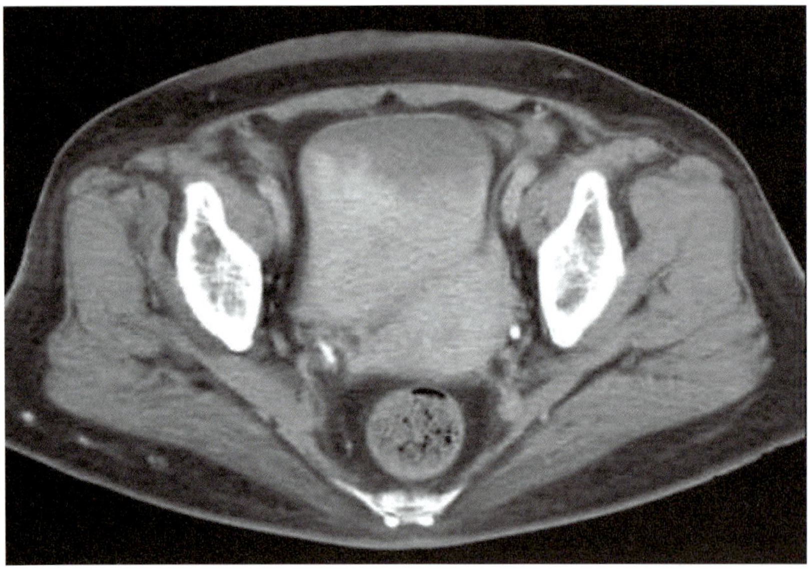

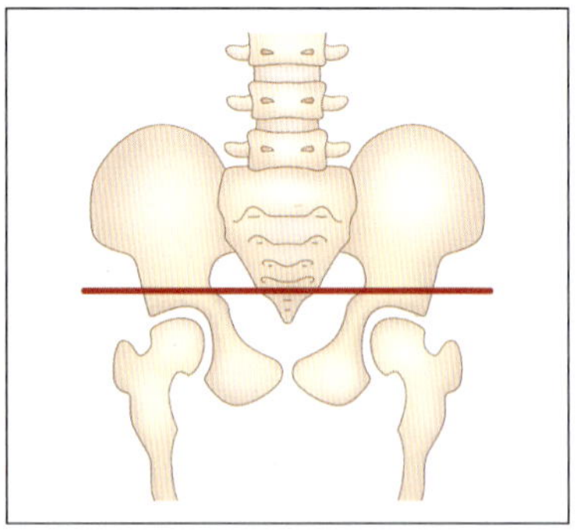

A

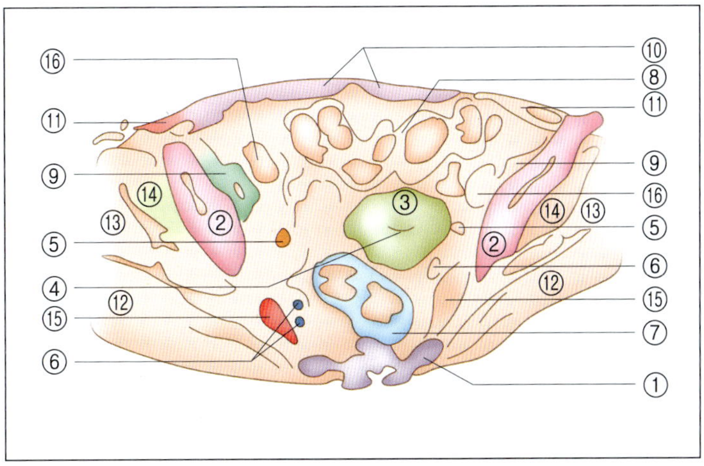

B

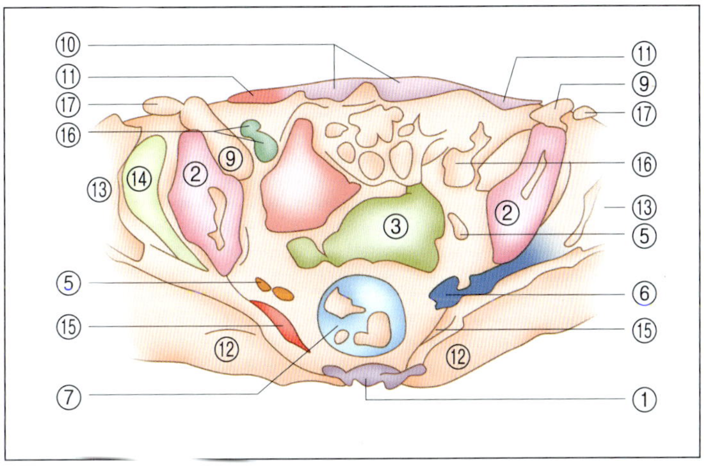

① 엉치뼈(천골) *sacrum*
② 엉덩뼈(장골) *ilium*
③ 자궁몸통(자궁체부) *uterine body*
④ 자궁속막(자궁내막) *endometrium*
⑤ 요관 *ureter*
⑥ 속엉덩동·정맥(내장골동·정맥) *internal iliac artery and vein*
⑦ 직장[곧창자] *rectum*
⑧ 결장[잘록창자] *colon*
⑨ 엉덩허리근(장요근) *iliopsoas muscle*
⑩ 배곧은근(복직근) *rectus abdominis muscle*
⑪ 배속빗근(내복사근) *internal oblique muscle*
⑫ 큰볼기근(대둔근) *gluteus maximus muscle*
⑬ 중간볼기근(중둔근) *gluteus medius muscle*
⑭ 작은볼기근(소둔근) *gluteus minimus muscle*
⑮ 궁둥구멍근(이상근) *piriformis muscle*
⑯ 바깥엉덩동 · 정맥(외장골동 · 정맥) *external iliac artery and vein*
⑰ 소장[작은창자] *small intestine*

여성장기(female genitals)는 난소(ovary), 난관(자궁관, uterine tube), 자궁(uterus), 질(vagina) 등이 있다.

자궁은 방광과 직장(곧창자, rectum) 사이에 있고, 길이 8cm, 폭 5cm, 두께 3cm의 충실성 장기(solid organs)이다. 자궁몸통(자궁체부, uterine body)은 셋째 또는 넷째 엉치뼈(천추골, sacrum) 높이에 있다. 자궁몸통은 삼각형 또는 타원형 모양이며, 자궁목(자궁경부, uterine neck)은 원형이다,

여성 골반장기의 CT영상(2)-자궁목(자궁경부) / axial CT images of female pelvis - uterine cervix

A. 자궁목(uterine neck)(넙다리뼈머리(head of femur)/대퇴골두(head of femur) 높이

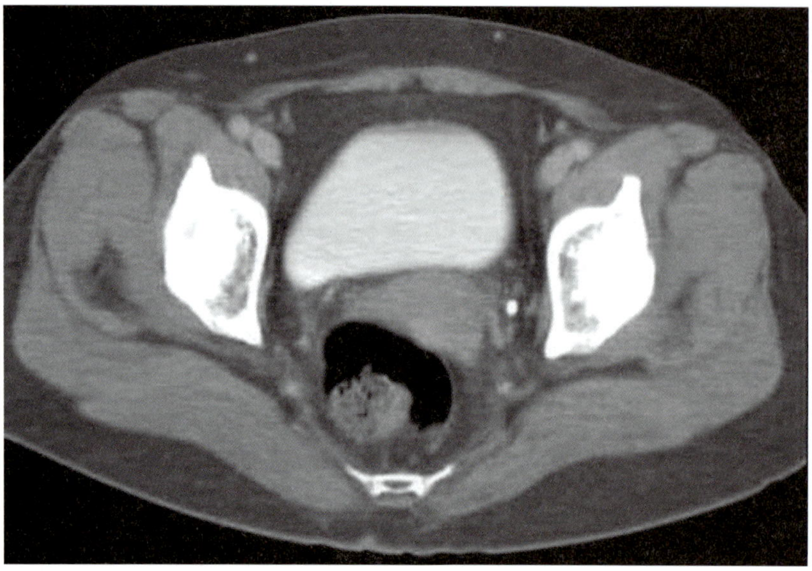

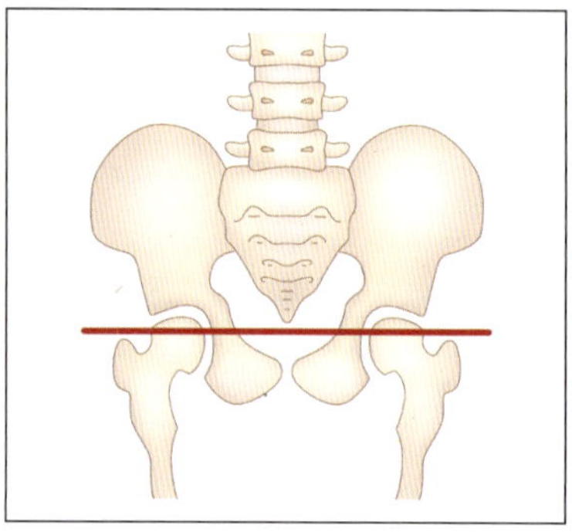

B. 자궁목(넙다리뼈큰돌기(femur greater trochanter)/대전자(greater trochanter)) 높이

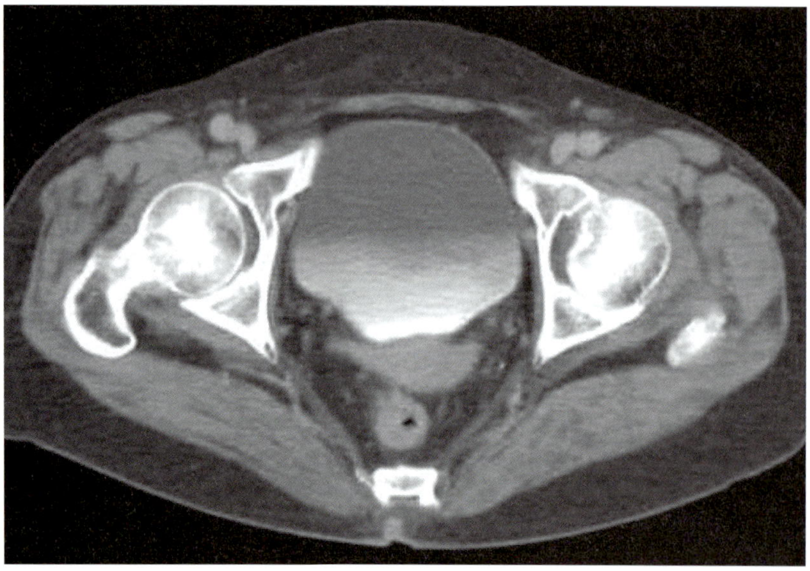

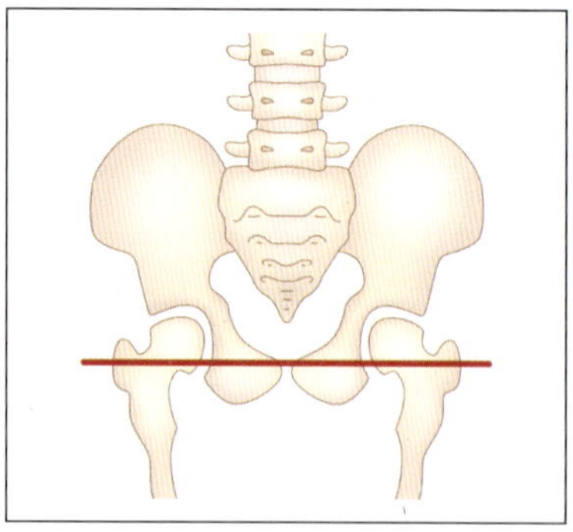

A

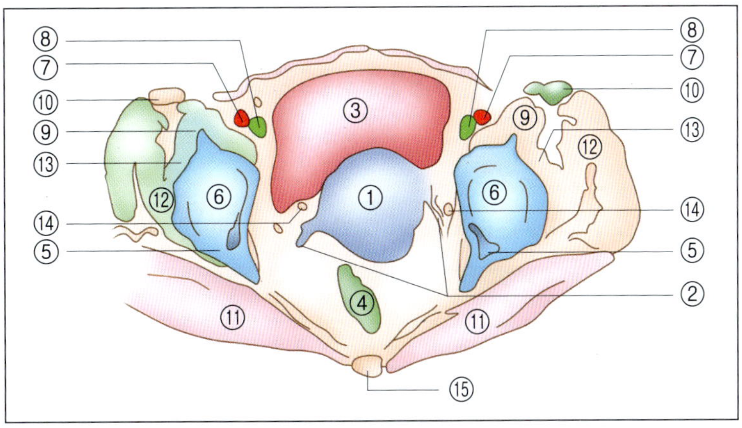

B

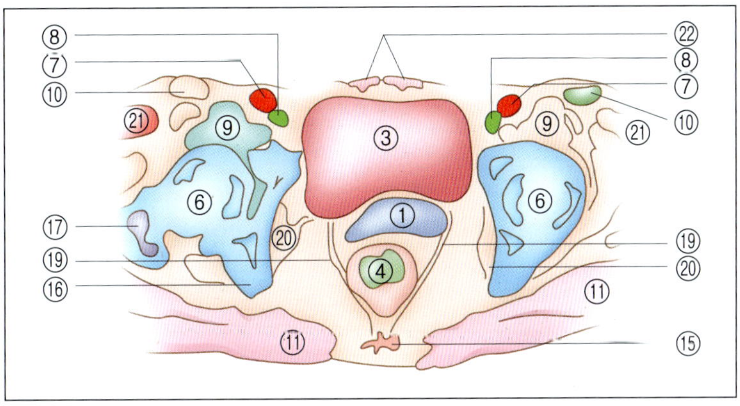

① 자궁목(자궁경부) *uterine neck(cervix)*
② 자궁엉치인대(자궁천골인대) *uterosacral ligament*
③ 방광 *urinary bladder*
④ 직장[곧창자] *rectum*
⑤ 엉덩뼈(장골) *ilium*
⑥ 넙다리뼈머리(대퇴골두) *femoral head*
⑦ 바깥엉덩동맥(외장골동맥) *external iliac artery*
⑧ 바깥엉덩정맥(외장골정맥) *external iliac vein*
⑨ 엉덩허리근(장요근) *iliopsoas muscle*
⑩ 넙다리빗근(봉공근) *sartorius muscle*
⑪ 큰볼기근(대둔근) *gluteus maximus muscle*
⑫ 중간볼기근(중둔근) *gluteus medius muscle*
⑬ 작은볼기근(소둔근) *gluterus minimus muscle*
⑭ 요관 *ureter*
⑮ 꼬리뼈(미골) *coccyx*
⑯ 궁둥뼈몸통(좌골체) *ischial body*
⑰ 넙다리큰돌기(대전자) *greater trochanter*
⑱ 두덩뼈위가지(치골상지) *superior ramus of pubic bone*
⑲ 항문올림근(항문거근) *levator ani muscle*
⑳ 속폐쇄근(내폐쇄근) *obturator internus muscle*
㉑ 넙다리근막긴장근(대퇴근막장근) *tensor fasciae latae muscle*
㉒ 배세모근(추체근) *pyramidalis muscle*

자궁목(자궁경부, uterine neck)은 반달모양 또는 네모모양의 균일한 장기(organ)로서 나타난다. 자궁목의 크기는 나이와 자궁(uterus)의 전굴(anteflexion)·후굴(recurvation) 등에 따라 다르므로, 이상을 진단하는 데에는 크기뿐만 아니라 내부 농도(internal concentration)의 균일성(uniformity), 주위장기와의 관계 등을 참고한다. 또한 방광(urinary bladder)을 뒤쪽에서 누른 상은 정상으로 보인다(그림 A). 수용성 조영제(water soluble contrast media)를 항문(anus)에서 역행성(retrograde)으로 주입하면서 CT검사를 시행하여 골반장기(pelvic organ)를 확인할 수 있다(그림 B)

여성 골반장기의 CT영상(3)-질 / axial CT images of female pelvis - vagina

A. 질(vagina)(넙다리뼈큰돌기(femur greater trochanter) 대전자(greater trochanter) 아래 높이

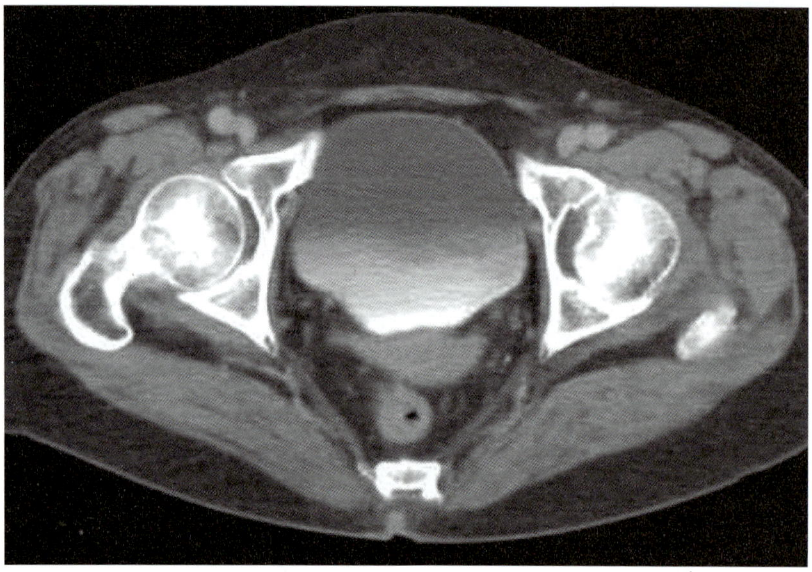

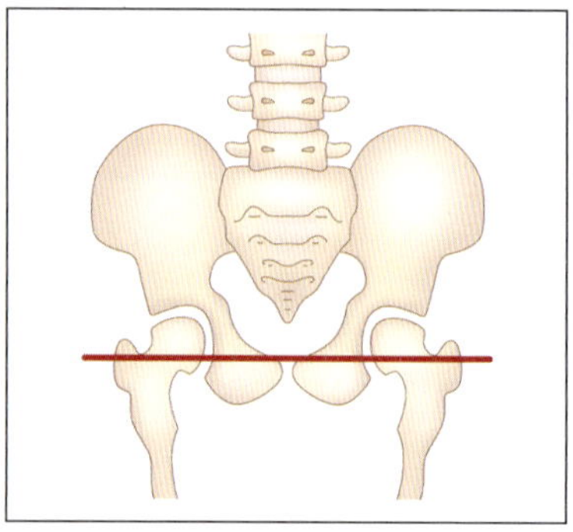

B. 질(넙다리뼈큰돌기/ 대전자 아래) 높이

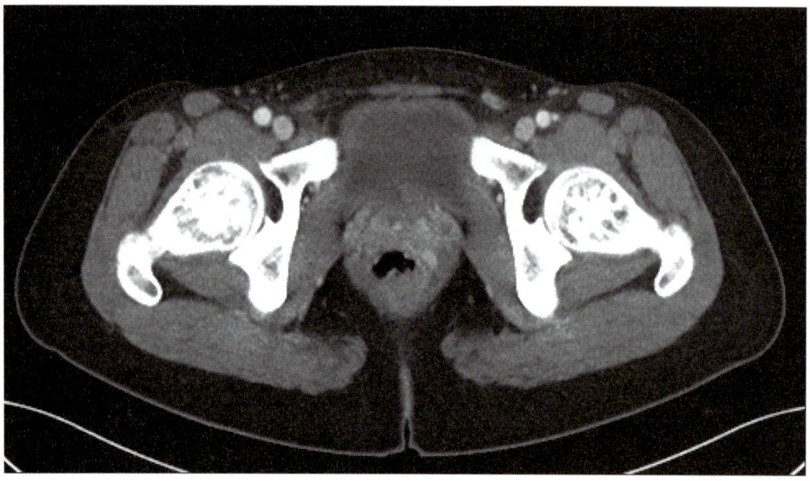

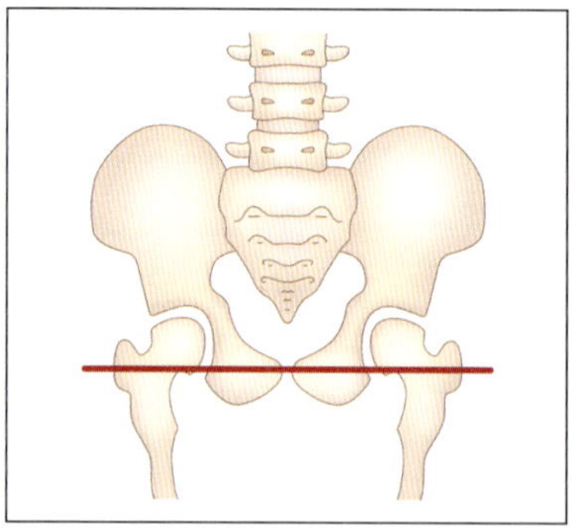

A

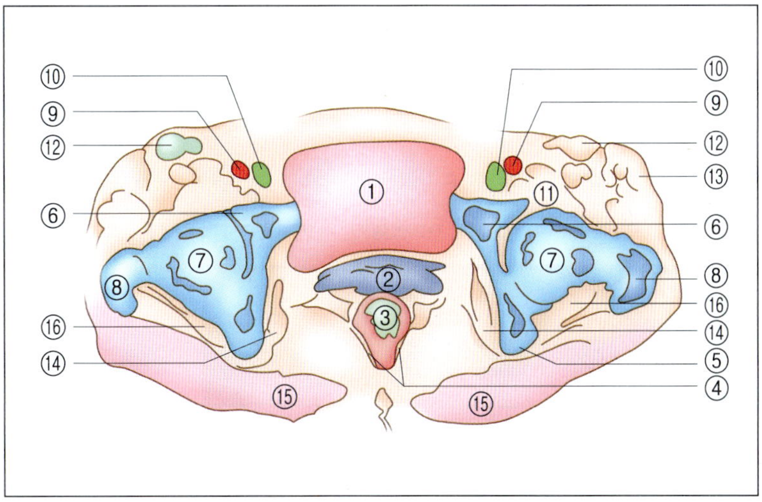

B

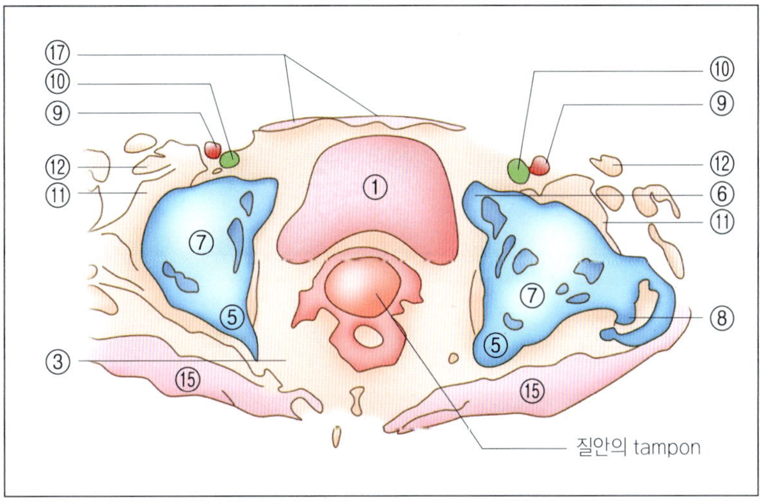

① 방광 *urinary bladder*
② 질 *vagina*
③ 직장[곧창자] *rectum*
④ 항문올림근(항문거근) *levator ani muscle*
⑤ 궁둥뼈몸통(좌골체) *ischial body*
⑥ 두덩뼈위가지(치골상지) *superior ramus of pubic bone*
⑦ 넙다리뼈머리(대퇴골두) *femoral head*
⑧ 넙다리뼈큰돌기(대전자) *greater trochanter*
⑨ 바깥엉덩동맥(외장골동맥) *external iliac artery*
⑩ 바깥엉덩정맥(외장골정맥) *external iliac vein*
⑪ 엉덩허리근(장요근) *iliopsoas muscle*
⑫ 넙다리빗근(봉공근) *sartorius muscle*
⑬ 넙다리근막긴장근(대퇴근막장근) *tensor fasciae latae muscle*
⑭ 속폐쇄근(내폐쇄근) *obturator internus muscle*
⑮ 큰볼기근(대둔근) *gluteus maximus muscle*
⑯ 작은볼기근(소둔근) *gluteus minimus muscle*
⑰ 배세모근(추체근) *pyramidalis muscle*

질(vagina)은 가로로 긴 판모양의 충실성 장기(solid organs)로 보인다(그림 A). 질을 확인하기 위하여 탬폰(tampon)을 넣으면, 직장(rectum) 앞쪽에 공기농도(air concentration)의 원형 음영(round shadow)으로 나타난다. CT영상에서 질은 통상 두덩결합(치골결합, pubic symphysis) 위모서리(superior margin)에 있다. 골반(pelvic) 안에 있는 큰 근육(muscle)은 허리근(요근, psoas muscle)과 엉덩근(장골근, iliacus muscle)이다.

여성 골반장기의 CT영상(4)-난소 / axial CT images of female pelvis - ovaries

A. 볼기뼈절구덮개(관골구개, spank bone mortar cover) 위 높이

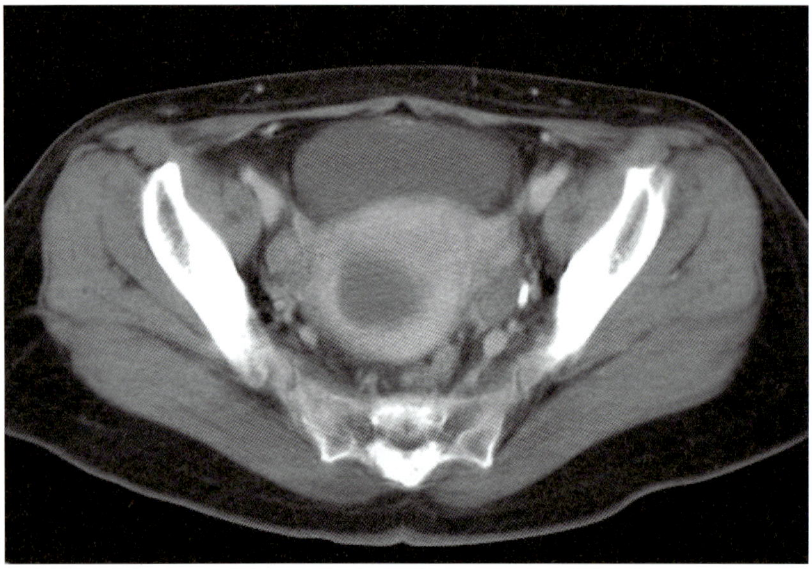

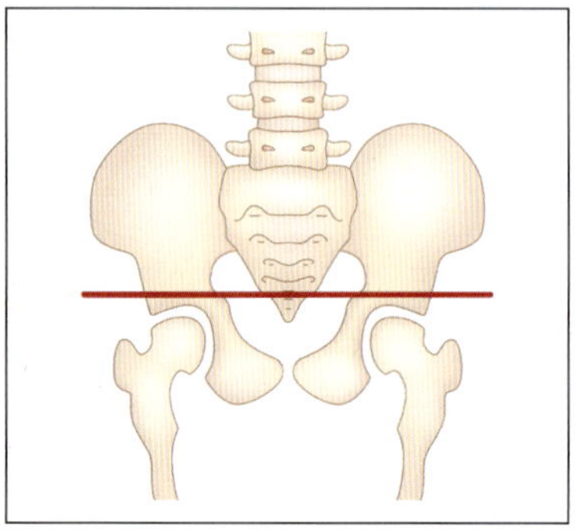

B. 넙다리뼈머리(대퇴골두, head of femur) 높이

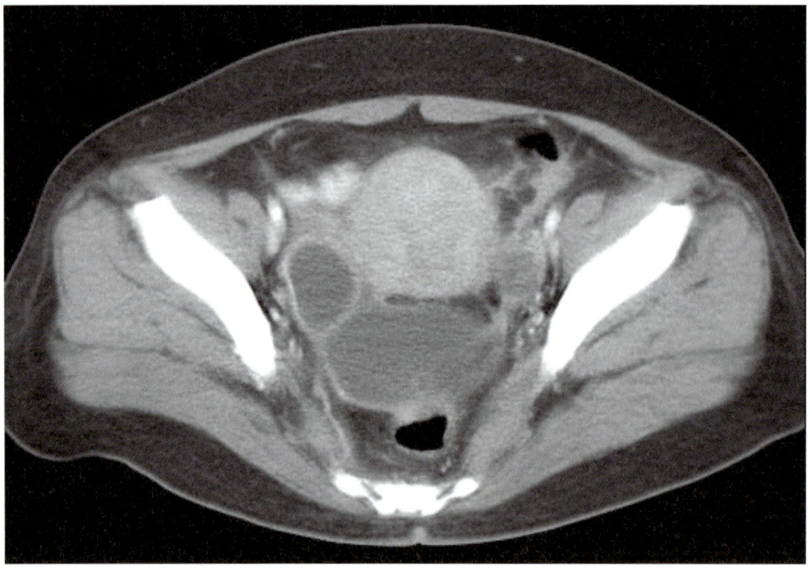

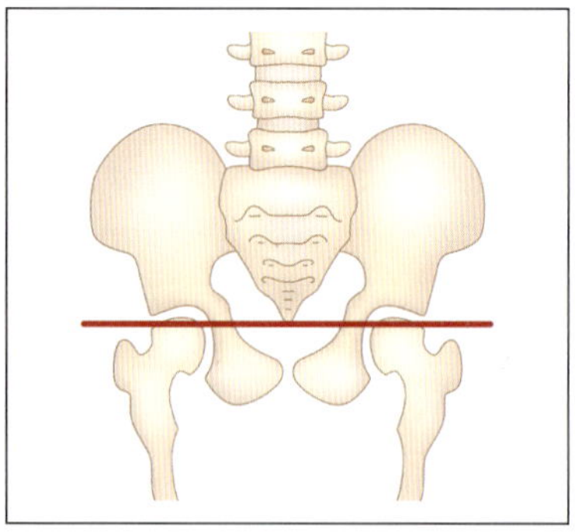

A

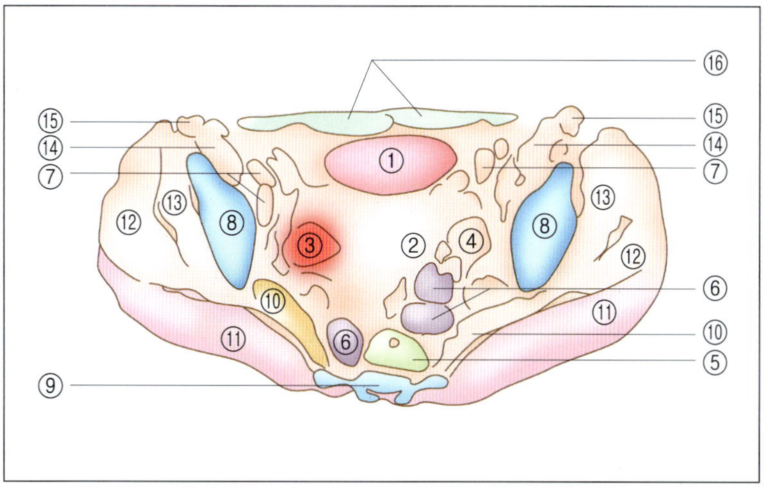

B

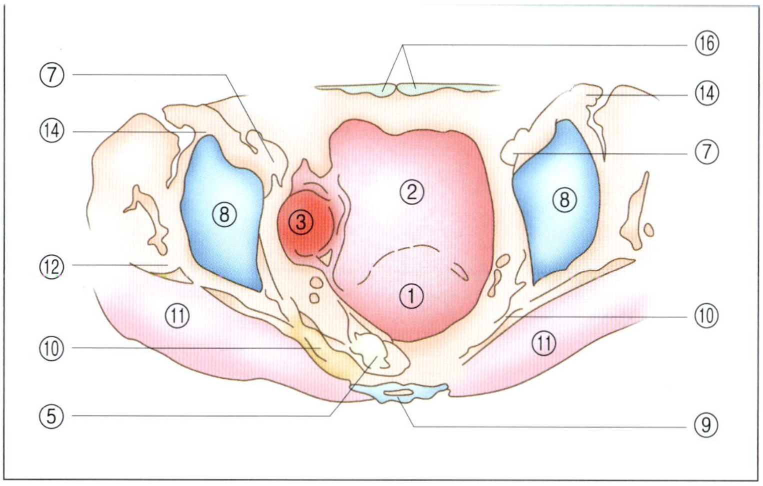

① 방광 *urinary bladder*
② 자궁 *uterus*
③ 우난소 *right ovary*
④ 좌난소 *left ovary*
⑤ 직장[곧창자] *rectum*
⑥ 소장[작은창자] *small intestine*
⑦ 바깥엉덩동·정맥(외장골동·정맥) *external iliac artery and vein*
⑧ 엉덩뼈(장골) *ilium*
⑨ 엉치뼈(천골) *sacrum*
⑩ 궁둥구멍근(이상근) *piriformis muscle*
⑪ 큰볼기근(대둔근) *gluteus maximus muscle*
⑫ 중간볼기근(중둔근) *gluteus medius muscle*
⑬ 작은볼기근(소둔근) *gluteus minimus muscle*
⑭ 엉덩허리근(장요근) *iliopsoas muscle*
⑮ 넙다리빗근(봉공근) *sartorius muscle*
⑯ 배곧은근(복직근) *rectus abdominis muscle*

난소(ovary)는 해부학적(anatomical)으로는 배안(복강, abdominal cavity)의 바깥엉덩동맥(외장골동맥, external iliac artery)과 요관(ureter)으로 경계가 된 난소오목(난소와, ovarian fossa)에 있으나, 부착부의 고정이 충분하지 못한 경우도 있어 난소는 골반안(골반강, pelvic cavity)의 어느 부위에 보여도 된다.

난소의 크기는 성숙여성(mature women)에서 길이 3cm, 폭 2cm, 두께 1cm이다. 대개 CT영상에서 난소는 자궁 바깥쪽(outside)에서 요관 앞안쪽(anteromedial)에 거의 원형의 구조물로 보인다(그림 A, B).

여성 골반장기의 MR영상(1)-정중높이 시상단면상 / midsagittal MR images of female pelvis

A. T1 강조영상(T1 weighted image)

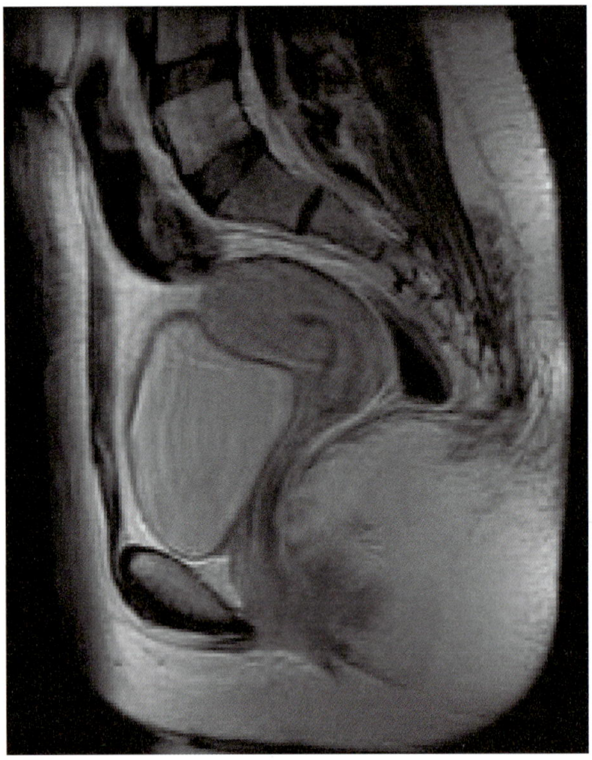

A. T2 강조영상(T2 weighted image)

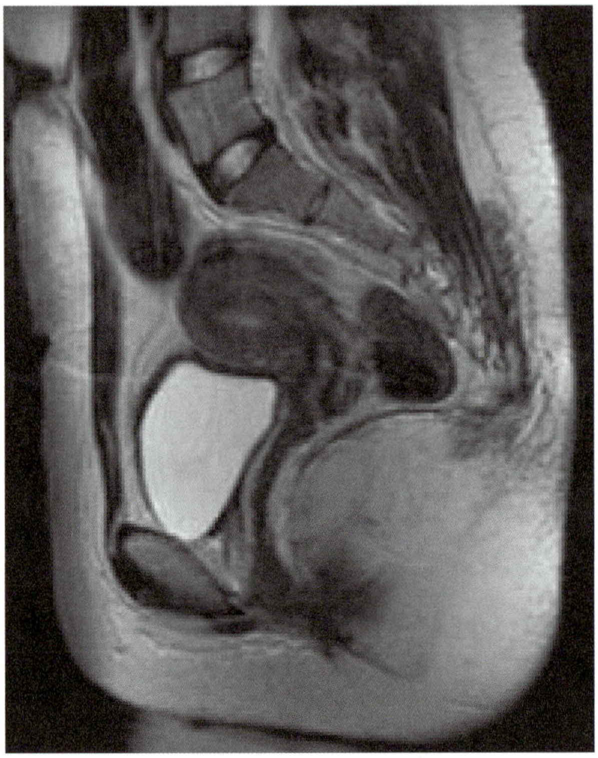

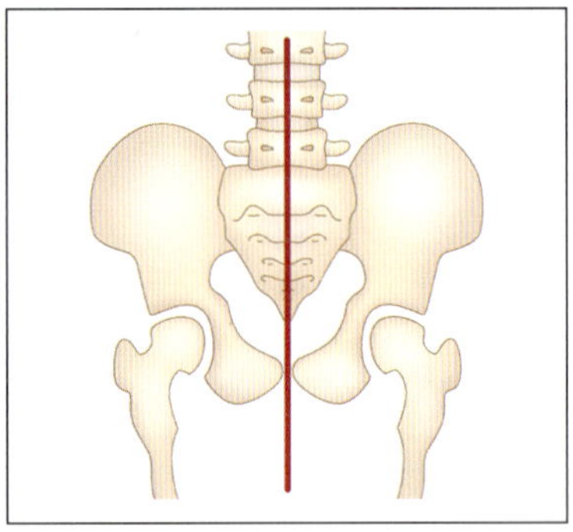

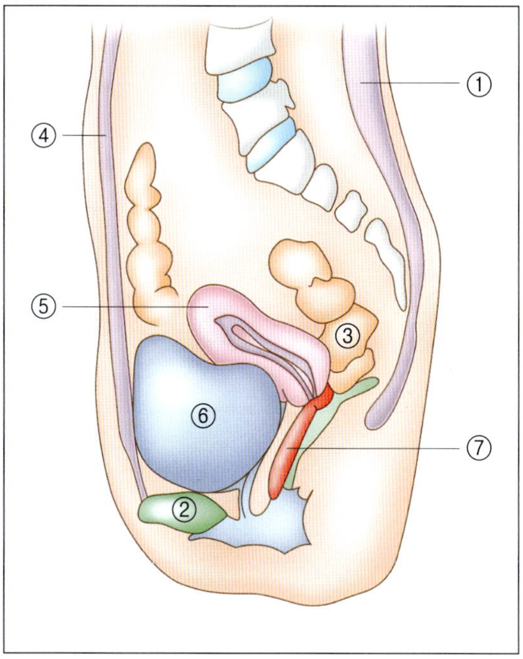

자궁질부 확대그림(T2 강조영상)

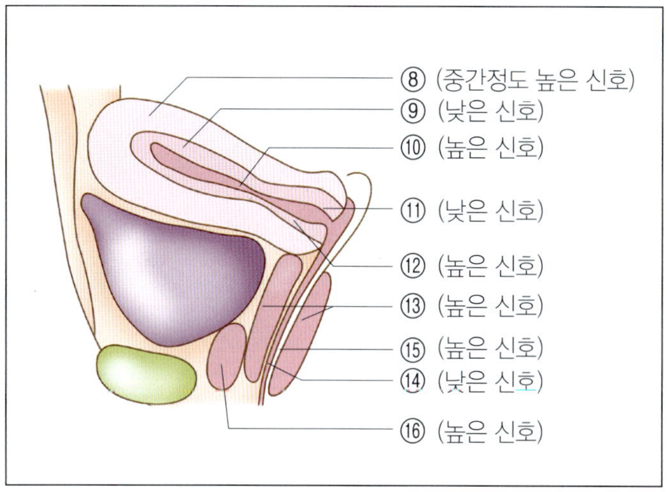

① 척주세움근(척주기립근) *erector spinae muscle*
② 두덩뼈(치골) *pubic bone*
③ 직장[곧창자] *rectum*
④ 배곧은근(복직근) *rectus abdominis muscle*
⑤ 자궁 *uterus*
⑥ 방광 *urinary bladder*
⑦ 질 *vagina*
⑧ 자궁몸통근육층(자궁체부근층) *myometrium*
⑨ 속막바로아래근육층(내막직하근층) *junctional zone*
⑩ 속막(내막) *endometrium*
⑪ 경부기 질 *fibrous stroma*
⑫ 목관상피(경관상피) *cervical epithelium*
⑬ 질주위 정맥얼기(정맥총) *vaginal venous plexus*
⑭ 질점막 *vaginal mucosa*
⑮ 질벽 *vaginal wall*
⑯ 요도 *urethra*

시상단면상은 자궁(uterus) 전체를 관찰하는 데에 가장 알맞은 단면상이다.

자궁은 방광(urinary bladder) 뒤쪽, 직장(rectum) 앞쪽에 있다. 배막(복막, peritoneum)바깥(extraperitoneal) 결합조직(connective tissue) 안에서는 자궁지대(retinacula uteri)로서 고정되고 있다.

더욱 앞쪽에서는 자궁원인대(자궁원삭, round ligament of uterus)가 자궁을 고정하고 있다. 자궁은 몸통(체부, body)과 목(경부, neck)으로 나눈다. 자궁몸통의 내부 구조는 근육층(근층, muscular coat), 속막바로아래근육층(내막직하근층, junctional zone), 속막(내막, endometrium), 속막강(internal coat cavum)이다. 이 구조는 T2강조영상(T2 weighted image)에서 잘 나타난다.

T1강조영상(T1 weighted image)에서는 자궁 전체가 낮은 신호영역(low signal area)으로 나타난다. 속막층(internal coat layer)의 두께는 월경주기(anovulatory menstrual cycle)에 따르고, 월경중기에 가장 두껍게 된다. 근육층(muscular coat)의 신호강도(signal intensity)도 월경주기의 영향을 받아 분비기(secretory stage)에 가장 신호강도가 높아진다.

여성 골반장기의 MR영상(2) - 두덩결합(치골결합) 높이 관상단면상 / coronal MR images at the level of pubic symphysis

A. T1 강조영상(T1 weighted image)

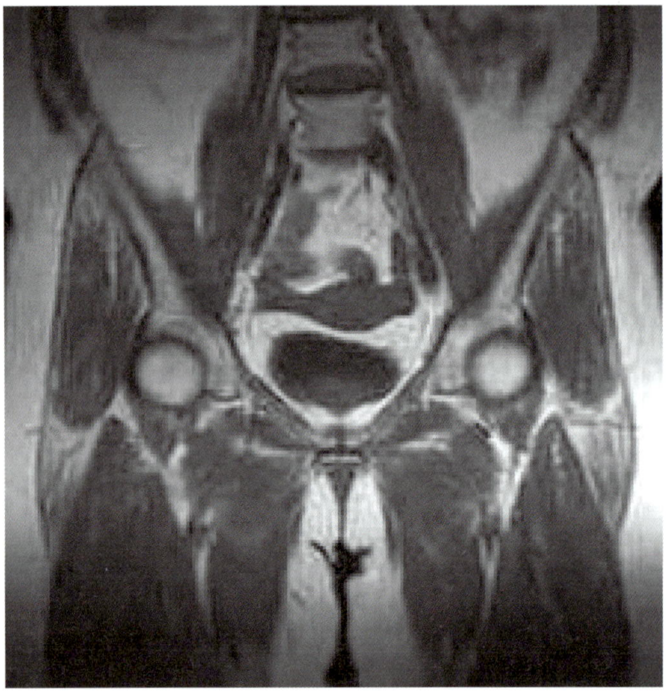

B. T2 강조영상(T2 weighted image)

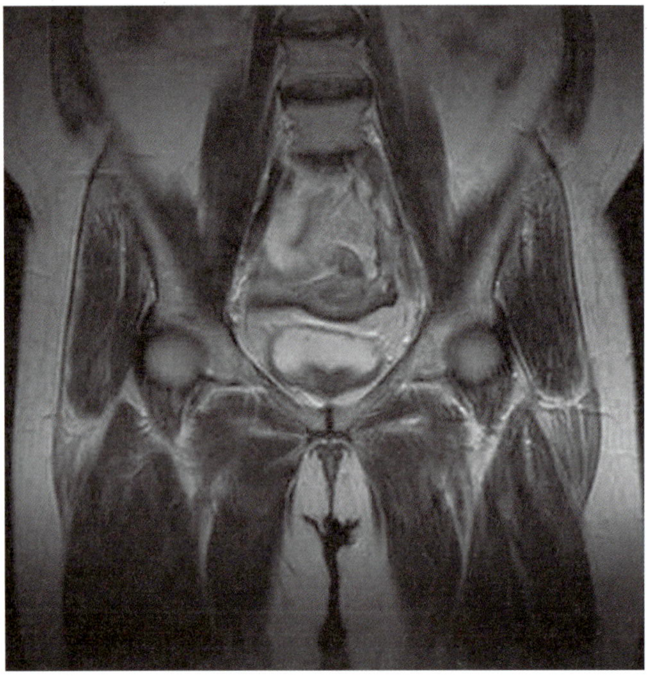

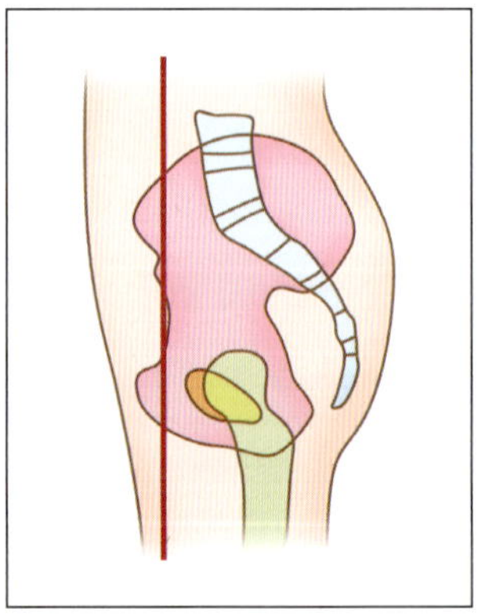

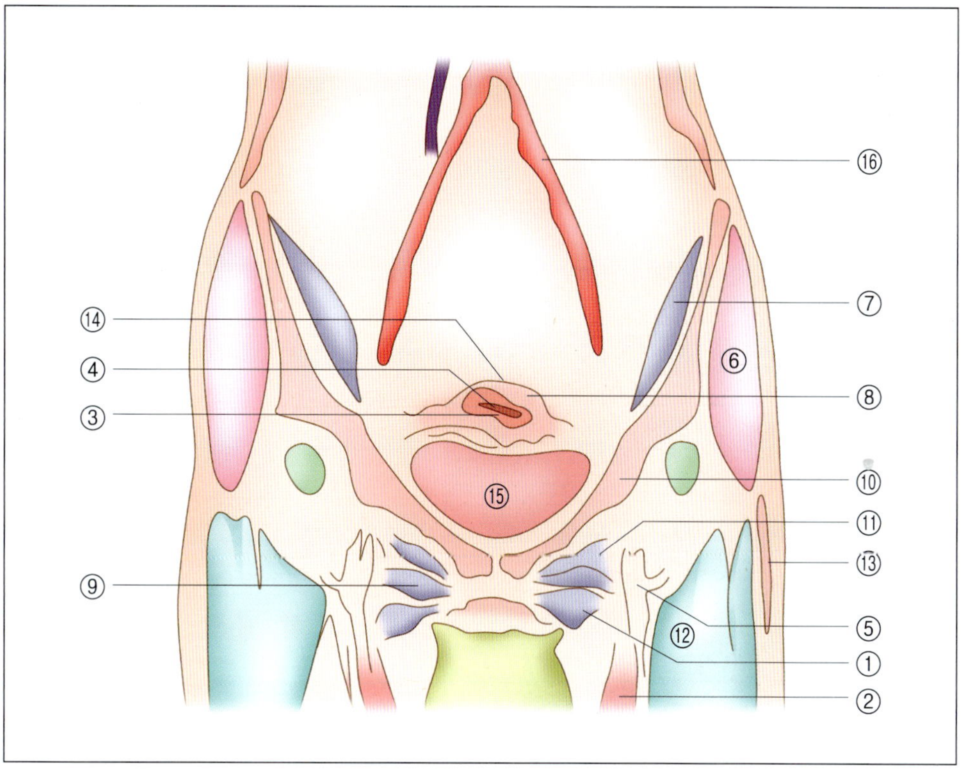

① 짧은모음근(단내전근) *adductor brevis muscle*
② 큰모음근(대내전근) *adductor magnus muscle*
③ 속막바로아래근육층(내막직하근층) *junctional zone*
④ 자궁속막(자궁내막) *endometrium*
⑤ 넙다리동맥(대퇴동맥) *femoral artery*
⑥ 중간볼기근(중둔근) *gluteus medius muscle*
⑦ 엉덩허리근(장요근) *iliopsoas muscle*
⑧ 자궁몸통근육층(자궁체부근층) *myometrium*
⑨ 바깥폐쇄근(외폐쇄근) *obturator externus muscle*
⑩ 두덩뼈(치골) *pubic bone*
⑪ 두덩근(치골근) *pectineus muscle*
⑫ 넙다리곧은근(대퇴직근) *rectus femoris muscle*
⑬ 넙다리근막긴장근(대퇴근막장근) *tensor fasciae latae muscle*
⑭ 자궁 *uterus*
⑮ 방광 *urinary bladder*
⑯ 온엉덩동맥(총장골동맥) *common iliac artery*

두덩결합(치골결합, pubic symphysis), 방광(urinary bladder), 앞으로 굽은 자궁몸통(자궁체부, uterine body), 대동맥 분기부(aortic bifurcation), 온엉덩동맥(총장골동맥, common iliac artery), 넙다리동맥(대퇴동맥, femoral artery) 등을 관찰할 수 있다.

혈관계(vascular system)에서는 흐름이 빠른 동·정맥(artery, vein)은 flow void phenomenon 때문에 신호(signal)가 나타나지 않고 무신호의 관강(lumen)모양 구조로 나타난다.

여성 골반장기의 MR영상(3) - 넙다리머리(대퇴골두) 높이 관상단면상 / coronal MR images at the level of femoral head

A. T1 강조영상(T1 weighted image)

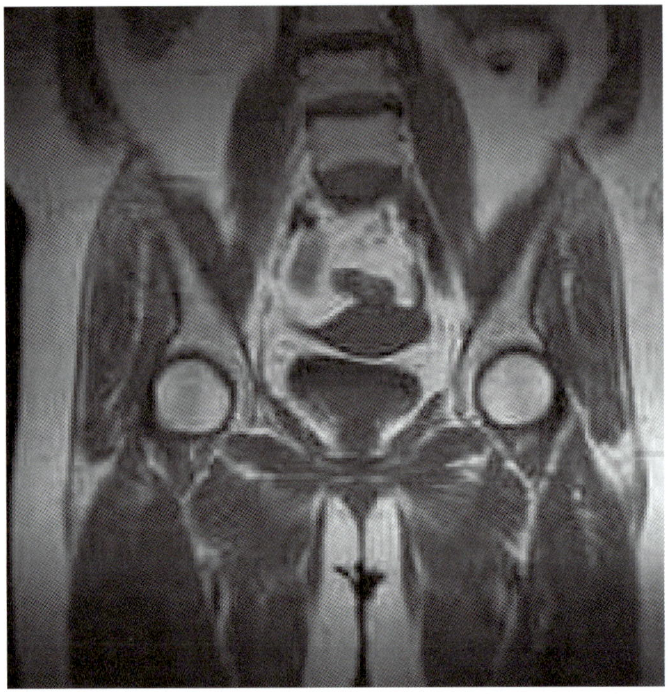

B. T2 강조영상(T2 weighted image)

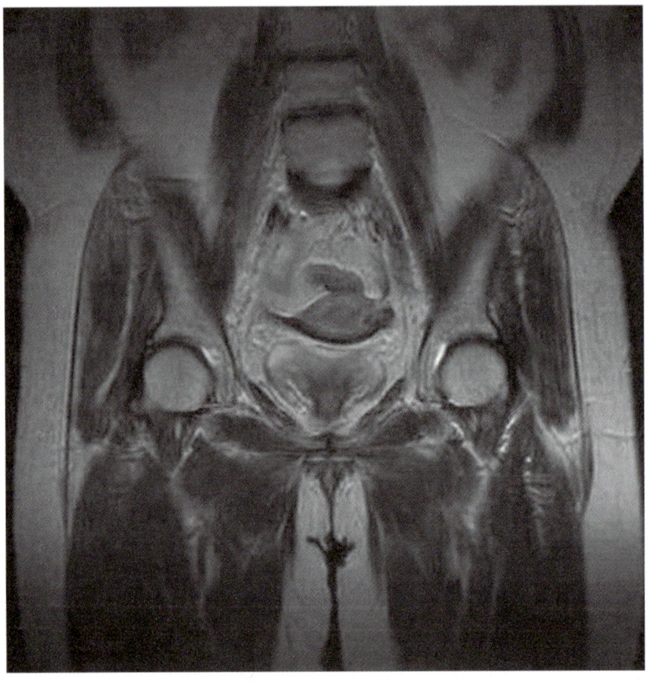

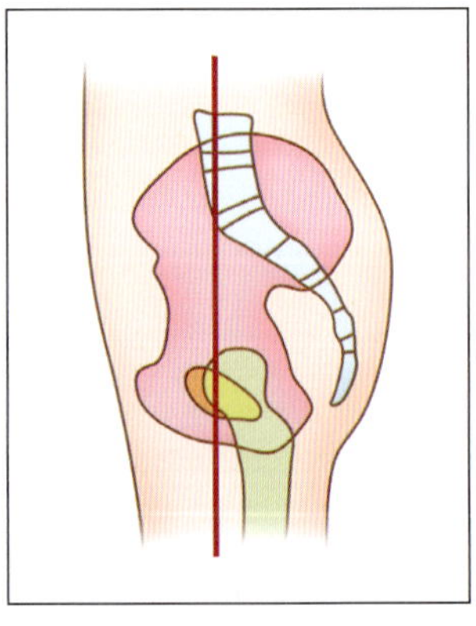

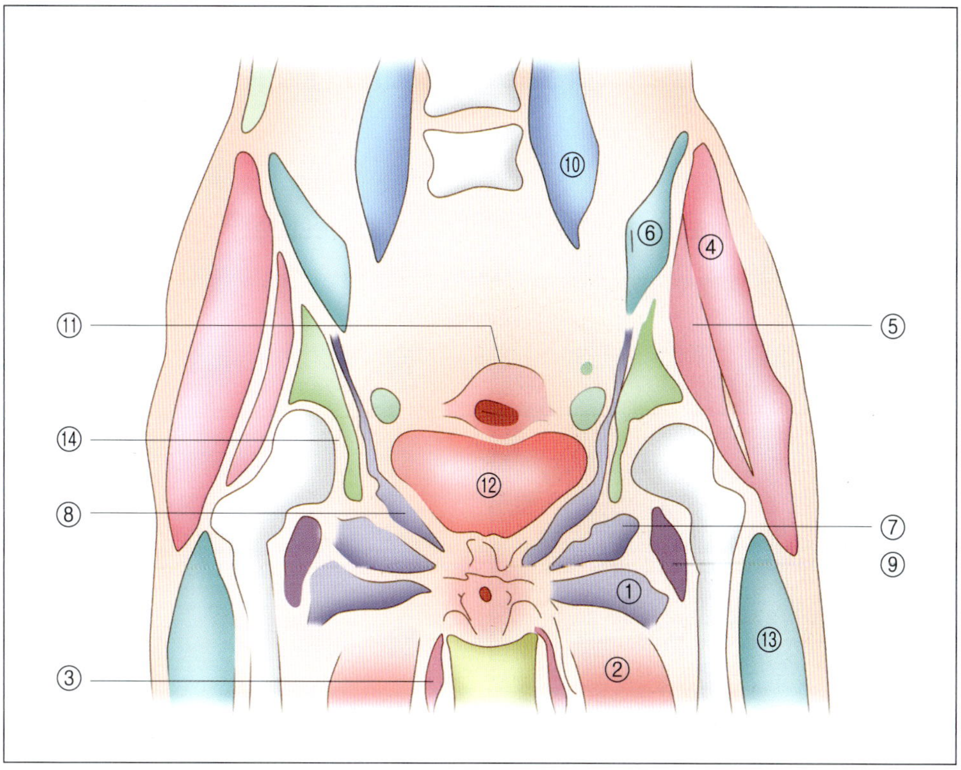

① 짧은모음근(단내전근) *adductor brevis muscle*
② 큰모음근(장내전근) *adductor magnus muscle*
③ 두덩정강근(치골경골근) *gracilis muscle*
④ 중간볼기근(중둔근) *gluteus medius muscle*
⑤ 작은볼기근(소둔근) *gluteus minimus muscle*
⑥ 엉덩허리근(장요근) *iliopsoas muscle*
⑦ 바깥폐쇄근(외폐쇄근) *obturator externus muscle*
⑧ 속폐쇄근(내폐쇄근) *obturator internus muscle*
⑨ 두덩근(치골근) *psoas muscle*
⑩ 허리근(요근) *pubic bone*
⑪ 자궁 *uterus*
⑫ 방광 *urinary bladder*
⑬ 가쪽넓은근(외측광근) *vastus lateralis muscle*
⑭ 엉덩관절(고관절) *hip joint*

넙다리뼈머리(대퇴골두, head of femur) 높이의 관상단면상은 넙다리뼈머리, 볼기뼈절구덮개(관절구개, acetabulum tectum), 엉덩관절(고관절, hip joint) 병변(lesion)을 관찰하는 데에 알맞은 단면상(cross section)이다. 뼈(bone)는 뼈겉질(골피질, cortical substance)과 뼈속질(골수, bone marrow)에서 영상이 틀리고, 겉질(cortex)에서는 신호(signal)가 나타나지 않고, T1강조영상(T1 weighted image), T2강조영상(T2 weighted image)에서 무신호영역(no signal area)으로 나타난다. 속질(medulla)은 내부의 지방성분(fat)으로서 T1강조영상에서 높은 신호강도(high signal strength), T2강조영상에서 약간 신호강도가 낮은 영역으로 나타난다.

한편, 넙다리뼈(대퇴골, femur) 높이의 관상단면상에서는 자궁목부(자궁경부, cervix), 자궁주위 결합조직 안 정맥얼기(정맥총, venous plexus), 질(vagina), 질주위 정맥얼기, 난소(ovary)가 관찰된다.

남성 골반장기의 초음파 영상(1)-방광 · 정낭 · 전립샘의 횡단면상 (경복벽 주사법) / transverse ultrasound images of male pelvis

A. 경복부 검사(transabdominal scan)에서 정낭(seminal vesicle)영상

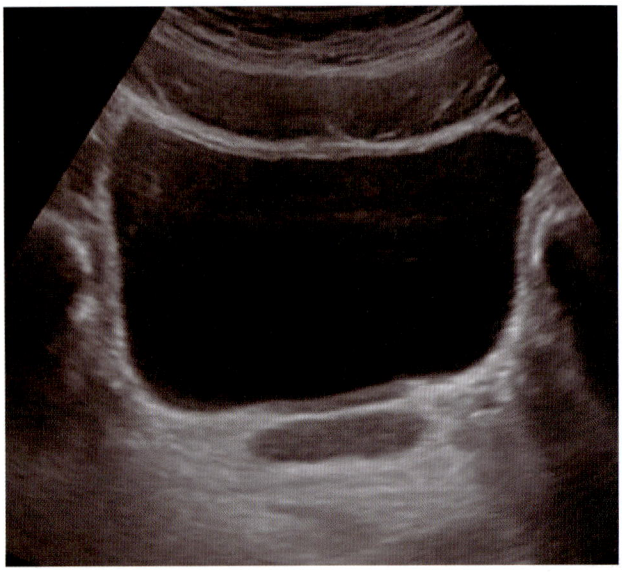

B. 경복부 검사(transabdominal scan)에서 전립샘(prostate)영상

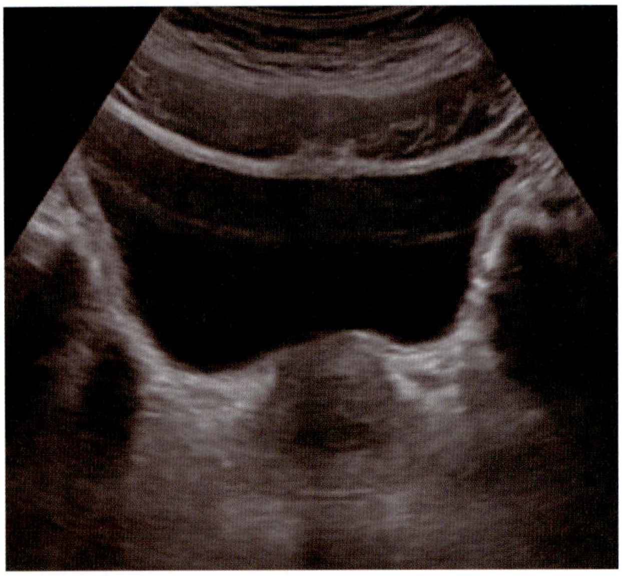

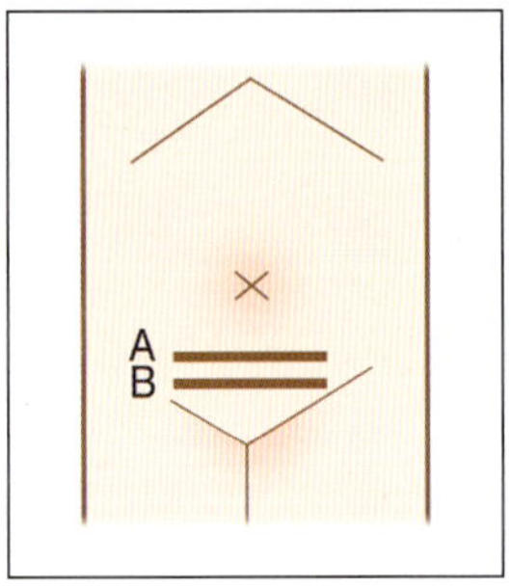

A

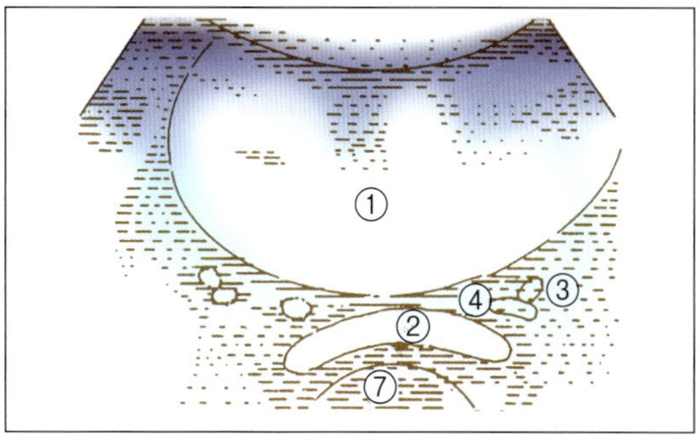

B

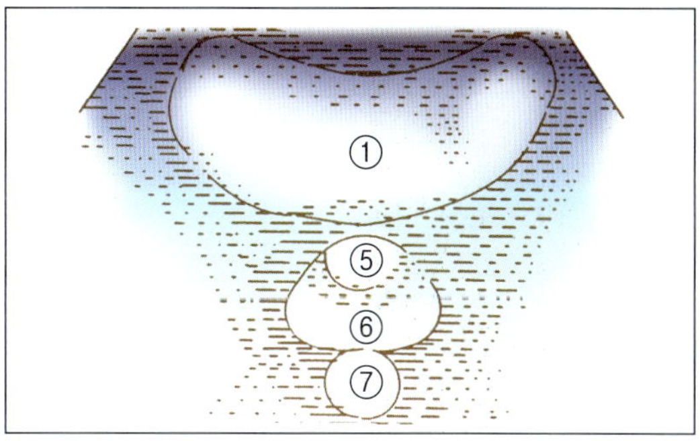

① 방광 *urinary bladder*
② 정낭 *seminal vesicle*
③ 정관팽대부 *ampulla of deferent duct*
④ 방광정낭각 *vesicoseminal angle*
⑤ 전립샘 중심부 *prostate(central zone)*
⑥ 전립샘 가장자리부 *prostate(peripheral zone)*
⑦ 직장[곧창자] *rectum*

경복벽주사법(trans–abdominal wall ultrasound images)은 방광(urinary bladder)·정낭(seminal vesicle)·전립샘(전립선, prostate gland) 등의 입체적인 위치관계(positional relationship)를 알기 쉽고, screening 검사법으로도 유용하다. 다만, 요(urin)가 방광에 저류되지 못하는 증례에서는 검출(detection)이 불가능하다.

장관안의 가스(gas)나 두덩뼈(치골, pubic bone)에 방해되어 전립샘이 잘 나타나지 않는 경우도 있다.

그림 A에서는 오른/왼쪽 정관은 염주모양(beaded)으로 방광바닥(방광저부, fundus of bladder)과 직장(곧창자, rectum) 사이에 나타났다.

그림 B에서는 정상 전립샘 영상으로 크기는 가로직경(transverse diameter) 4cm 이하, 앞–뒤직경(A–P diameter) 2cm 정도, 길이 3cm 정도이다

남성 골반장기의 초음파 영상(2)-방광 · 전립샘 · 요도의 종단면상 (경복벽 주사법) / longitudinal ultrasound images of male pelvis

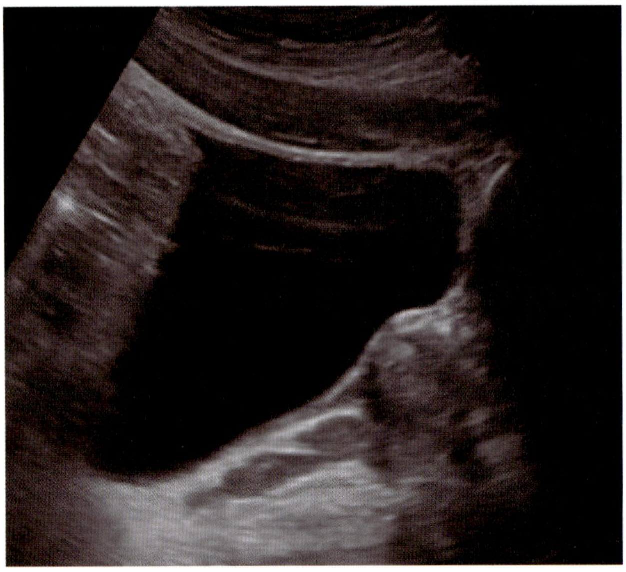

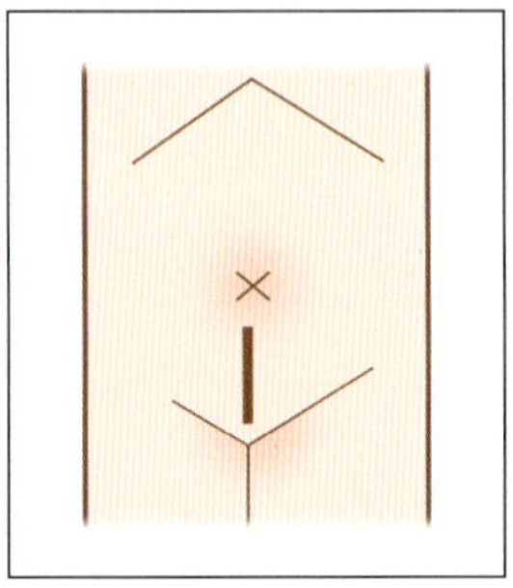

[정상 예]

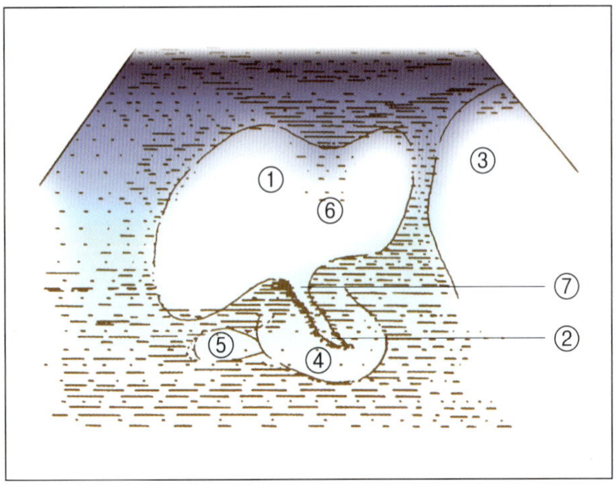

① 방광 *urinary bladder*
② 요도 전립샘부분(전립선부) *prostatic urethra*
③ 두덩뼈(치골) *pubic bone*
④ 전립샘(전립선) *prostate*
⑤ 정낭 *seminal vesicle*
⑥ 방광삼각부 *vesical triangle*
⑦ 속요도구멍(내요도구) *internal urethral orifice*

종단주사법(longitudinal ultrasound scan)에서는 전립샘(전립선, prostate gland)의 크기, 방광(urinary bladder) 안으로의 돌출(protrusion) 유무 및 그 정도, 속요도구멍(내요도구, internal urethral orifice), 요도 전립샘부분(전립선부, prostatic urethra)이 관찰된다.

남성 골반장기의 초음파 영상(3)-정낭 · 전립샘의 경직장 radial scan / transrectal radial scan of seminal vesicle and prostate

A. 정낭

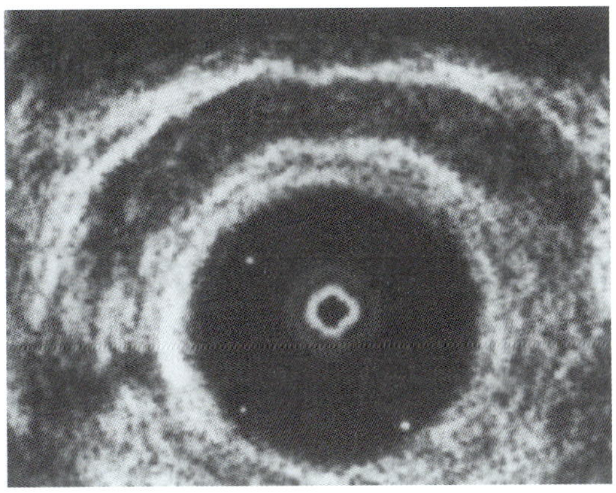

B. 정상 전립샘(전립선)

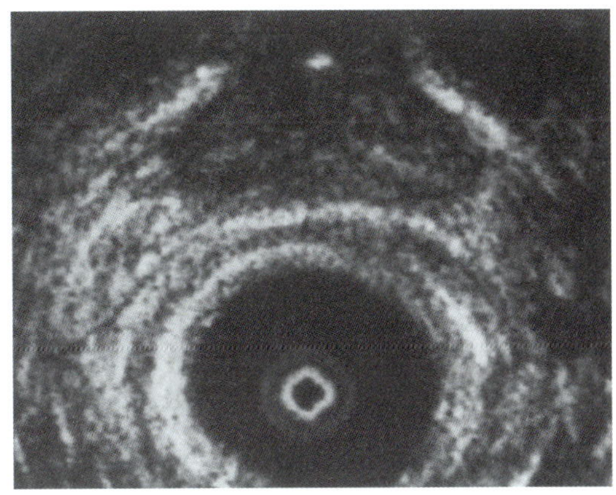

A

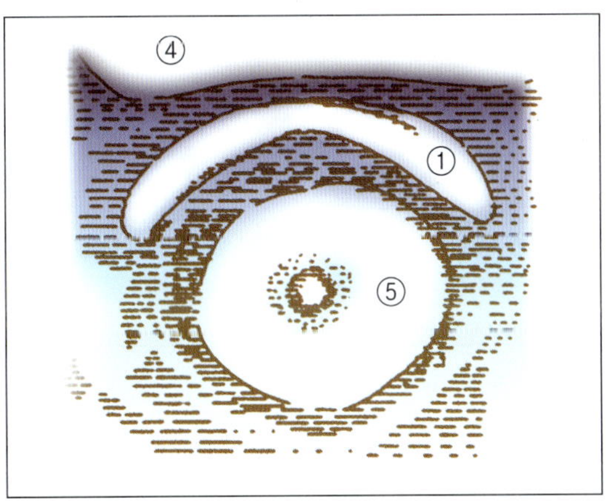

B

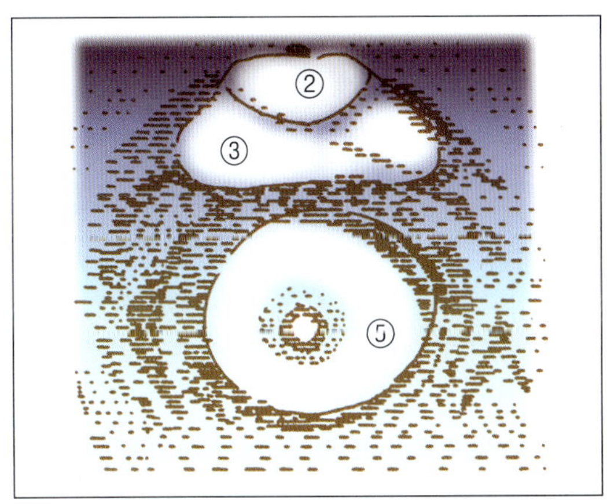

① 정낭 *seminal vesicle*
② 전립샘 중심부 *prostate(central zone)*
③ 전립샘 가장자리부 *prostate(peripheral zone)*
④ 방광 *urinary bladder*
⑤ 직장[곧창자] *rectum*

이 주사법(scanning method)으로 나타난 정상 정낭(seminal vesicle)은 직장(곧창자, rectum) 앞옆쪽에 좌우 대칭인 초승달 모양으로 보이고, 정상 전립샘(전립선, prostate gland)은 좌우 대칭이면서 앞-뒤직경(A-P diameter)이 짧은 반달모양(semilunar)을 보이고, 전립샘겉막(prostate membrane) 에코상은 끊어지지 않고 가늘게 연속되고 있다.

남성 골반장기의 초음파 영상(4)-전립샘의 경직장적 linear scan / transrectal linear scan of prostate

A. 정중(median)에서 30도 영상

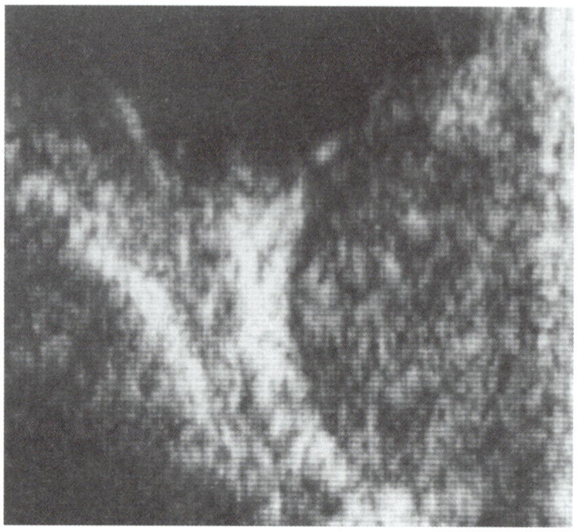

B. 정중(배뇨(voiding)시) 영상

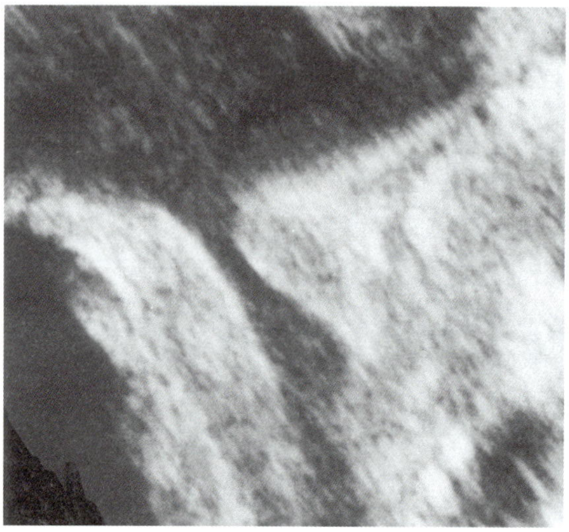

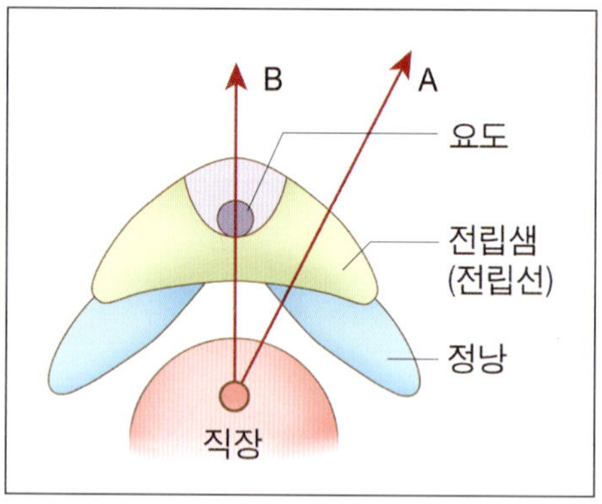

A

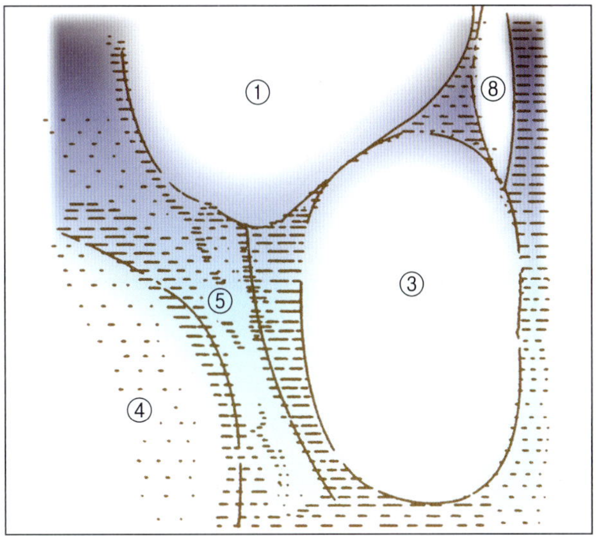

B

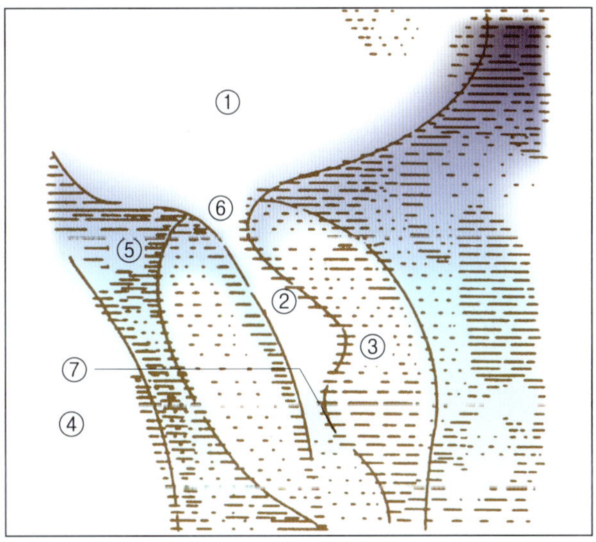

① 방광 *urinary bladder*
② 요도 전립샘부분(요도 전립선부) *prostatic urethra*
③ 전립샘(전립선) *prostate*
④ 두덩뼈(치골) *pubic bone*
⑤ *Santorini* 정맥얼기(정맥총) *venous plexus of Santorini*
⑥ 속요도구멍(내요도구) *internal urethral orifice*
⑦ 요도둔덕(정구) *verumontanum*
⑧ 정낭 *seminal vesicle*

이 주사법으로 나타난 영상에서 전립샘(전립선, prostate gland)과 주위 장기(organ) 사이에 입체적 위치관계(positional relationship)를 파악하기 쉽다. 또한, 배뇨(urination)시 영상에서는 방광목(방광경부, bladder neck)이나 요도 전립샘부분(전립선부, prostatic urethra)의 동적 관찰이 가능하다.

정상 전립샘 단면상은 그림 A의 왼쪽 30도 영상에서 보는 것과 같이 타원형(oviform)을 나타내고, 가장자리가 가지런하고 내부에코(internal echo)가 균일하다. 정중(median)상(image)에서는 요도구멍(요도구, urethral orifice)의 함요(dellen)가 표시되고, 배뇨시 영상에서는 그림 B와 같이 방광목의 깔때기모양 열림, 요도 전립샘부분의 확장, 요의 유출이 관찰된다.

남성 골반장기의 CT영상(1)–정낭 / axial CT images of male pelvis - seminal vesicle

A. 50대

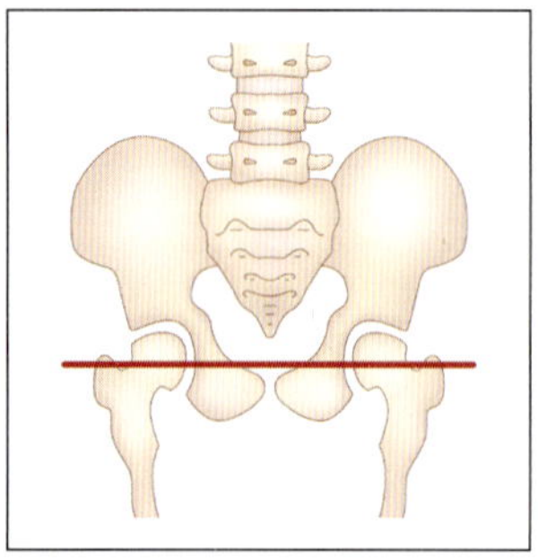

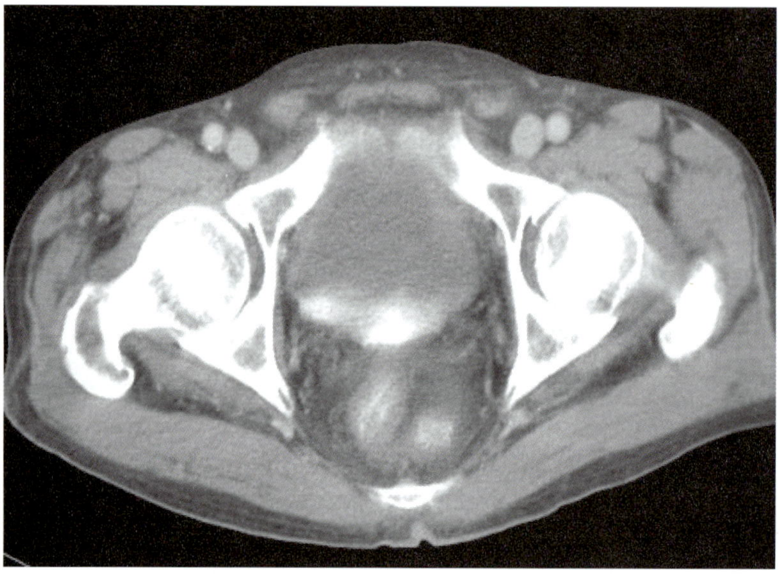

B. 30대

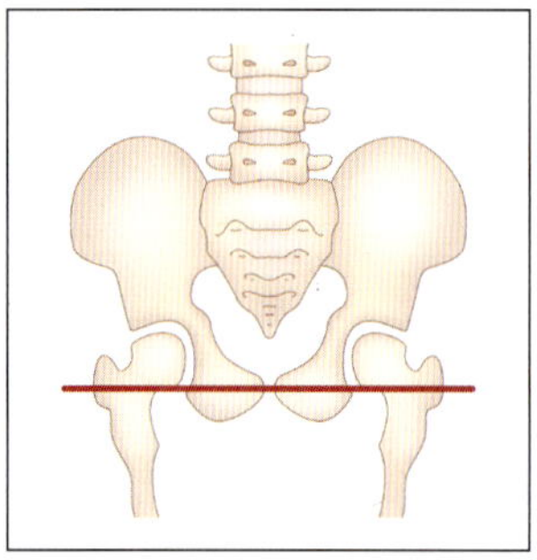

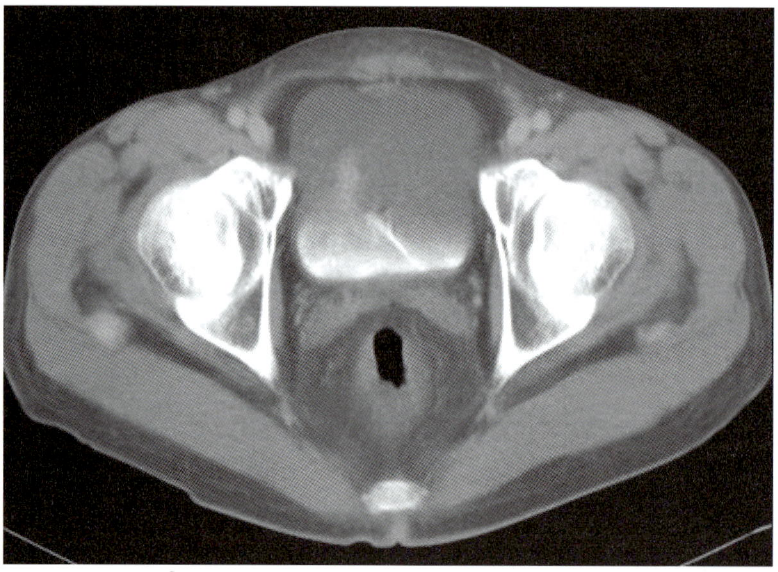

A

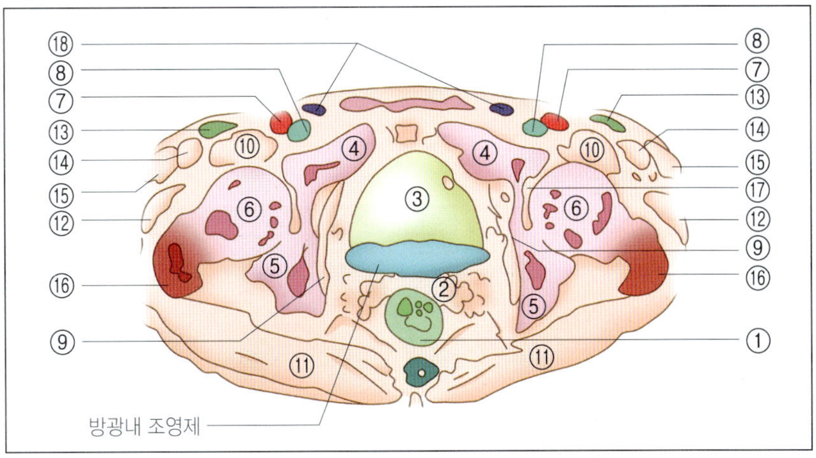

B

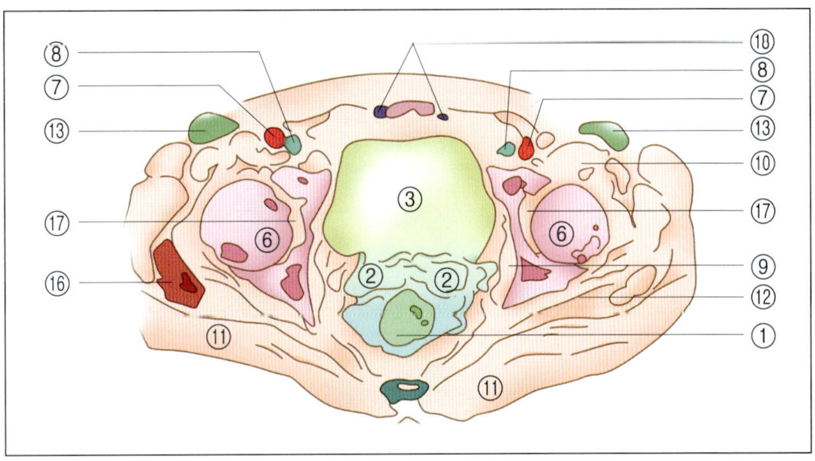

① 직장[곧창자] *recutm*
② 성낭 *seminal vesicle*
③ 방광 *urinary bladder*
④ 두덩뼈위가지(치골상지) *superior ramus of pubic bone*
⑤ 엉덩뼈몸통(좌골체) *ischial body*
⑥ 넙다리뼈목(대퇴골경) *femoral neck*
⑦ 바깥엉덩동맥(외장골동맥) *external iliac artery*
⑧ 바깥엉덩정맥(외장골정맥) *external iliac vein*
⑨ 속폐쇄근(내폐쇄근) *obturator internus muscle*
⑩ 엉덩허리근(장요근) *iliopsoas muscle*
⑪ 큰볼기근(대둔근) *gluteus maximus muscle*
⑫ 중간볼기근(중둔근) *gluteus medius muscle*
⑬ 넙다리빗근(봉공근) *sartorius muscle*
⑭ 넙다리곧은근(대퇴직근) *rectus femoris muscle*
⑮ 넙다리근막긴장근(대퇴근막장근) *tensor fasciae latae muscle*
⑯ 넙다리뼈큰돌기(대전자) *greater trochanter*
⑰ 엉덩관절(고관절) *hip joint*
⑱ 정삭 *spermatic cord*

골반(pelvis)내 남성 성기(male genitals)는 전립샘(전립선, prostate gland)과 정낭(seminal vesicle)이다. 정낭은 대칭성(symmetry)으로 있는 두 개의 장기(organ)로, 방광바닥(방광저부, fundus of bladder)과 직장(recutm) 사이의 복막바깥(extraperitoneal)에 위치한다. 정낭의 아래끝은 정관(vas deferens)에 연속되어 있다. CT영상에서 모서리(margin)가 뚜렷한 원기둥모양 구조물로 좌우 대칭성이다. 크기는 대략 6cm 정도이지만, 나이에 따라 차이가 있어 젊은 나이층이 노년층보다 크다(그림 A, B).

남성 골반장기의 CT영상(2)-전립샘 / axial CT images of male pelvis - prostate

A. 두덩결합(치골결합, pubic symphysis) 높이

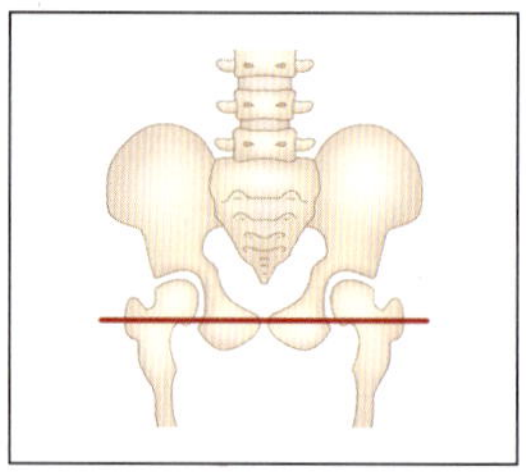

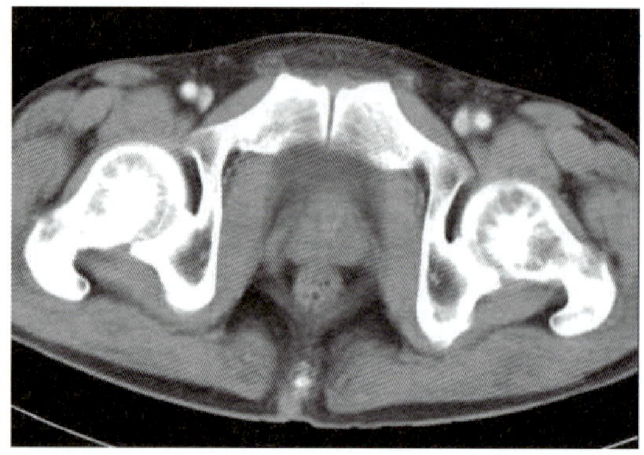

B. 두덩뼈(치골) 하연 높이

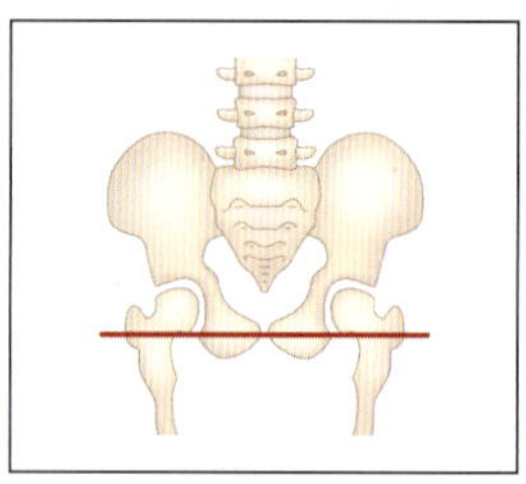

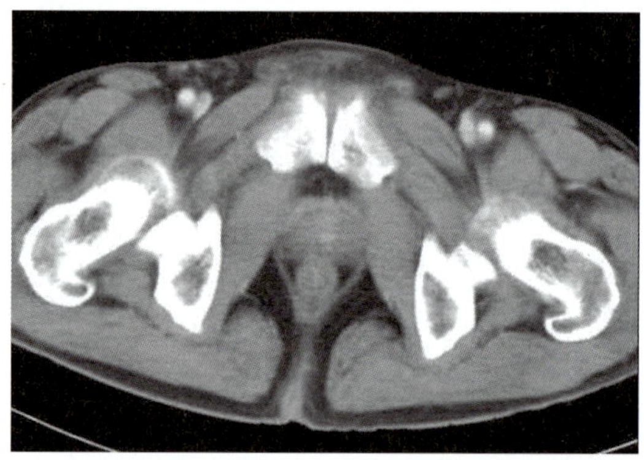

C. 궁둥뼈(좌골, ischium) 상연 높이

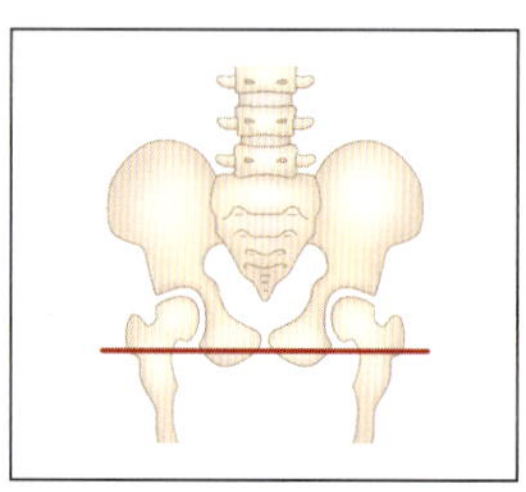

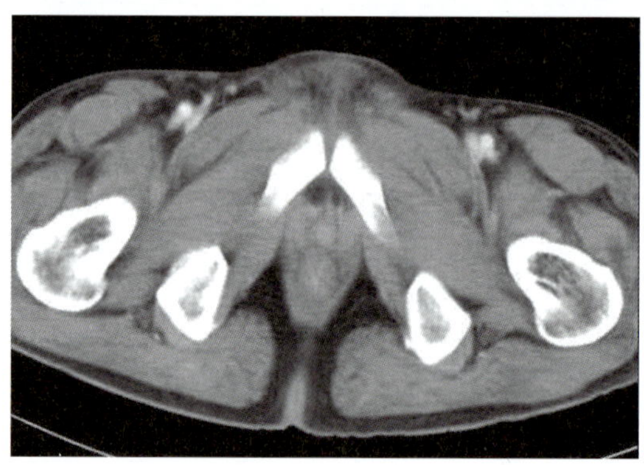

D. 궁둥뼈(좌골) 하연 높이

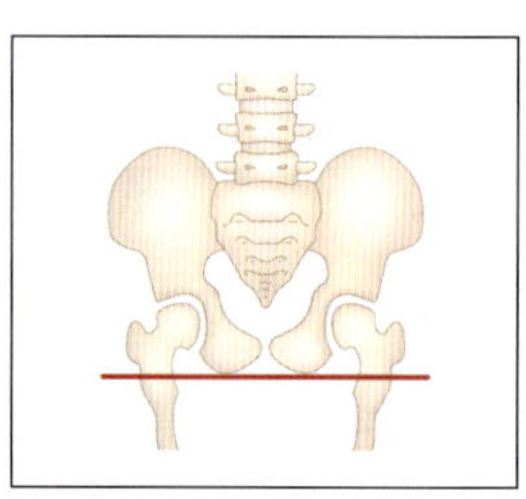

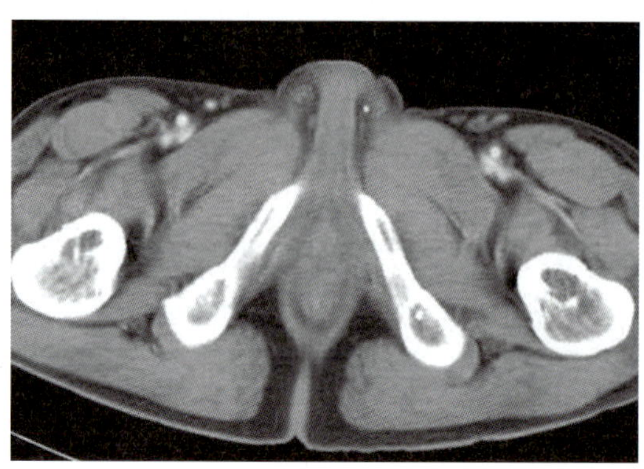

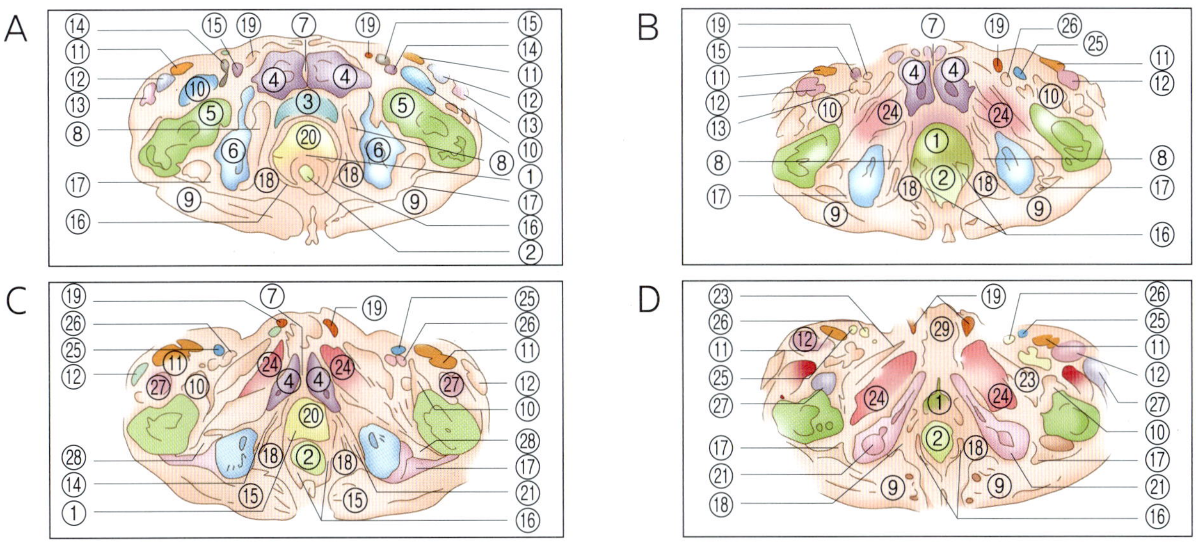

① 전립샘(전립선) *prostate*
② 직장[곧창자] *rectum*
③ 방광 *urinary bladder*
④ 두덩뼈(치골) *pubic bone*
⑤ 넙다리뼈머리(대퇴골두) *femoral head*
⑥ 궁둥뼈몸통(좌골체) *ischial body*
⑦ 두덩결합(치골결합) *pubic symphysis*
⑧ 속폐쇄근(내폐쇄근) *obturator internus muscle*
⑨ 큰볼기근(대둔근) *gluteus maximus muscle*
⑩ 엉덩허리근(장요근) *iliopsoas muscle*
⑪ 넙다리빗근(봉공근) *sartorius muscle*
⑫ 넙다리곧은근(대퇴직근) *rectus femoris muscle*
⑬ 넙다리근막긴장근(대퇴근막장근) *tensor fasciae latae muscle*
⑭ 바깥엉덩동맥(외장골동맥) *external iliac artery*
⑮ 바깥엉덩정맥(외장골정맥) *external iliac vein*
⑯ 항문올림근(항문거근) *levator ani muscle*
⑰ 궁둥신경(좌골신경) *sciatic nerve*
⑱ 궁둥좌골직장오목(좌골직장와) *ischiorectal fossa*
⑲ 정삭 *spermatic cord*
⑳ 요도 *urethra*
㉑ 궁둥결절(좌골결절) *ischial tubercle*
㉒ 넙나리뼈(내되날) *femur*
㉓ 두덩근(치골근) *pectineus muscle*
㉔ 바깥폐쇄근(외폐쇄근) *obturator externus muscle*
㉕ 넙다리동맥(대퇴동맥[) *femoral artery*
㉖ 넙다리정맥(대퇴정맥) *femoral vein*
㉗ 가쪽넓은근(외측광근) *vastus lateralis muscle*
㉘ 넙다리네모근(대퇴방형근) *quadratus femoris muscle*
㉙ 음경해면체 *penile cavernous body*

전립샘(전립선, prostate)은 직장(곧창자, rectum) 앞, 방광(urinary bladder) 바로 아래 있는 성샘장기이 다. 앞쪽은 Retzius강으로 두덩뼈(치골, pubic bone)에서 떨어져 있으며, 뒤쪽은 섬유성 직장방광사이벽(Denonvillier근막, fibrous rectal bladder wall)으로 둘러싸여져 있다(그림 A, B). 위쪽에는 정낭(seminal vesicles)이 있다. 전립샘(prostate gland)의 CT영상에서 그 크기는 젊은 나이 때에 폭 3.1cm, 앞-뒤 직경 1.3cm, 길이 3.0cm 정도이다. 60살 이상에서는 폭 4.8cm, 앞-뒤직경 4.3cm, 길이 5.0cm 정도로 나이가 많아지면 크기가 증가하나 형태는 대칭성(symmetry)이다. CT영상에서 전립샘은 중정도(medium)의 농도로 내부가 균일하다.

정삭(spermatic cord)은 CT영상에서 얇은 벽으로 된 고리(ring)모양의 구조물로 두덩뼈(pubic bone) 바깥쪽에 좌우 대칭성으로 보인다(그림 A~D).

내부에는 점모양 또는 작은 줄모양의 음영(shadow)이 보이는 경우도 있다. 이것 등은 정삭과 정삭동·정맥(spermatic cord artery/vein)이다. 정삭은 골반(pelvis) 아래부분에 이행할수록 중심부 가까이에 나타난다. 음경(penis)은 궁둥뼈(좌골, ischium)가 보이는 높이에서 골반의 앞쪽에 나타나며, 내부는 음경해면체(penile cavernous body)가 차지하고 있다(그림 C, D).

남성 골반장기의 CT영상(3) / axial CT images of male pelvis(3)

다섯째 허리뼈(L5) 높이

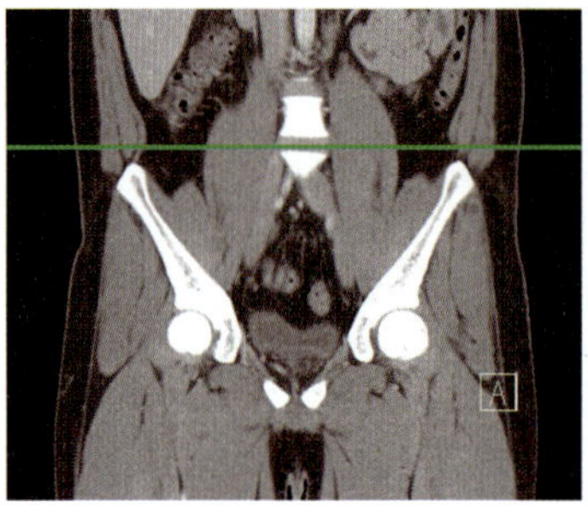

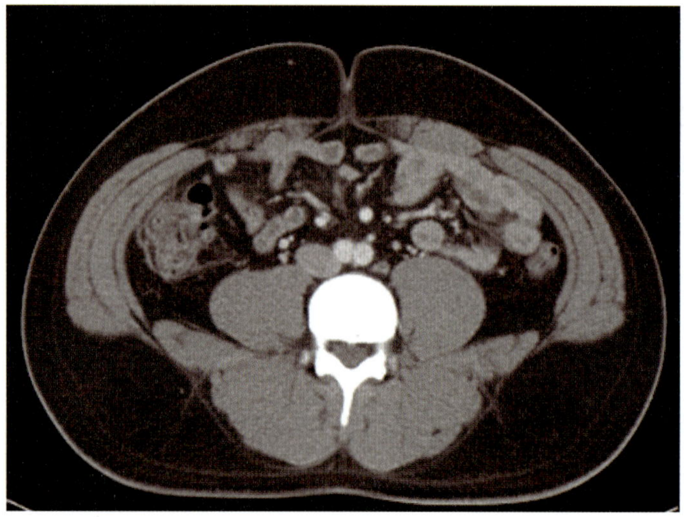

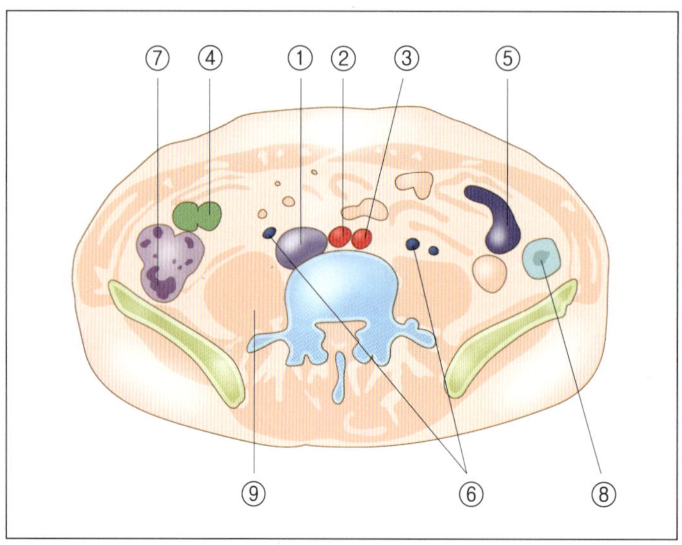

① 아래대정맥(하대정맥) *inferior vena cava*
② 오른온엉덩동맥(우총장골동맥) *right common iliac artery*
③ 왼온엉덩동맥(좌총장골동맥) *left common iliac artery*
④ 돌창자(회장) *ileum*
⑤ 빈창자(공장) *jejunum*
⑥ 요관 *ureter*
⑦ 오름창자(상행결장) *ascending colon*
⑧ 내림창자(하행결장) *descending colon*
⑨ 큰허리근(대요근) *psoas major muscle*

허리엉치관절(L5–S1 junction) 높이

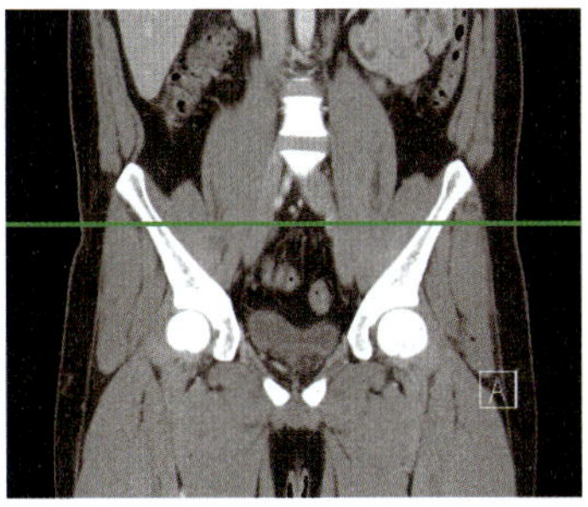

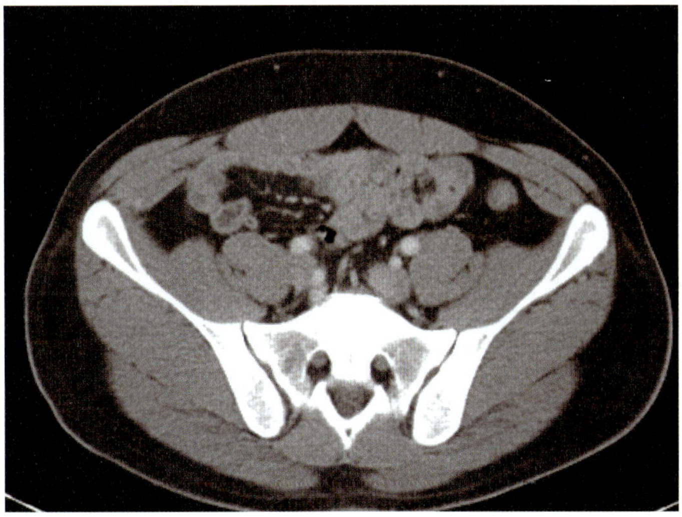

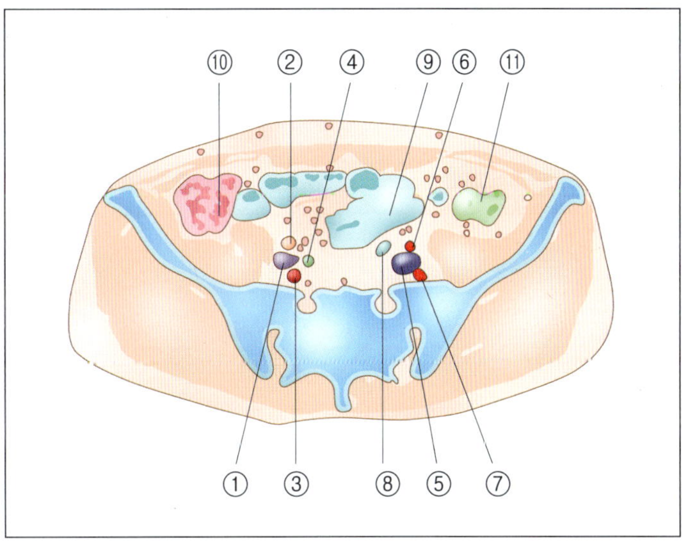

① 오른온엉덩정맥(우총장골정맥) *right common iliac vein*
② 오른바깥엉덩동맥(우외장골동맥) *right external iliac artery*
③ 오른속엉덩동맥(우내장골동맥) *right internal iliac artery*
④ 오른요관(우요관) *right ureter*
⑤ 왼온엉덩정맥(좌총장골정맥) *left common iliac vein*
⑥ 왼바깥엉덩동맥(좌외장골동맥) *left external iliac artery*
⑦ 왼속엉덩동맥(좌내장골동맥) *left internal iliac artery*
⑧ 왼요관(좌요관) *left ureter*
⑨ 돌창자(회장) *ileum*
⑩ 막창자(맹장) *cecum*
⑪ 내림창자(하행결장) *descending colon*

남성 골반장기의 CT영상(4) / axial CT images of male pelvis(4)

둘째, 셋째 엉치뼈(S2, S3) 높이

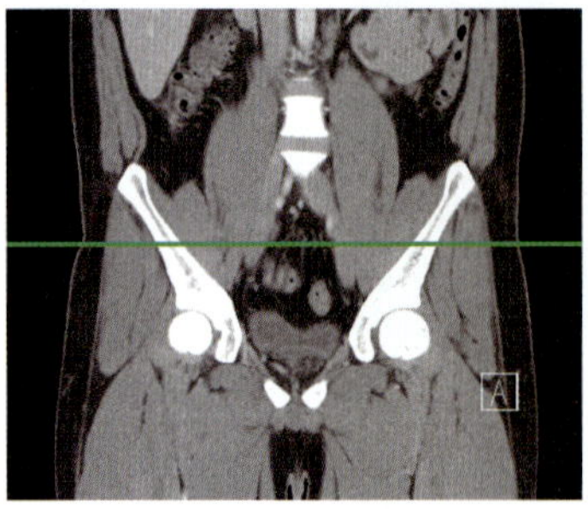

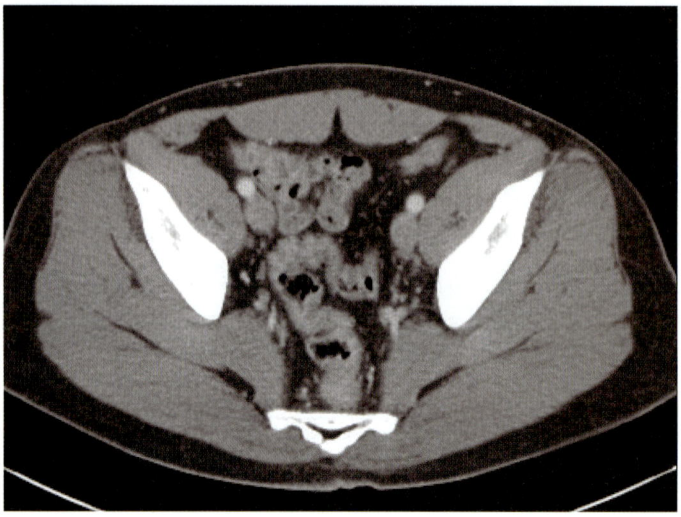

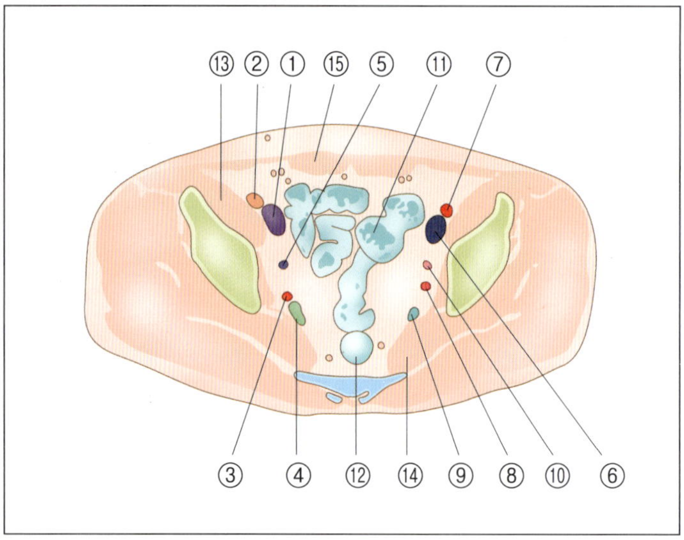

① 오른바깥엉덩정맥(우외장골정맥) *right external iliac vien*
② 오른바깥엉덩동맥(우외장골동맥) *right external iliac artery*
③ 오른속엉덩동맥(우내장골동맥) *right internal iliac artery*
④ 오른속엉덩정맥(우내장골정맥) *right internal iliac vien*
⑤ 오른요관 *right ureter*
⑥ 왼바깥엉덩정맥(좌외장골정맥) *left external iliac vien*
⑦ 왼바깥엉덩동맥(좌외장골동맥) *left external iliac artery*
⑧ 왼속엉덩동맥(좌내장골동맥) *left internal iliac artery*
⑨ 왼속엉덩정맥(좌내장골정맥) *left internal iliac vien*
⑩ 왼요관(좌요관) *left ureter*
⑪ 구불창자(S자결장) *sigmoid colon*
⑫ 곧창자(직장) *rectum*
⑬ 엉덩근(장골근) *iliac muscle*
⑭ 궁둥구멍근(좌골근) *piriform muscle*
⑮ 배곧은근(복직근) *rectus abdominis muscle*

볼기뼈절구(acetabulum) 높이

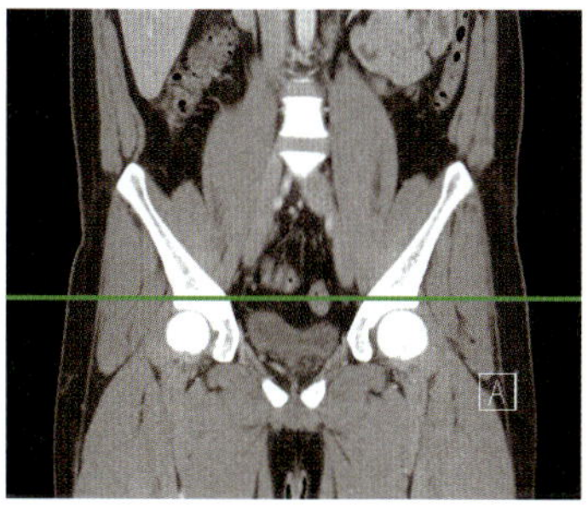

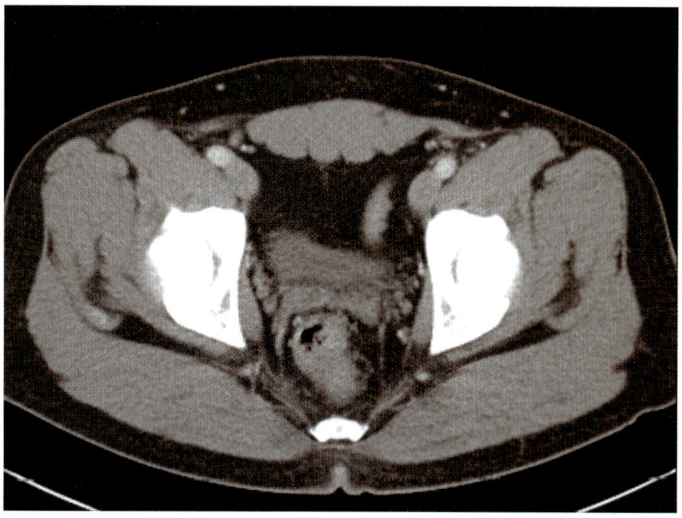

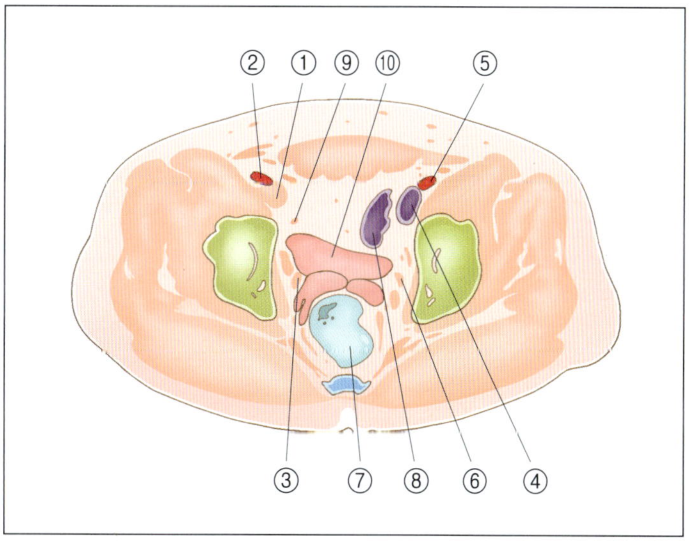

① 오른바깥엉덩정맥(우외장골정맥) *right external iliac vein*
② 오른바깥엉덩동맥(우외장골동맥) *right external iliac artery*
③ 오른요관 *right ureter*
④ 왼바깥엉덩정맥(좌외장골정맥) *left external iliac vein*
⑤ 왼바깥엉덩동맥(좌외장골동맥) *left external iliac artery*
⑥ 왼요관(좌요관) *left ureter*
⑦ 곧창자(직장) *rectum*
⑧ 구불창자(*S*자결장) *sigmoid colon*
⑨ 정관 *deferent duct*
⑩ 방광 *urinary bladder*

12 동맥, 정맥, 림프관
arteries, veins and lymphatics

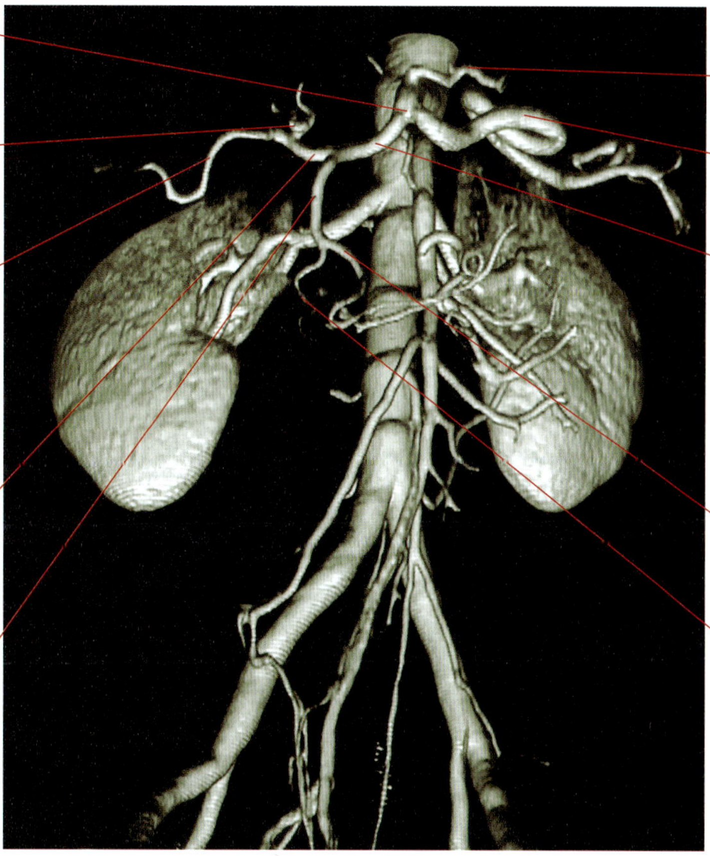

복강동맥, 3차원 CTA

심장혈관계통(cardiovascular system)과 림프계통(lymphatic system)을 합하여 순환기계통(circulatory system)이라고 한다. 심장혈관계통은 심장(heart)과 혈관(blood vessel)으로 되어 있다. 심장은 순환한 혈액을 받아 온몸으로 공급하는 역할을 한다. 심장에서 나가는 혈관을 동맥(artery), 심장으로 돌아오는 혈관을 정맥(vein)이라고 한다. 림프계통은 림프구를 만드는 장기와 림프관(lymphatic vessels)으로 이루어져 있다.

심맥관계통 동맥계 / arteries of cardiovascular system

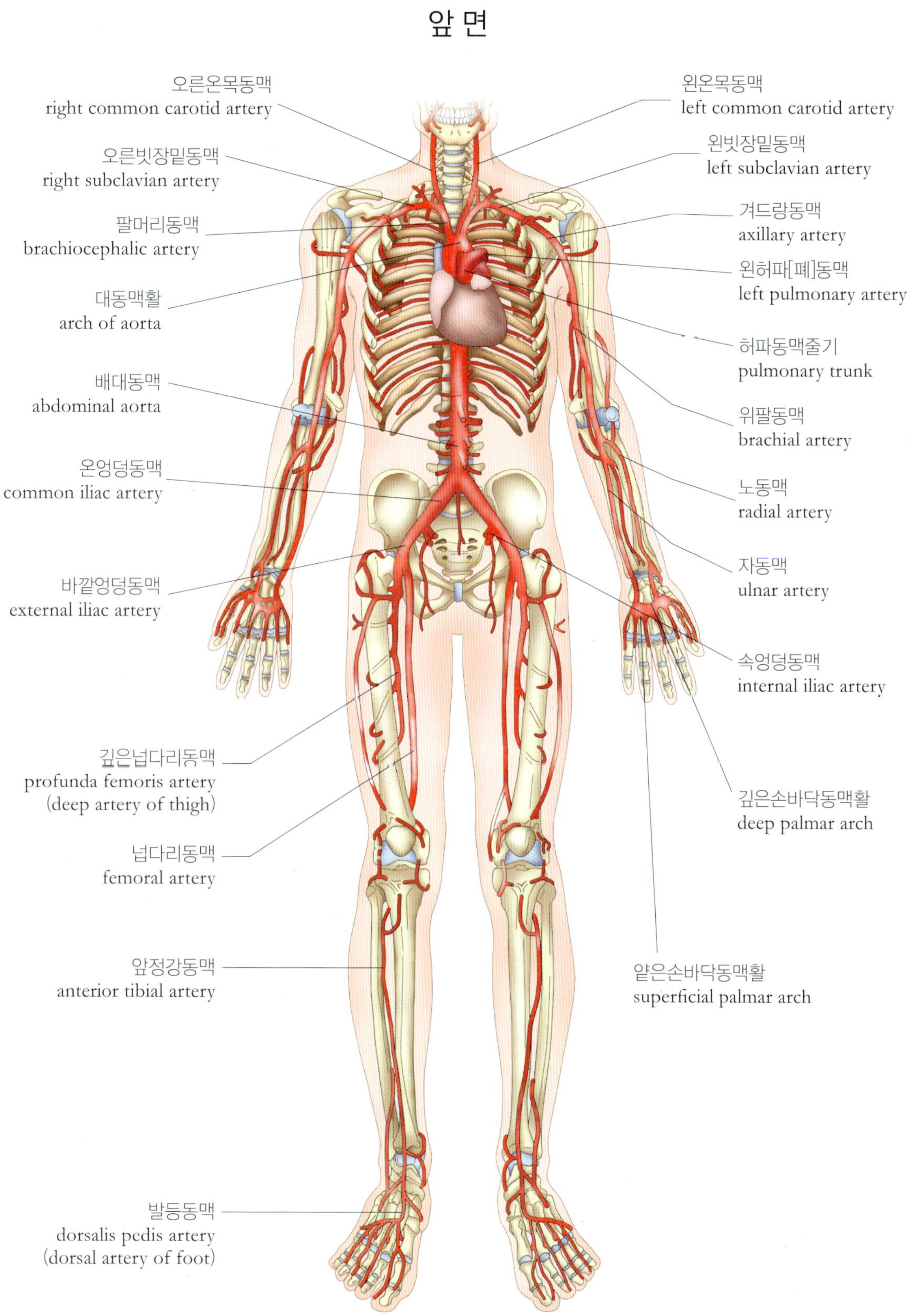

A. 정면상(frontal image)

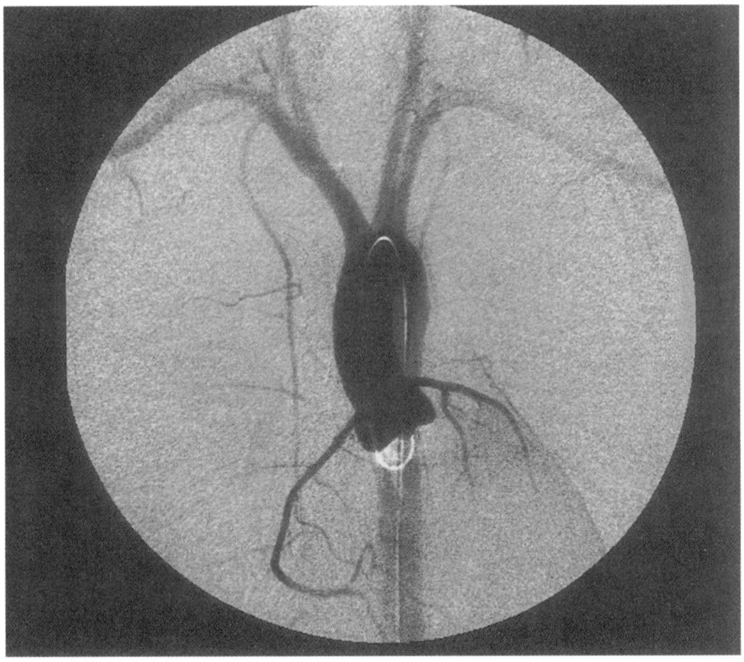

B. 좌전사위상
(left anterior oblique image)

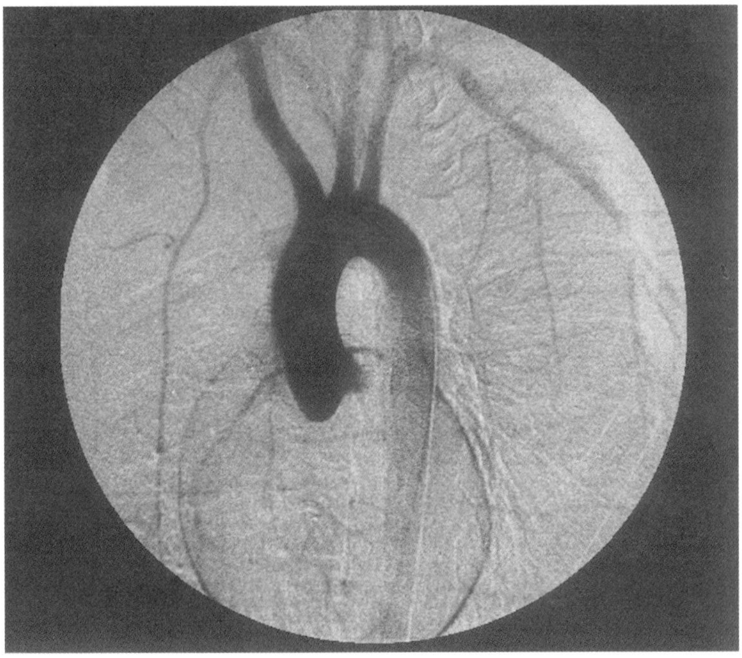

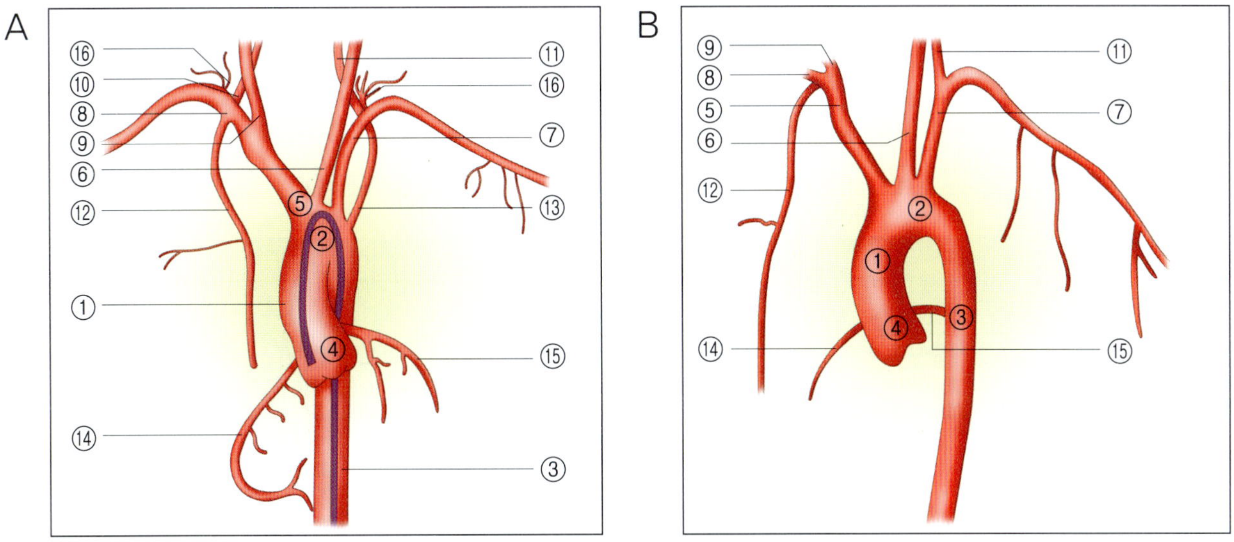

① 오름대동맥(상행대동맥) *ascending aorta*
② 대동맥활(대동맥궁) *aortic arch*
③ 내림대동맥(하행대동맥) *descending aorta*
④ *Valsalva* 동 *Valsalva's sinus*
⑤ 팔머리동맥(완두동맥) *brachiocephalic artery*
⑥ 왼온목동맥(좌총경동맥) *left common carotid artery*
⑦ 왼빗장밑동맥(좌쇄골하동맥) *left subclavian artery*
⑧ 오른빗장밑동맥(우쇄골하동맥) *right subclavian artery*
⑨ 오른온목동맥(우총경동맥) *right common carotid artery*
⑩ 오른척추동맥(우추골동맥) *right vertebral artery*
⑪ 왼척추동맥(좌추골동맥) *left vertebral artery*
⑫ 오른속가슴동맥(우내흉동맥) *right internal thoracic artery*
⑬ 왼속가슴동맥(좌내흉동맥) *left internal thoracic artery*
⑭ 오른관상동맥[오른심장동맥](우관상동맥) *right coronary artery*
⑮ 왼관상동맥[왼심장동맥](좌관상동맥) *left coronary artery*
⑯ 갑상목동맥(갑상경동맥간) *thyrocervical trunk*

대동맥(aorta)은 왼심실(좌심실, left ventricle) 위쪽의 동맥원뿔(동맥원추, conus arteriosus)에서 나와 약간 오른 앞쪽으로 나아가고, 팔머리동맥(완두동맥, brachiocephalic artery)을 분기할 때까지의 오름대동맥(상행대동맥, ascending aorta), 팔머리동맥이 나오는 부분에서 왼쪽을 나아가고 활모양(arciform)으로 주행하여 셋째~넷째 등뼈(흉추골, thoracic vertebra)의 높이에 이를 때까지의 대동맥활(대동맥궁, aortic arch), 그 아래에서 척주(spinal column)의 왼쪽을 내려가는 내림대동맥(하행대동맥, descending aorta)으로 나누어진다.

그림 A는 젊은 사람이기 때문에 오름대동맥, 대동맥활, 내림대동맥이 중복되어 보이나, 나이가 많아지면 대동맥이 연장되어 중복상태가 감소한다.

그림 B는 좌전사위상(left anterior oblique image)으로 대동맥활부의 병변(lesion)이 잘 나타나게 되고, 정면상(front image)과 측면상(lateral image)에서 중복되어 나타났던 대동맥활부에서 나뉘는 주요동맥(main artery)을 관찰할 수 있다.

자기공명혈관조영(MRA, magnetic resonance angiography) 영상

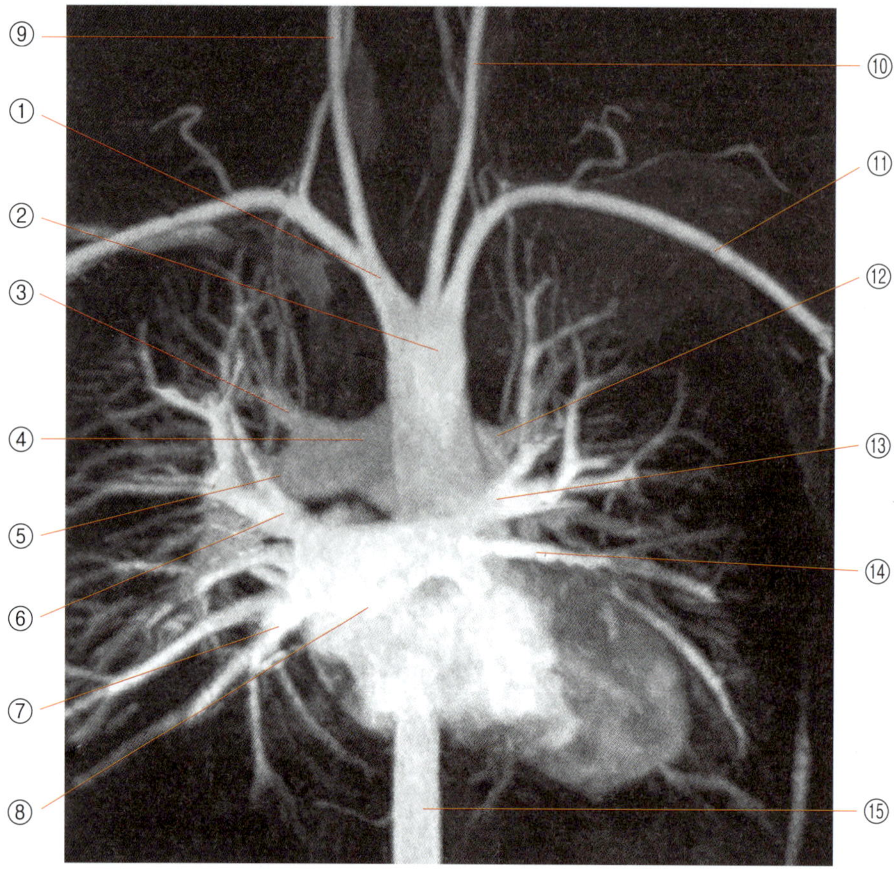

① 팔머리동맥(완두동맥) *brachiocephalic artery*
② 오름대동맥(상행대동맥) *ascending aorta*
③ 오른오름허파동맥(우상행폐동맥) *right ascending pulmonary artery*
④ 오른허파동맥(우폐동맥) *right pulmonary artery*
⑤ 오른내림허파동맥(우하행폐동맥) *right descending pulmonary artery*
⑥ 오른위허파정맥(우상폐정맥) *right superior pulmonary vein*
⑦ 오른아래허파정맥(우하폐정맥) *right inferior pulmonary vein*
⑧ 왼심방(좌심방) *left atrium*
⑨ 오른온목동맥(우총경동맥) *right common carotid artery*
⑩ 왼온목동맥(좌총경동맥) *left common carotid artery*
⑪ 왼빗장밑동맥(좌쇄골하동맥) *left subclavian artery*
⑫ 왼허파동맥(좌폐동맥) *left pulmonary artery*
⑬ 왼위허파정맥(좌상폐정맥) *left superior pulmonary vein*
⑭ 왼아래허파정맥(우상폐정맥) *left inferior pulmonary vein*
⑮ 내림대동맥(하행대동맥) *descending aorta*

허파[폐]혈관조영 / pulmonary vessels

CT 혈관조영 영상(angiogram), coronal view

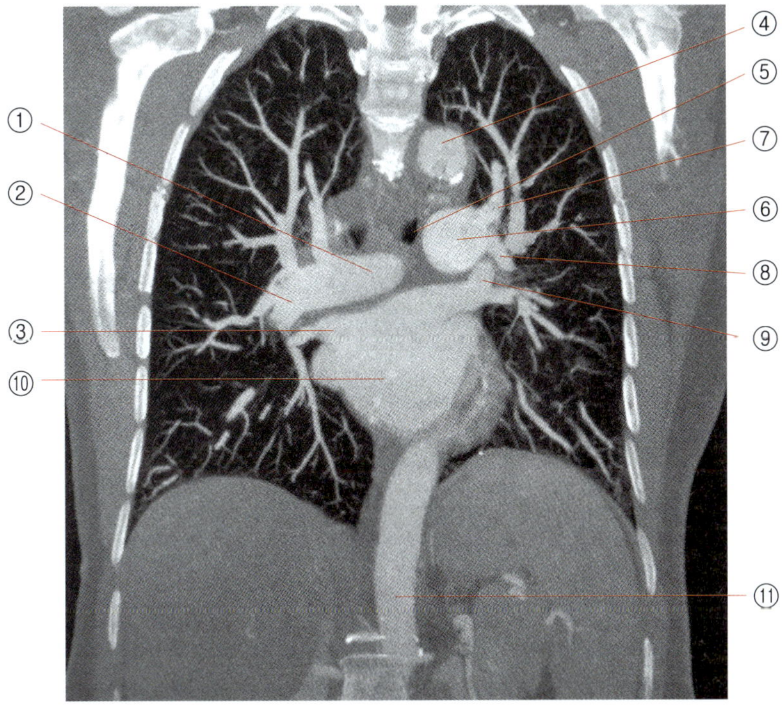

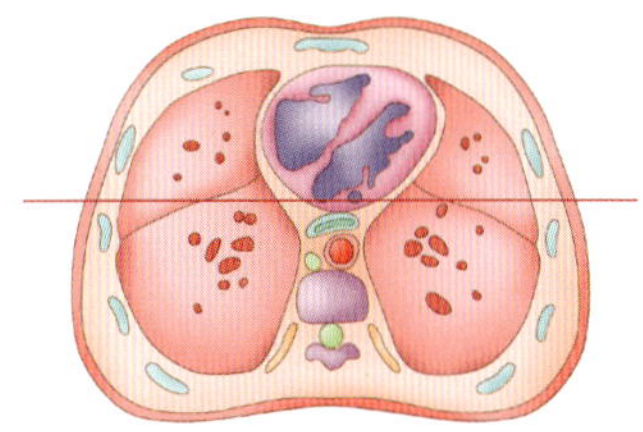

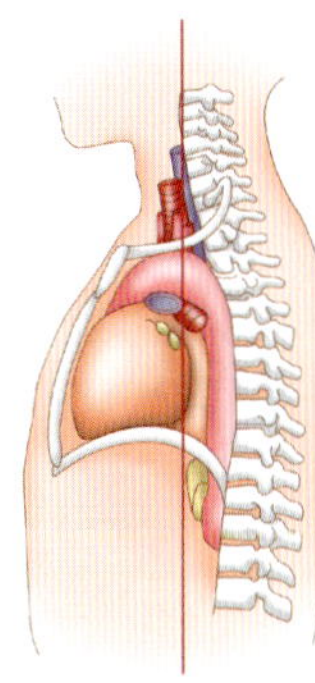

① 오른허파동맥(우폐동맥) *right pulmonary artery*
② 오른내림허파동맥(우하행폐동맥) *right descending pulmonary artery*
③ 오른위허파정맥(우상폐정맥) *right superior pulmonary vein*
④ 대동맥활(대동맥궁) *aortic arch*
⑤ 왼주기관지 *left main bronchus*
⑥ 왼허파동맥(좌폐동맥) *left pulmonary artery*
⑦ 왼오름허파동맥(좌상행폐동맥) *left ascending pulmonary artery*
⑧ 왼내림허파동맥(좌하행폐동맥) *left descending pulmonary artery*
⑨ 왼위허파정맥(좌상폐정맥) *left superior pulmonary vein*
⑩ 왼심방(좌심방) *left atrium*
⑪ 배대동맥(복부대동맥) *abdominal aorta*

팔동맥(상지 동맥) / ateries of upper extremity

A. 어깨(견부, shoulder)의 동맥(artery)

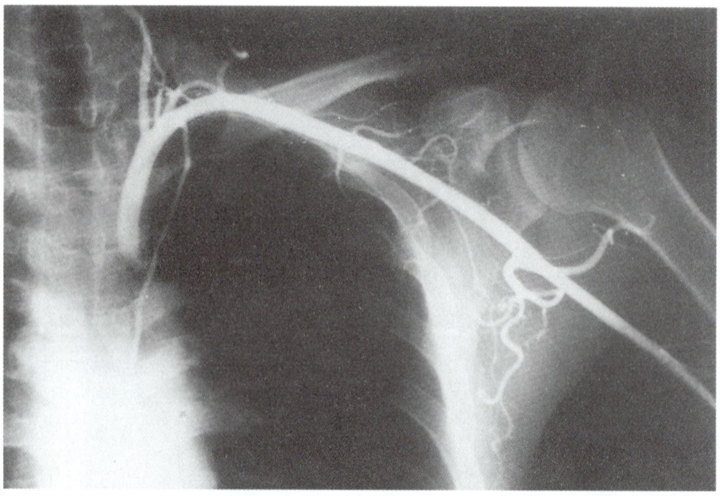

B. 위팔(상완, upper arm)·아래팔(전완, forearm)부의 동맥

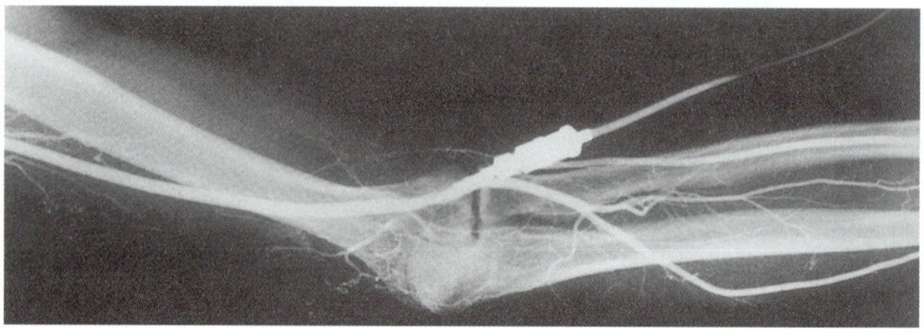

C. 손(hand)의 동맥

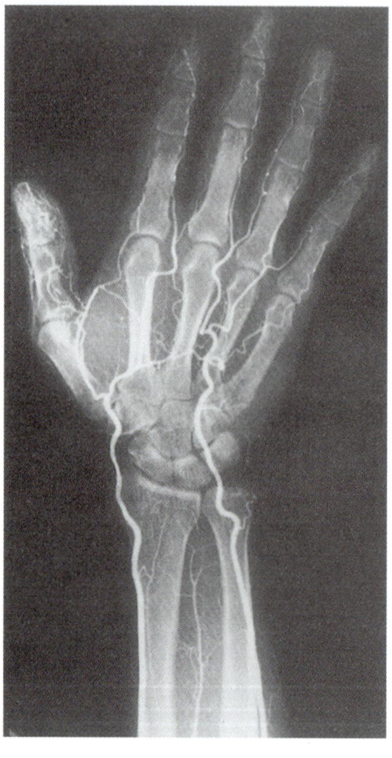

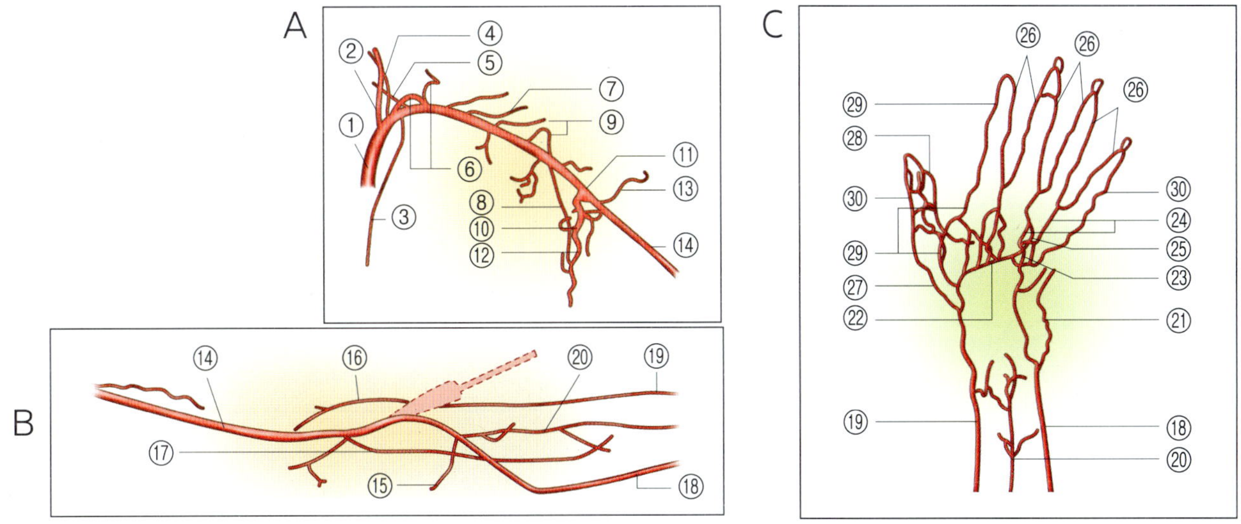

① 빗장밑동맥(쇄골하동맥) *subclavian artery*
② 척추동맥(추골동맥) *vertebral artery*
③ 속가슴동맥(내흉동맥) *internal thoracic artery*
④ 오름목동맥(상행경동맥) *ascending cervical artery*
⑤ 깊은목동맥(심경동맥) *deep cervical artery*
⑥ 가로목동맥(경횡동맥) *transverse cervical artery*
⑦ 어깨위동맥(견갑상동맥) *suprascapular artery*
⑧ 가쪽가슴동맥(외측흉동맥) *lateral thoracic artery*
⑨ 가슴어깨동맥(흉견봉동맥) *thoracoacrominal artery*
⑩ 어깨밑동맥(견갑하동맥) *subscapular artery*
⑪ 겨드랑동맥(액와동맥) *axillary artery*
⑫ 가슴등동맥(흉배동맥) *thoracodorsal artery*
⑬ 뒤위팔휘돌이동맥(후상완회선동맥) *posterior circumflex humeral artery*
⑭ 위팔동맥(상완동맥) *brachial artery*
⑮ 자쪽되돌이동맥(척측반회동맥) *ulnar recurrent artery*
⑯ 노쪽되돌이동맥(요측반회동맥) *radial recurrent artery common palmar digital arteries*
⑰ 아래자쪽곁동맥(하척측측부동맥) *inferior ulnar collateral artery*
⑱ 자동맥(척골동맥) *ulnar artery*
⑲ 노동맥(요골동맥) *radial artery*
⑳ 앞뼈사이동맥(전골간동맥) *anterior interosseous artery*
㉑ 등쪽손목가지(배측수근지) *dorsal carpal branch*
㉒ 깊은손바닥동맥활(심장동맥궁) *deep palmar arch*
㉓ 얕은손바닥동맥활(천장동맥궁) *superficial palmar arch*
㉔ 공통손바닥쪽손가락동맥(총장측지동맥)
㉕ 손바닥쪽손허리동맥(장측중수동맥) *palmar metacarpal arteries*
㉖ 고유바닥쪽손가락동맥(고유장측지동맥) *proper palmar digital arteries*
㉗ 엄지노쪽동맥(모지요측동맥) *radialis policis artery*
㉘ 엄지자쪽동맥(모지척측동맥) *ulnaris policis artery*
㉙ 집게노쪽동맥(시지요측동맥) *radialis indicis artery*
㉚ 새끼손가락 자쪽동맥(소지척측동맥) *ulnaris minimi artery*

빗장밑동맥(쇄골하동맥, subclavian artery)의 분지(branching) 형태는 변화가 많으며, 동맥(artery)의 확인은 분포영역으로 판단할 필요가 있다. 위팔동맥(상완동맥, brachial artery)은 팔오금(cubital fossa)에서 노동맥(요골동맥, radial artery), 자동맥(척골동맥, ulnar artery), 뼈사이동맥(골간동맥, interosseous artery)으로 나눠지만, 가끔 자동맥(ulnar artery)이 결손되거나 또는 팔굽관절(elbow joint)보다 높은 위치에서 시작되는 경우가 있다. 손(hand)에는 손등(수배, dorsum manus), 손바닥(수장, palm)동맥(artery)이 있으나, 혈관조영상(angiogram)에서 나타나는 것은 손바닥쪽(palmar)으로, 손등쪽 동맥(artery)들은 일반적으로 나타나지 않는다. 얕은손바닥동맥활(천장동맥궁, superficial palmar arch)이 가장 굵고 공통손바닥쪽손가락동맥(총장측지동맥, arteriae digitales palmares communes)을 나눈다. 깊은손바닥동맥활(심장동맥궁, deep palmar arch)에서 손바닥쪽손허리동맥(장측중수동맥, palmar metacarpal arteries)을 내보낸다. 손바닥쪽손허리동맥은 손가락(finger)의 기시부(origin)에서 공통손바닥쪽손가락동맥(총장측지동맥)을 결합한다. 이들 동맥활(artery arch)은 노동맥(radial artery)에서 자동맥(ulnar artery)까지 연속되어 있는 경우도 있다.

겨드랑(액와부)의 동맥 / arteries in axillary region

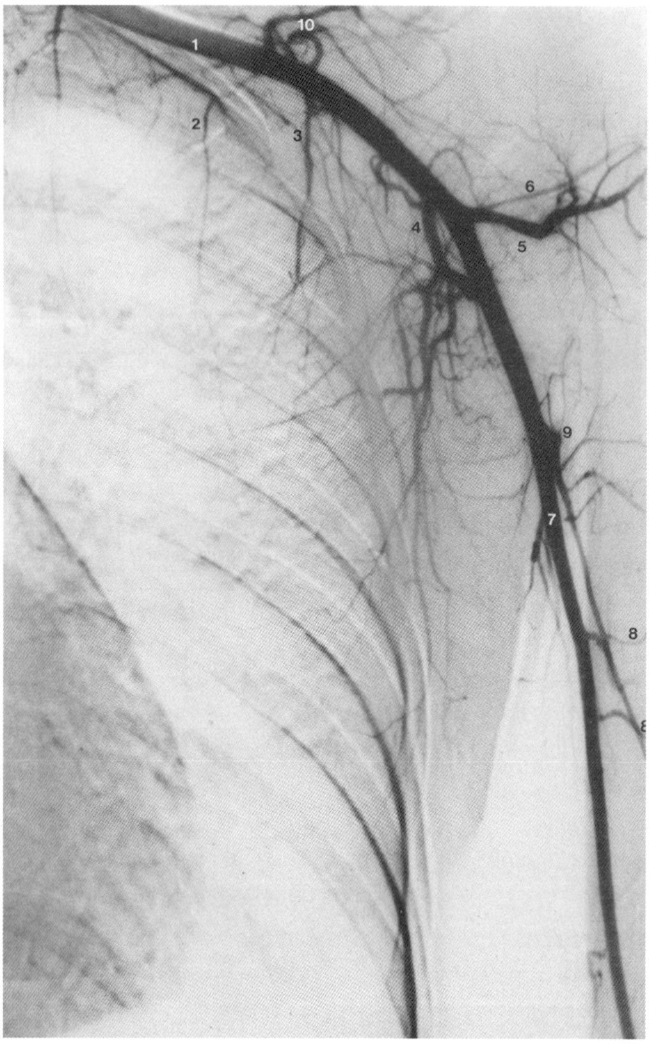

① 겨드랑동맥(액와동맥) *axillary artery*
② 위가슴동맥(상흉동맥) *superior thoracic artery*
③ 가쪽가슴동맥(외측흉동맥) *lateral thoracic artery*
④ 어깨밑동맥(견갑하동맥) *subscapular artery*
⑤ 뒤위팔휘돌이동맥(후상완회선동맥) *posterior circumflex humeral artery*
⑥ 앞위팔휘돌이동맥(전상완회선동맥) *anterior circumflex humeral artery*
⑦ 위팔동맥(상완동맥) *brachial artery*
⑧ 위팔동맥(상완동맥) 근육가지 *muscular branches of brachial artery*
⑨ 깊은위팔동맥(심상완동맥) *deep brachial artery*
⑩ 가슴어깨동맥(흉견봉동맥) *thoracoacromial artery*

소화관의 동맥순환 / arterial supply of abdominal part and alimentary tract

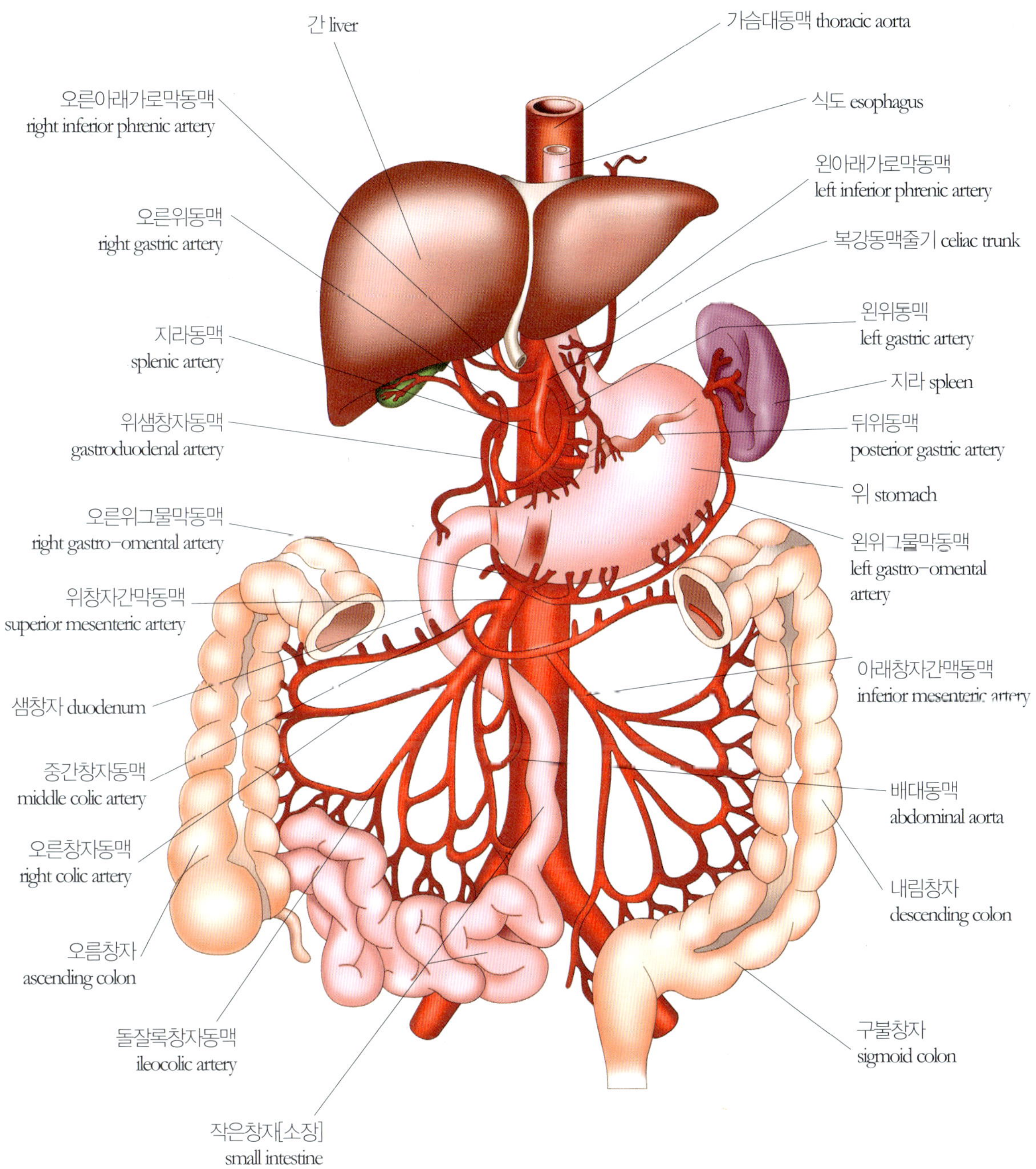

복부[배]의 동맥 / abdominal aorta and its branches

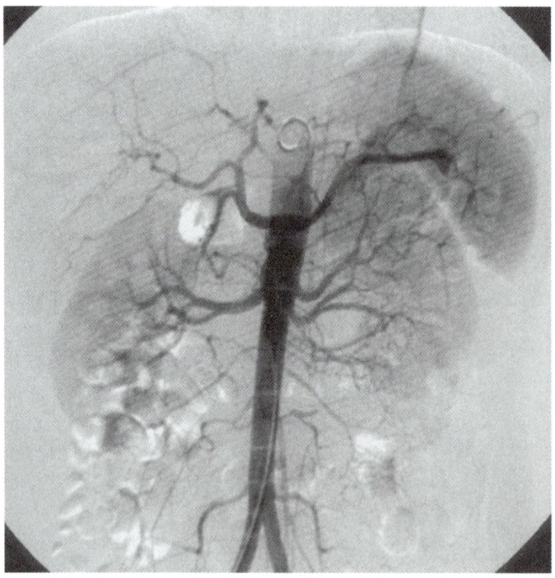

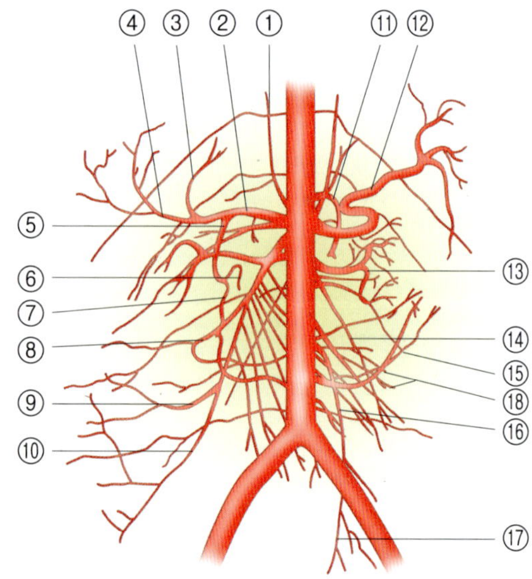

① 아래가로막동맥(하횡격동맥) *inferior phrenic artery*
② 온간동맥(총간동맥) *common hepatic artery*
③ 왼간동맥(좌간동맥) *left hepatic artery*
④ 오른간동맥(우간동맥) *right hepatic artery*
⑤ 위샘창자동맥(위십이지장동맥) *gastroduodenal artery*
⑥ 위이자샘창자동맥(상췌십이지장동맥) *superior pancreaticoduodenal artery*
⑦ 오른위그물막동맥(우위대망동맥) *right gastroepiploic (gastro-omental) artery*
⑧ 중간창자동맥(중결장동맥) *middle colic artery*
⑨ 오른창자동맥(우결장동맥) *right colic artery*
⑩ 돌잘록창자동맥(회결장동맥) *ileocolic artery*
⑪ 왼위동맥(좌위동맥) *left gastric artery*
⑫ 지라동맥(비동맥) *splenic artery*
⑬ 콩팥동맥(신동맥) *renal artery*
⑭ 고환동맥(정소동맥) 또는 난소동맥 *testicular or ovarian artery*
⑮ 왼창자동맥(좌결장동맥) *left colic artery*
⑯ 아래창자간막동맥(하장간막동맥) *inferior mesenteric artery*
⑰ 구불창자동맥(S자결장동맥) *sigmoid artery*
⑱ 허리동맥(요동맥) *lumbar artery*

배대동맥(복부대동맥, abdominal aorta)은 가로막(횡격막, diaphragm) 대동맥열공에서 배안(복강, abdominal cavity)으로 들어가며, 척추 앞가장자리(anterior margin of the spine)의 왼쪽을 흐른다.

그리고 셋째~다섯째 허리뼈(요추골, lumbar vertebra) 높이에서 나뉘어 오른/왼 온엉덩동맥(총장골동, common iliac artery)이 된다.

복부대동맥조영(abdominal aortography)을 통해 배대동맥 전체의 개관상(overview)을 얻는다.

복강동맥 / celiac artery

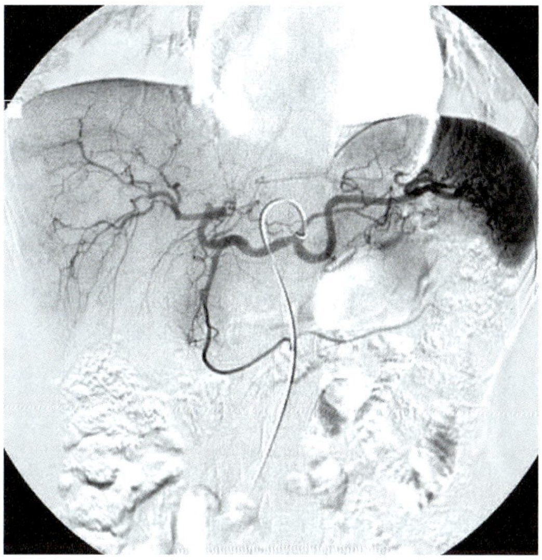

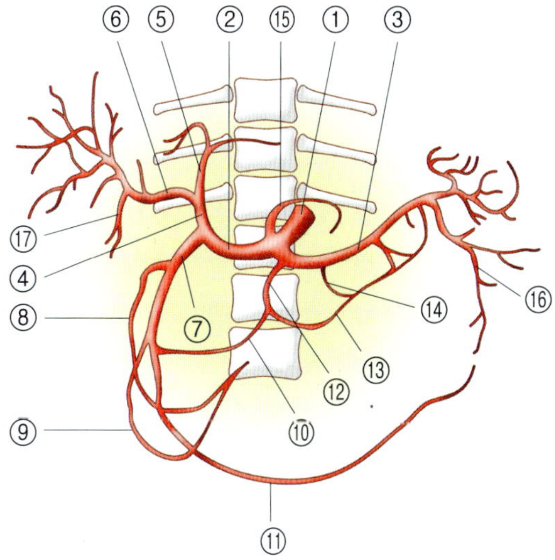

① 복강동맥 *celiac trunk*
② 온간동맥(총간동맥) *common hepatic artery*
③ 지라동맥(비동맥) *splenic artery*
④ 고유간동맥 *proper hepatic artery*
⑤ 왼간동맥(좌간동맥) *left hepatic artery*
⑥ 오른간동맥(우간동맥) *right hepatic artery*
⑦ 위샘창자동맥(위십이지장동맥) *gastroduodenal artery*
⑧ 뒤위이자샘창자동맥(후상췌십이지장동맥) *posterior superior pancreaticoduodenal artery*
⑨ 앞위이자샘창자동맥(전상췌십이지장동맥) *anterior superior pancreaticoduodenal artery*
⑩ 연결가지(문합지) *anastomotic branch*
⑪ 오른위그물막동맥(우위대망동맥) *right gastroepiploic artery*
⑫ 뒤이자동맥(배측췌동맥) *dorsal pancreatic artery*
⑬ 가로이자동맥(횡행췌동맥) *transverse pancreatic artery*
⑭ 큰이자동맥(대췌동맥) *pancreatica magna artery*
⑮ 왼위동맥(좌위동맥) *left gastric artery*
⑯ 왼위그물막동맥(좌위대망동맥) *left gastroepiploic artery*
⑰ 쓸개동맥(담낭동맥) *cystic artery*

복강동맥(celiac trunk)은 열두번째 등뼈(흉추골, thoracic vertebra) 또는 첫째 허리뼈(요추골, lumbar vertebra) 상연(upper margin) 높이에서 시작하여 왼위동맥(좌위동맥, left gastric artery)·온간동맥(총간동맥, common hepatic artery)·지라동맥(비동맥, splenic artery)의 세 가지로 나뉜다. 이것을 Haller의 tripod라 한다. 이 분지들은 규칙적으로 세 개로 나뉘는 경우가 많으나, 한 가지 또는 세 가지 모두가 각각 대동맥(aorta)에서 따로 있는 등, 여러 가지 변이(variation)가 있다. 온간동맥은 복강동맥에서 오른쪽으로 지나 위샘창자동맥(위십이 지장동맥, gastroduodenal artery)을 분기하고 고유간동맥(proper hepatic artery)이 되어 오른쪽위로 나아간다. 왼위동맥은 왼쪽위로 흘러 위의 들문(분문, cardia)에 도달하며, 작은만곡(소만, lesser curvature)을 따라 내려가 고유간동맥(proper hepatic artery)에서 나오는 오른위동맥(우위동맥, right gastric artery)과 만난다. 지라동맥은 이자(췌장, pancreas) 위모서리(upper margin)를 따라 왼쪽으로 흐르며 지라(비장, spleen)에 들어간다. 도중에 뒤이자동맥(배측췌동맥, dorsal pancreatic artery)·큰이자동맥(대췌동맥, great pancreatic artery)·이자꼬리동맥(췌미동맥, caudal pancreatic artery) 등 이자로 뻗는 가지(branch)를 낸다.

선택적 복강동맥조영(selective celiac arteriography)은 복강동맥의 지배장기(domination)인 소화기계 장기(digestive organs)의 질환(disease)을 진단할 목적으로 시행한다.

복강동맥조영 / celiac arteriography

A. 동맥상(arterial phase)

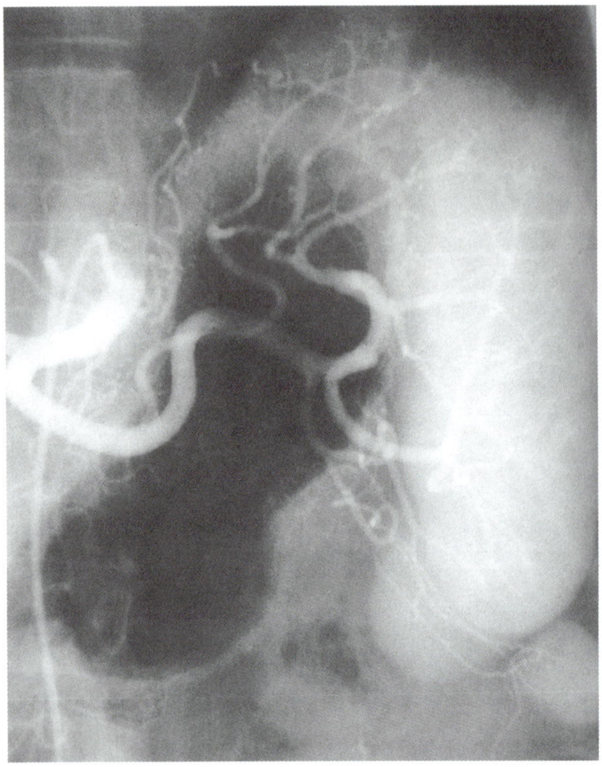

〈발포제를 써서 위를 확장시킨 경우〉

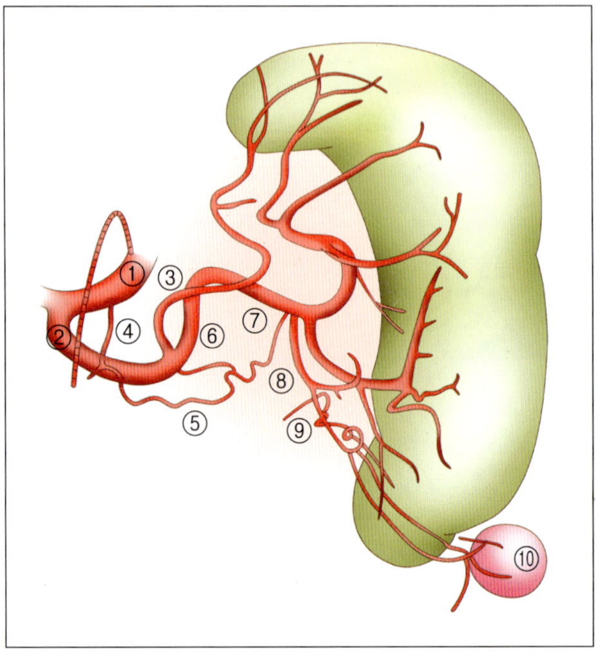

① 복강동맥 *celiac artery*
② 지라동맥(비동맥) *splenic artery*
③ 지라위끝동맥(비상극동맥) *superior polar splenic artery*
④ 뒤이자동맥(배측췌동맥) *dorsal pancreatic artery*
⑤ 가로이자동맥(횡행췌동맥) *transverse pancreatic artery*
⑥ 큰이자동맥(대췌동맥) *great pancreatic artery*
⑦ 이자꼬리동맥(췌미동맥) *caudal pancreatic artery*
⑧ 지라아래끝동맥(비하극동맥) *inferior polar splenic artery*
⑨ 왼위그물막동맥(좌위대망동맥) *left gastroepiploic artery*
⑩ 덧지라(부비) *accessory spleen*

지라동맥(비장동맥, splenic artery)은 통상 복강동맥(celiac artery)에서 분지하지만, ① 이자(췌장, pancreas) 위부분 ② 이자부 ③ 이자 앞부분 ④ 지라문(비문, hilum of spleen) 앞부분의 네 분절(segment)로 구분할 수 있다. 지라동맥의 주요한 이자가지(췌지, pancreatic branches)는 세 개가 있으며, 뒤이자동맥(배측췌동맥, dorsal pancreatic artery)은 이자 위부분, 큰이자동맥(대췌동맥, great pancreatic artery)은 이자부, 이자 꼬리동맥(췌미동맥, caudal pancreatic artery)은 이자 앞부분 또는 지라문 앞부분에서 분지되는 것이 많으나, 변이(variation)가 나타날 경우도 있다. 지라위끝동맥(비상극동맥, superior polar splenic artery) 및 지라아래끝동맥(비하극동맥, inferior polar splenic artery)이 지라동맥 본줄기(stem)의 비교적 근위에서 나뉠 수 있다. 지라 문부에 있어서, 지라동맥은 위·아래 두 가지(branch)로 나뉜다.

B. 정맥상(venous phase)

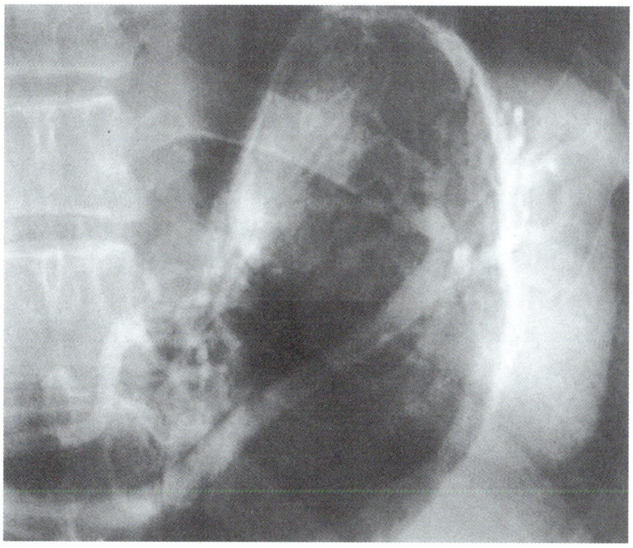

〈발포제를 써서 위를 확장시킨 경우〉

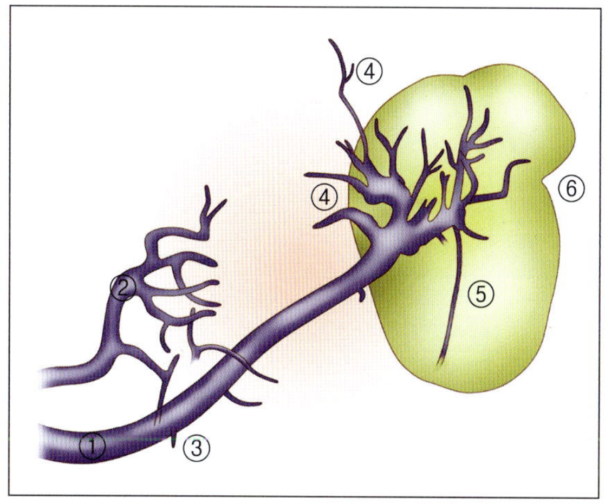

① 지라정맥(비정맥) *splenic vein*
② 왼위정맥(좌위정맥) *left gastric vein*
③ 이자정맥(췌정맥) *pancreatic vein*
④ 짧은위정맥(단위정맥) *short gastric vein*
⑤ 왼위그물막정맥(좌위대망정맥) *left gastroepiploic vein*
⑥ 비장패임(비절흔) *splenic incisura*

복강동맥조영(celiac arteriography)을 할 때에는 혈관확장제(vasodilator)를 사용하여 조영제(contrast media) 양을 증가시킴으로써 보다 선명한 정맥상(venous phase)을 나타낼 수 있다.

지라(비장, spleen)내 정맥(vein)은 지라굴(비동, splenic sinus)에서 시작하여 이자지라정맥(비주췌정맥, non-alcoholic vein)이 모여서 한 개의 지라정맥(비정맥, splenic vein)이 된다. 지라정맥은 짧은위정맥(단위정맥, short gastric vein), 왼위그물막정맥(좌위대망정맥, left gastroepiploic vein), 이자정맥가지(췌정맥지, pancreatic vein), 지라위끝정맥(비상극정맥, superior polar vein), 왼위정맥(좌위정맥, left gastric vein) 등에서 혈류(bloodstream)를 받아, 아래창자간막정맥(하간장막정맥, inferior mesenteric vein)과 합류한 다음에, 위창자간막정맥(상장간막정맥, superior mesenteric vein)과 합류하여 간문맥(문맥, portal vein) 본줄기(stem)를 형성한다.

지라정맥은 뒤이자동맥(배측췌동맥, dorsal pancreatic artery), 지라동맥(splenic artery)의 아래를 가로로 흐른다.

위동맥 및 위정맥 / gastric artery and gastric vein

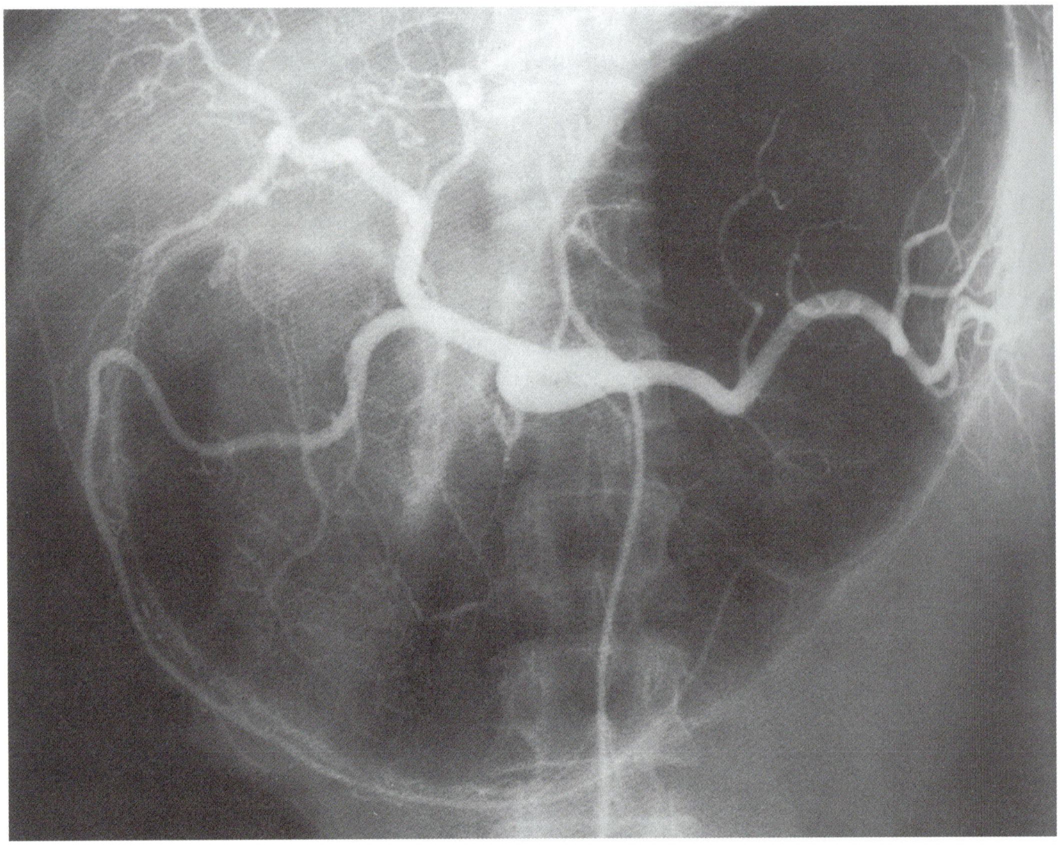

A

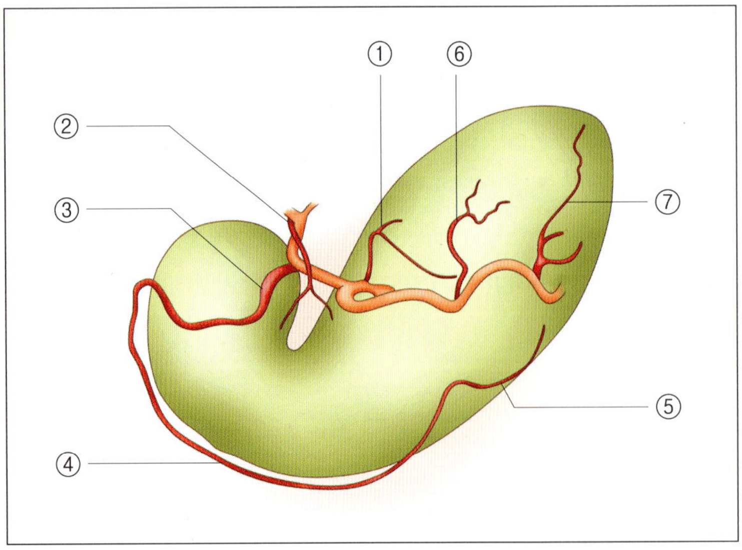

B

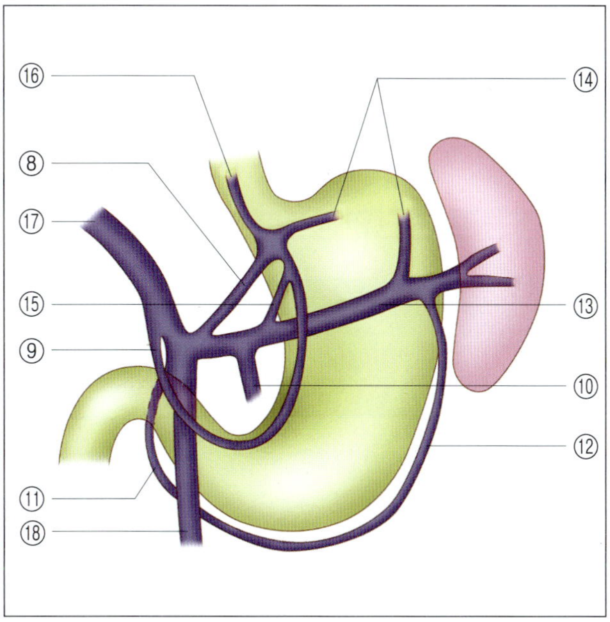

① 왼위동맥(좌위동맥) *left gastric artery*
② 오른위동맥(우위동맥) *right gastric artery*
③ 위샘창자동맥(위십이지장동맥) *gastroduodenal artery*
④ 오른위그물막동맥(우위대망동맥) *right gastroepiploic artery*
⑤ 왼위그물막동맥(좌위대망동맥) *left gastroepiploic artery*
⑥ 뒤위동맥(후위동맥) *posterior gastric artery*
⑦ 짧은위동맥(단위동맥) *short gastric artery*
⑧ 왼위정맥(좌위정맥) *left gastric vein*
⑨ 오른위정맥(우위정맥) *right gastric vein*
⑩ 아래창자간막정맥(하장간막정맥) *inferior mesenteric vein*
⑪ 오른위그물막정맥(우위대망정맥) *right gastroepiploic vein*
⑫ 왼위그물막정맥(좌위대망정맥) *left gastroepiploic vein*
⑬ 지라정맥(비정맥) *splenic vein*
⑭ 짧은위정맥(단위정맥) *short gastric vein*
⑮ 들문식도정맥(분문식도정맥) *cardioesophageal vein*
⑯ 식도정맥 *esophageal vein*
⑰ 간문맥(문맥) *portal vein*
⑱ 위창자간막정맥(상장간막정맥) *superior mesenteric vein*

1. 위동맥(gastric artery)

통상, 위(stomach)에 영양(nutrition)을 공급하는 동맥(artery)은 왼위동맥(좌위동맥, left gastric artery), 오른위동맥(우위동맥, right gastric artery), 위샘창자동맥(위십이지장동맥, gastroduodenal artery), 오른위그물막동맥(우위대망동맥, right gastroepiploic artery), 왼위그물막동맥(좌위대망동맥, left gastroepiploic artery), 뒤위동맥(후위동맥, posterior gastric artery), 짧은위동맥(단위동맥, short gastric artery) 등 일곱 개로서 이 중에서 우세한 것은 왼위동맥과 오른위그물막동맥이다.

각 동맥의 지배영역(control): 왼위동맥은 복강동맥(celiac artery)의 첫 번째 가지(branch)이고(90%), 식도가지(esophageal branch)를 분기한 다음에 두개의 주가지(main branch)인 앞가지(전지, anterior esophageal branch)와 뒤가지(후지, posterior esophageal branch)로 나뉘어진다. 작은만곡(소만, lesser curvature)을 따라 나아가 뒤가지는 오른위동맥과 합친다(25%의 증례(case)에서는, 덧간동맥(accessory hepatic artery)은 치환간동맥(substituting hepatic artery)으로서 간(liver)에도 혈액(blood)을 공급하고 있다).

위샘창자동맥(gastroduodenal artery)은 날문가지(유문가지, pyloric branch)를 분기하고 있으며, 오른위그물막동맥(right gastroepiploic artery)은 위의 큰만곡(대만, greater curvature)쪽에서 왼위그물막동맥과 합친다.

짧은위동맥(short gastric artery)은 위바닥(위저부, gastric fundus)에 영양(nutrition)을 공급하고, 뒤위동맥(후위동맥, 부좌위동맥, posterior gastric artery)은 뒤벽(posterior wall)·위바닥(gastric fundus)·들문(분문, cardia)부에 영양을 공급한다.

2. 위정맥(gastric vein)

정맥(vein)의 유입부에서는 비교적 변이(variation)가 보이나, 그림은 빈도(frequency)가 높은 것을 나타내고 있다. 위정맥은 문맥압 항진증(portal hypertension)에서 우회로(측부혈행로, bypass)가 될 수 있다.

왼위정맥과 오른위정맥(right gastric vein)은 작은만곡쪽에서 loop를 형성하여 위관상정맥(vena coronaria ventriculi)이라고도 불린다.

복강동맥 및 분기부의 초음파 영상 / ultrasound images of celiac artery and its branches

A. 복강동맥 횡단면상

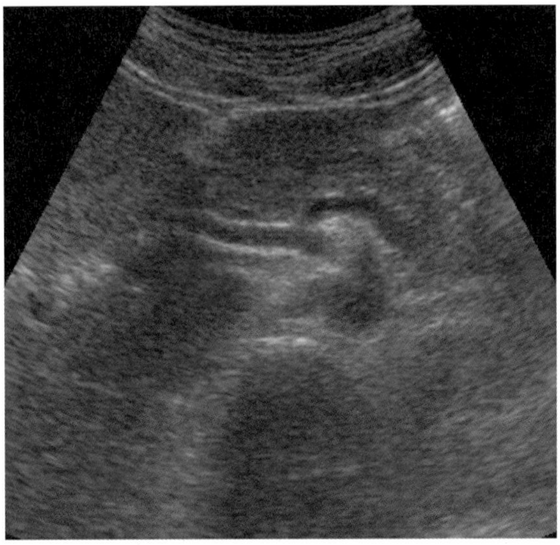

B. 대동맥 종단면상

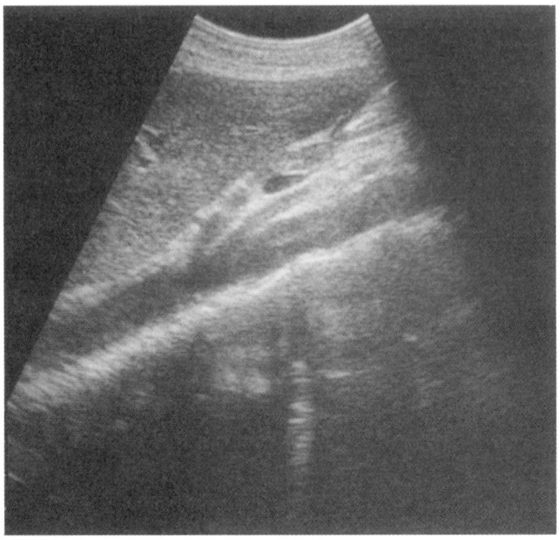

C. 위가 포함된 경우의 복강동맥

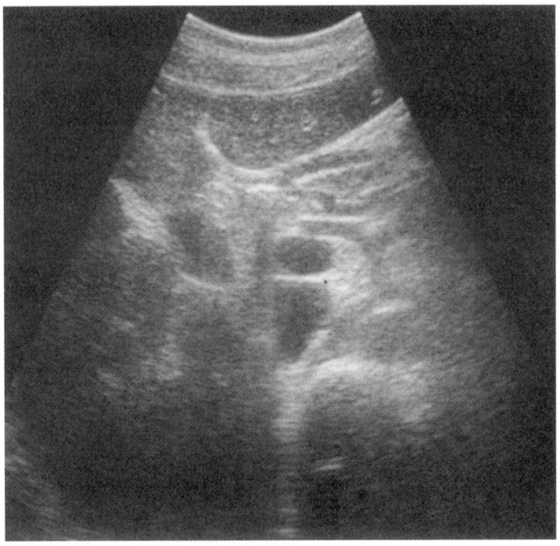

D. hepatomesenteric trunk

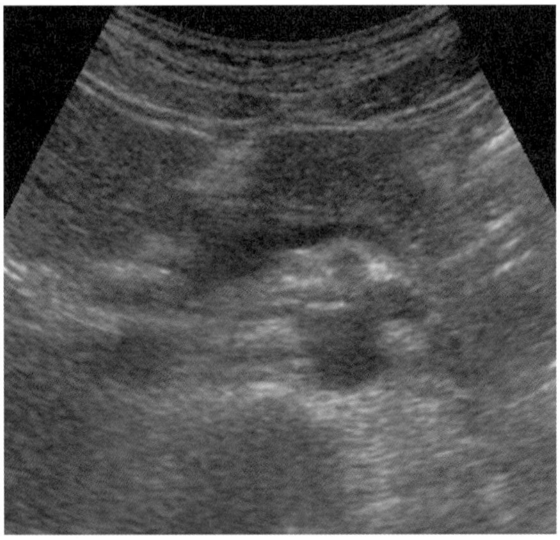

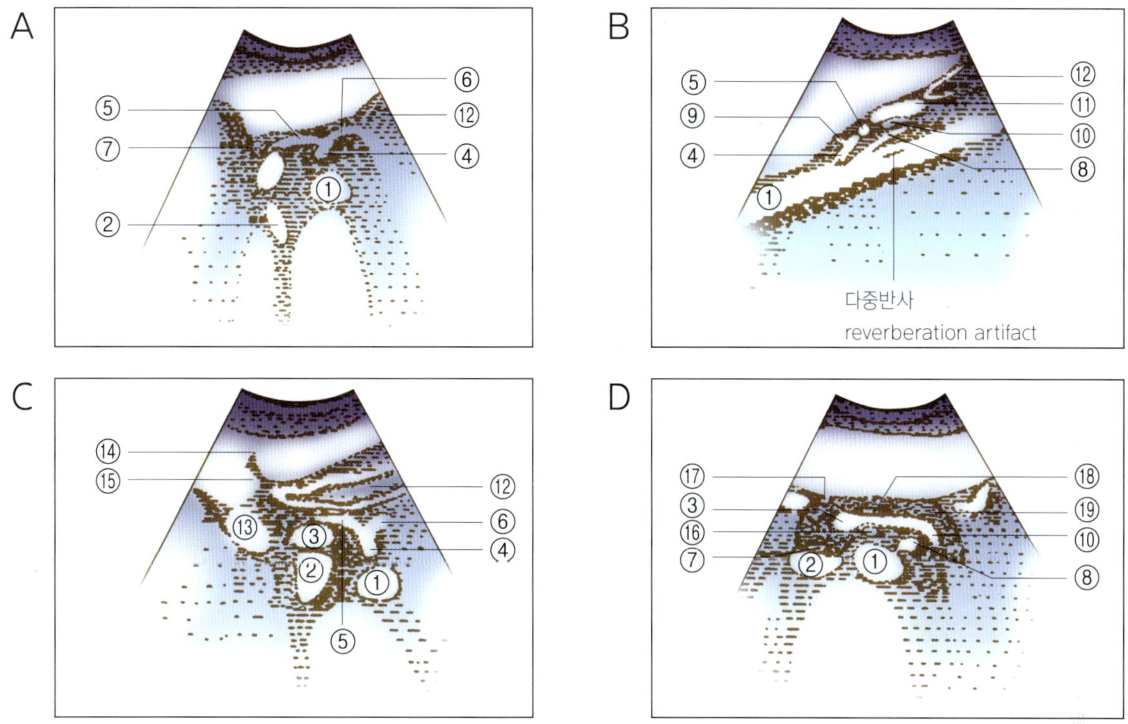

① 배대동맥(복부대동맥) *abdominal aorta*
② 아래대동맥(하대정맥) *inferior vena cava*
③ 간문맥(문맥) *portal vein*
④ 복강동맥 *celiac artery*
⑤ 온간동맥(총간동맥) *common hepatic artery*
⑥ 지라동맥(비동맥) *splenic artery*
⑦ 간외담관 *extrahepatic bile duct*
⑧ 위창자간막동맥(상장간막동맥) *superior mesenteric artery*
⑨ 왼위동맥(좌위동맥) *left gastric artery*
⑩ 지라정맥(비정맥) *splenic vein*
⑪ 이자몸통(췌체부) *body of pancreas*
⑫ 위 *stomach*
⑬ 담낭[쓸개] *gallbladder*
⑭ 간원인대(간원삭) *round ligament*
⑮ 배꼽정맥오목(제정맥와) *umbilical venous fossa*
⑯ 오른덧간동맥(우부간동맥) *replaced right hepatic artery*
⑰ 위샘창자동맥(위십이지장동맥) *gastroduodenal artery*
⑱ 이자관(췌관) *pancreatic duct*
⑲ 이자(췌장) *pancreas*

그림 A에서, 복강동맥(celiac artery)은 왼/오른쪽으로 둘로 나누어진다. 오른쪽에는 온간동맥(총간동맥, common hepatic artery), 왼쪽에는 지라동맥(비장동맥, splenic artery)이 있다. 그림 B의 종단면상(longitudinal section)에서, 복강동맥은 2cm 정도만 나타난다. 복강동맥은 배대동맥(복부대동맥, abdominal aorta)의 한가운데에서 약간 왼쪽에서 분기되어, 머리쪽 왼쪽방향으로 왼위동맥(left gastric artery)을 분기한다. 복강동맥에서 약간 결합조직(connective tissue)을 지나 위창자간막동맥(상장간막동맥, superior mesenteric artery)이 다리 쪽으로 향해있다. 위창자간막동맥의 배쪽(ventral)에는 지라정맥(비장정맥, splenic vein)과 이자몸통(췌체부, body of pancreas)이 나타난다.

그림 C와 같이, 간(liver) 왼엽(좌엽, left lobe) 가쪽구역(외측구역, lateral segment)과 복강동맥 사이에 위(stomach)가 포함된 경우에는 복강동맥, 위창자간막동맥, 이자(pancreas)를 나타내기가 어렵다.

그림 D의 예에서는 온간동맥(common hepatic artery)이 위창자간막동맥에서 분기하고 있다. 위창자간막동맥에서 간동맥(hepatic artery)이 분기하는 예에서는 지라정맥이 길게 나타난다. 횡단면상(transverse section)에서 위창자간막동맥의 오른쪽에 또 하나의 관모양 구조(tubular structure)가 나타나는데, 이것이 덧간동맥(부간동맥, accessory hepatic artery)이다.

위창자간막동맥(상장간막동맥) / superior mesenteric artery

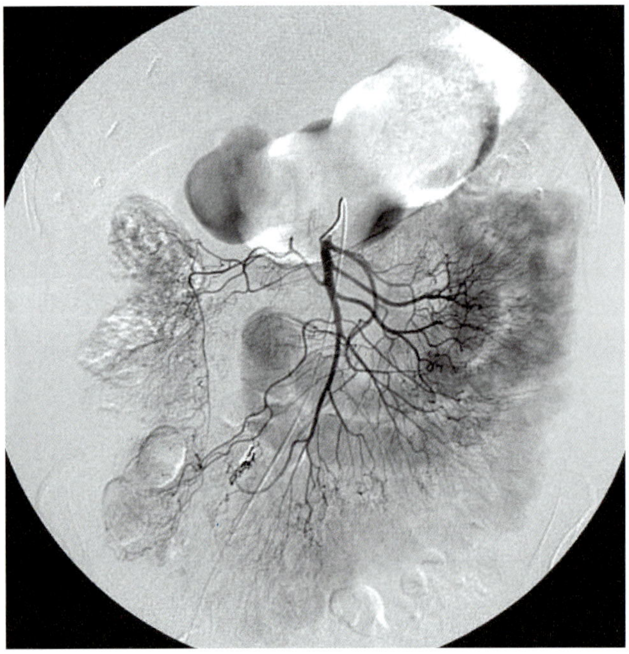

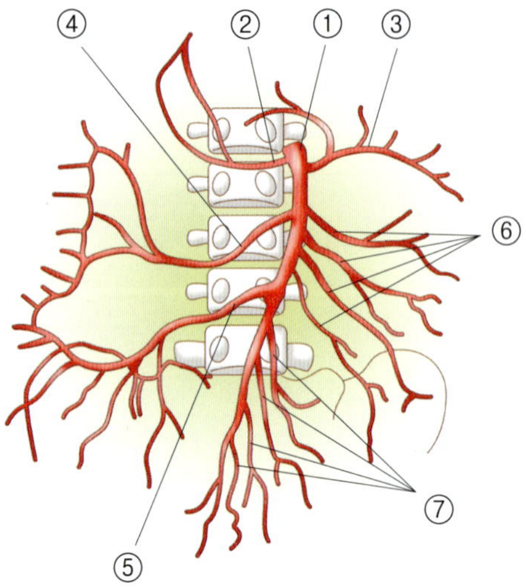

① 위창자간막동맥(상장간막동맥) *superior mesenteric artery*
② 아래이자샘창자동맥(하췌십이지장동맥)
inferior pancreaticoduodenal artery
③ 중간창자동맥(중결장동맥) *middle colic artery*
④ 오른창자동맥(우결장동맥) *right colic artery*
⑤ 돌잘록창자동맥 *ileocolic artery*
⑥ 빈창자동맥(공장동맥) *jejunal artery*
⑦ 돌창자동맥(회장동맥) *ileal artery*

위창자간막동맥(상장간막동맥, superior mesenteric artery)은 복강동맥(celiac artery)의 약간 아래, 즉 열두번째 등뼈(흉추골, thoracic vertebra)에서 둘째 허리뼈(요추골, lumbar vertebra)의 높이에서 배대동맥(복부대동맥, abdominal aorta)으로부터 분기한다.

위창자간막동맥은 아래이자샘창자(inferior pancreaticoduodenal) · 빈창자(jejunal) · 돌잘록창자(ileocolic) · 오른창자(right colic) · 중간창자동맥(middle colic artery) 등 여러 동맥(artery)의 가지(branch)를 내어, 이자(췌장, pancreas)의 일부와 십이지장(샘창자, duodenum) · 소장(작은창자, small intestine) · 맹장(막창자, cecum) · 충수(막창자꼬리, vermiform appendix) · 오름창자(상행결장, ascending colon) 및 가로 창자(횡행결장, transverse colon)에 분포한다.

선택적 상장간막동맥조영(selective superior mesenteric arteriography)과 하장간막동맥조영(selective inferior mesenteric arteriography)은 주로 장(intestine)질환(disease)을 진단할 목적으로 시행한다.

아래창자간막동맥(하장간막동맥) / inferior mesenteric artery

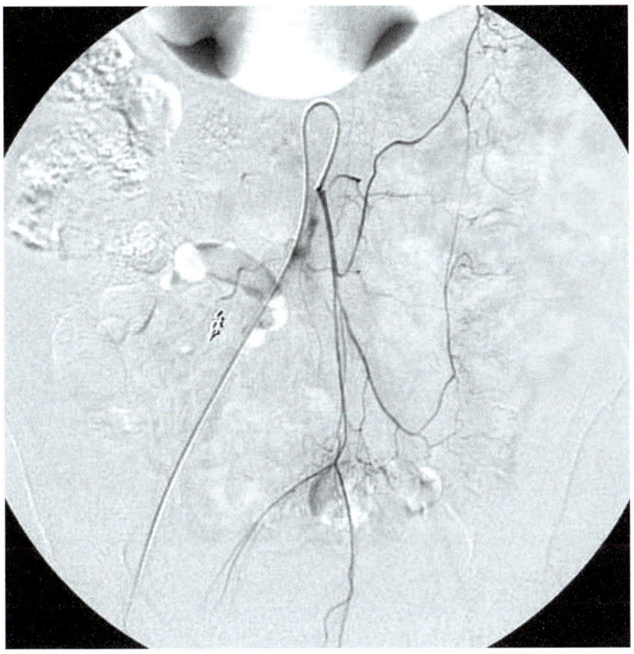

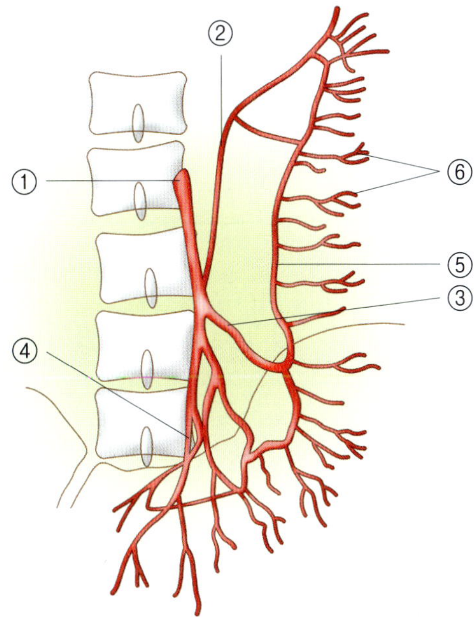

① 아래창자간막동맥(하장간막동맥) *inferior mesenteric artery*
② 왼창자동맥(좌결장동맥) *left colic artery*
③ 구불창자동맥(*S*상결장동맥) *sigmoid artery*
④ 위곧창자동맥(상직장동맥) *superior rectal artery*
⑤ 모서리동맥(변연동맥) *marginal artery*
⑥ 곧은동맥(직동맥) *vasa recta*

아래창자간막동맥(하장간막동맥, inferior mesenteric artery)은 셋째~넷째 허리뼈(요추골, lumbar vertebra) 높이에서 시작하며, 왼쪽 아래로 내려가고 결장간막(mesocolon)으로 들어가 왼창자(좌결장, left colic)·구불창자(S상결장, sigmoid)·위곧창자(상직장, superior rectal)동맥(artery) 등 세 가지(branch)를 낸다.

왼창자동맥(left colic artery)은 왼창자굽이(비만곡, splenic flexure of colon) 및 내림결장(하행결장, descending colon)에 분포하며, 오름가지(상행지, ascending branch)는 중간창자동맥(중결장동맥, middle colic artery)의 왼가지(좌지, left branch)와 만나고, 내림가지(하행지)는 구불창자동맥(sigmoid artery)의 가지와 만난다. 구불 창자동맥은 같은 줄기(stem)에서 나오는 여러 개의 가는 가지에 의해 위는 왼창자동맥(left colic artery), 밑은 위곧창자동맥(superior rectal artery)과 만난다. 위곧창자동맥은 직장(곧창자, rectum) 위 2/3에 분포하며, 구불창자동맥 및 속엉덩동맥(내장골동맥, internal iliac artery)에서 오는 중간곧창자동맥(중직장동맥, middle rectal artery)과 만난다.

신장[콩팥]의 동맥 / arteries of kidney

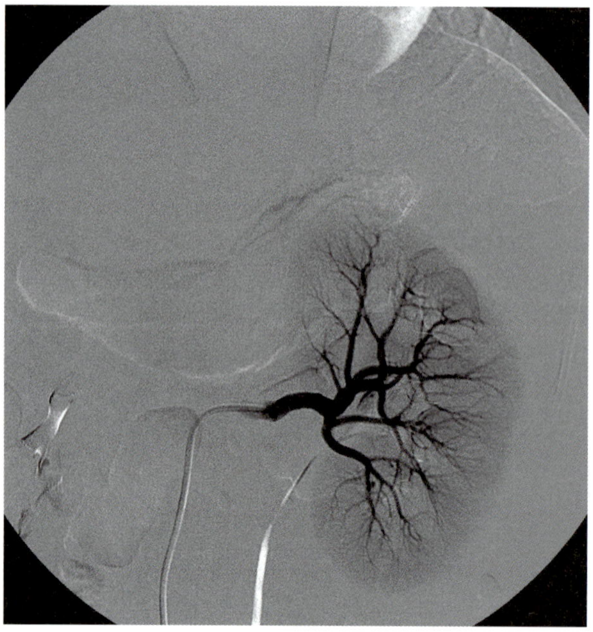

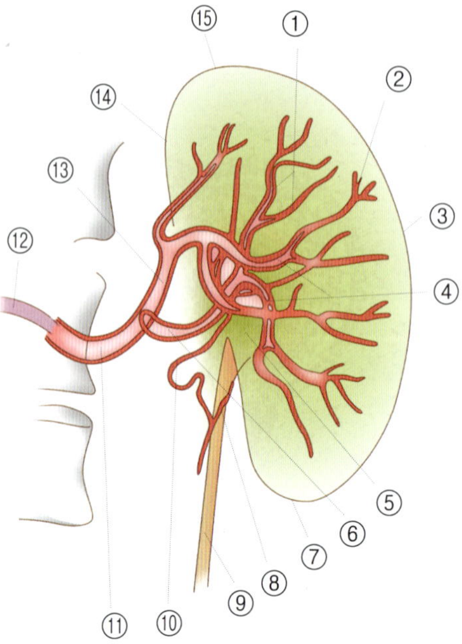

① 엽사이동맥(엽간동맥) *interlobar arteries*
② 활꼴동맥(궁상동맥) *arcuate artery*
③ 가쪽모서리(외측연) *lateral margin*
④ 구역동맥(구동맥) *segmental arteries*
⑤ 콩팥깔때기(신우) *renal pelvis*
⑥ 뒤가지(후지) *posterior branch*
⑦ 아래끝(하극) *inferior pole*
⑧ 요관가지(요관지) *ureteral branch*
⑨ 요관 *ureter*
⑩ 피막동맥 *capsular artery*
⑪ 왼콩팥동맥(좌신동맥) *left renal artery*
⑫ *catheter*
⑬ 앞가지(전지) *anterior branch*
⑭ 안쪽모서리(내측연) *medial margin*
⑮ 위끝(상극) *superior pole*

콩팥동맥(신장동맥, renal artery)은 첫째~둘째 허리뼈(요추골, lumbar vertebra)의 높이 대동맥(aorta)에서 좌우 양쪽으로 분기한다. 콩팥동맥은 콩팥문(신장문, renal hilum)에 들어가거나 조금 앞쪽에서 앞가지(전지, anterior branch)와 뒤가지(후지, posterior branch)로 나누어진다. 뒤가지쪽이 가늘며, 이들은 신장기둥(신주, renal column)에 들어가 엽사이동맥(엽간동맥, interlobar artery)이 된다. 또한 겉질(피질, cortex)과 속질(수질, medulla)의 경계에서는 활꼴동맥(궁상동맥, arcuate artery)으로 구부러지며, 겉질을 향하여 소엽사이동맥(소엽간동맥, interlobular arteries)을, 속질을 향하여 곧은소동맥(직세동맥, straight arteriole)을 낸다. 겉질의 두께는 신장동맥조영(renal arteriogram)때에 사구체(glumerulum)가 있는 층(layer)의 두께를 측정하며, 속질의 두께는 신장동맥조영 후에 얻을 수 있는 신우촬영상(pyelography)에서 신장(콩팥, kidney)윤곽으로부터 콩팥잔(신배, renal calyx)까지의 길이(신장실질, kidney parenchyma)에서 겉질의 두께를 빼서 얻을 수 있다.

선택적 신장동맥조영(selective renal arteriography)은 신장(콩팥) 자체의 염증성 질환(inflammatory disease), 신장혈관성 고혈압(renovascular hypertension)과 외상 선천성 기형(traumatic congenital malformations) 등을 진단하기 위하여 시행한다.

부신[콩팥위샘]의 동맥 / arteries of adrenal gland

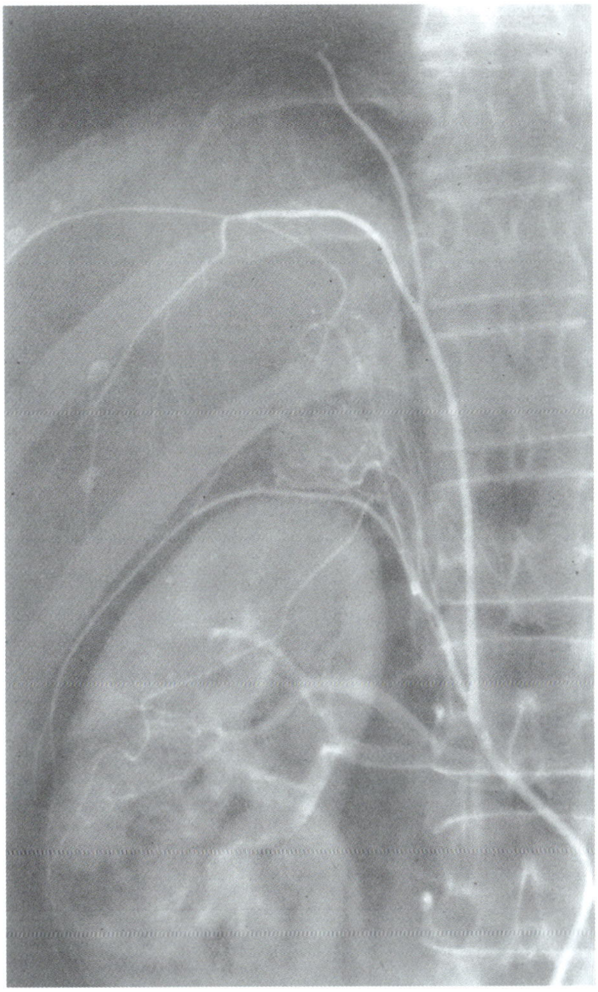

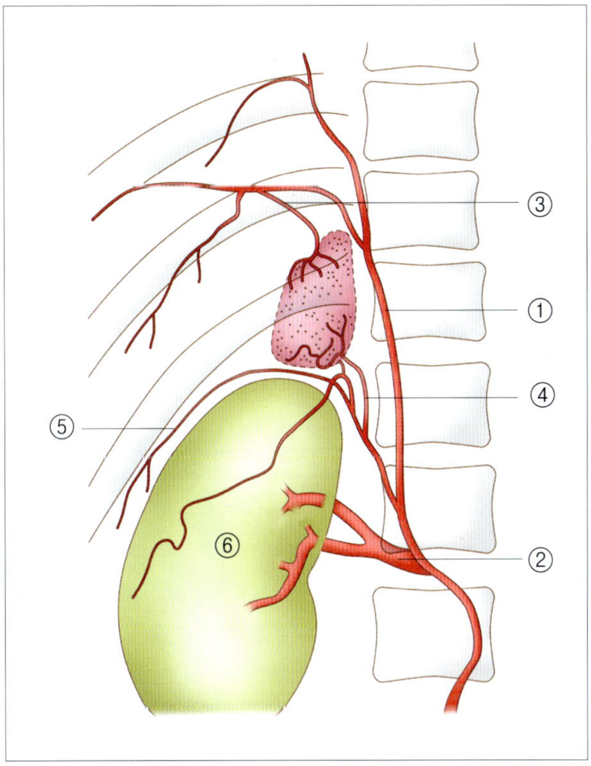

① 아래가로막동맥(하횡격동맥) *inferior phrenic artery*
② 콩팥동맥(신동맥) *renal artery*
③ 위부신동맥(상부신동맥) *superior adrenal artery*
④ 아래부신동맥(하부신동맥) *inferior adrenal artery*
⑤ 피막동맥 *capsular artery*
⑥ 오른콩팥[오른신장](우신) *right kidney*

부신동맥(suprarenal artery)은 위·중간·아래(상·중·하) 세 동맥(artery)이 있으며, 중간부신동맥(middle adrenal artery)은 위창자간막동맥(상장간막동맥, superior mesenteric artery)과 콩팥동맥(신장동맥, renal artery)사이의 높이에서 배대동맥(복부대동맥, abdominal aorta)의 양쪽에서 시작되며, 가쪽(외측, lateral)에 직각으로 흐르면서 부신(콩팥위샘, adrenal gland)에 닿는다. 위부신동맥(superior adrenal artery)은 아래가로막 동맥(하횡격동맥, inferior phrenic artery)에서, 아래부신동맥(inferior adrenal artery)은 콩팥동맥(renal artery)에서 분기한다.

선택성 혈관조영(selective angiography)에서는 보통 굵은 아래부신동맥(inferior adrenal artery)을 선택한다. 중간부신동맥은 가늘고 선택조영이 어려우며, 대동맥조영(aortography)에서도 확인할 수 없는 경우가 많다. 위부신동맥(superior adrenal artery)의 조영에는 아래가로막동맥조영(inferior phrenic arteriography)을 실시하다.

콩팥동맥(신동맥) · 콩팥정맥(신정맥)의 dynamic CT영상 / dynamic CT images of renal artery and vein

A. 단순 CT

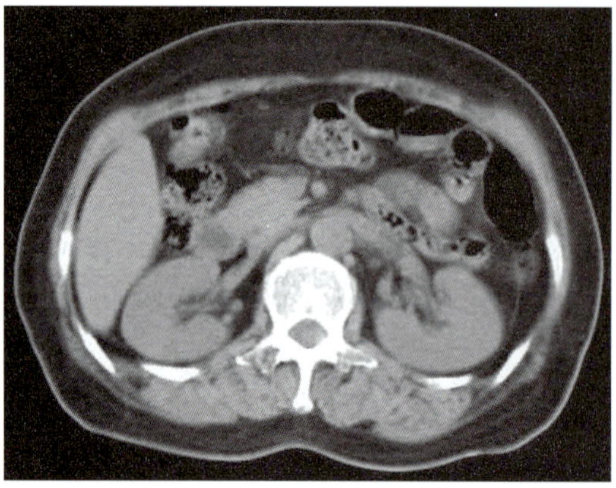

B. 동맥상(arterial phase)

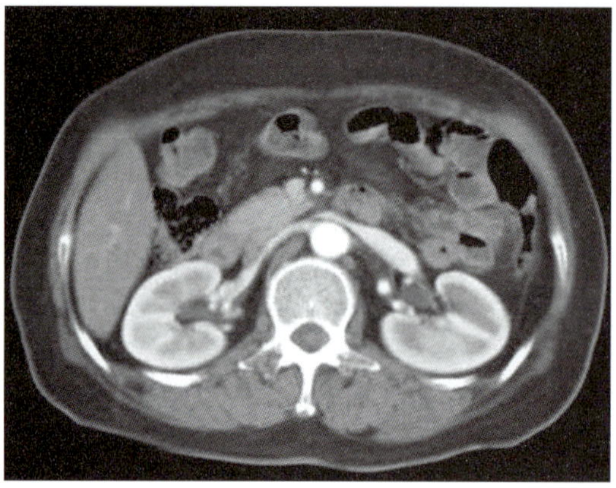

C. 정맥상(venous phase)

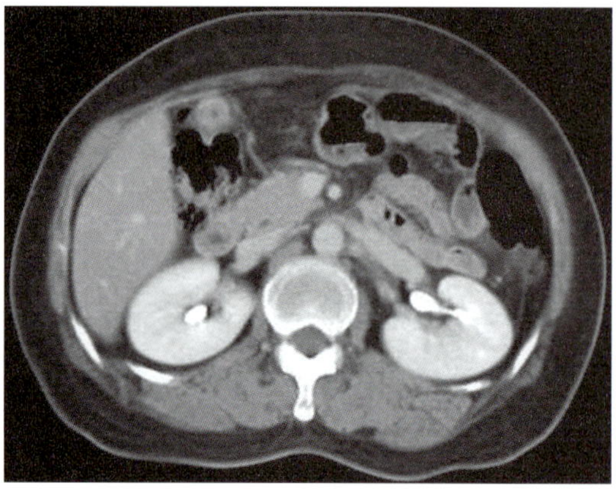

A
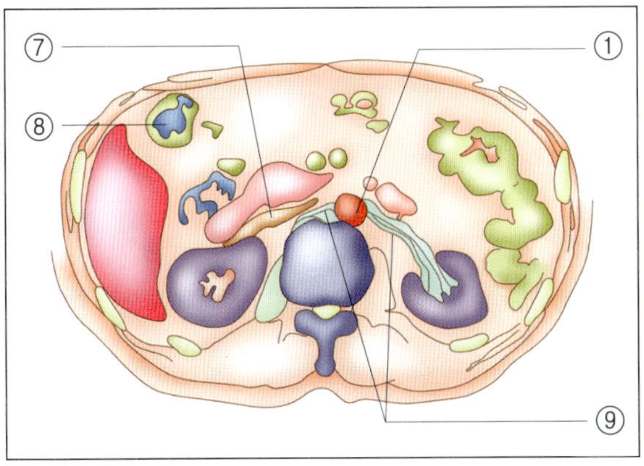

B
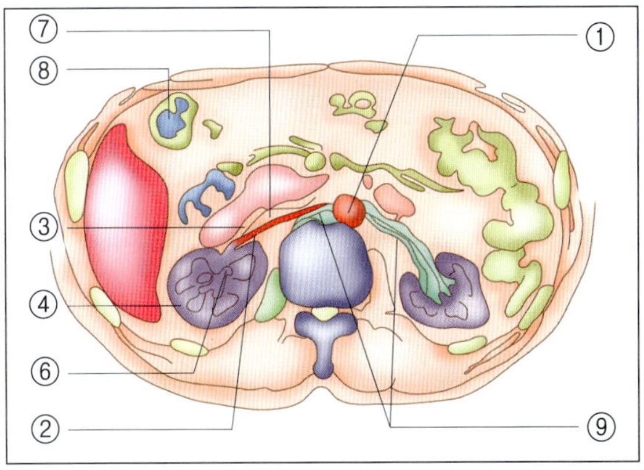

C
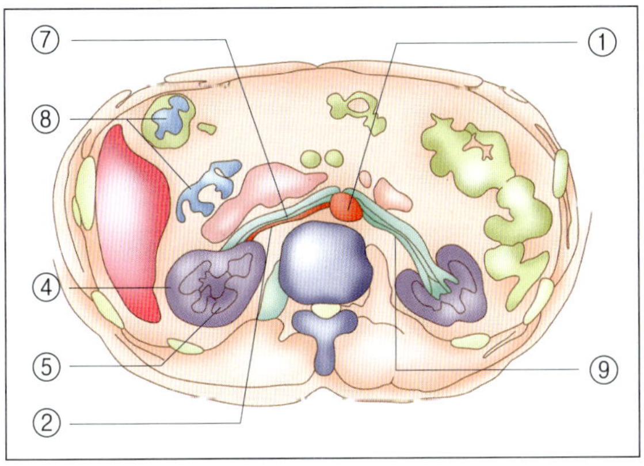

① 대동맥 *aorta*
② 콩팥동맥(신동맥) *renal artery*
③ 콩팥정맥(신정맥) *renal vein*
④ 콩팥겉질(신장피질) *renal cortex*
⑤ 콩팥속질(신장수질) *renal medulla*
⑥ 콩팥깔때기(신우) *renal pelvis*
⑦ 아래대정맥(하대정맥) *inferior vena cava*
⑧ 장관 *intestine*
⑨ 가로막각(횡격막각) *diaphragmatic crus*

Dynamic CT로서 콩팥동맥(신장동맥, renal artery)과 정맥(vein), 겉질(피질, cortex), 속질(수질, medulla), 콩팥깔때기(renal pelvis)–콩팥잔(calyx)(신우–신배)의 조영을 경시적으로 관찰할 수 있으며, 또 time density curve로서 정량적(quantitative)인 기능진단도 가능하다.

이와 같이, 정맥 안에 주입된 조영제(contrast media)의 약리동태(pharmacology)를 반영하여 조기(30~45초 이내)에 신장혈류(kidney blood flow)를 나타내는 혈관상(vascular phase)과 후기(1~3분 후)에 조영제 배설(excretion)을 나타내는 배설상(excretory phase)으로 나누어진다.

혈관상(vascular phase)에서는 신장동맥(renal artery)과 신장정맥(renal vein) 조영과 함께 신장혈류량(kidney blood flow)의 80~90%를 차지하는 콩팥겉질(renal cortex)이 진하게 나타나서 겉질과 속질의 경계가 명확하게 되어 vascular nephrogram이라 한다.

배설상은 요세관 중의 조영제가 물을 재흡수하므로 농축되는 tubular nephrogram과 더욱 집합관(collecting duct)에서 콩팥깔때기–콩팥잔에 배설되는 신우조영(pyelogram)의 두 개의 component가 겹치고 있어 속질의 농염상과 신우(renal pelvis)–신배(renal calyx)조영상이 보인다. Tubular nephrogram의 늦은 시기에서는 겉질보다 속질의 농도가 높아진다.

Dynamic CT에 의해 혈관상이 나타나는 것은 임상적(clinical)으로 종양(tumor)의 혈관분포상태(vascularity)의 관찰, 신장혈관성 병변(renal vascular lesions)의 진단이나 신장혈관성 고혈압(renal vascular hypertension)에서 신장혈류(kidney blood flow)의 평가에 유용하다. 더욱 배설상에서 콩팥속질(renal medulla)의 농도 상승정도는 여러 가지 신장실질성 질환(renal parenchymal disease)에서 콩팥기능(kidney function)의 지표가 된다.

신장[콩팥]혈관계의 초음파 영상 / ultrasound images of renal blood - vessel

A. 오른 콩팥동·정맥
right renal artery & vein
(신장동·정맥)

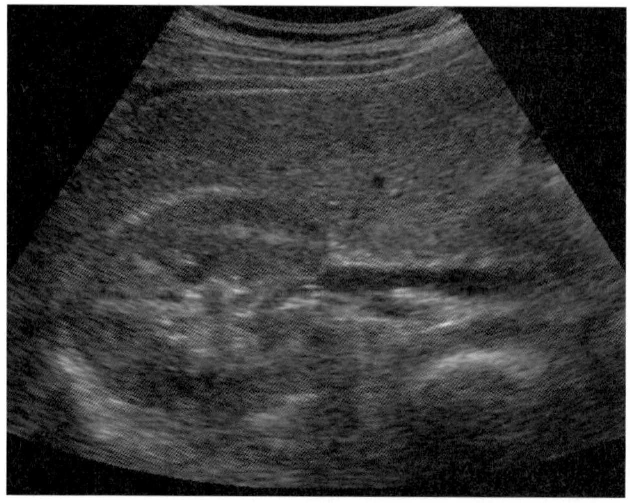

B. 왼 콩팥동·정맥
left renal artery & vein
(신장동·정맥)

a

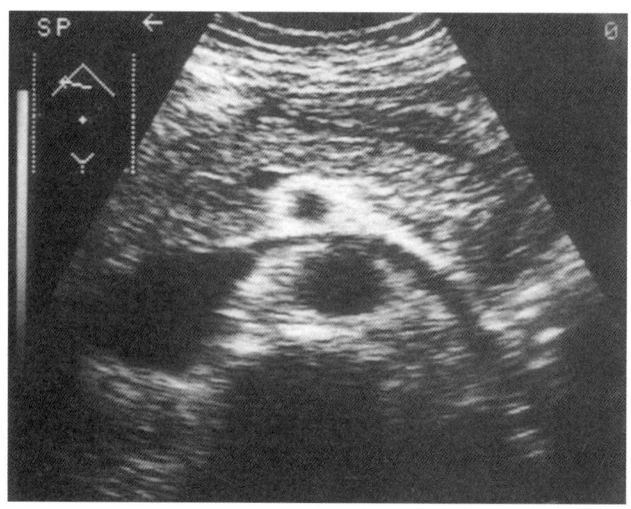

b

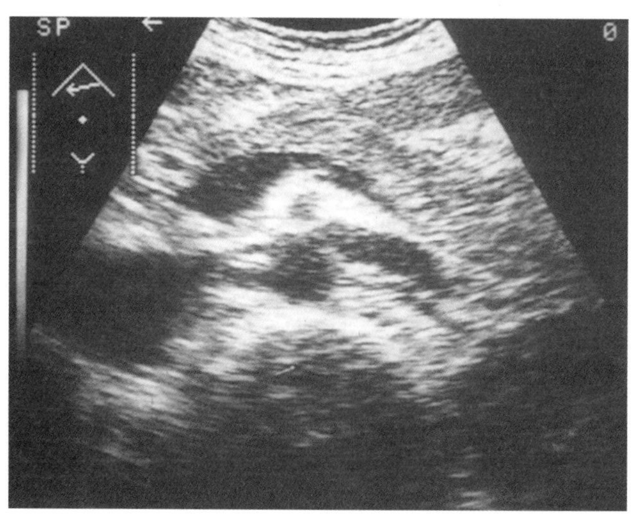

A

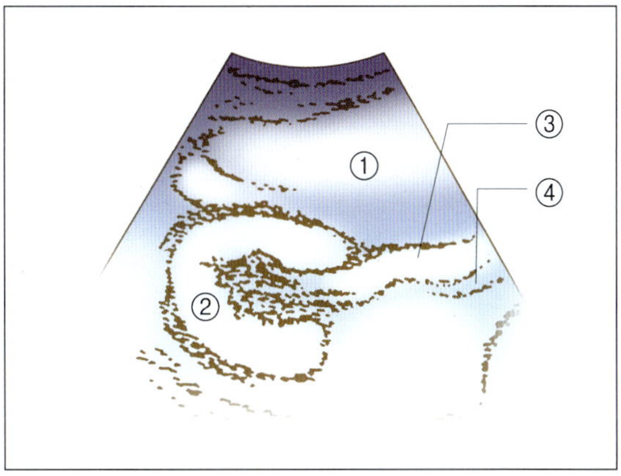

B

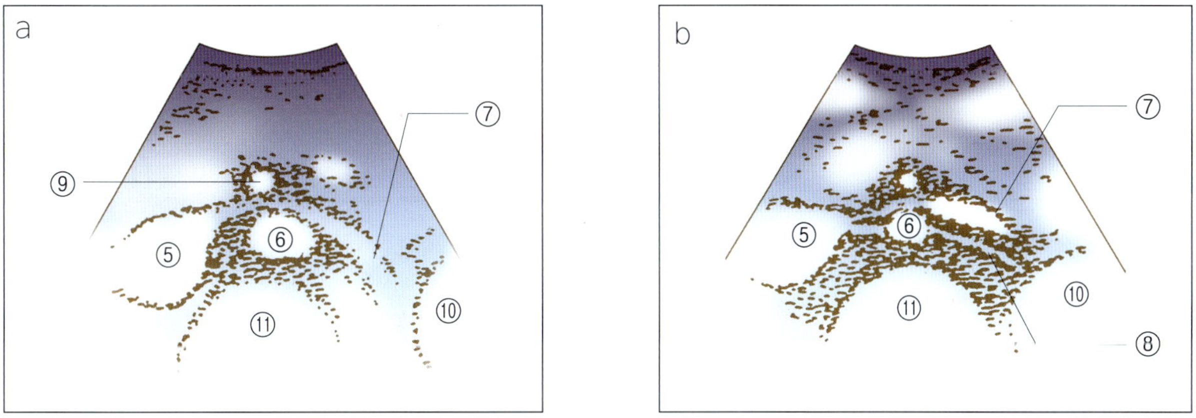

① 간 *liver*
② 오른콩팥[오른신장](우신) *right kidney*
③ 오른콩팥정맥(우신정맥) *right renal vein*
④ 오른콩팥동맥(우신동맥) *right renal artery*
⑤ 아래대정맥(하대정맥) *inferior vena cava*
⑥ 배대동맥(복부대동맥) *abdominal aorta*
⑦ 왼콩팥정맥(좌신정맥) *left renal vein*
⑧ 왼콩팥동맥(좌신동맥) *right renal artery*
⑨ 위창자간막동맥(상장간막동맥) *superior mesenteric artery*
⑩ 왼콩팥[왼신장](좌신) *left kidney*
⑪ 척추 *vertebra*

콩팥(신장, kidney)에서 흘러나온 정맥(vein)은 콩팥문(신장문, renal hilum)에서 하나가 되어 아래대정맥(하대정맥, inferior vena cava)으로 흘러 들어간다.

오른콩팥정맥(우신정맥, right renal vein)은 짧고, 오른콩팥 동맥(우신동맥, right renal artery)의 앞면을 통하여 아래대정맥으로 흘러 들어간다(그림 A).

왼콩팥정맥(좌신정맥, left renal vein)은 배대동맥(복부대동맥, abdominal aorta)과 그 앞을 아래방향을 통하는 위창자간막동맥(상장간막동맥, superior mesenteric artery) 사이를 통하여 오른콩팥정맥보다 약간 높은 위치에서 아래대정맥으로 흘러 들어간다(그림 B).

골반부의 동맥 / arteries of pelvis

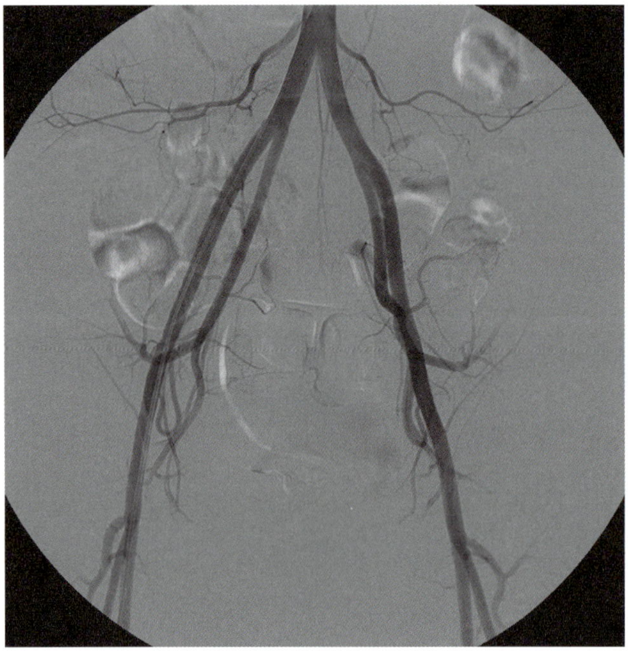

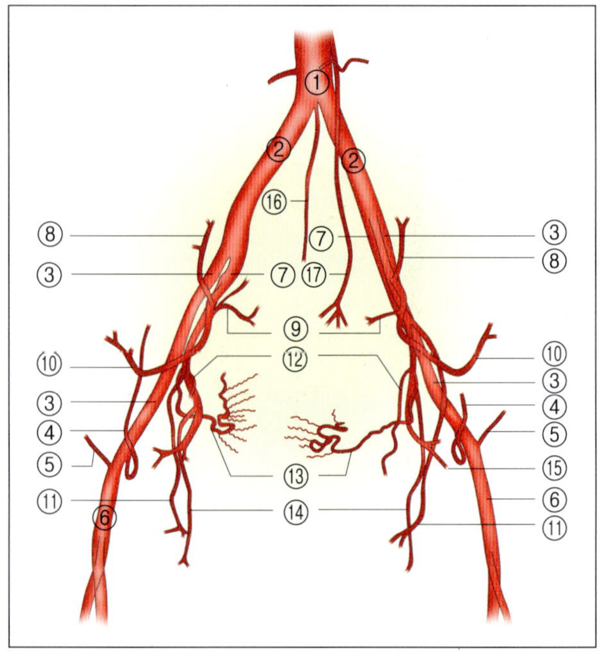

① 배대동맥(복부대동맥) *abdominal aorta*
② 온엉덩동맥(총장골동맥) *common iliac artery*
③ 바깥엉덩동맥(외장골동맥) *external iliac artery*
④ 아래배벽동맥(하복벽동맥) *inferior epigastic artery*
⑤ 깊은엉덩휘돌이동맥(심장골회선동맥) *deep circumflex iliac artery*
⑥ 넙다리동맥(대퇴동맥) *femoral artery*
⑦ 속엉덩동맥(내장골동맥) *internal iliac artery*
⑧ 엉덩허리동맥(장요동맥) *iliolumbar artery*
⑨ 가쪽엉치동맥(외측천골동맥) *lateral sacral artery*
⑩ 위볼기동맥(상둔동맥) *superior gluteal artery*
⑪ 폐쇄구멍동맥 *obturator artery*
⑫ 아래방광동맥(하방광동맥) *inferior vesical artery*
⑬ 자궁동맥 *uterine artery*
⑭ 속음부동맥(내음부동맥) *internal pudendal artery*
⑮ 아래볼기동맥(하둔동맥) *inferior gluteal artery*
⑯ 정중엉치동맥(정중천골동맥) *median sacral artery*
⑰ 위직장동맥(상직장동맥) *superior rectal artery*

배대동맥(복부대동맥, abdominal aorta)은 거의 넷째 요추체(lumbar vertebral body) 하연에서 좌우의 온엉덩동맥(총장골동맥, common iliac artery)으로 나뉜다. 온엉덩동맥은 다시 엉치엉덩관절(천골장골관절, sacroiliac articulation)의 위치에서 속·바깥엉덩동맥(내·외장골동맥, internal/external iliac artery)으로 나뉜다. 바깥엉덩동맥은 아래배벽동맥(하복벽동맥, inferior epigastic artery)·깊은엉덩휘돌이동맥(심장골회선동맥, deep circumflex iliac artery)·바깥음부동맥(외음부동맥, external pudendal artery)을 내며, 혈관구멍(혈관렬공, lacuna vasorum)에 이르러 넙다리동맥(대퇴동맥, femoral artery)이 된다. 속엉덩동맥은 벽쪽가지(벽측지)로서 엉덩허리동맥(장요동맥)·폐쇄구멍동맥·위, 아래볼기동맥(상, 하둔동맥)·속음부동맥(내음부동맥, internal pudendal artery), 내장쪽가지(장측지)로 방광동맥(vesical artery)·정관동맥(deferenial artery) 또는 자궁동맥(uterine artery)·중간곧창자동맥(중직장동맥, middle rectal artery) 등의 가지(branch)를 낸다.

고환동맥조영 / selective testicular arteriography

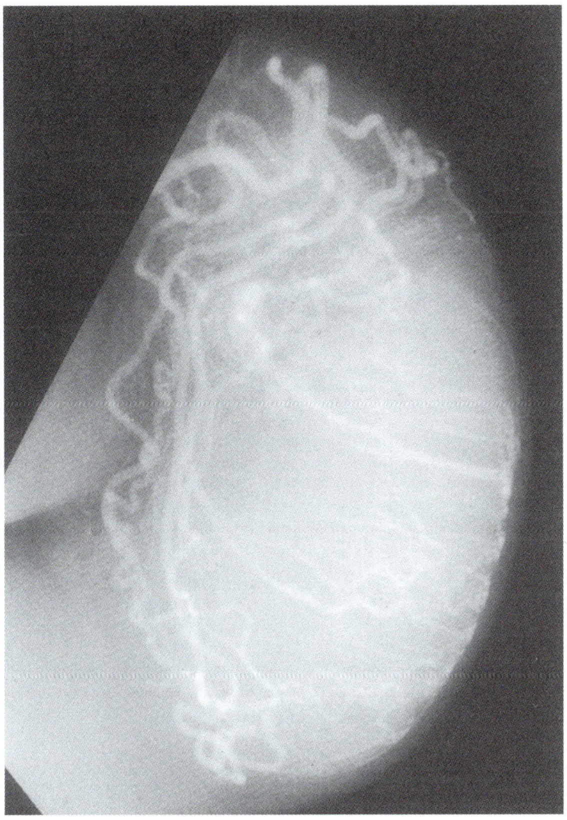

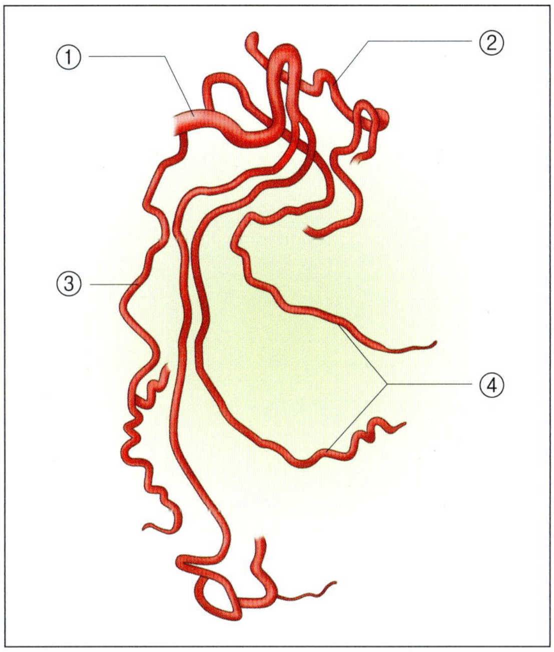

① 고환동맥(정소동맥) *testicular artery*
② 고환상체동맥 *epididymal artery*
③ 고환집막가지(정소초막지) *tunica testicular branch*
④ 고환동맥 주가지(주지) *main branches of testicular artery*

고환동맥(testicular artery)은 고환(testis)에 들어가기 전에 먼저 고환집막가지(정소초막지, tunica testicular branch)를 내고, 다음에 1~2개의 고환상체동맥(epididymal artery)으로 나뉜다. 더 나아가, 고환 표면층(superficial layer)에 있는 여러 개의 고환동맥 주가지(주지, main branches of testicular artery)로 나뉜다.

고환동맥 / testicular artery

A. 오른쪽(right)

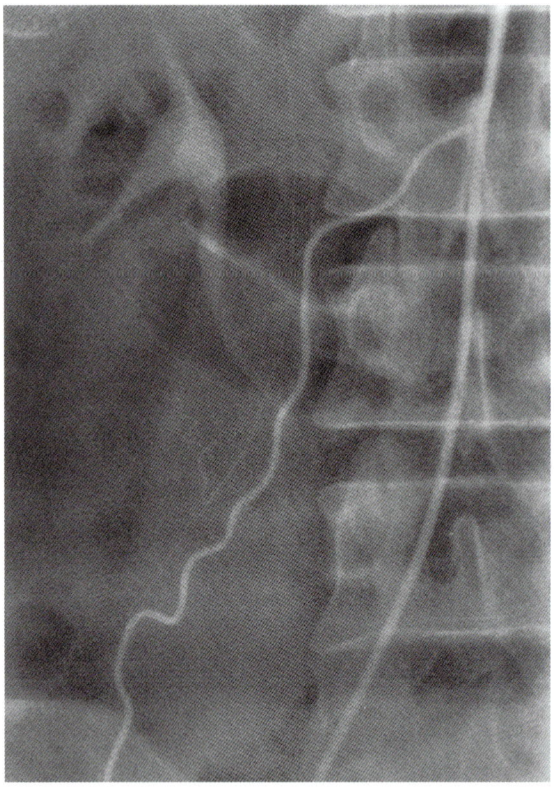

B. 왼쪽(left)

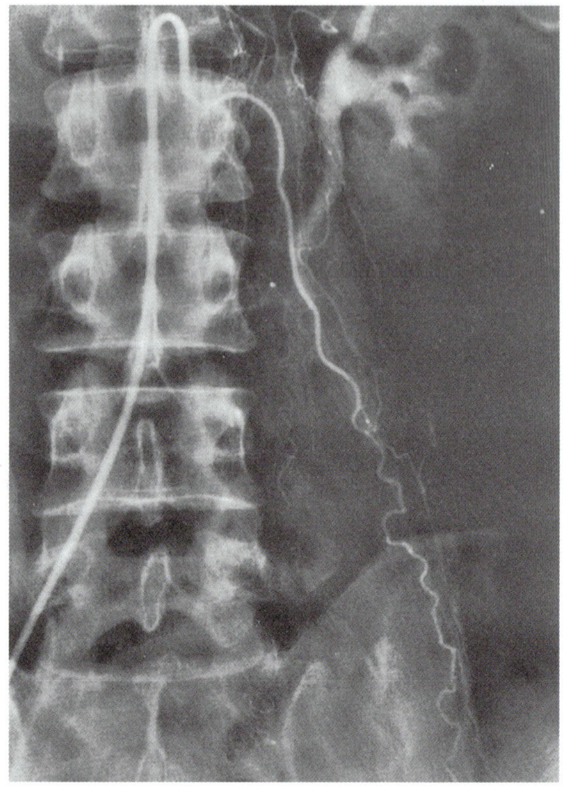

A

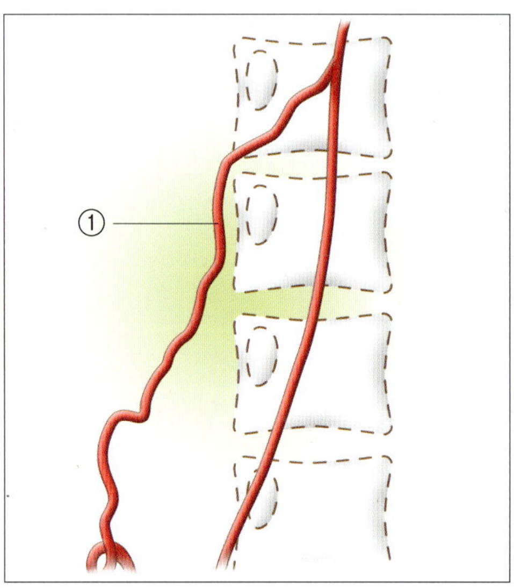

B

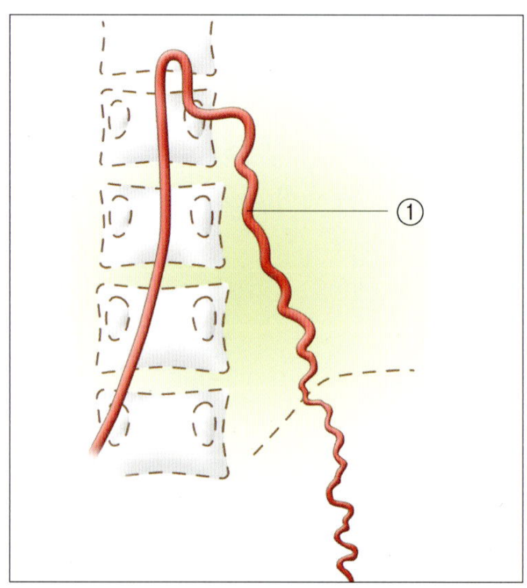

C. 복부대동맥조영(abdominal aortic angiography)

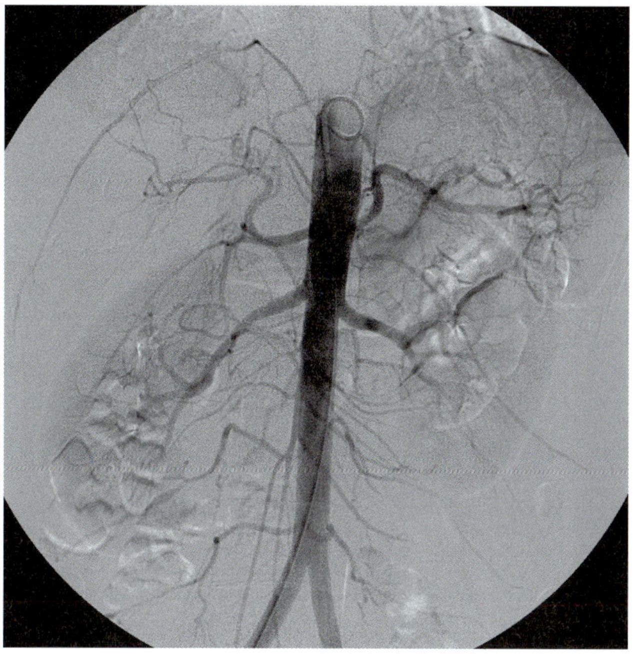

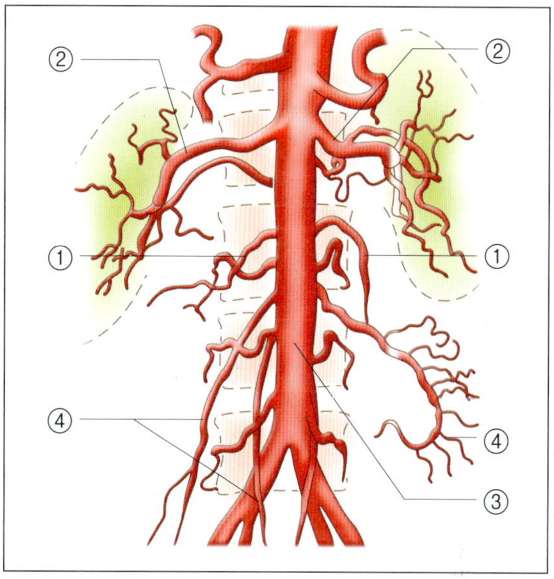

① 고환동맥(정소동맥) *testicular artery*
② 콩팥동맥(신동맥) *renal artery*
③ 배대동맥(복부대동맥) *abdominal aorta*
④ 위창자간막동맥(상장간막동맥)의 분지 *branches of superior mesenteric artery*

좌우 선택적 고환동맥조영(testicular angiography)에서 나타난 것과 같이 고환동맥(정소동맥, testicular artery)은 둘째 허리뼈(요추골, lumbar vertebra) 높이에서 대부분 배대동맥(복부대동맥, abdominal aorta)으로 부터 분기(bifurcation)한다. 난소동맥(ovarian artery)·고환동맥(testicular artery)은 대동맥(aorta)에서 직접 분기하는 것 이외에 콩팥동맥(신장동맥, renal artery), 중간부신동맥(중부신동맥, middle suprarenal artery)에서 분기하는 예가 있으며, 같은 쪽에서 두 개가 나뉘는 경우도 있고, 또한 속엉덩동맥(내장골동맥, internal iliac artery), 허리동맥(요동맥, lumbar artery)에서 나뉘는 경우도 있다.

난소동맥 / ovarian artery

A. 오른쪽(right)

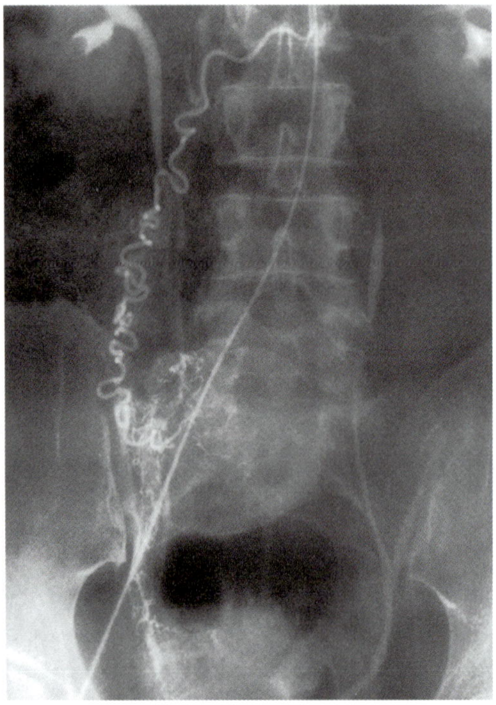

B. 왼쪽(left)

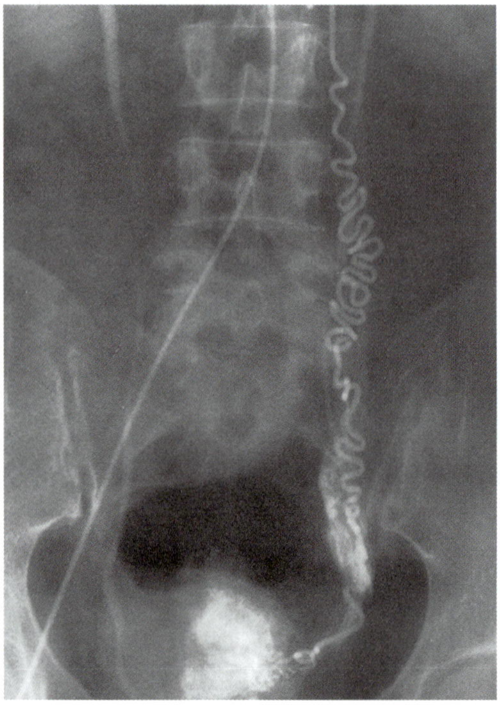

[선택적 난소동맥조영]
[selective ovarian arteriography]

A

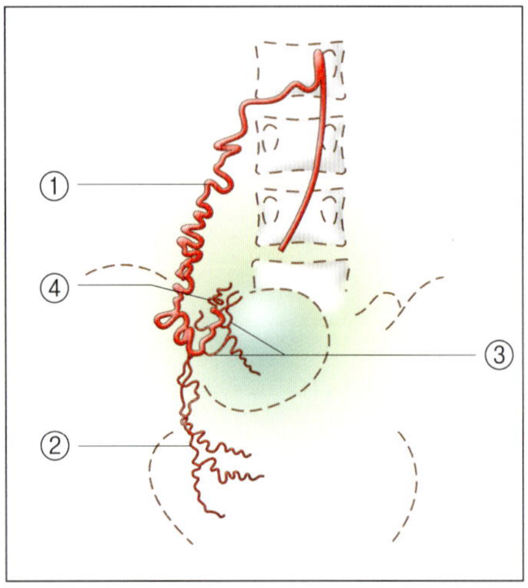

B

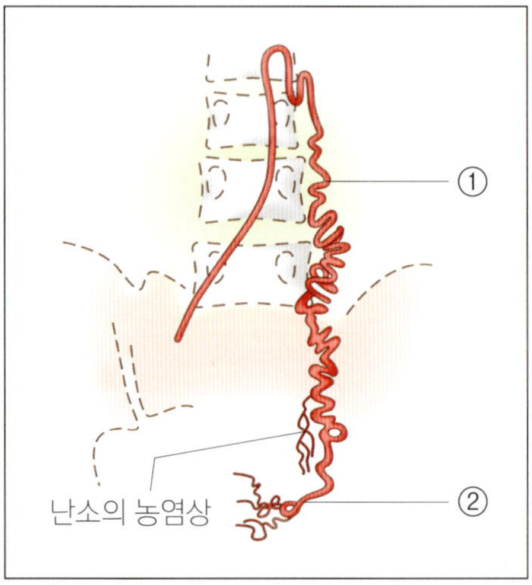

① 난소동맥 *ovarian artery*
② 난소동맥연속활(난소궁상문합) *ovarian arcade*
③ 난소문부 나사형동맥(나선형동맥) *hilar spiral vessel*

C

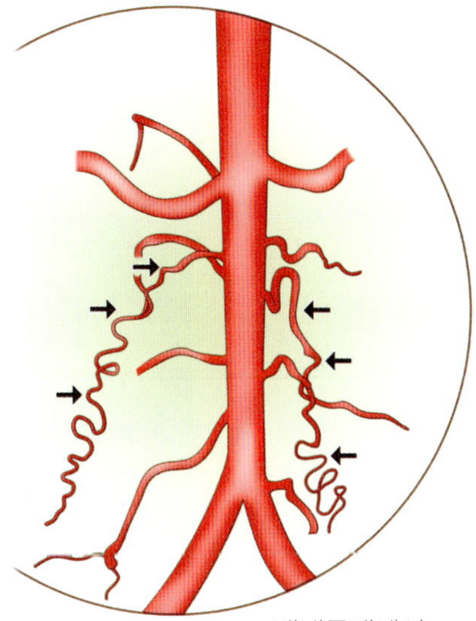

난소동맥(ovarian artery), 고환동맥(정소동맥, testicular artery)은 콩팥동맥(신장동맥, renal artery)과 아래창자간막동맥(하장간막동맥, inferior mesenteric artery)의 사이에 배대동맥(복부대동맥, abdominal aorta)으로부터 앞쪽에 분기한다. 나뉜 다음에 아래바깥쪽으로 나아가, 요관(ureter)의 앞을 교차하여 큰허리근(대요근, greater psoas muscle)의 앞쪽을 아래바깥쪽으로 향한다. 정상에서는 매우 가늘고, 복부대동맥조영(abdominal aortography)에서는 위·아래 창자간막동맥(mesenteric artery)이나 허리동맥(요동맥, lumbar artery)과 겹쳐서 확인하기가 어려운 경우도 있다.

선택적 난소동맥조영(selective ovary angiography)에서는 난소동맥이 구부러져 꼬불꼬불하게 보인다. 그림에서 양쪽 다같이 난소동맥연속활(난소궁상문합, ovarian arcade)을 하여 자궁동맥(uterine artery) 오름가지(상행지, ascending branch) 및 활꼴동맥(궁상동맥, arcuate artery)의 일부가 조영되고 있다.

난소(ovary)·고환동맥은 대부분 둘째·셋째 허리뼈(요추골, lumbar vertebra) 높이에서 분기한다.

골반동 · 정맥의 CT영상 / CT images of arteries and veins in pelvis

A. 골반(pelvic) 위부분

a

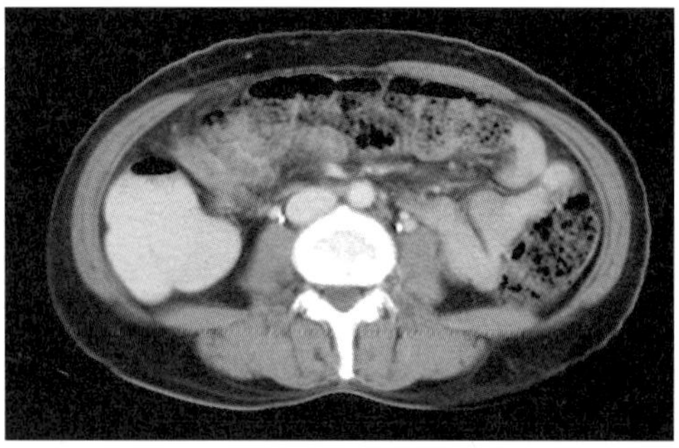

b

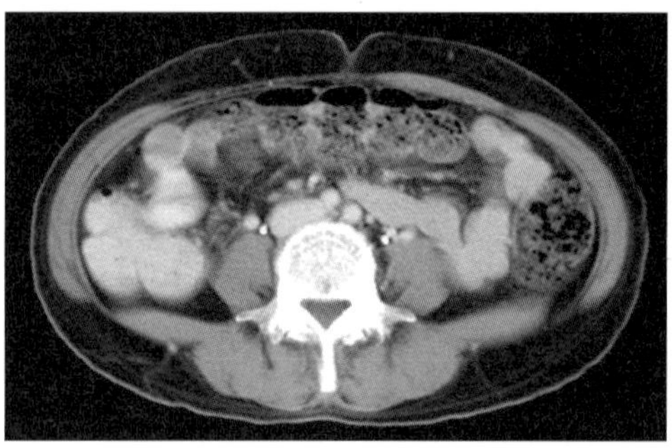

c

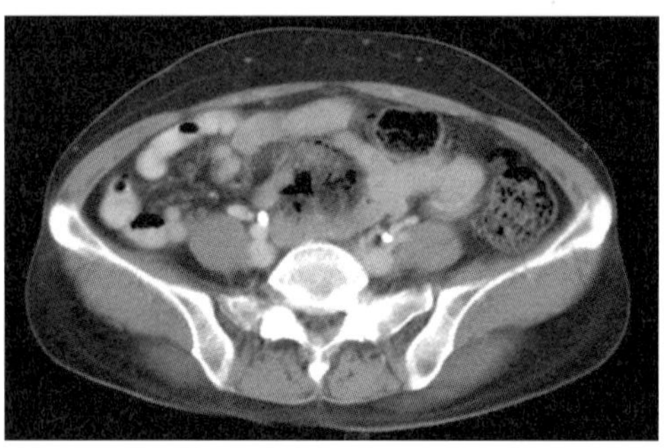

d

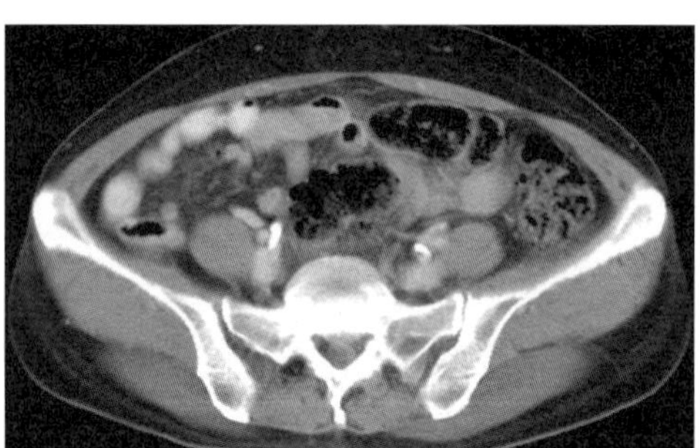

B. 골반 아래부분

a

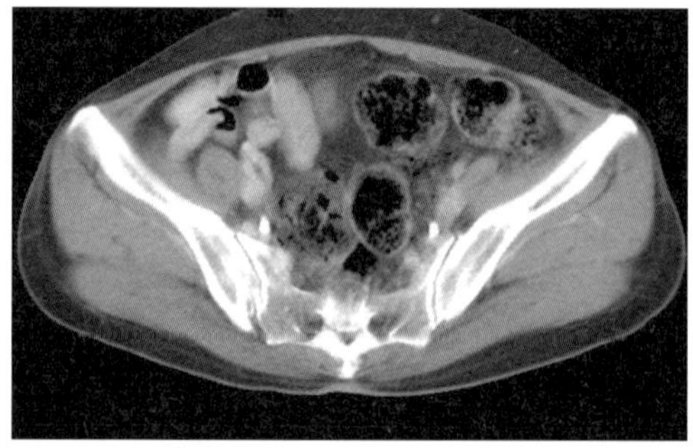

b

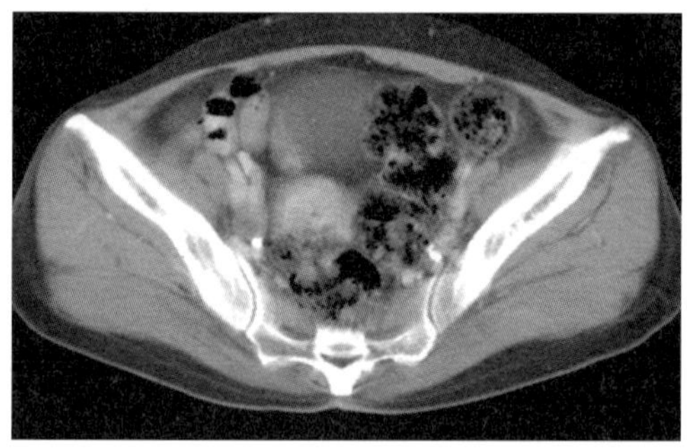

c

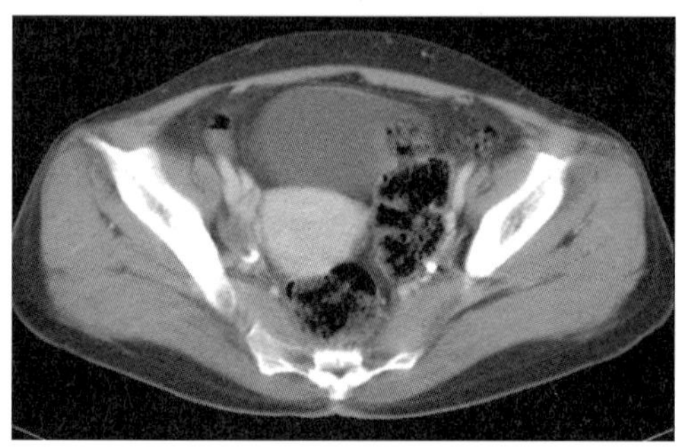

d

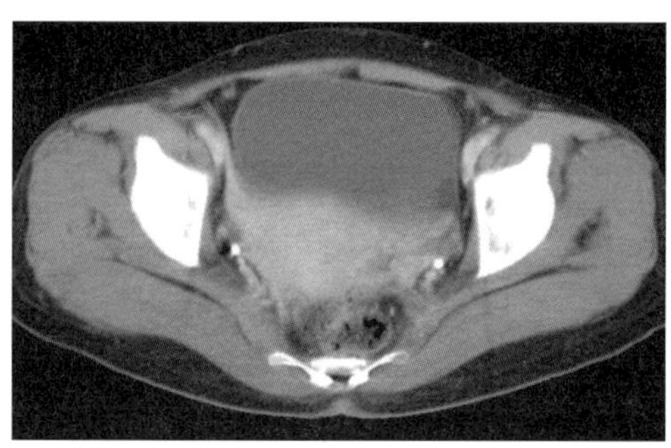

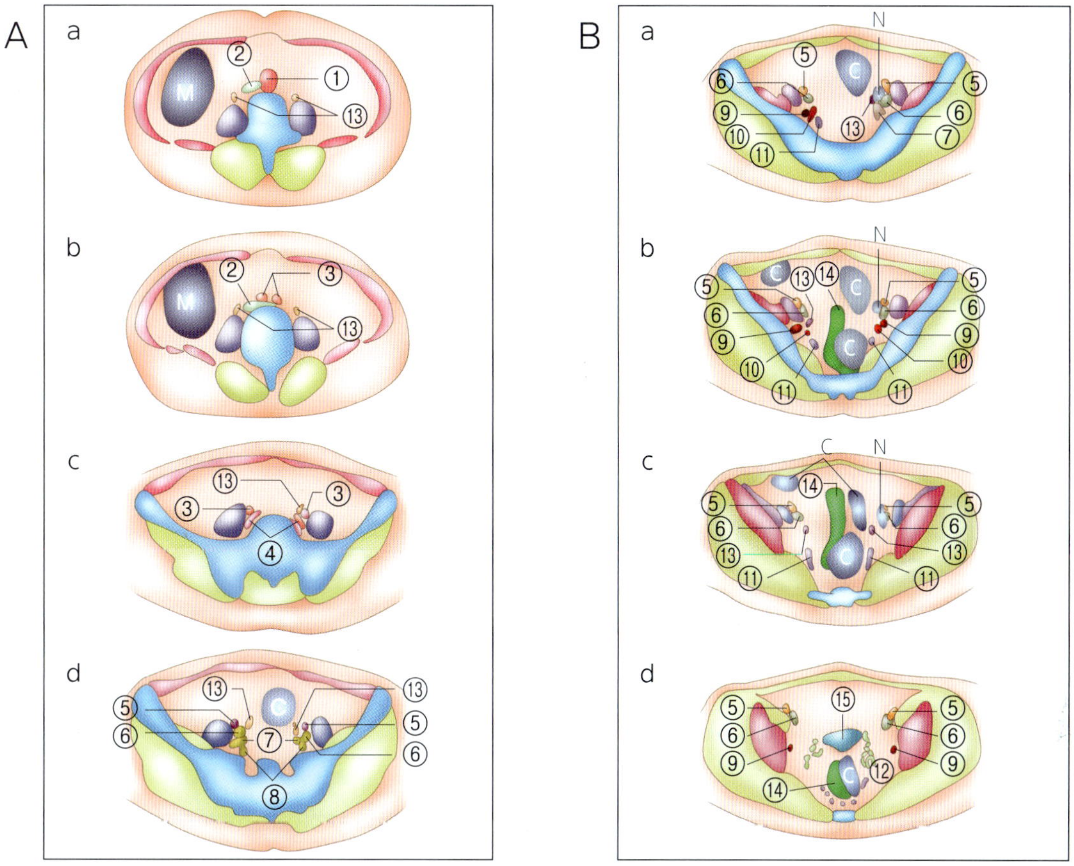

① 배대동맥(복부대동맥) *abdominal aorta*
② 아래대정맥(하대정맥) *inferior vena cava*
③ 온엉덩동맥(총장골동맥) *common iliac artery*
④ 온엉덩정맥(총장골정맥) *common iliac vein*
⑤ 바깥엉덩동맥(외장골동맥) *external iliac artery*
⑥ 바깥엉덩정맥(외장골정맥) *external iliac vein*
⑦ 속엉덩정맥(내장골정맥) *internal iliac vein*
⑧ 위볼기정맥(상둔정맥) *superior gluteal vein*
⑨ 폐쇄동 · 정맥 *obturator artery, vein*
⑩ 속음부동 · 정맥(내음부동·정맥) *internal pudendal artery, vein*
⑪ 아래볼기동 · 정맥(하둔동·정맥) inferior gulteal artery, vein
⑫ 자궁 · 직장 정맥얼기(정맥총) *uterine, rectal venous plexus*
⑬ 요관 *ureter*
⑭ 직장 *rectum*
⑮ 자궁 *uterus* *M*: 전이병소 *N*: 림프절(전이) *C*: 림프낭종

아래대정맥(하대정맥, inferior vena cava)은 대동맥(aorta)의 오른쪽 뒤아래쪽(posteroinferior)으로 분기(bifurcation)한다. 오른온엉덩정맥(총장골정맥, right common iliac vein)은 좌우 온엉덩동맥(총장골동맥, left/right common iliac artery)의 뒤쪽을 가로질러 왼온엉덩정맥(left common iliac vein)과 합류한다. 온엉덩동·정맥(common iliac artery/vein) 및 바깥엉덩동·정맥(외장골동·정맥, external iliac artery/vein)은 앞외측 아래쪽을 향해서 나란히 나아가, 동맥(artery)은 정맥(vein)에 대해서 앞외측에 있다. 속엉덩동·정맥(내장골동·정맥, internal iliac artery/vein) 및 그 가지는 바깥엉덩동·정맥(external iliac artery/vein)의 뒤안쪽에 있다. 그러나, 폐쇄동맥(obturator artery)은 골반벽(pelvic wall)에 이어서 바깥뒤쪽에 있다. 실제로는 먼저 배대 동맥(abdominal aorta), 아래대정맥 또는 넙다리동·정맥(대퇴동·정맥, femoral artery, vein)을 확인하여 위아래를 따라 혈관(blood vessel)을 찾는 것이 좋다. 림프절(lymph nodes)의 종대는 이들 혈관에 인접하여 보이는 것이 많아서, 조영제 정맥주입(I-V infusion) 중의 CT에서는 농도(concentration)가 혈관보다 떨어지는 것으로 구별할 수 있다.

골반동 · 정맥의 MR영상 - 관상단면상 / coronal MR images of arteries and veins in pelvis

A

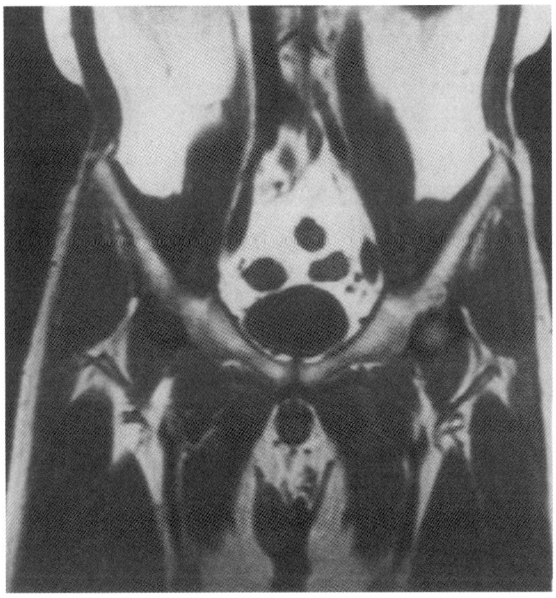

B

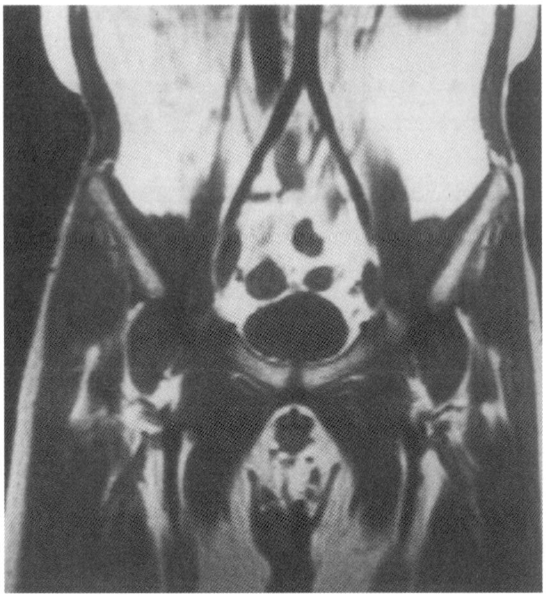

C

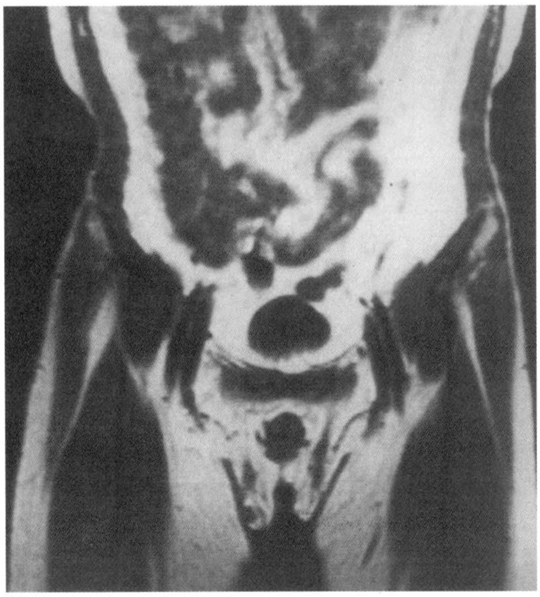

D

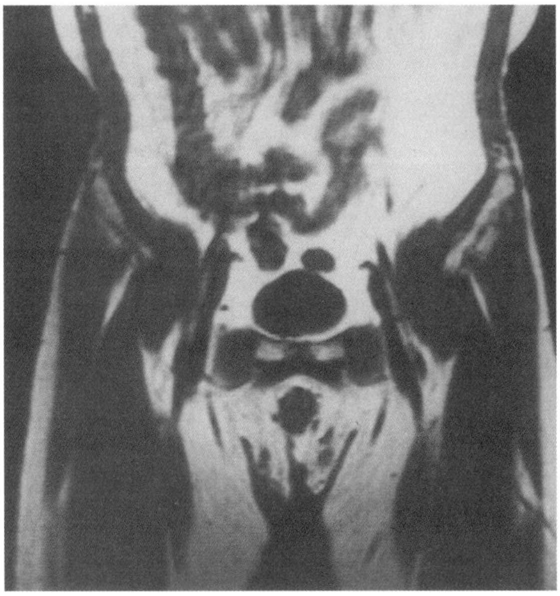

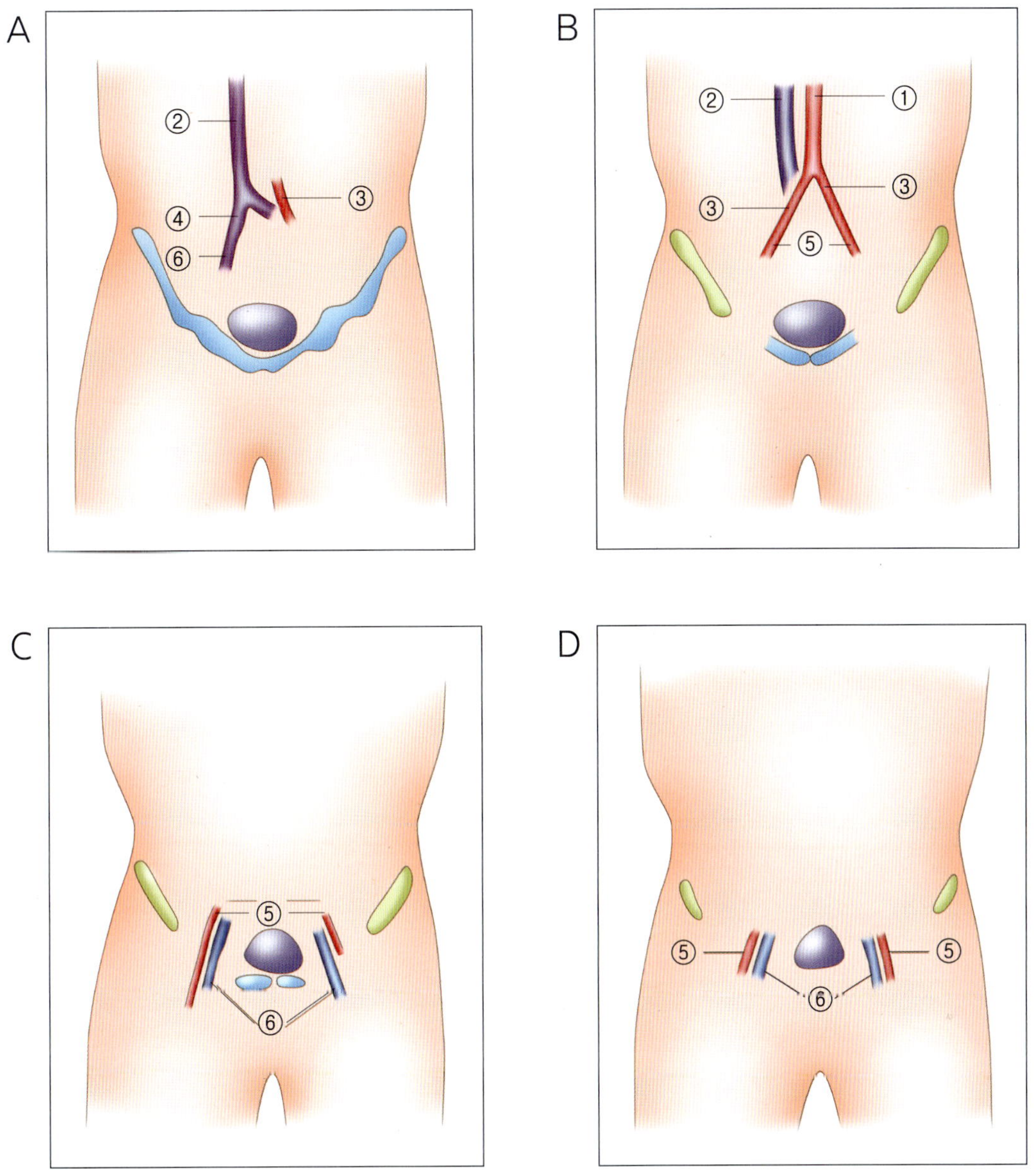

① 배대동맥(복부대동맥) *abdominal aorta*
② 아래대정맥(하대정맥) *inferior vena cava*
③ 온엉덩동맥(총장골동맥) *common iliac artery*
④ 온엉덩정맥(총장골정맥) *common iliac vein*
⑤ 바깥엉덩동맥(외장골동맥) *external iliac artery*
⑥ 바깥엉덩정맥(외장골정맥) *external iliac vein*

다리동맥(하지 동맥) / arteries of lower extremity

골반
(pelvis)부

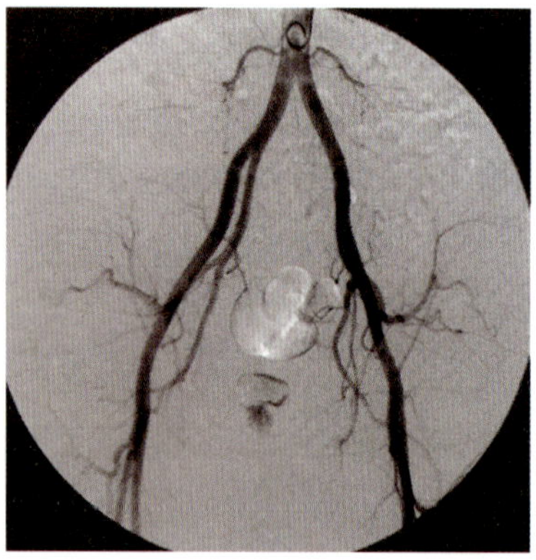

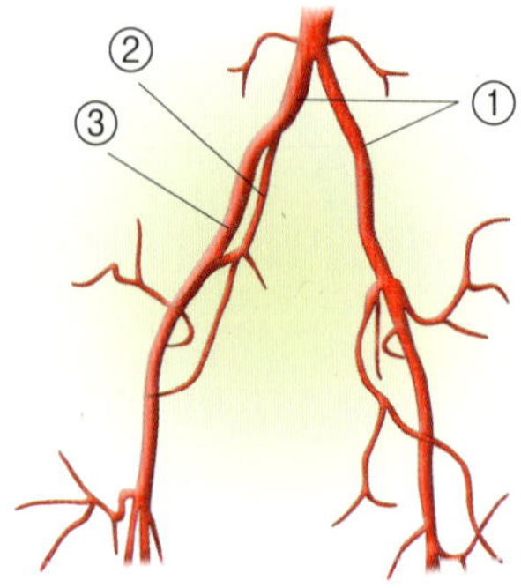

① 온엉덩동맥(총장골동맥)
common iliac artery
② 오른속엉덩동맥(우내장골동맥)
right internal iliac artery
③ 오른바깥엉덩동맥
(우외장골동맥)
right external iliac artery

넙적다리
(thigh)
몸쪽(proxi-
mal)부위
(대퇴근위부)
(proximal
thigh)

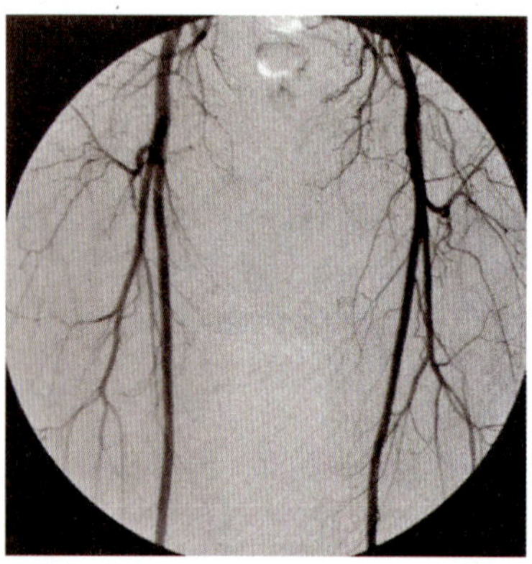

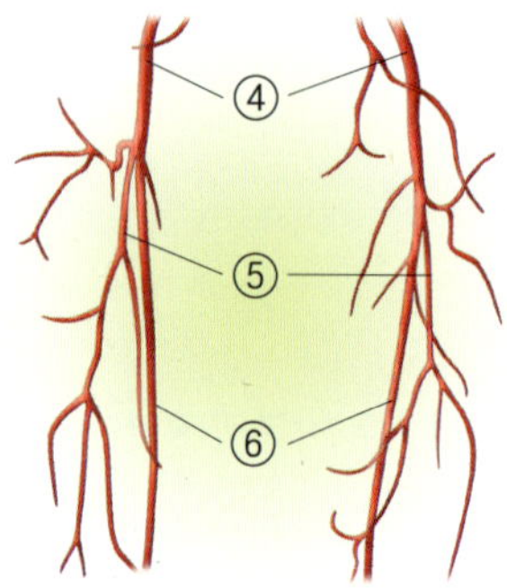

④ 넙다리동맥(대퇴동맥)
femoral artery
⑤ 깊은넙다리동맥(심대퇴동맥)
deep femoranl artery
⑥ 얕은넙다리동맥(천대퇴동맥)
superficial femoral artery

넙적다리
먼쪽(distal)
부위
(대퇴원위부)
(distal thigh)

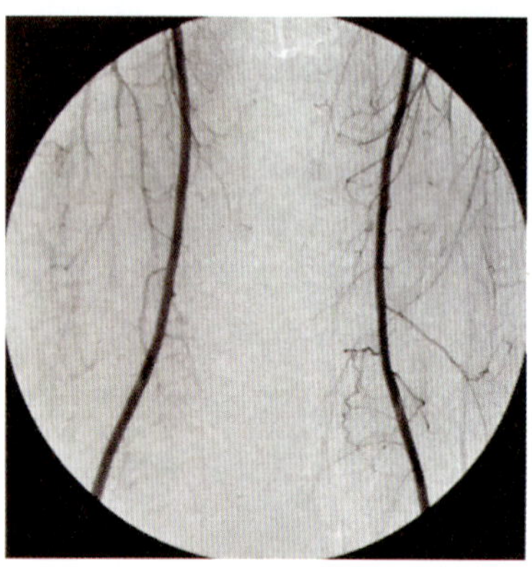

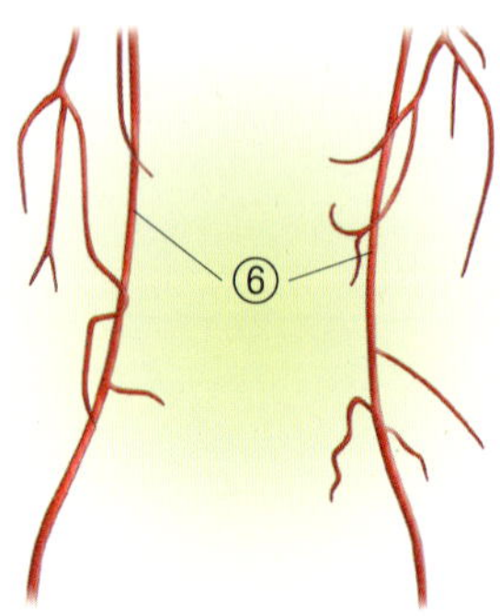

⑥ 얕은넙다리동맥(천대퇴동맥)
superficial femoral artery

무릎(knee)
부위

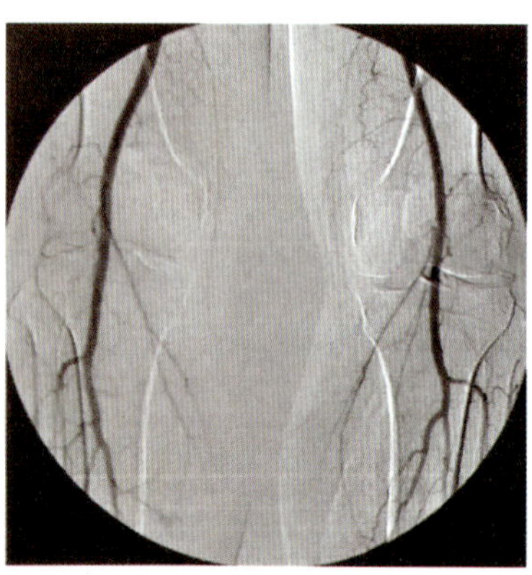

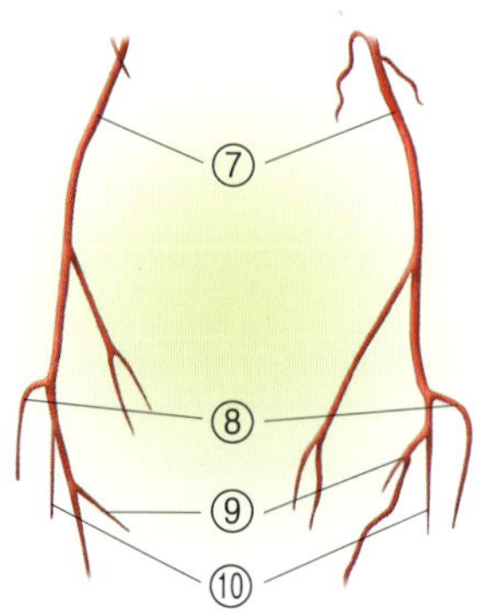

⑦ 오금동맥(슬와동맥)
popliteal artery
⑧ 앞정강동맥(전경골동맥)
anterior tibial artery
⑨ 뒤정강동맥(후경골동맥)
posterior tibial artery
⑩ 종아리동맥(비골동맥)
peroneal artery

다리동맥(하지 동맥)의 DSA 전장촬영(scanogram) / arteries of lower extremity

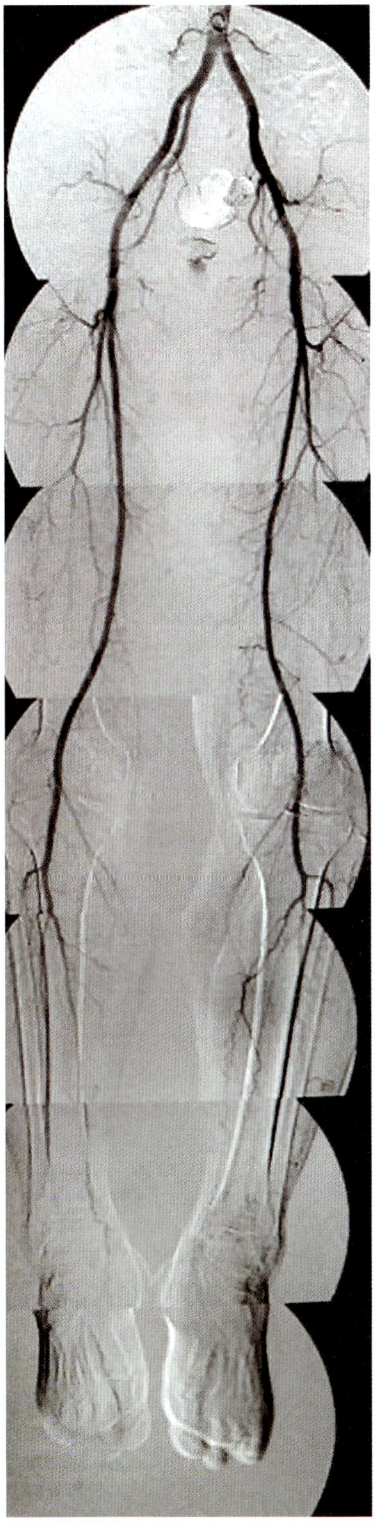

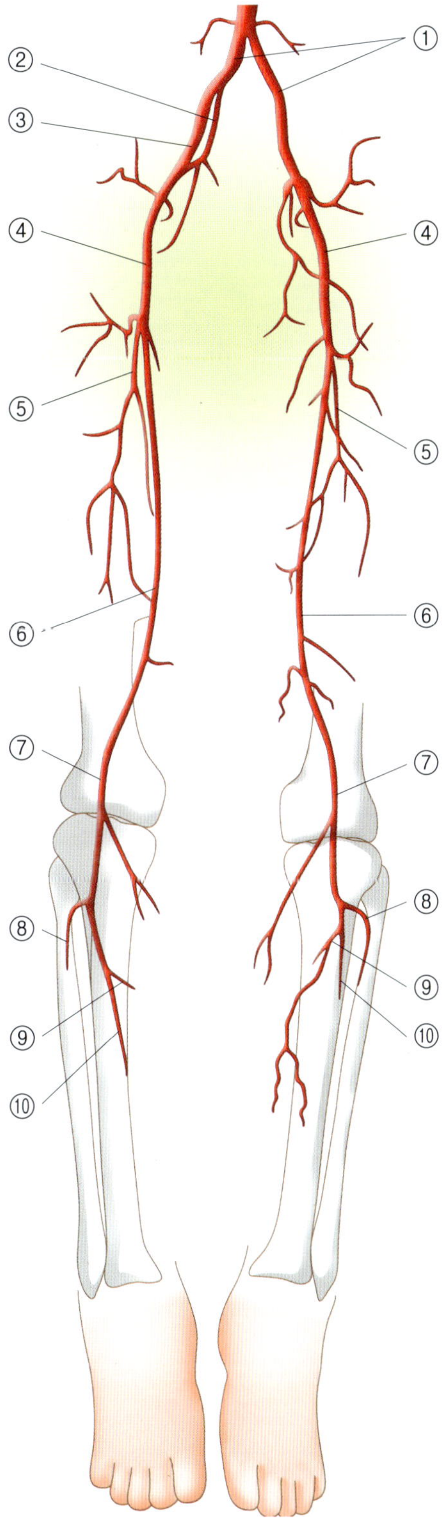

① 온엉덩동맥(총장골동맥)
common iliac artery
② 오른속엉덩동맥(우내장골동맥)
right internal iliac artery
③ 오른바깥엉덩동맥
(우외장골동맥)
right external iliac artery
④ 넙다리동맥(대퇴동맥)
femoranl artery
⑤ 깊은넙다리동맥(심대퇴동맥)
deep femoranl artery
⑥ 얕은넙다리동맥(천대퇴동맥)
superficial femoral artery
⑦ 오금동맥(슬와동맥)
popliteal tibial artery
⑧ 앞정강동맥(전경골동맥)
anterior tibial artery
⑨ 뒤정강동맥(후경골동맥)
posterior tibial artery
⑩ 종아리동맥(비골동맥)
peroneal artery

심맥관계통 정맥계 / veins of cardiovascular system

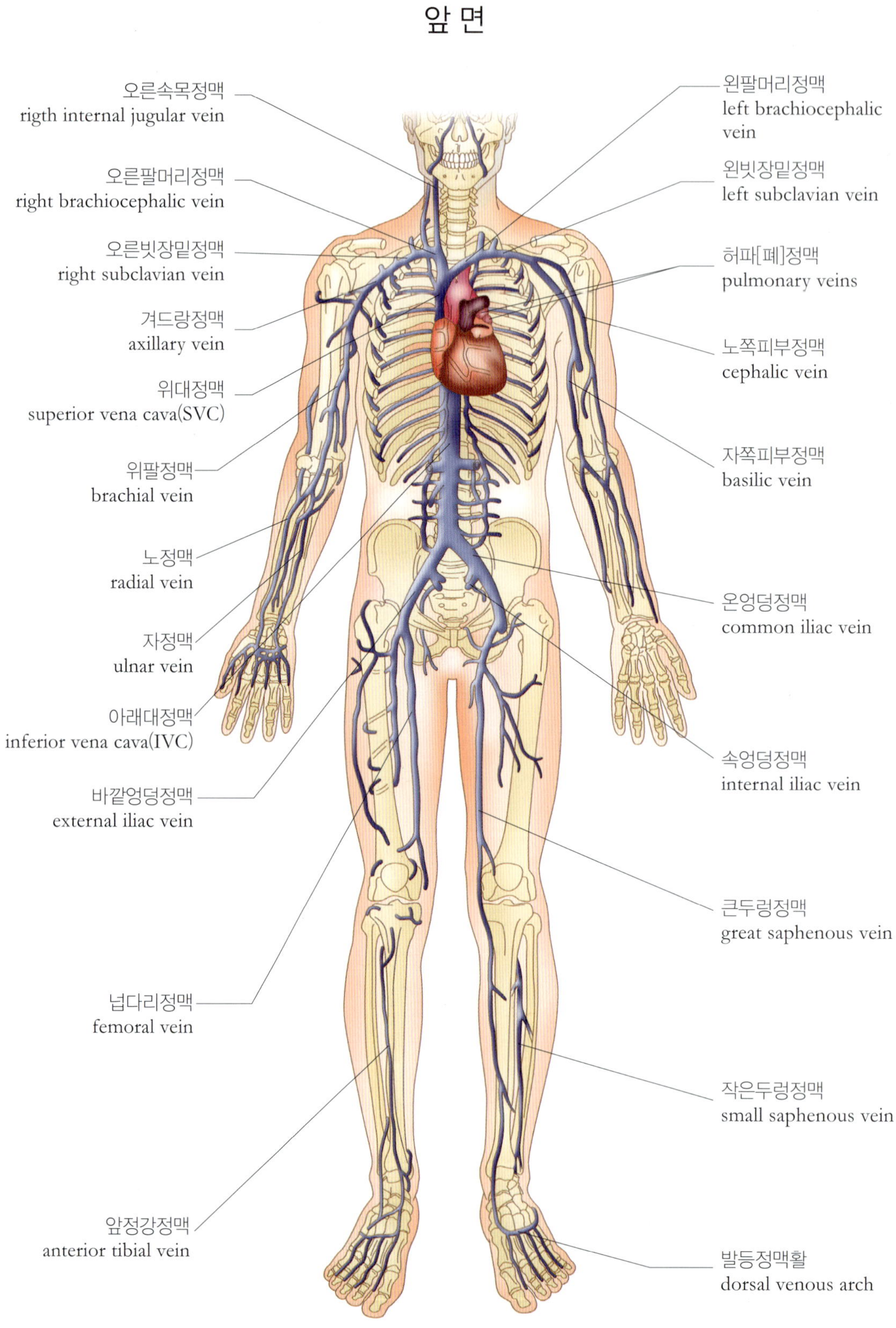

흉부[가슴]의 정맥 / superior vena cava and its tributaries

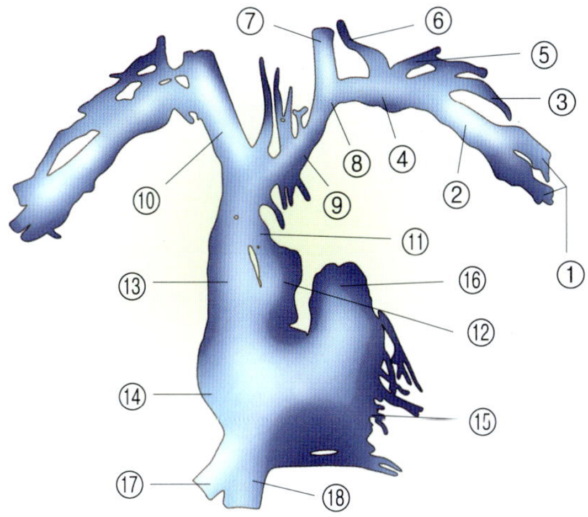

① 위팔정맥(상완정맥) *brachial vein*
② 겨드랑정맥(액와정맥) *axillary vein*
③ 노쪽피부정맥(요측피정맥) *cephalic vein*
④ 빗장밑정맥(쇄골하정맥) *subclavian vein*
⑤ 깊은목정맥(심경정맥) *deep jugular vein*
⑥ 바깥목정맥(외경정맥) *external jugular vein*
⑦ 속목정맥(내경정맥) *internal jugular vein*
⑧ 정맥각 *venous angle*
⑨ 왼팔머리정맥(좌완두정맥) *left brachiocephalic vein*
⑩ 오른팔머리정맥(우완두정맥) *right brachiocephalic vein*
⑪ 홀정맥(기정맥) *azygous vein*
⑫ 세로칸정맥(종격정맥) *mediastinal vein*
⑬ 위대정맥(상대정맥) *superior vena cava*
⑭ 오른심방(우심방) *right atrium*
⑮ 왼심실(좌심실) *left ventricle*
⑯ 허파동맥(폐동맥간) *pulmonary trunk*
⑰ 간정맥 *hepatic vein*
⑱ 아래대정맥(하대정맥) *inferior vena cava*

좌우측 모두 빗장밑정맥(쇄골하정맥, subclavian vein)·속목정맥(내경정맥, internal jugular vein)·바깥목 정맥(외경정맥, external jugular vein)이 합하여 팔머리정맥(완두정맥, 무명정맥, innominate vein)이 된다. 왼팔머리정맥(left brachiocephalic vein)은 길게 척주(spinal column) 넘어 오른팔머리정맥(right brachiocephalic vein)과 합류하고 위대정맥(상대정맥, superior vena cava)이 된다. 팔머리정맥(brachiocephalic vein)의 분지(branching)로 중요한 것은 속가슴정맥(내흉정맥, internal thoracic vein)이며, 아래대정맥(하대정맥, inferior vena cava)이 폐색(occlusion)되었을 경우에 아래배벽정맥(하복벽정맥, inferior epigastric vein)과 연결하고 있기 때문에 위대정맥계로 가는 우회로(부혈행로, bypass)를 형성한다.

위대정맥의 기시부(initial segment)에 홀정맥(기정맥, azygous vein)이 열리고 있으며, 합류부 근처에 판을 가지고 있다. 상대정맥증후군의 진단에 있어서, 완두정맥조영(brachiocephalic venography) 및 상대정맥조영(superior caval venography)은 폐색·협착 부위 및 그 정도를 알기 위한 방법이다.

팔정맥(상지정맥) / veins of upper extremity

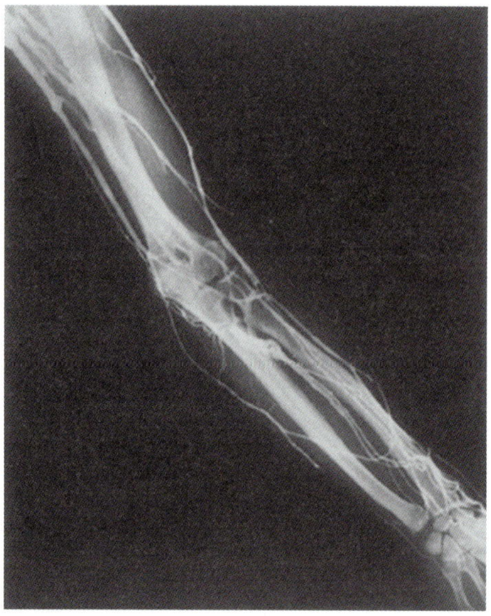

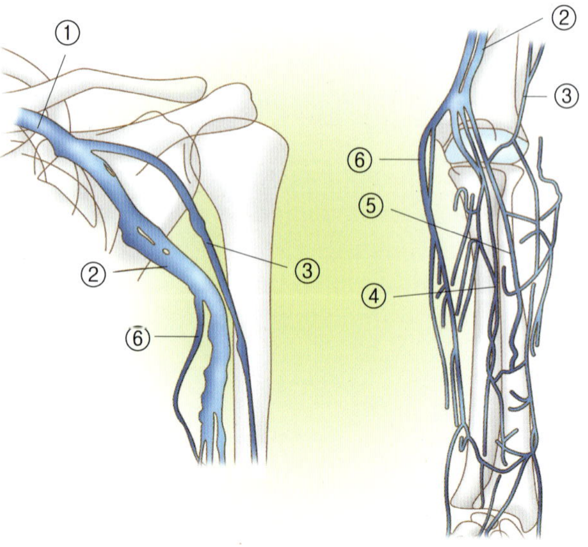

① 겨드랑정맥(액와정맥) *axillary vein*
② 위팔정맥(상완정맥) *brachial vein*
③ 노쪽피부정맥(요측피정맥) *cephalic vein*
④ 자정맥(척골정맥) *ulnar vein*
⑤ 노정맥(요골정맥) *radial vein*
⑥ 자쪽피부정맥(척측피정맥) *basilic vein*

얕은정맥(표재정맥, superficial vein)에는 노쪽피부정맥(요측피정맥, cephalic vein)·자쪽피부정맥(척측피정맥, basilic vein)이 있으며, 전자는 손등(dorsum manus)의 정맥얼기(정맥총, venous plexus)에서 시작하여 노뼈(요골, radius)쪽을 흐르며 빠른 속도로 겨드랑정맥(액와정맥, axillary vein)에 들어간다. 또한 후자는 손등의 정맥얼기에서 시작하여 자뼈(척골, ulna)쪽을 흐르며 위팔정맥(상완정맥, brachial vein)에 합류한다. 이 두 개의 정맥(vein)은 흔히 정맥 안에 주사(I-V injection)를 하는 혈관(blood vessel)으로 잘 알려져 있다.

깊은정맥(심부정맥, deep vein)에는 노정맥(요골정맥, radial vein)과 자정맥(척골정맥, ulnar vein)이 있으며, 이것은 같은 이름의 동맥(artery)을 둘러싸는 듯이 하여 흐른다. 이 정맥들은 위팔(상완부, humerus)에서 위팔정맥(brachial vein)이 되어 겨드랑정맥(axillary vein)으로 나아간다.

아래대정맥(하대정맥)조영과 간문맥계 / Inferior vena cava and portal system

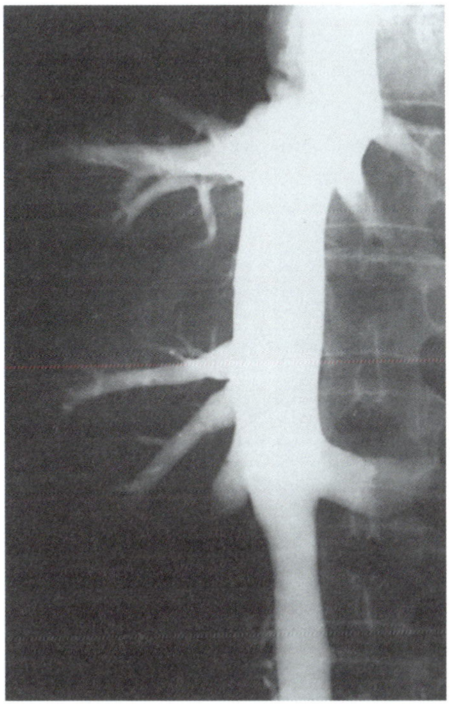

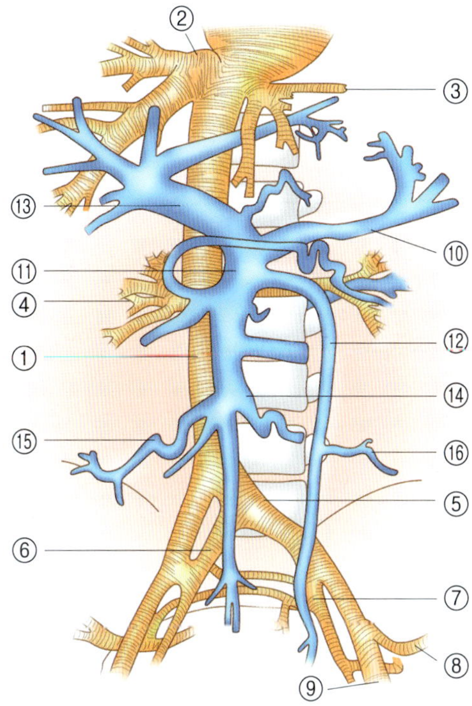

〈아래대정맥(하대정맥, inferior vena cava)조영〉

① 아래대정맥(하대정맥) *inferior vena cava*
② 오른간정맥(우간정맥) *right hepatic vein*
③ 왼간정맥(좌간정맥) *left hepatic vein*
④ 오른콩팥정맥(우신정맥) *right renal vein*
⑤ 온엉덩정맥(총장골정맥) *common iliac vein*
⑥ 오른속엉덩정맥(우내장골정맥) *right internal iliac vein*
⑦ 왼속엉덩정맥(좌내장골정맥) *left internal iliac vein*
⑧ 위볼기정맥(상둔정맥) *superior gluteal vein*
⑨ 바깥엉덩정맥(외장골정맥) *external iliac vein*
⑩ 지라정맥(비정맥) *splenic vein*
⑪ 위창자간막정맥(상장간막정맥) *superior mesenteric vein*
⑫ 아래창자간막정맥(하장간막정맥) *inferior mesenteric vein*
⑬ 간문맥(문맥) *portal vein*
⑭ 빈돌창자정맥(공장회장정맥) *jejunal and ileal vein*
⑮ 돌잘록창자정맥(회장결장정맥) *ileocolic vein*
⑯ 구불창자정맥(S자결장정맥) *sigmoid vein*

아래대정맥(하대정맥, inferior vena cava)은 흉부(chest) 아래 하반신의 정맥(vein)혈을 모으는 본줄기(stem)이다.

넷째~다섯째 허리뼈(요추골, lumbar vertebra) 높이에서 좌우 온엉덩정맥(총장골정맥, left/right common iliac vein)을 합류하고, 척주(spinal column)의 오른쪽 앞으로 상행한다.

간문맥(문맥 portal vein)은 지라(비장, splenic) · 위창자간막(상장간막, superior mesenteric) · 아래창자간막(하장간막, inferior mesenteric) · 왼위(좌위, left gastric) 정맥(vein)의 네 가지를 받는다.

문맥조영법(portography) 중에서, 지라동맥(splenic artery) 또는 위창자간막동맥(superior mesenteric artery)을 조영하여 그 정맥상(venous phase)으로 문맥상을 얻는 방법을 경동맥성 문맥조영(trans arterial portography)이라 한다. 지라를 천자(puncture)하여 간문맥(portal vein)을 직접 조영(radiogram)하는 방법을 비문맥조영(percutaneous splenoportography)이라 한다.

콩팥정맥(신장정맥) / renal vein

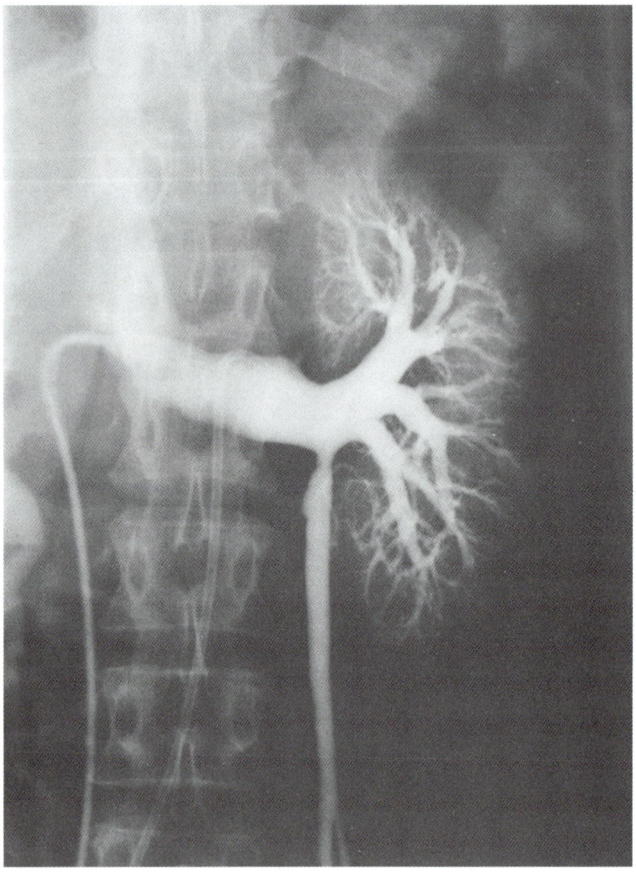

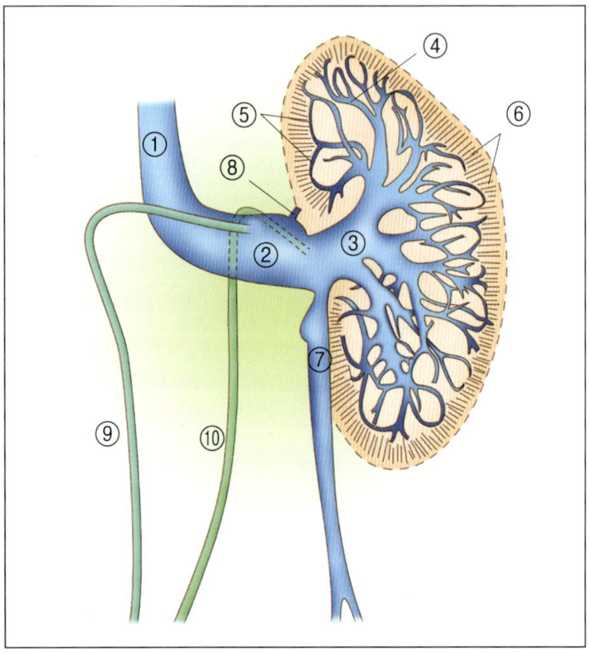

① 아래대정맥(하대정맥) *inferior vena cava*
② 왼콩팥정맥(좌신정맥) *left renal vein*
③ 구역정맥(구정맥) *segmental vein*
④ 엽사이정맥(엽간정맥) *interlobar vein*
⑤ 활꼴정맥(궁상정맥) *arcuate vein*
⑥ 소엽사이정맥(소엽간정맥) *interlobular vein*
⑦ 생식샘정맥(생식선정맥) *gonadal vein*
⑧ 왼부신정맥(좌부신정맥) *left adrenal vein*
⑨ 신정맥조영용 *catheter*
⑩ 신동맥조영용 *catheter*

콩팥정맥(신장정맥, renal vein) 분기의 그림

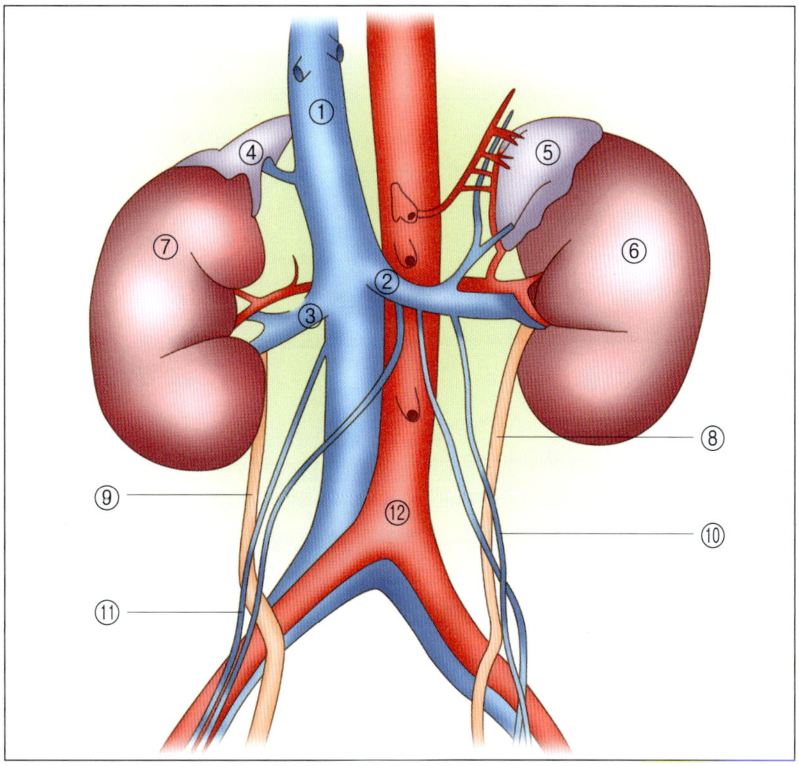

① 아래대정맥(하대정맥) *inferior vena cava*
② 왼콩팥정맥(좌신정맥) *left renal vein*
③ 오른콩팥정맥(우신정맥) *right renal vein*
④ 오른콩팥위샘(우부신) *right adrenal gland*
⑤ 왼콩팥위샘(좌부신) *left adrenal gland*
⑥ 왼콩팥[왼신장](좌신) *left kidney*
⑦ 오른콩팥[오른신장](우신) *right kidney*
⑧ 왼요관(좌요관) *left ureter*
⑨ 오른요관(우요관) *right ureter*
⑩ 왼생식샘정맥(좌생식선정맥) *left gonadal vein*
⑪ 오른생식샘정맥(우생식선정맥) *right gonadal vein*
⑫ 배대동맥(복부대동맥) *abdominal aorta*

콩팥정맥(신정맥, renal vein)이 아래대정맥(하대정맥, inferior vena cava)으로 유입하는 부위는 거의 둘째 허리뼈(요추골, lumbar vertebra) 높이이며, 오른콩팥정맥(right renal vein)의 유입부는 왼콩팥정맥(left renal vein)보다 약간 낮다.

콩팥정맥(renal vein)의 길이는 왼콩팥정맥이 7.8~8.5cm, 오른콩팥정맥이 2.5~3cm이다.

왼콩팥정맥에는 왼요관정맥(left ureteral vein), 왼부신정맥(left suprarenal vein), 왼아래가로막정맥(좌하횡격정맥, left inferior phrenic veins), 왼생식샘정맥(좌생식선정맥, left gonadal vein) 등이 들어가, 오름허리정맥(상행요정맥, ascending lumbar vein)과 합친다.

이에 대해서, 오른콩팥정맥에는 오른요관정맥(right ureteral vein)이 들어가고 있다.

콩팥피막관통가지(renal capsular perforating branch) 및 피질정맥가지(cortical vein branch)는 소엽사이정맥(interlobular vein)에 들어가, 소엽사이정맥에서 활꼴정맥(궁상정맥, arcuate vein), 엽사이정맥(interlobar vein), 구역정맥(segmental vein)을 지나서 콩팥정맥으로 들어간다. 콩팥피막관통가지는 콩팥주위지방층(perirenal fat layer) 안의 정맥얼기(정맥총, venous plexus)와 합치게 되어 콩팥정맥 폐쇄(impatency)의 경우에 우회로(부혈행로, bypass)가 된다. 또, 활꼴정맥(arcuate vein)은 동맥계와 틀려서 서로 합친다.

부신[콩팥위샘]정맥 / adrenal vein

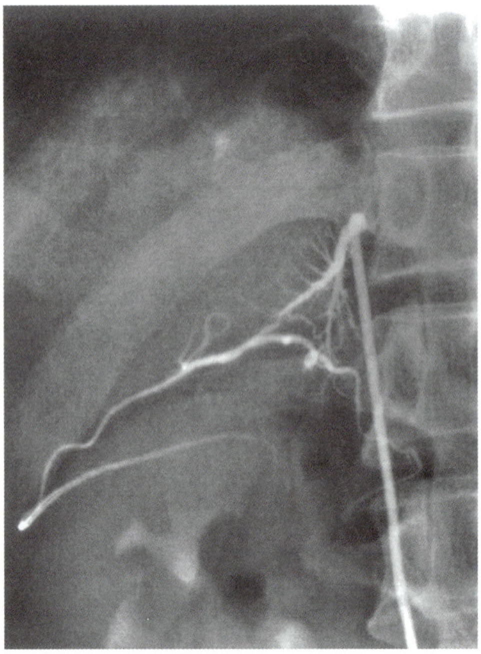

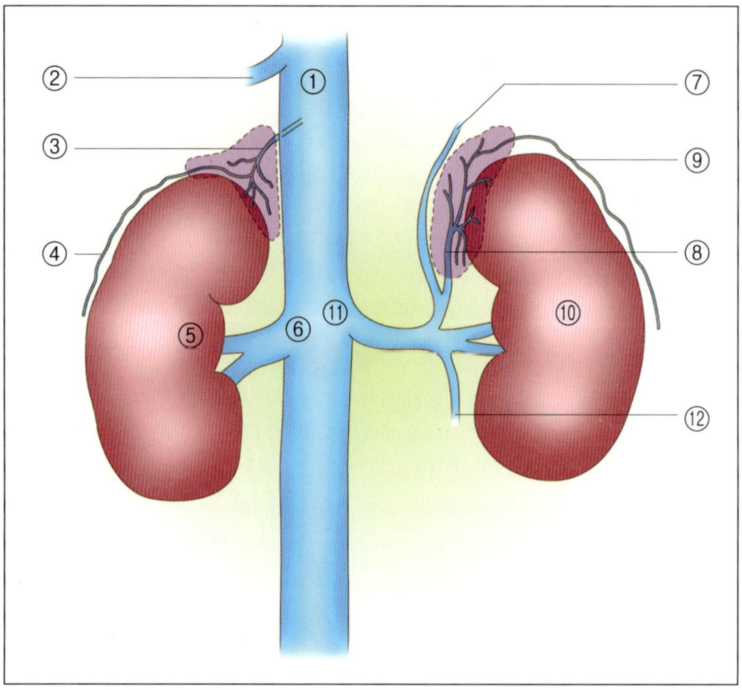

① 아래대정맥(하대정맥) *inferior vena cava*
② 간정맥 *hepatic vein*
③ 오른부신정맥(우부신정맥) *right adrenal vein*
④ 오른피막정맥(우피막정맥) *right capsular vein*
⑤ 오른콩팥[오른신장](우신) *right kidney*
⑥ 오른콩팥정맥(우신정맥) *right renal vein*
⑦ 왼아래가로막정맥(좌하횡격정맥) *left inferior phrenic vein*
⑧ 왼부신정맥(좌부신정맥) *left adrenal vein*
⑨ 왼피막정맥(좌피막정맥) *left capsular vein*
⑩ 왼콩팥[왼신장](좌신) *left kidney*
⑪ 왼콩팥정맥(좌신정맥) *left renal vein*
⑫ 왼요관정맥(좌요관정맥) *left ureteric vein*

부신정맥(adrenal vein)은 부신동맥(adrenal artery)에 비하면 변이(variation)가 적다. 왼부신정맥(left adrenal vein)은 대부분이 왼아래가로막정맥(좌하횡격정맥, left inferior phrenic vein)과 함께 왼콩팥정맥(좌신정맥, left renal vein)에 열리고, 콩팥정맥(신장정맥, renal vein)에 열리는 부위는 콩팥정맥이 아래대정맥(하대정맥, inferior vena cava)에서 나뉘는 부위보다 2.5~5cm(평균 3.8cm) 높은 범위에 열리고, 추체 왼쪽 가장자리 위에 있는 것이 많다.

이에 대해서, 오른부신정맥(right adrenal vein)은 비교적 변이(variation)가 많아 일반적으로 오른콩팥정맥(우신정맥, right renal vein) 개구부(opening)의 2~6cm 위쪽 아래대정맥의 뒤옆쪽에서 직접 열리고 있으나, 약 10%의 증례(case)에서는 오른부신정맥이 덧간정맥(부간정맥, accessory hepatic vein)에 들어가고 있거나 공통의 개구부에 의해서 아래대정맥에 들어가고 있다.

부신정맥은 부신(콩팥위샘, adrenal gland) 안에서 특징적인 나뭇잎모양의 주행소견을 나타낸다. 양쪽 부신정맥은 다함께 콩팥피막정맥(renal capsular vein)과 합쳐진다.

홀정맥(기정맥)계 / azygous venous system

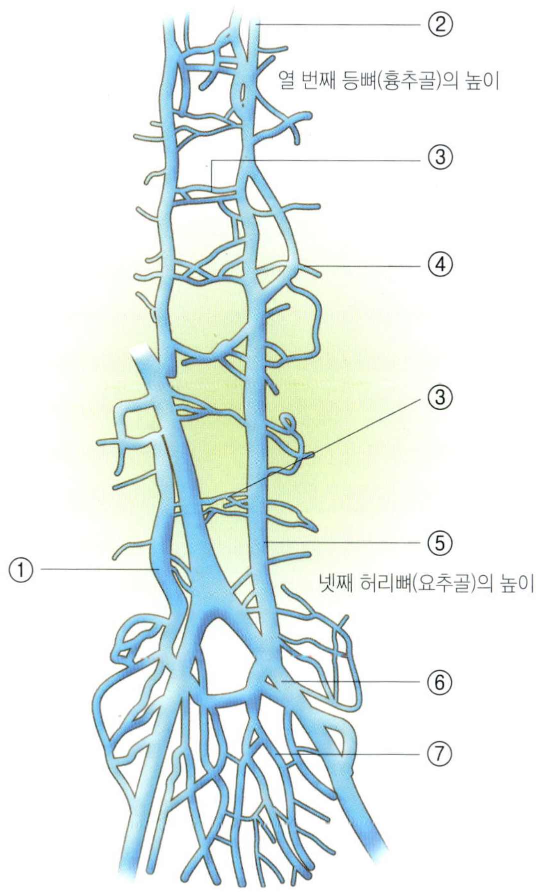

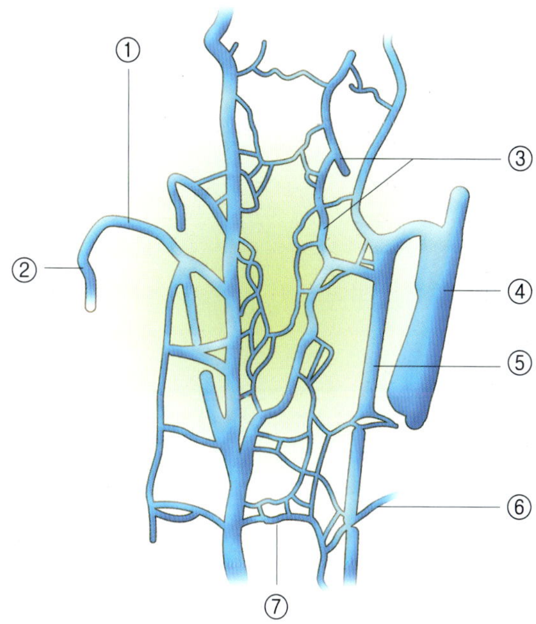

① 오름허리정맥(상행요정맥) *ascending lumbar vein*
② 반홀정맥(반기정맥) *hemiazygous vein*
③ 척주정맥얼기(추골정맥총) *vertebral venous plexus*
④ 척추사이정맥(추간정맥) *intervertebral vein*
⑤ 아래대정맥(하대정맥) *inferior vena cava*
⑥ 온엉덩정맥(총장골정맥) *common iliac vein*
⑦ 엉치정맥얼기(천골정맥총) *sacral venous plexus*

① 홀정맥(기정맥) *azygous vein*
② 오른위대정맥(우상대정맥) *right superior vena cava*
③ 척주정맥얼기(추골정맥총) *vertebral venous plexus*
④ 왼위대정맥(좌상대정맥) *left superior vena cava*
⑤ 덧반홀정맥(부반기정맥) *accessory hemiazygous vein*
⑥ 갈비사이정맥(늑간정맥) *intercostal vein*
⑦ 척추사이정맥얼기(추간정맥총) *intervetebral venous plexus*

기정맥조영(azygography)은 식도암(esophageal cancer), 악성 종격종양(malignant mediastinal tumor), 상대정맥(superior vena cava) 폐색(occlusion) 등의 질환(dyscrasia)을 진단하기 위하여 시행한다.

역행성 홀정맥(기정맥)조영 / retrograde azygous venography

A. 정면상(frontal view)

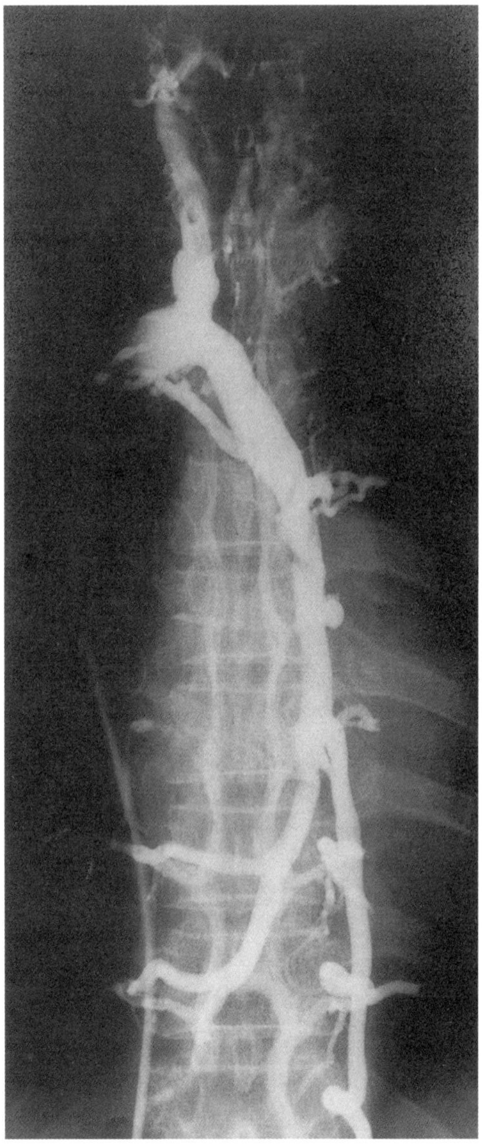

B. 측면상(lateral view)

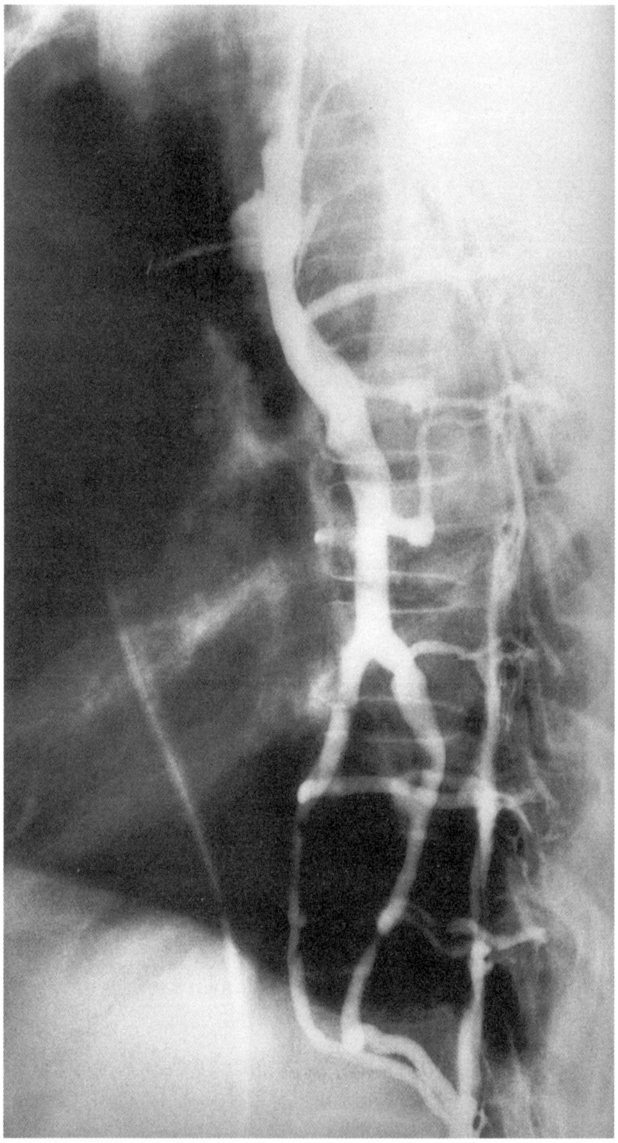

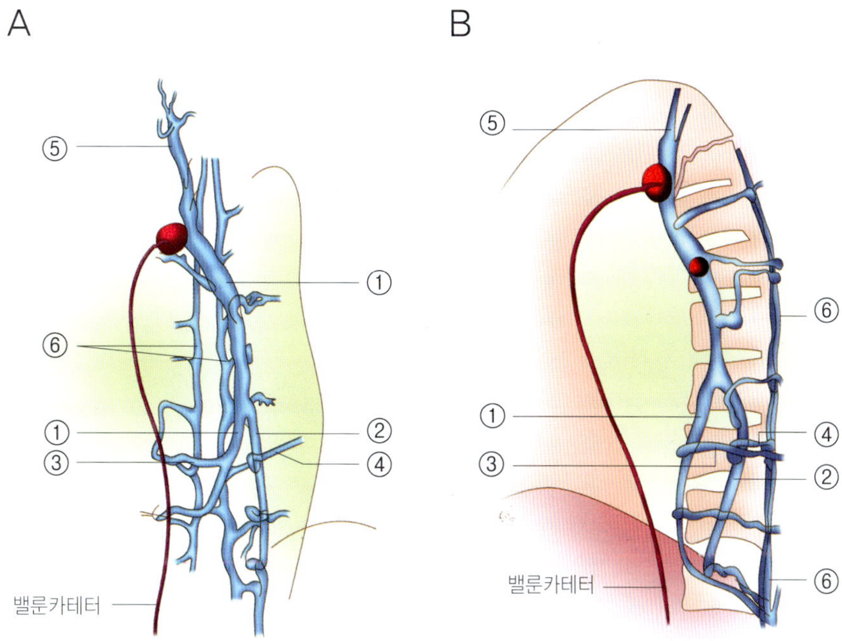

C. 홀정맥계(기정맥계)(변이)

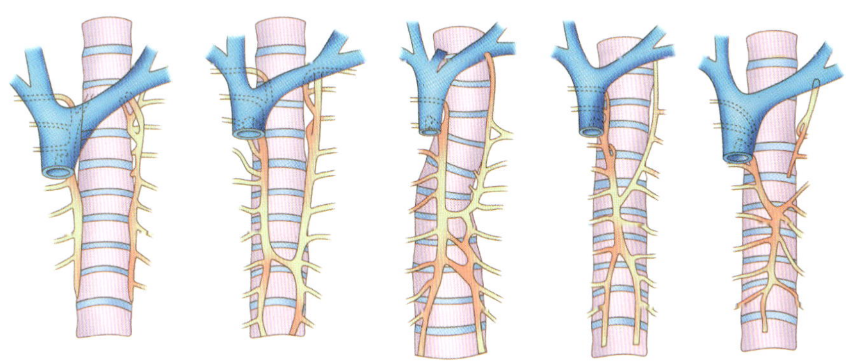

① 홀정맥(기정맥) *azygous vein*
② 반홀정맥(반기정맥) *hemiazygous vein*
③ 오른갈비사이정맥(우늑간정맥) *right intercostal vein*
④ 왼갈비사이정맥(좌늑간정맥) *left intercostal vein*
⑤ 오른맨위갈비사이정맥(우최상늑간정맥) *right superior intercostal vein*
⑥ 척주정맥얼기(척추정맥총) *vertebral venous plexus*

홀정맥계(기정맥계, azygous vein system)는 구간부의 정맥(vein)계 중에서 위·아래대정맥(상·하대정맥, superior/inferior vena cava)을 연결하는 중요한 측부계를 형성하고 있다. 역행성 기정맥조영(retrograde azygous venography)의 영상을 판단하는 데에는 변이(variation, 그림 C)에 유의할 필요가 있다.

식도암(esophageal cancer)에 있어서는 interventional angiography의 일환으로 식도동맥조영(esophageal arteriography)을 함께 실시한다. 역행성 기정맥조영 소견은 식도암의 치료방침(treatment policy)을 결정할 때에, 방사선치료(radiation therapy)의 근치조사(curiosity survey)예 또는 수술적용증례(수술전 조사 포함, cases of surgical application)를 판단하는 데에 유용하다.

소화관 정맥순환 / venous supply of abdominal part and alimentary tract

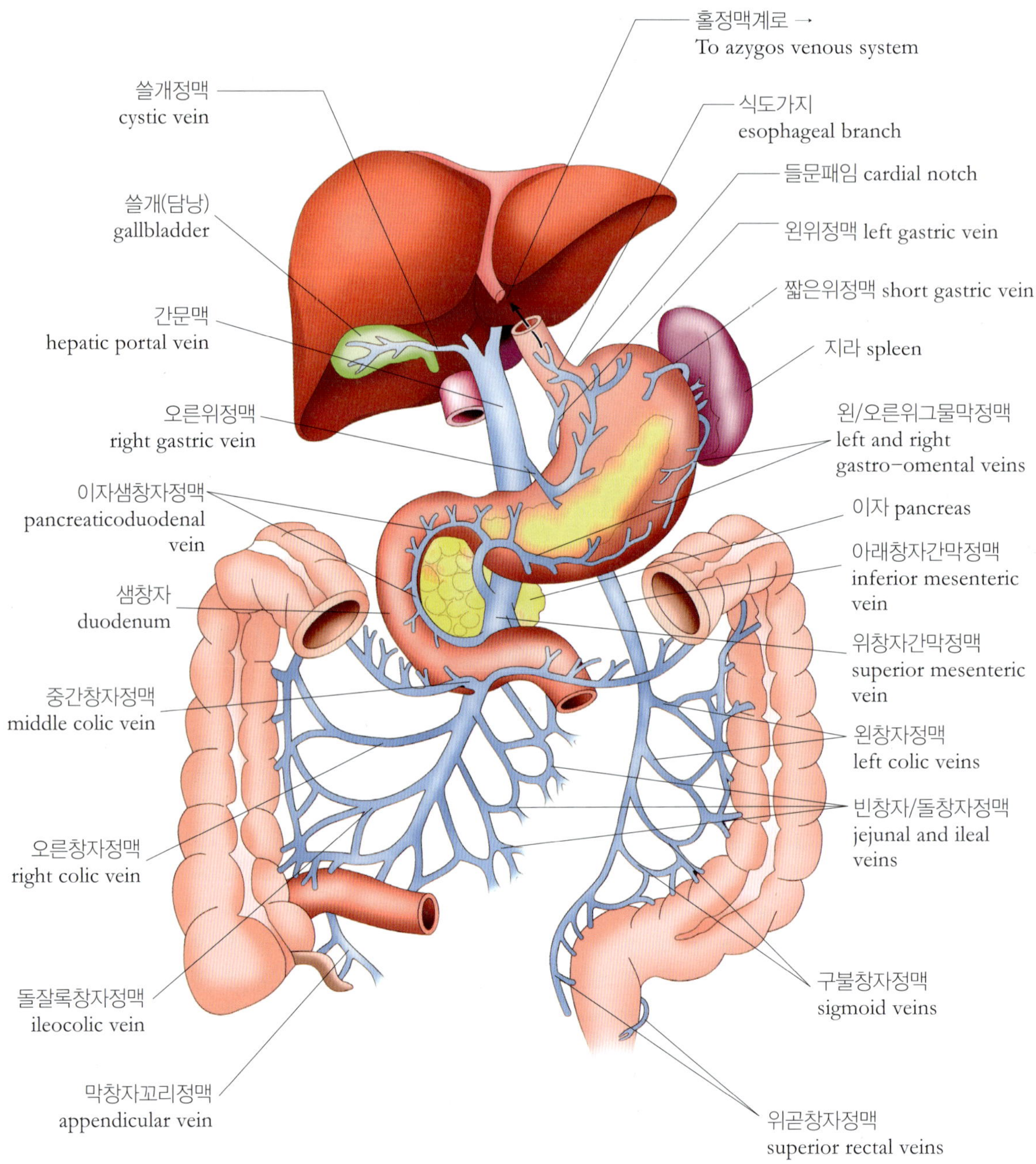

골반의 정맥 / veins of pelvis

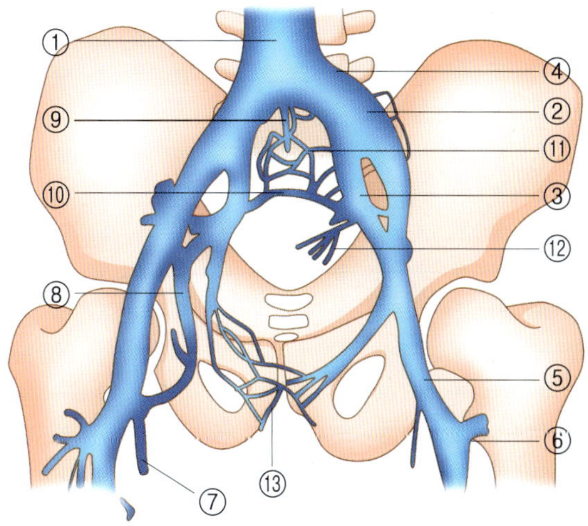

① 아래대정맥(하대정맥) *inferior vena cava*
② 바깥엉덩정맥(외장골정맥) *external iliac vein*
③ 속엉덩정맥(내장골정맥) *internal iliac vein*
④ 온엉덩정맥(총장골정맥) *common iliac vein*
⑤ 넙다리정맥(대퇴정맥) *femoral vein*
⑥ 가쪽넙다리휘돌이정맥(외측대퇴회선정맥) *lateral circumflex femoral vein*
⑦ 큰두렁정맥(대복재정맥) *great saphenous vein*
⑧ 폐쇄정맥 *obturator vein*
⑨ 정중엉치정맥(정중천골정맥) *median sacral vein*
⑩ 가쪽엉치정맥(외측천골정맥) *lateral sacral vein*
⑪ 엉치정맥얼기(천골정맥총) *sacral venous plexus*
⑫ 방광정맥 *vesical vein*
⑬ 방광, 전립샘 정맥얼기(정맥총) *vesical and prostatic venous plexus*

좌우 온엉덩정맥(총장골정맥, common iliac vein)은 각각 그 쪽의 엉치엉덩관절(천골장골관절, sacroiliac articulation) 앞에서 속엉덩정맥(내장골정맥, internal iliac vein)과 바깥엉덩정맥(외장골정맥, external iliac vein)이 합하여 이루어졌으며, 기울어진 한가운데 위쪽으로 흐르고, 넷째~다섯째 허리뼈(요추골, lumbar vertebra)에 이르면 좌우 온엉덩정맥은 합하여 아래대정맥(하대정맥, inferior vena cava)이 된다. 오른온엉덩정맥(right common iliac vein)은 오른온엉덩동맥 뒤쪽에, 왼온엉덩정맥(left common iliac vein)은 왼온엉덩동맥의 뒤 안쪽에 있으며, 양정맥(vein)의 합류부는 오른온엉덩정맥과 교차하여 그 뒤쪽에 있다.

온엉덩정맥에는 오름허리정맥(상행요정맥, ascending lumbar vein)의 아래끝이 열리고, 또한 왼온엉덩정맥에는 정중엉치정맥(정중천골정맥, median sacral vein)이 열린다. 이 정중엉치정맥은 가쪽엉치정맥(외측천골정맥, lateral sacral veins)과 엉치뼈(천골, sacrum) 앞면에서 만나 엉치정맥(천골정맥, sacral veins)얼기를 만든다. 속엉덩정맥의 벽쪽가지(벽측지, wall branch)에는 엉덩허리(장요, iliolumbar)·위볼기(상둔, superior gluteal)·아래볼기(하둔, inferior gluteal)·폐쇄(obturator)·가쪽엉치정맥(lateral sacral veins)이 있으며, 내장쪽가지(장측지, viscerad branch)로써 각각의 속엉덩정맥의 내장쪽가지의 분포구역에서 직장(rectal)·방광(vesical)·음부(pudendal)·자궁 정맥얼기(정맥총, uterine venous plexus)의 네 그룹이 있다.

바깥엉덩정맥(external iliac vein)은 바깥엉덩동맥(external iliac artery) 내측(medial)을 흐르며, 아래배벽(하복벽, inferior epigastric)·깊은엉덩휘돌이(심장골회선, deep circumflex iliac)·넙다리정맥(대퇴정맥, femoral vein)이 여기에 흘러 들어간다.

고환정맥 / testicular vein

A. 오른쪽 B. 왼쪽

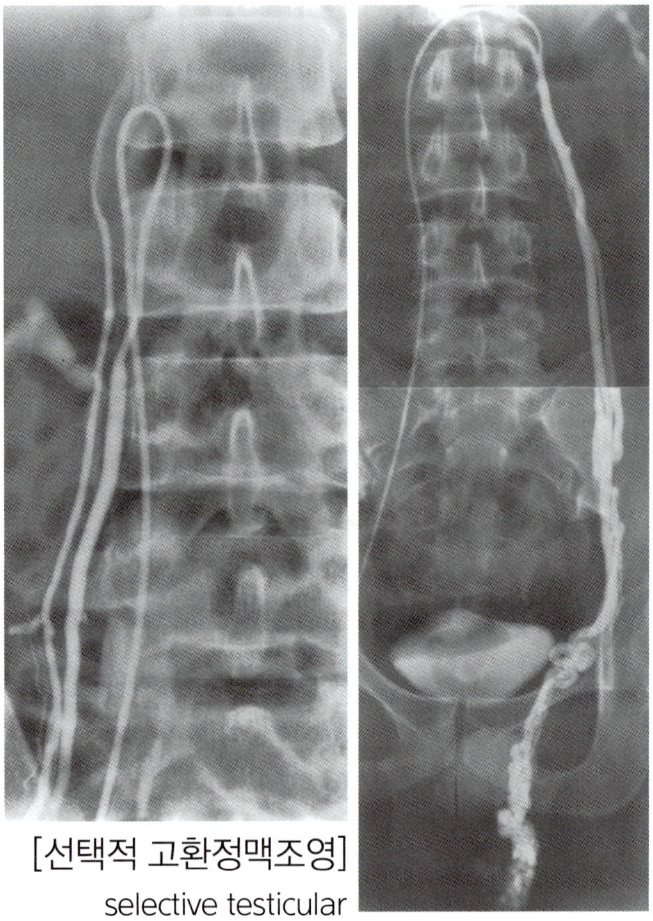

[선택적 고환정맥조영]
selective testicular venography

A B

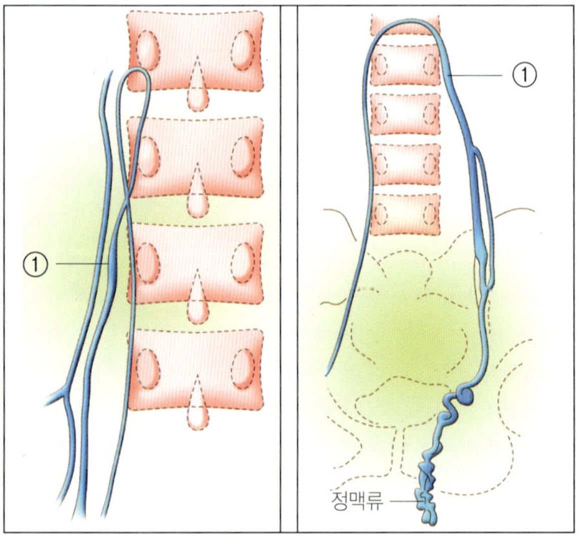

① 고환정맥(정소정맥) *testicular vein*

고환정맥(정소정맥, testicular vein)은 고환(testis)을 지나서 고환상체정맥과 합류하여 정삭(spermatic cord) 중에서 정맥얼기(정맥총, venous plexus)를 만든다. 더욱 상행하여 오른쪽은 아래대정맥(하대정맥, inferior vena cava)으로 직접 들어가고, 왼쪽은 왼콩팥정맥(좌신정맥, left renal vein)으로 들어간다.

정삭정맥류(spermophlebectasia)는 왼쪽에 많다.

다리정맥(하지정맥) / veins of lower extremity

정면상(A-P view)

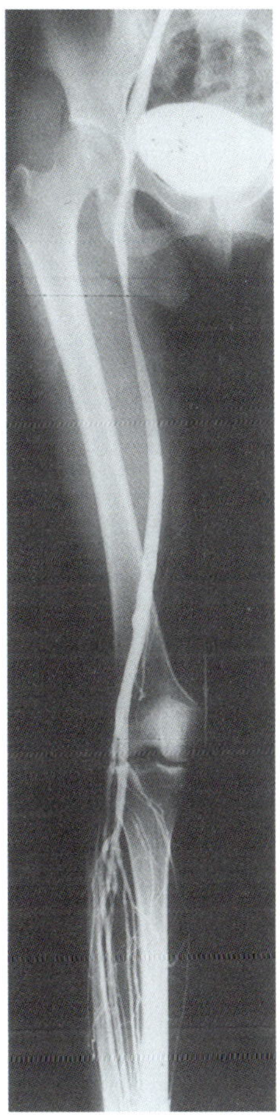

측면상(lateral view)

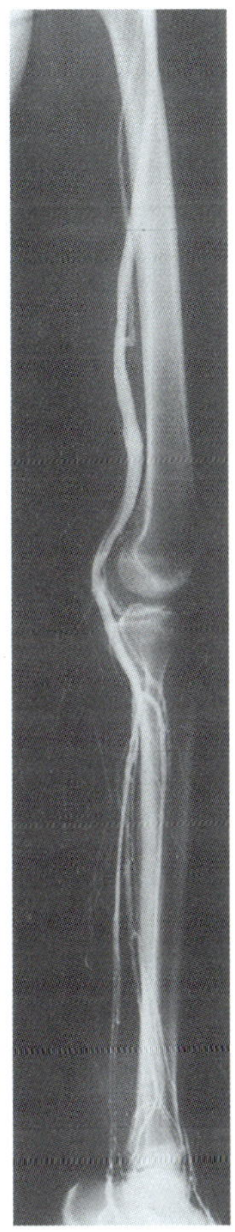

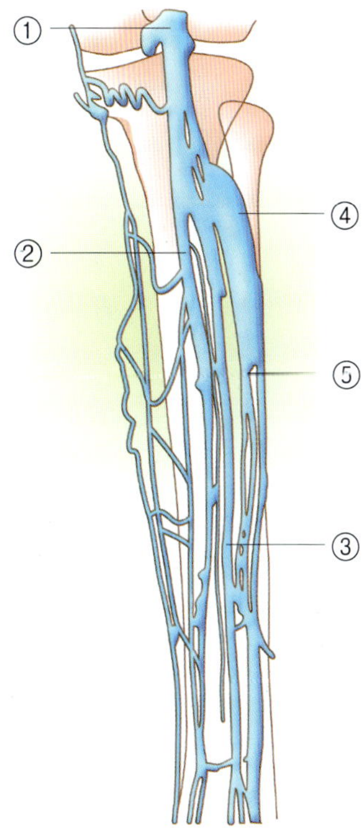

① 오금정맥(슬와정맥) *popliteal vein*
② 뒤정강정맥(후경골정맥) *posterior tibial vein*
③ 종아리정맥(비골정맥) *peroneal vein*
④ 앞정강정맥(전경골정맥) *anterior tibial vein*
⑤ 작은두렁정맥(소복재정맥) *small saphenous vein*

하지(lower limb)의 정맥(vein)은 전신(body)의 정맥보다 관(duct)이 잘 발달되어 있으며, 얕은정맥(표재정맥, superficial vein)과 깊은정맥(심부정맥, deep vein)사이에는 관통가지(관통지, perforating branch)가 많이 있다. 이것은 중력(gravity)에 저항하여 혈류(blood flow)를 돌게 하기 위해 발달한 것이다.

관통가지(perforating branch)는 근육(muscle)·근막(fascia)을 관통하여 거의 수평(horizontal)으로 흐르며, 깊은정맥으로 개구하는 부분에 판(valve)을 가진다. 이 판이 손상되면 깊은정맥에서 관통가지쪽으로 혈류의 역류(reflux)가 일어나, 얕은정맥의 정맥류(varix)를 일으킨다. 표재성(superficial)에는 큰두렁정맥(대복재정맥, great saphenous vein)·작은두렁정맥(소복재정맥, small saphenous vein)이 있으며, 깊은정맥(deep vein)에는 앞정강(전경골, anterior tibial)·뒤정강(후경골, posterior tibial)·종아리(비골, peroneal)·오금(슬와, popliteal)·넙다리(대퇴, femoral)정맥(vein)이 있다. 깊은넙다리정맥(대퇴심정맥, deep femoral vein)은 근육(muscle)을 관통하여 넙다리정맥에 합류하는 제일 큰 가지로 오금정맥(popliteal vein)과도 교통하고 있다.

골반부의 림프관 · 림프절 / lymph vessels and lymph nodes of pelvis

A. 골반부(pelvic part)의 림프관(lymphatic vessel)(정면상)

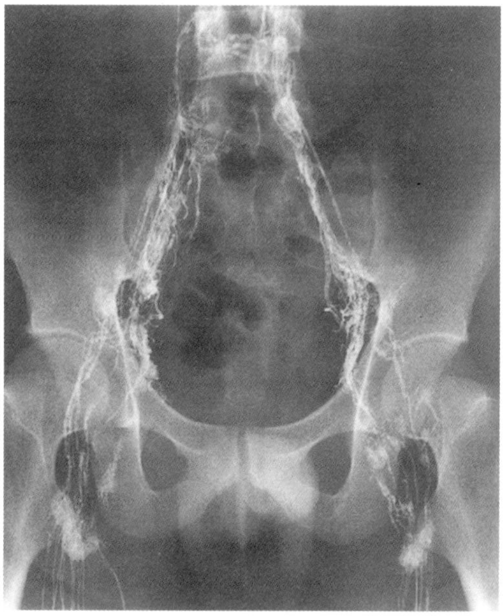

B. 골반부의 림프절(lymph nodes)(정면상)

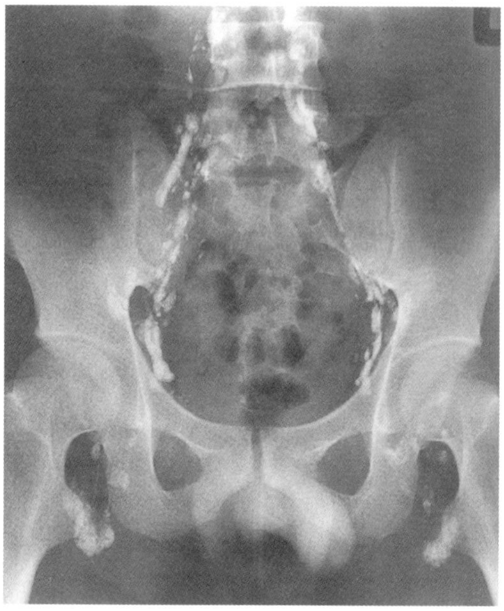

C. 골반부의 림프관(좌전사위상)

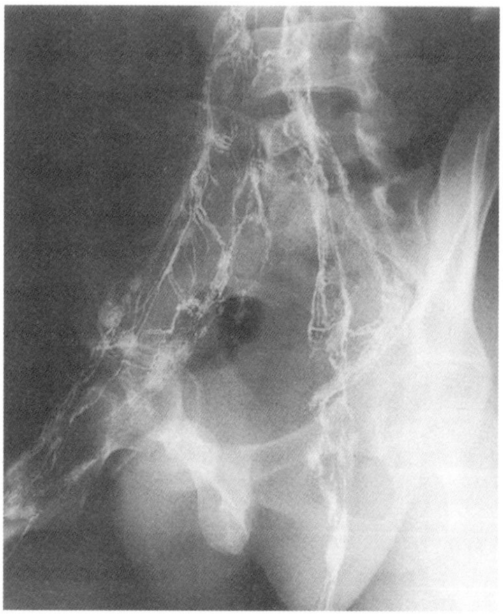

D. 골반부의 림프절(좌전사위상)

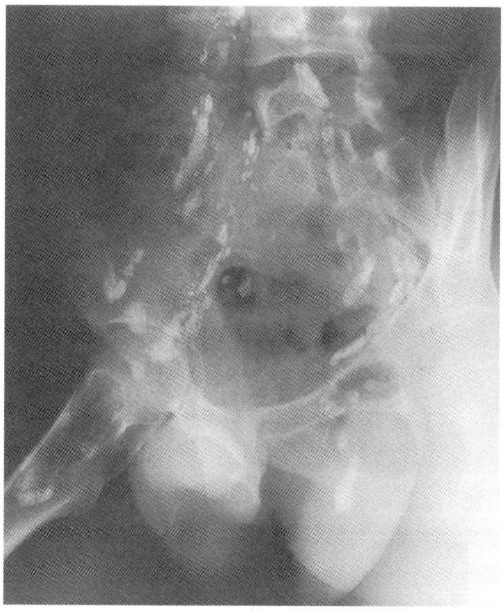

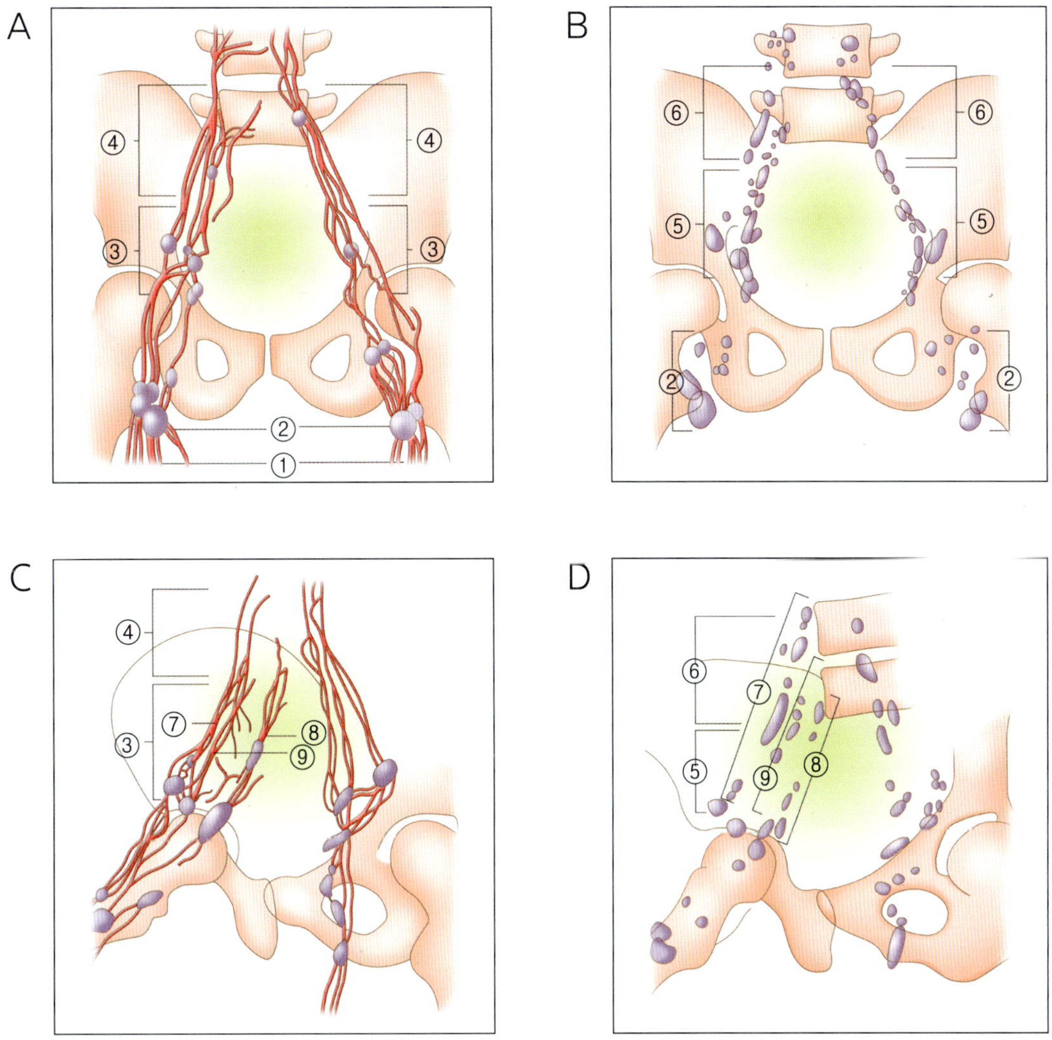

① 큰두렁림프관(대복재림프관) *great(large) saphenous lymph vessels*
② 얕은샅림프절(천서혜림프절) *superficial inguinal lymph nodes*
③ 바깥엉덩림프관(외장골림프관) *external iliac lymph vessels*
④ 온엉덩림프관(총장골림프관) *common iliac lymph vessels*
⑤ 바깥엉덩림프절(외장골림프절) *external iliac lymph nodes*
⑥ 온엉덩림프절(총장골림프절) *common iliac lymph nodes*
⑦ 외측사슬 *lateral chain*
⑧ 안쪽사슬(내측사슬) *medial chain*
⑨ 중간사슬 *intermedial chain*

엉덩(장골, iliac)림프관(절)(lymphatic vessel & nodes)은 속엉덩동맥(내장골동맥, internal iliac artery) 분기부에서 온엉덩(총장골)림프관(절)(common iliac lymph vessel & nodes)과 바깥엉덩(외장골) 림프관(절)(external iliac lymph vessel & nodes)으로 나누어진다. 엉덩림프관(절)은 안쪽(내측, medial), 중간(middle), 가쪽(외측, lateral) 사슬(chain)의 세 계통(system)으로 나누어진다(그림 C, D의 사방향촬영상에서 잘 나타난다).

샅림프절(서혜림프절, inguinal node)은 깊은샅림프절(심서혜림프절, deep inguinal lymph nodes)과 얕은샅림프절(천서혜림프절, superficial inguinal lymph nodes)로 나누어지고, 얕은샅림프절은 큰두렁정맥(대복재정맥, great saphenous vein) 유입부에서 위안(superior medial), 위바깥(superior lateral), 아래안(inferior medial), 아래바깥(inferior lateral)의 네 그룹으로 나누어진다.

허리(요부)의 림프관 · 림프절 / lymph vessels and lymph nodes of lumbar region

A. 림프관
lymphatic
vessel
(정면상)

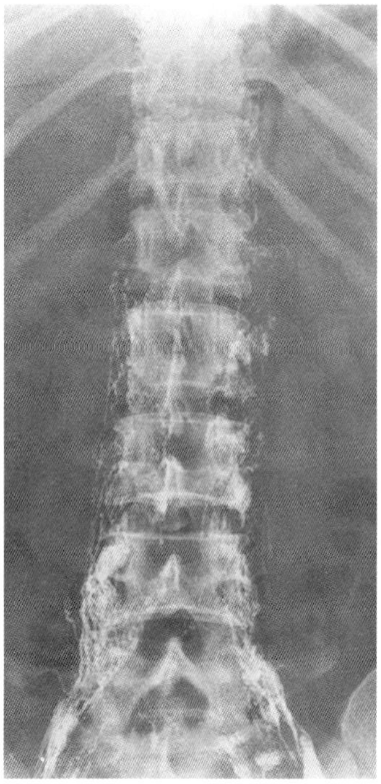

B. 림프절
lymph
nodes
(정면상)

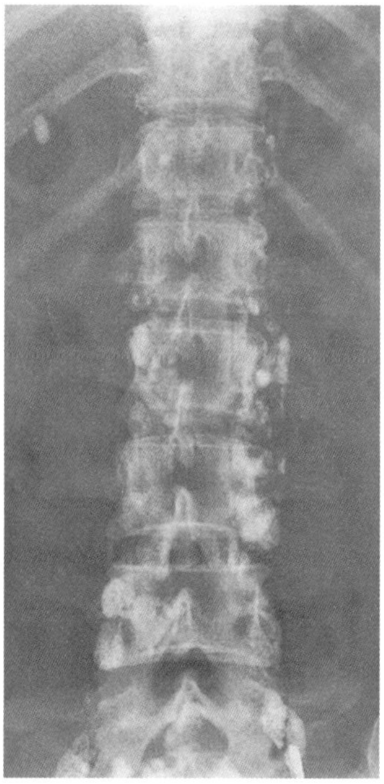

C. 림프관(측면상)

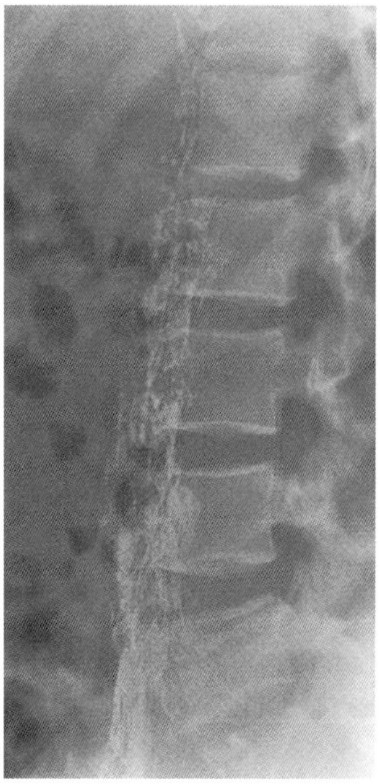

D. 림프절(측면상)

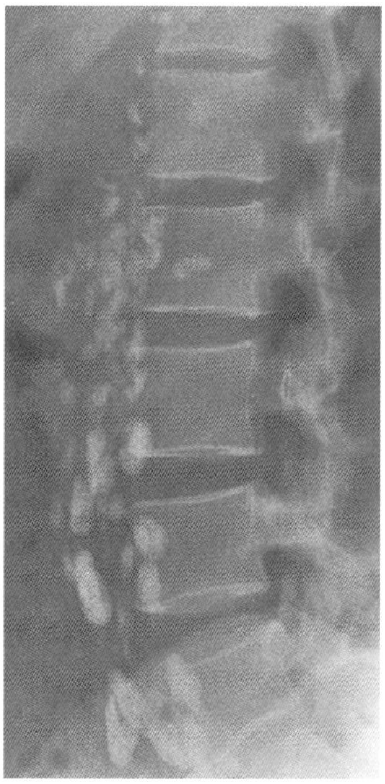

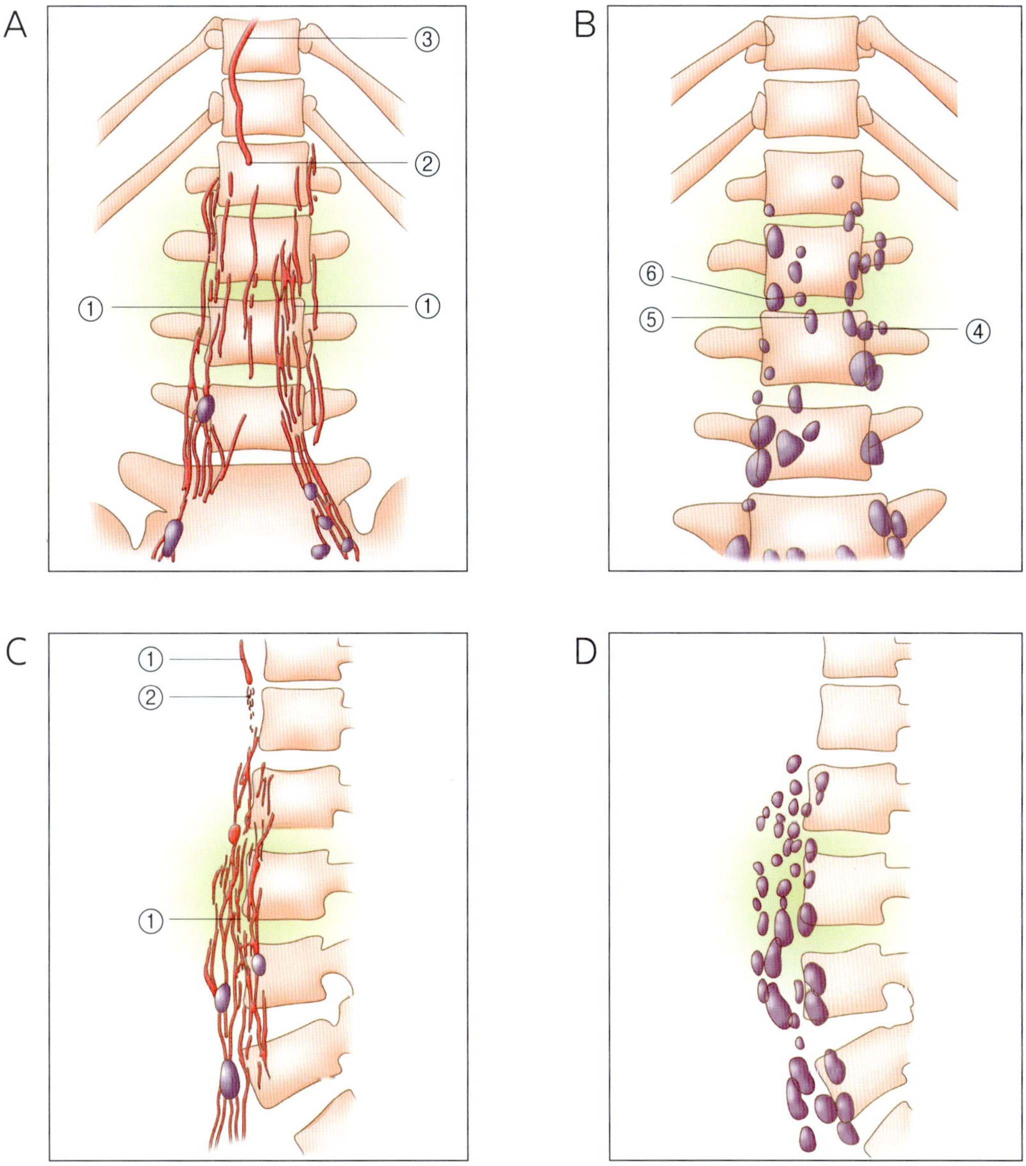

① 허리림프관(요림프관) *lumbar lymph vessels*
② 가슴림프관팽대(유조) *cisterna chyli*
③ 가슴림프관(흉관) *thoracic duct*
④ 허리림프절(요림프절) 대동맥옆림프절(방대동맥림프절) *lumbar lymph nodes(paraaortic nodes)*
⑤ 허리림프절(요림프절) 대동맥-아래대정맥사이림프절(대동맥-하대정맥간 림프절) *lumbar lymph nodes(interaorticocaval nodes)*
⑥ 허리림프절(요림프절) 아래대정맥옆림프절(방하대정맥림프절) *lumbar lymph nodes(paracaval nodes)*

허리림프관(요림프관, lumbar vertebra lymph vessels)은 넷째(다섯째)~둘째(첫째) 허리뼈(요추골, lumbar vertebra) 높이의 대동맥(aorta), 아래대정맥(하대정맥, inferior vena cava)을 따라 상행하여 첫째~둘째 허리뼈 높이에서 가슴림프관팽대(유조, cisterna chyli)로 되어, 가슴림프관(흉관, thoracic duct)으로 나아간다.

허리림프절(요림프절, lumbar lymph nodes)은 대동맥, 아래대정맥 주위에 있고, 대동맥옆림프절(방대동맥림프절, para-aortic lymph node), 대동맥-아래대정맥사이림프절[대동맥-하대정맥간 림프절(interaorticocaval nodes)], 아래대정맥옆림프절(방하대정맥림프절, paracaval lymph nodes)로 나누어진다.

가슴림프관(흉관) / thoracic duct

A. 정상(normal)

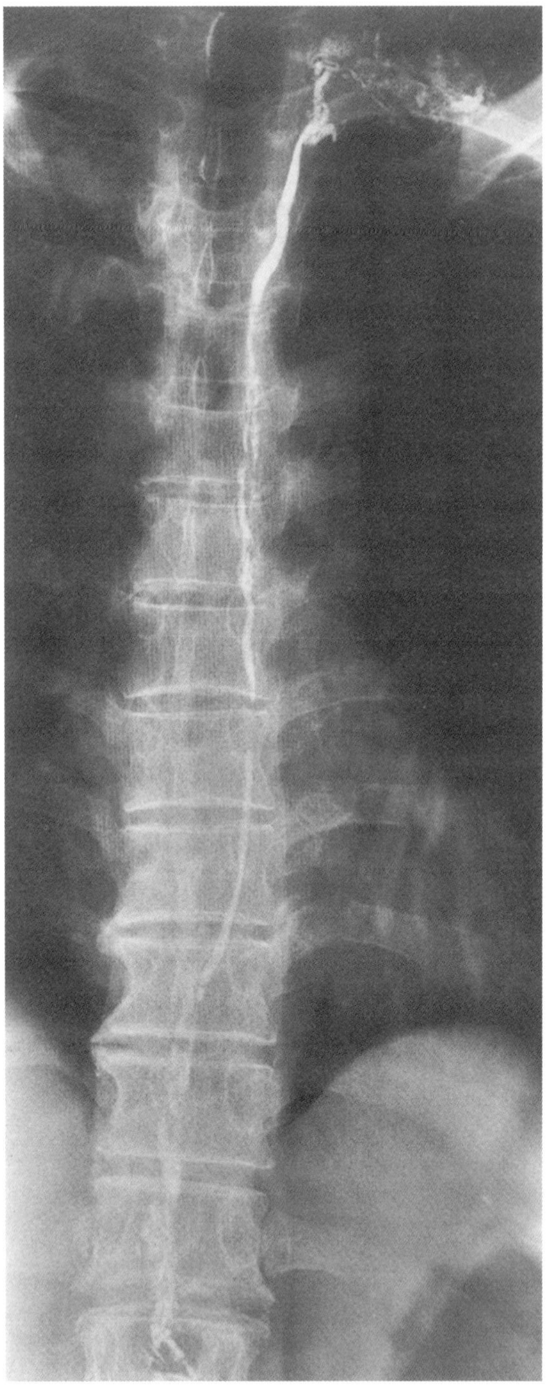

B. 정상변이(normal variation)

a

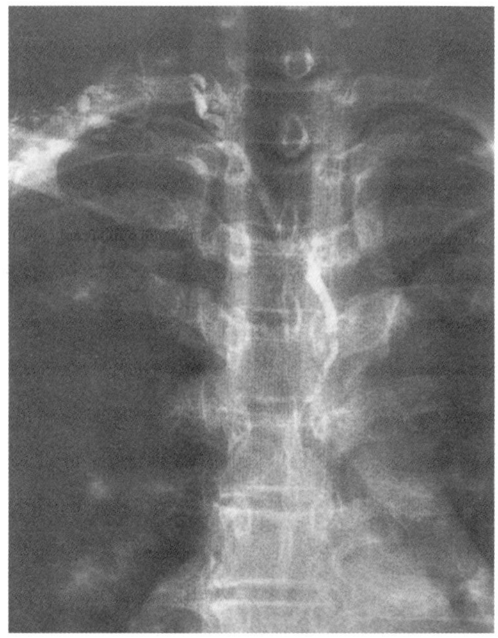

b

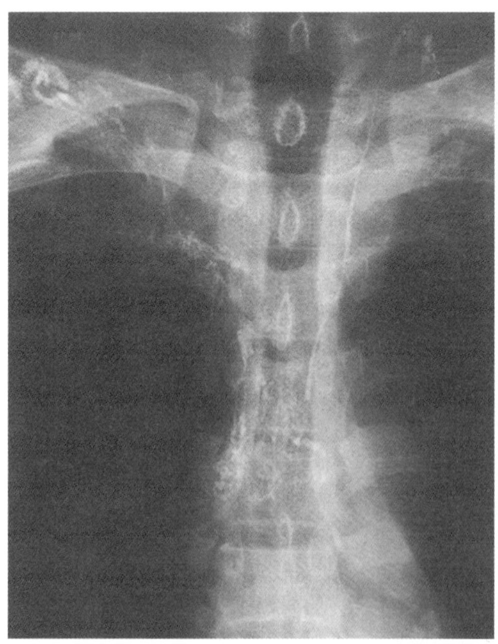

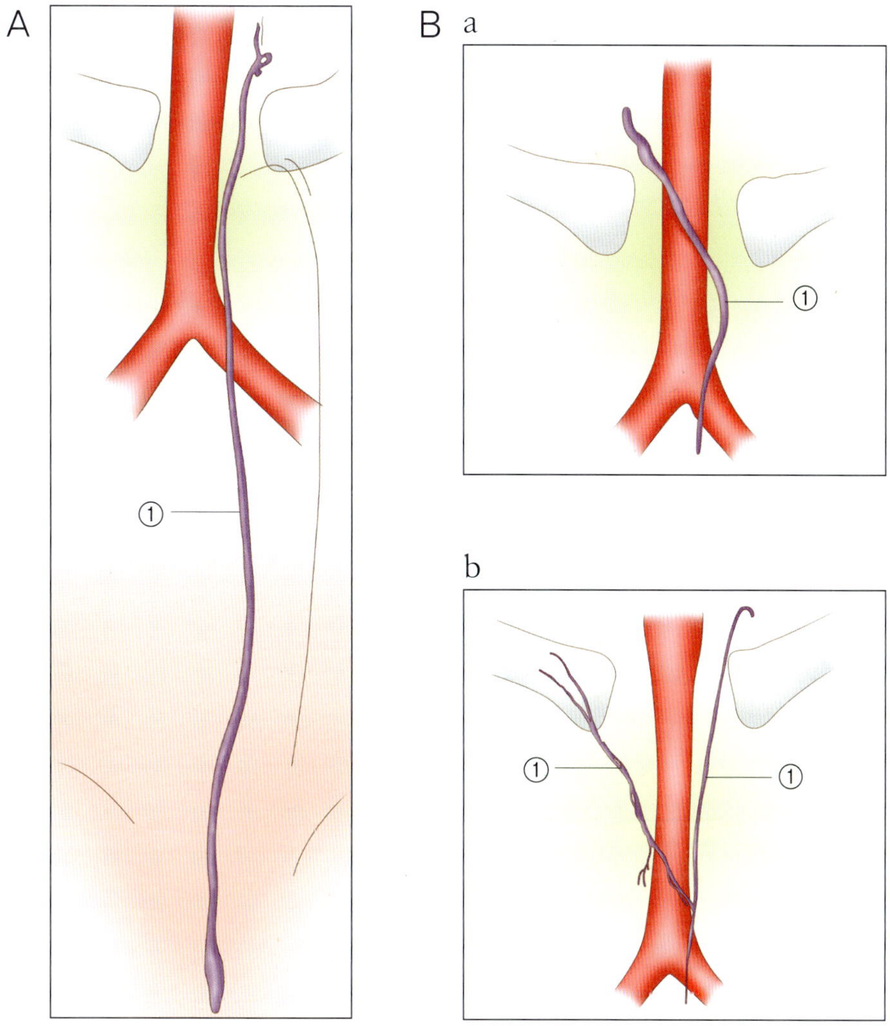

① 가슴림프관(흉관) *thoracic duct*

허리림프관(요림프관, lumbar vertebra lymph tube)은 첫째~둘째 허리뼈(요추골, lumbar vertebra) 높이에서 가슴림프관팽대(유조, cisterna chyli)로 되어 가슴림프관(흉관, thoracic duct)으로 나아간다. 가로막(횡격막, diaphragm)의 대동맥구멍(대동맥렬공, aortic hiatus)을 통하여 가슴안(흉강, thoracic cavity)으로 들어가, 대동맥(aorta)의 오른쪽, 기관(trachea) 왼쪽을 따라 상행하여 왼쇄골위오목(좌쇄골상와, left supraclavicular fossa)을 향하여 왼정맥각(left venous angle) 또는 속목정맥(내경정맥, internal jugular vein)에 들어간다.

가슴림프관(thoracic duct)은 통상 왼쇄골위오목으로 향하나(그림 A), 오른쇄골위오목(우쇄골상와, right supraclavicular fossa)으로 향하는 것(그림 B-a)과 양쪽 쇄골위오목(supraclavicular fossa)으로 향하는 것(그림 B-b)이 정상변이(normal variation)로 있을 수 있다.

13 골반부 pelvis

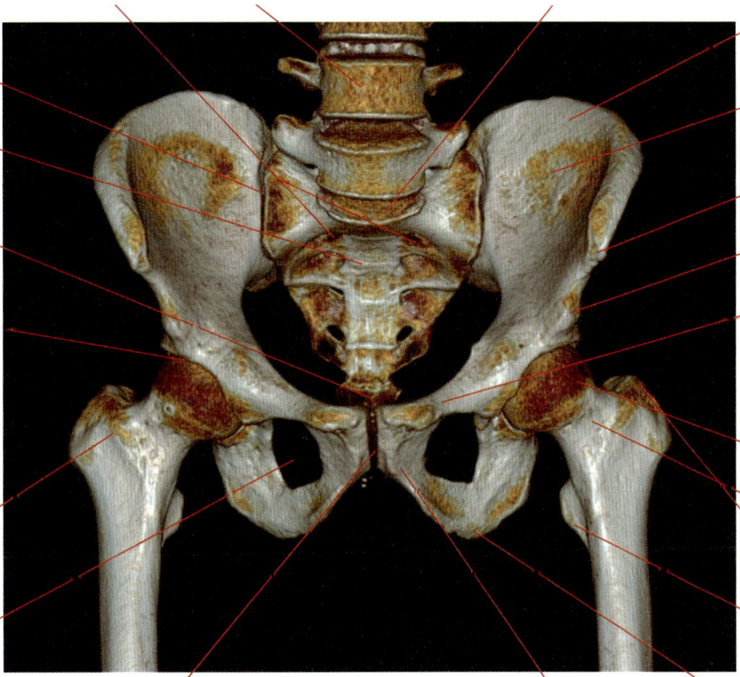

골반부 및 엉덩관절 (고관절), 3차원 CT영상

골반부(pelvic portion)의 단순 X선촬영상에는 두덩뼈(치골, pubic bone) · 궁둥뼈(좌골, ischium) · 엉덩뼈(장골, ilium) · 엉치뼈(천골, sacrum) · 꼬리뼈(미골, coccyx)가 보인다. 이 뼈들로 둘러싸여 있는 골반부에는 골반안(골반강, pelvic cavity)과 골반부 복막바깥공간(복막외강, extraperitoneal space)이 있다. 골반 안에는, 남성(male)은 회장(돌창자, ileum)과 구불창자(S자결장, sigmoid colon)가 있지만, 여성(female)은 이외에 자궁(uterus)과 난소(ovary)가 있다. 골반부복막바깥공간(pelvis extraperitoneal space)에는 남성은 요관(ureter) · 방광(urinary bladder) · 요도(urethra) · 전립샘(prostate gland) · 정관(vas deferens) 정낭(seminal vesicles)이 있으며, 여성은 자궁목(자궁경부, uterine cervix) · 질(vagina) · 방광 · 요도 등이 있다.

골반의 정면촬영상 / A-P projection of pelvis

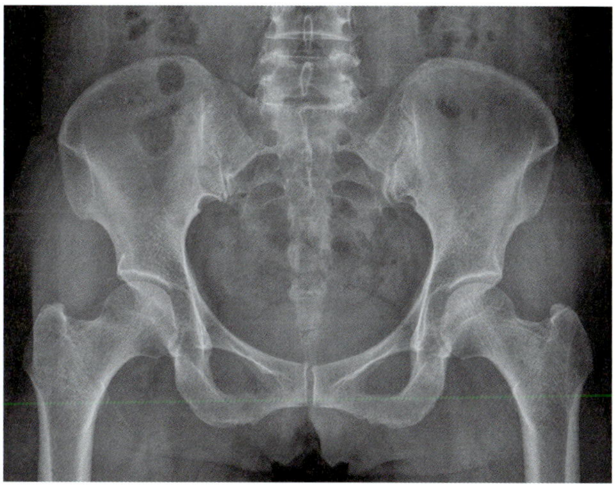

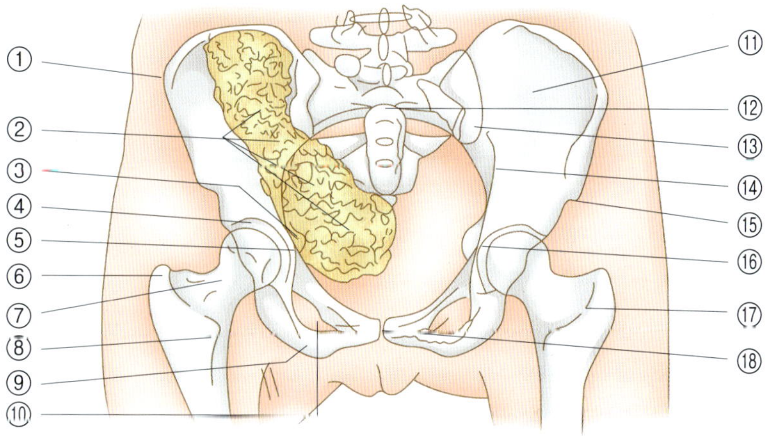

① 위앞엉덩뼈가시(상전장골극) *anterior superior iliac spine*
② 가스와 대변물질(糞塊) *gas and fecal material*
③ 궁둥뼈가시(좌골극) *ischial spine*
④ 볼기뼈절구(관골구) *acetabulum*
⑤ 볼기뼈절구모서리(관골구연) *acetabular rim*
⑥ 넙다리뼈큰돌기(대전자) *greater trochanter*
⑦ 해부목(해부경) *anatomic neck of femur*
⑧ 넙다리뼈작은돌기(소전자) *lesser trochanter*
⑨ 궁둥뼈결절(좌골결절) *ischial tuberosity*
⑩ 폐쇄구멍(폐쇄공) *obturator foramen*
⑪ 엉덩뼈오목(장골와) *iliac fossa*
⑫ 엉치뼈(천골) *sacrum*
⑬ 엉치엉덩관절(천골장골관절) *sacroiliac joint*
⑭ 장골치골선[활꼴선] *iliopectineal line [arcuate line]*
⑮ 아래앞엉덩뼈가시(하전장골극) *anterior inferior iliac spine*
⑯ 볼기뼈절구패임(관골구절흔) *acetabular notch*
⑰ 돌기사이능선(전자간능) *intertrochanteric crest*
⑱ 두덩결합(치골결합) *pubic symphysis*

골반 정면촬영상(AP projection of pelvis)에서는 골반(pelvic) 전체가 오른쪽/왼쪽 대칭으로 나타나야 한다.

골반의 정면촬영(A-P view)에서 바른 전후자세(A-P position)를 위해서는 양쪽 발을 15도 정도 내전(adduction)해야 한다.

정상 골반부의 단순X선 촬영상 / plain images of normal pelvis

A. 남성 골반부
male pelvis

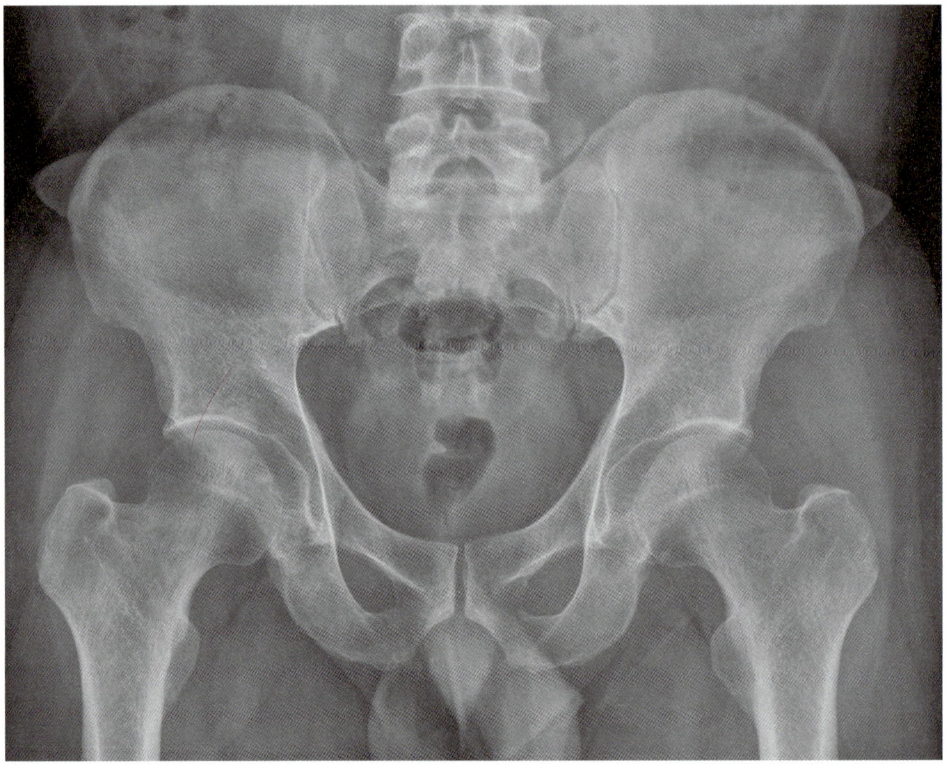

B. 여성 골반부
female pelvis

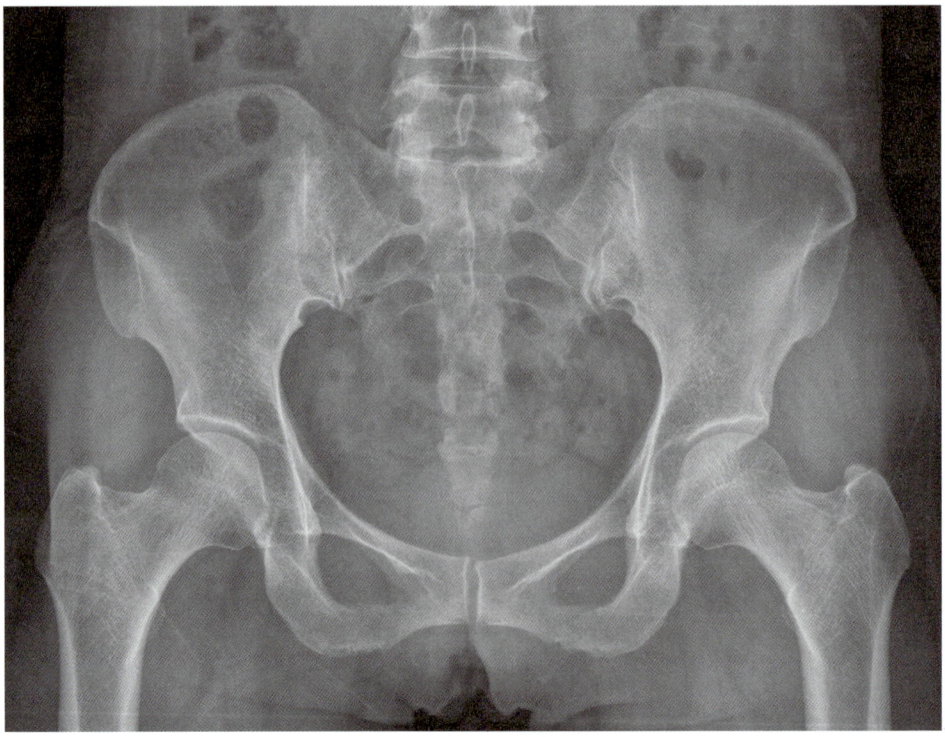

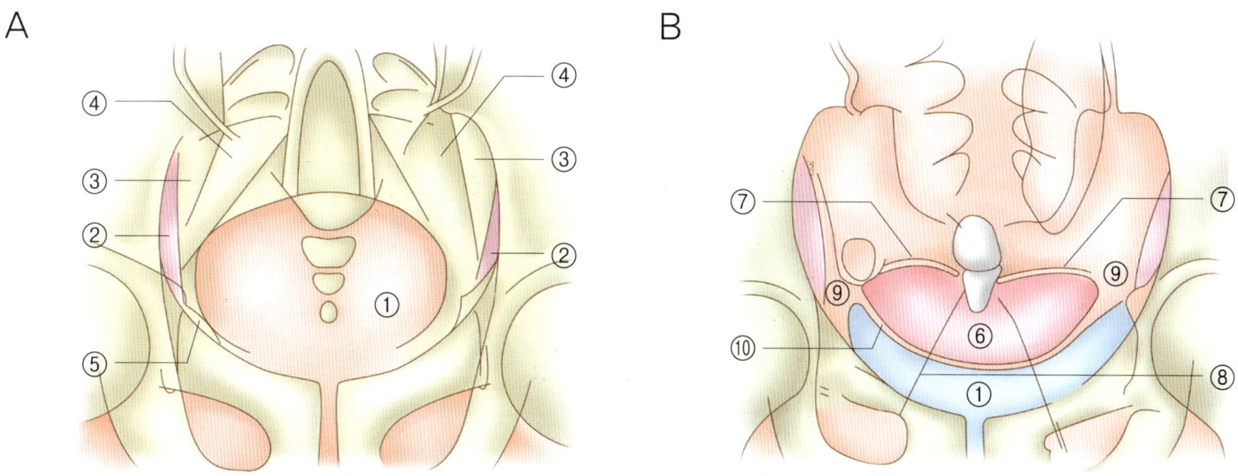

① 방광 *urinary bladder*
② 속폐쇄근(내폐쇄근) *obturator internus muscle*
③ 엉덩허리근(장요근) *iliopsoas muscle*
④ 궁둥구멍근(좌골구멍근) *piriformis muscle*
⑤ 항문올림근(항문거근) *levator ani muscle*
⑥ 자궁 *uterus*
⑦ 엉치가시인대(천극인대) *sacrospinous ligament*
⑧ 큰볼기근(대둔근) 내측모서리 *inner margin of gluteus maximus muscle*
⑨ 방광옆지방 *paravesical fat*
⑩ 방광주위지방 *perivesical fat*

단순 X선영상(plain images)에서는 두덩뼈(치골, pubic bone), 궁둥뼈(좌골, ischium), 엉덩뼈(장골, ilium), 엉치뼈(천골, sacrum), 꼬리뼈(미골, coccyx)이 보인다.

이 뼈(bone)들로 둘러싸인 골반부(pelvis)에는 골반안(골반강, pelvic cavity)과 골반부 복막바깥공간(복막외강, extraperitoneal space)이 있다. 골반 안에는 남성에서 회장(돌창자, ileum)과 구불창자(S자결장, sigmoid colon)가 있으나, 여성에서는 이와 함께 자궁(uterus)과 난소(ovary)가 있다. 골반부 복막바깥공간에는 남성에서 요관(ureter)·방광(urinary bladder)·요도(urethra)·전립샘(전립선, prostate gland)·정관(vas deferens)·정낭(seminal vesicles)이 있고, 여성에서는 자궁목(자궁경부, uterine cervix)·질(vagina)·방광(urinary bladder)·요도(urethra) 등이 있다.

단순 X선영상에서는 방광이나 자궁 등 큰 장기(organ)만이 나타나는 것은 아니다. 남성에서는 골반옆벽(pelvic lateral wall)의 안쪽면을 따라 이따금 속폐쇄근(내폐쇄근, obturator internus muscle)의 안쪽모서리(내측연, medial margin)가 나타난다. 때에 따라서는, 엉덩허리(iliopsoas)·궁둥구멍(piriformis)·항문올림근(levator ani muscle)(장요·좌골구멍·항문거근)의 안쪽모서리가 나타나기도 한다. 여성에서는 가끔 왼/오른양쪽의 큰볼기근(대둔근, gluteus maximus muscle)의 안쪽모서리가 엉치뼈 아래끝을 끝으로 하는 역V자모양으로 나타나 보이는 것으로, 역V자모양의 음영(shadow)이 뚜렷하게 보일 때에는 여성골반(female pelvis)일 가능성이 높다.

골반뼈의 CT영상 / axial CT images of pelvic bones

A. 첫째 엉치뼈
(천추골, sacrum) 높이

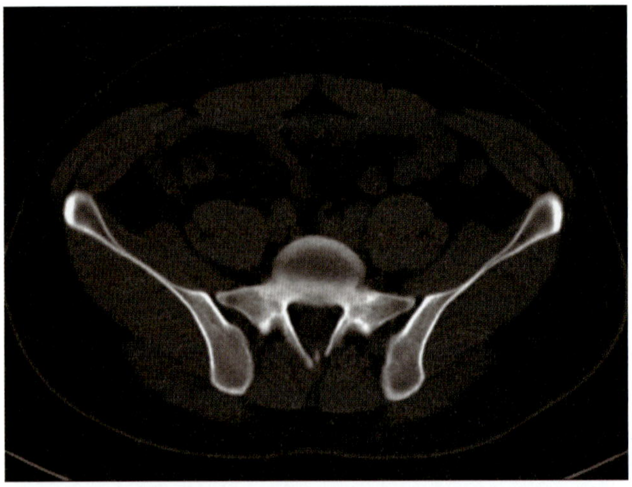

B. 둘째 엉치뼈
(천추골, sacrum) 높이

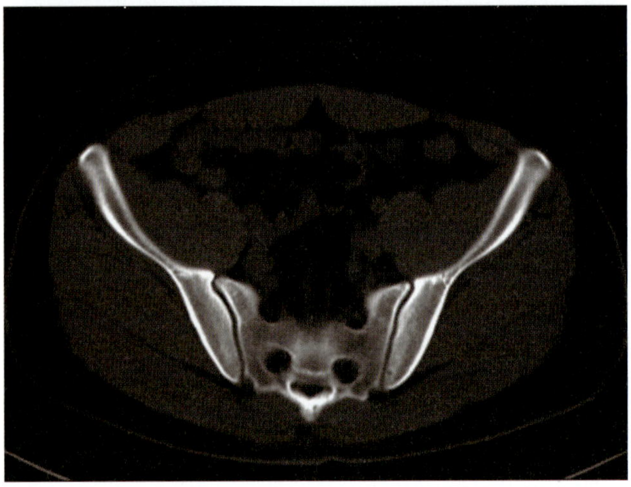

C. 셋째 엉치뼈
(천추골, sacrum) 높이

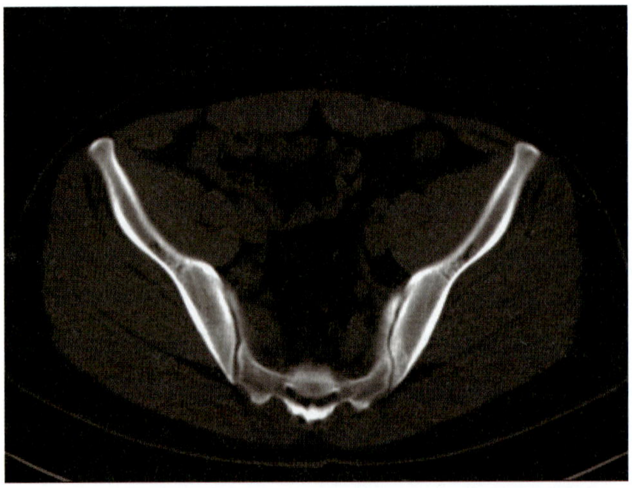

A

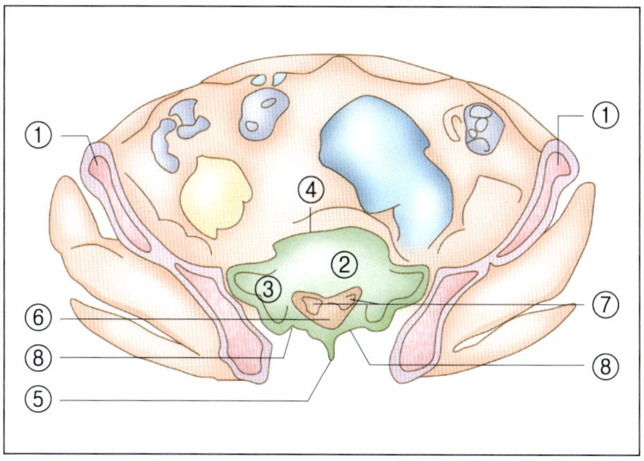

B

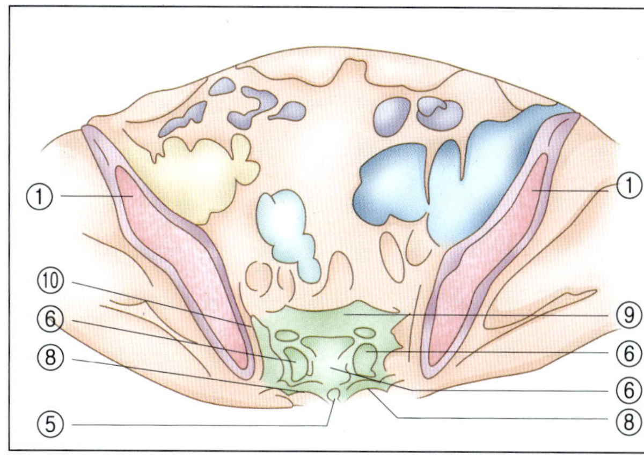

C

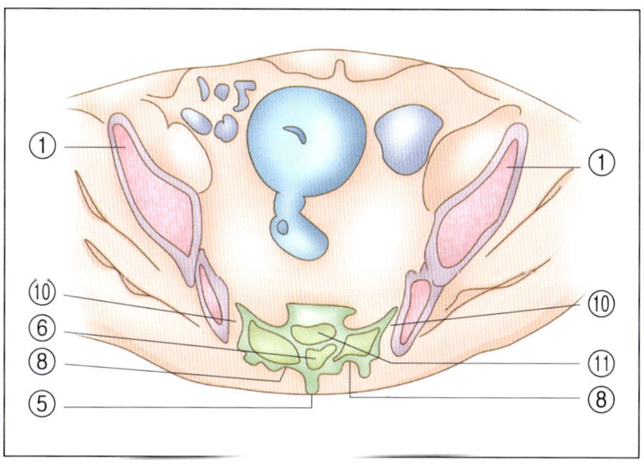

① 엉덩뼈(장골) *ilium*
② 첫째 엉치뼈(천추골) *1st sacrum*
③ 엉치뼈(천골) 외측부 *lateral part of sacrum*
④ 엉치뼈곶(천골갑각) *promontrium of sacrum*
⑤ 정중엉치뼈능선(정중천골능선) *median sacral crest*
⑥ 엉치뼈관(천골관) *sacral canal*
⑦ 앞엉치뼈구멍(전천골공) *anterior sacral foramen*
⑧ 뒤엉치뼈구멍(후천골공) *posterior sacral foramen*
⑨ 둘째 엉치뼈(천추골) 척추뼈몸통(추체) *vertebral body of 2nd sacrum*
⑩ 엉치엉덩관절(천골장골관절) *sacroiliac joint*
⑪ 셋째 엉치뼈(천추골) *3rd sacrum*

골반(pelvis)은 고리(ring)모양이며, 척주(spinal column)를 지지하고 하지(lower extremity)로 연속되는 부위이다. 골반뼈(pelvic bones)는 두 개의 볼기뼈(관골, pelvic bone), 한 개의 엉치뼈(천골, sacrum), 꼬리뼈(미골, coccyx) 등 네 개의 뼈로 이루어져 있다.

볼기뼈는 앞·옆쪽에, 엉치뼈 및 꼬리뼈는 뒤쪽에 위치하고 있다. 볼기뼈는 엉덩뼈(장골, ilium), 궁둥뼈(좌골, ischium), 두덩뼈(치골, pubic bone)가 융합하여 형성한다. 엉치뼈는 삼각형이며, 다섯 개의 엉치뼈가 볼기뼈 안에 쐐기모양(cuneiform)으로 있다. 첫 번째 엉치뼈는 허리뼈(요추, lumbar vertebra)와, 다섯째 엉치뼈는 꼬리뼈와 관절(joint)을 형성하고 있다. 옆쪽의 관절면(articular surface)은 연골(cartilage)로서 엉치엉덩관절(천골장골관절, sacroiliac joint)을 형성한다.

엉치뼈에는 네 개의 엉치뼈구멍(천골공, sacral foramen)이 있는데, 엉치뼈신경(천골신경, sacral nerves)의 앞가지(전지, ventral rami)와 뒤가지(후지, dorsal rami)의 통로로 되고 있다.

D. 넷째 엉치뼈(천추골, sacrum) 높이

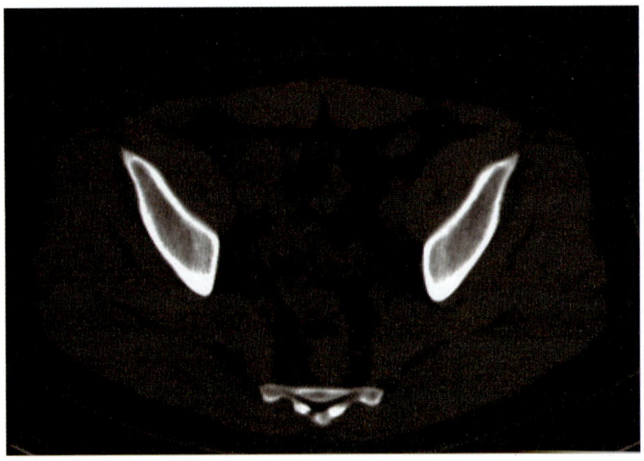

D

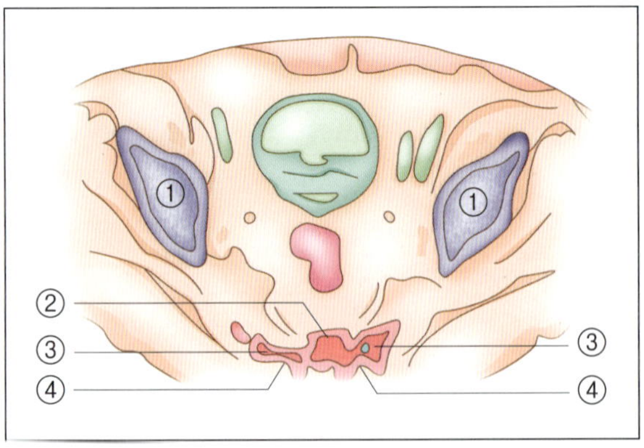

E. 넙다리뼈머리(대퇴골두, head of femur) 높이

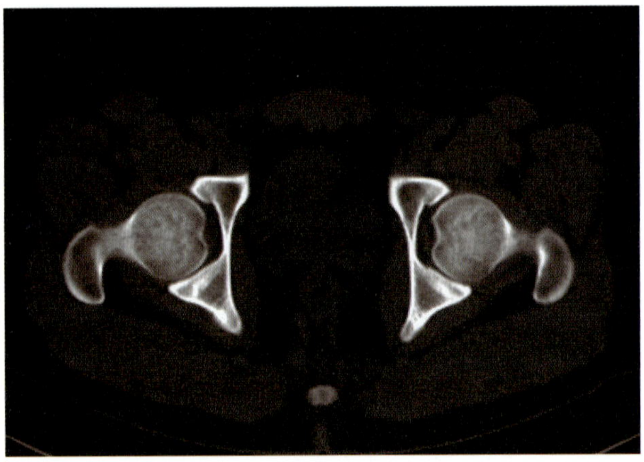

E

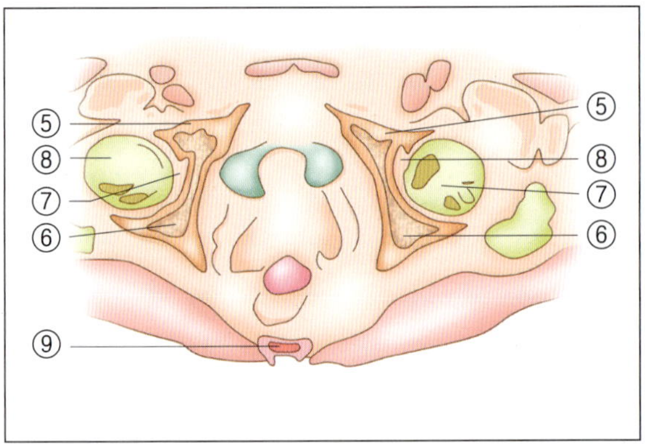

F. 넙다리뼈큰돌기(대전자, greater trochanter of femur) 높이

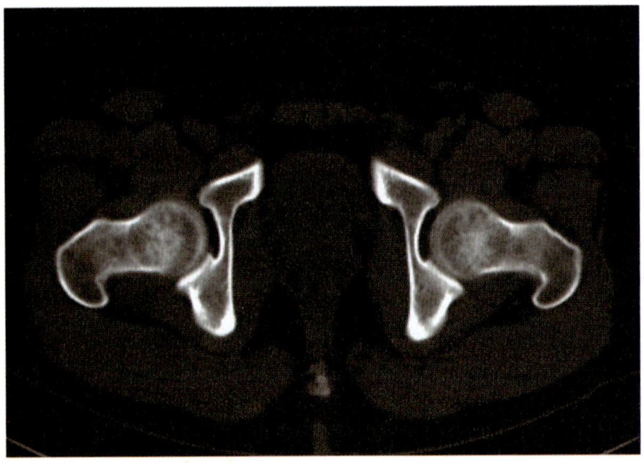

F

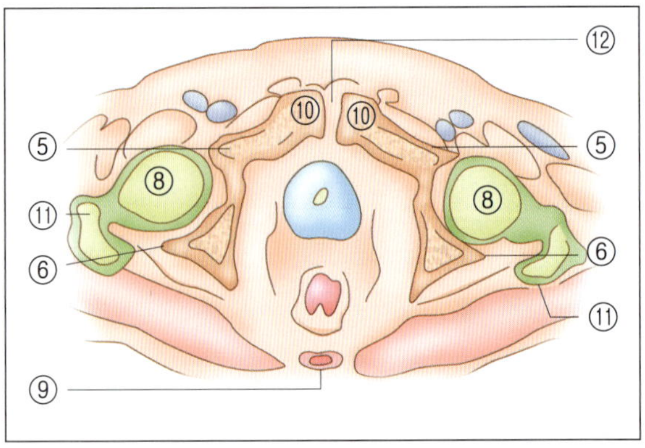

G. 두덩결합(치골결합, pubic symphysis) 아래모서리(inferior margin) 높이

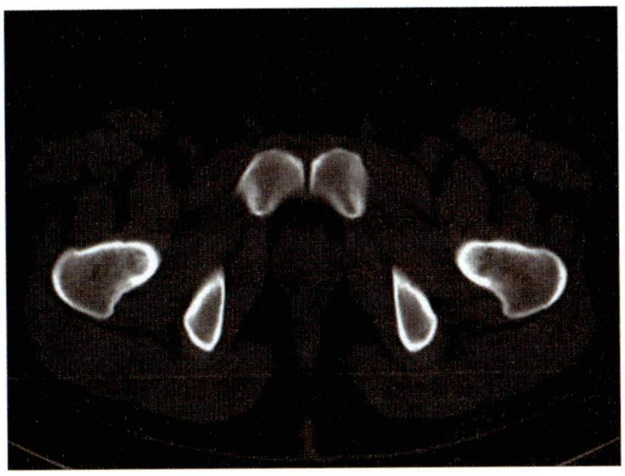

G

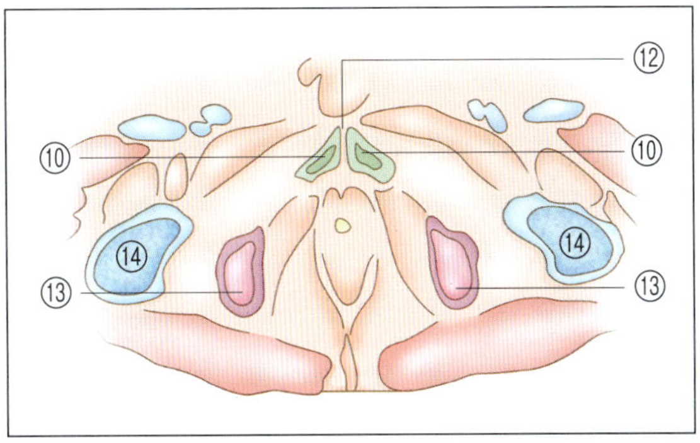

H. 볼기뼈(관골, hip bone) 측면그림

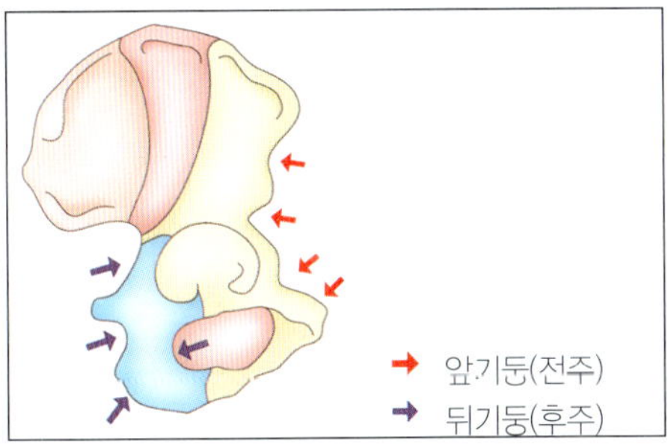

① 엉덩뼈(장골) *ilium*
② 넷째 엉치뼈(천추골) *4th sacrum*
③ 앞엉치뼈관(전천골관) *anterior sacral canal*
④ 뒤엉치뼈관(후천골관) *posterior sacral canal*
⑤ 앞기둥(전주) *anterior column*
⑥ 뒤기둥(후주) *posterior column*
⑦ 관절공간(관절강) *joint space*
⑧ 넙다리뼈머리(대퇴골두) *femoral head*
⑨ 꼬리뼈(미골) *coccyx*
⑩ 두덩뼈(치골) *pubic bone*
⑪ 넙다리뼈큰돌기(대전자) *greater trochanter*
⑫ 두덩결합(치골결합) *pubic symphysis*
⑬ 궁둥뼈(좌골) *ischial bone*
⑭ 넙다리뼈(대퇴골) *femur*

볼기뼈(관골, innominate bone)의 앞기둥(전주, anterior column)은 길이가 길고 엉덩뼈날개(장골익, ala of ilium)의 앞쪽에서 두덩결합(치골결합, pubic symphysis)까지 이어지고(그림 H ➡), 뒤기둥(후주, posterior column)은 길이가 앞기둥(anterior column)보다 짧고 앞활(전궁, anterior arch)의 아래쪽 반부분이다(그림 H ⇨). 앞기둥과 뒤기둥이 접합하는 부분의 엉덩뼈(장골, ilium)는 CT영상에서는 다이아몬드 모양의 치밀골(compact bone)로 보인다(그림 D). 이 부분에서 엉치엉덩관절(천골장골관절, sacroiliac articulation)은 보이지 않게 된다. 앞기둥과 뒤기둥은 4각형판(quadrilateral plate)으로 결합하여 볼기뼈절구덮개(관골구개, acetabular cover)의 안쪽벽(medial wall)을 형성한다(그림 E, F). 넙다리뼈머리(대퇴골두, head of femur)는 인대(ligaments)로 오목부를 보이고, CT영상에서도 보이는 수가 있다. 이 높이에서의 영상은 엉덩관절(고관절, hip joint)강과 넙다리뼈머리의 병변(lesion)을 아는 데에 유용하다. 두덩결합(pubic symphysis) 아래의 CT영상에서는 궁둥뼈결절(좌골결절, ischial tuberosity)과 두덩뼈(치골, pubis) 사이에 폐쇄구멍(폐쇄공, obturator foramen)이 있고, 폐쇄동·정맥(obturator artery/vein) 및 신경(nerve)의 통로(channel)로 되고 있다(그림 G).

골반의 측방향촬영상 / lateral view of pelvis

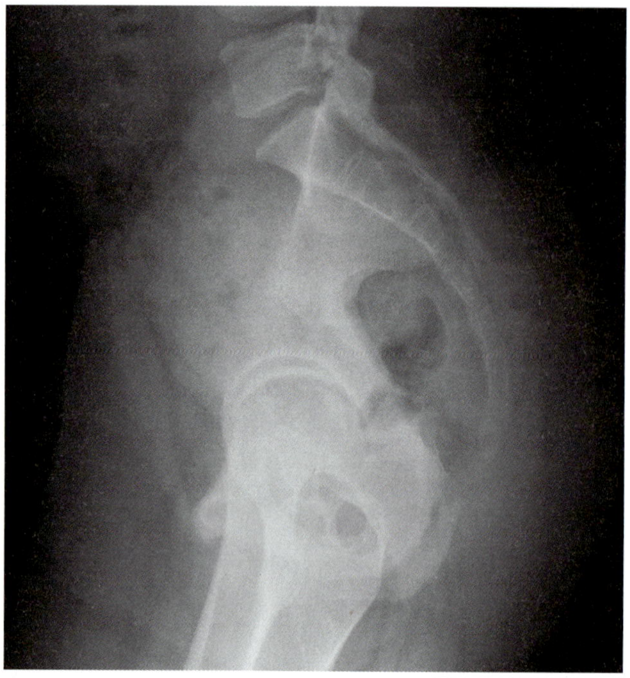

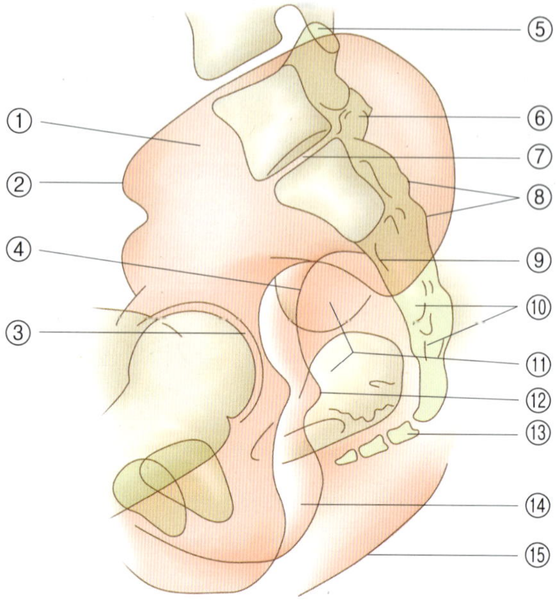

① 엉덩뼈날개(장골익) *ala of ilium*
② 엉덩뼈능선(장골능) *iliac crest*
③ 엉덩관절(고관절) *hip joint*
④ 큰궁둥패임(대좌골절흔) *greater sciatic notches*
⑤ 돌기사이관절 *apophyseal joint L4–L5*
⑥ 허리엉치관절(요천골관절) *lumbosacral joint*
⑦ *narrowed interspace between partially sacralized L5 and S1*
⑧ 정중엉치뼈능선(정중천골능선) *fused neural arches*
⑨ 가쪽엉치뼈능선(외측천골능선) *fused transverse arches*
⑩ 엉치뼈(천골)분절 *sacral segment*
⑪ 직장[곧창자]내 가스 *gas of rectum*
⑫ 궁둥뼈가시(좌골극) *ischial spines*
⑬ 꼬리뼈(미골)분절 *coccygeal segments*
⑭ 궁둥뼈결절(좌골결절) *ischial tuberosities*
⑮ 볼기고랑(둔구) *gluteal fold*

골반 측방향촬영(lateral view of pelvis)으로는 엉치뼈(천골, sacrum) 및 꼬리뼈(미골, coccyx)는 물론, 두덩결합(치골결합, pubic symphysis), 궁둥뼈결절(좌골결절, ischial tuberosity) 등도 상세히 보인다. 볼기뼈절구(관골구, acetabulum)와 마찬가지로 엉덩뼈(장골, ilium) 및 궁둥뼈(좌골, ischium) 뒤모서리(posterior margin)도 거의 완전히 겹쳐서 나타난다.

엉덩관절(고관절)의 정면촬영상 / A-P projection of hip joint

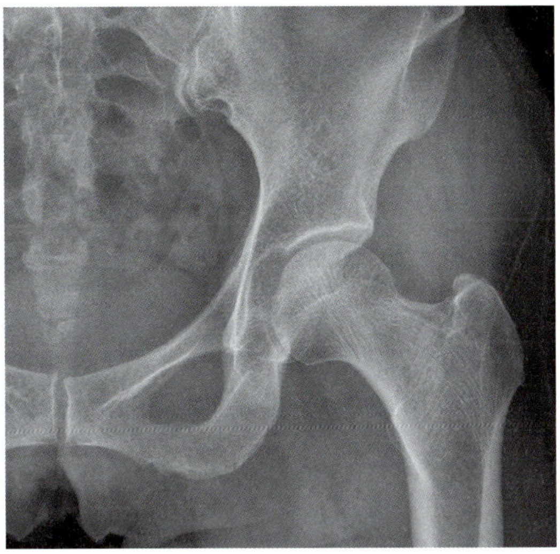

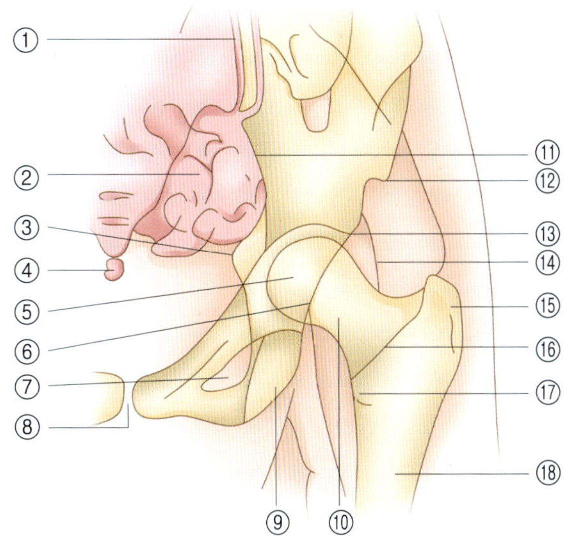

① 엉치엉덩관절(천골장골관절) *sacroiliac joint*
② 가스상 *gas shadows*
③ 궁둥뼈가시(좌골극) *ischial spine*
④ 꼬리뼈(미골) *coccyx*
⑤ 넙다리뼈머리(대퇴골두) *head of femur*
⑥ 볼기뼈절구(관골구) 뒤모서리(후연) *posterior margin of acetabulum*
⑦ 폐쇄구멍(폐쇄공) *obturator foramen*
⑧ 두덩결합(치골결합) *pubic symphysis*
⑨ 궁둥뼈결절(좌골결절) *ischial tuberosity*
⑩ 넙다리뼈목(대퇴골경) *neck of femur*
⑪ 장골치골선[활꼴선] *iliopectineal line*
⑫ 아래앞엉덩뼈가시(하전장골극) *inferior anterior iliac spine*
⑬ 볼기뼈절구덮개(관골구개) *shelving portion of acetabulum*
⑭ 엉덩관절피막(고관절포) *capsule of hip joint*
⑮ 넙다리뼈큰돌기(대전자) *greater trochanter*
⑯ 돌기사이능선(전자간능) *intertrochanteric crest*
⑰ 넙다리뼈작은돌기(소전자) *lesser trochanter*
⑱ 넙다리뼈몸통(대퇴골체) *shaft of femur*

엉덩관절(고관절) 정면상(AP projection of hip joint)을 촬영할 경우에는, 한쪽 엉덩관절(hip joint)을 촬영할 경우라도 골반뼈(pelvic bone)가 좌우대칭(bilateral symmetry)으로 보이도록 촬영한다.

넙다리뼈(대퇴골, femur) 위부분의 형태

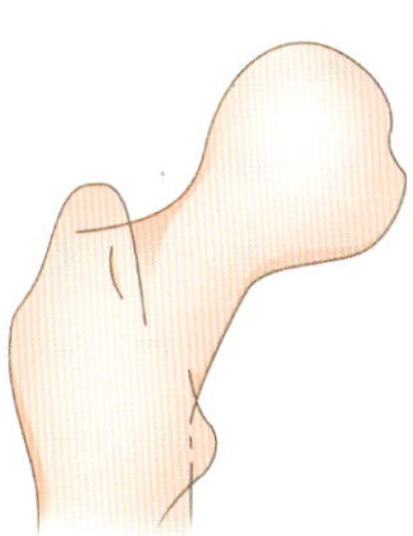

정면자세

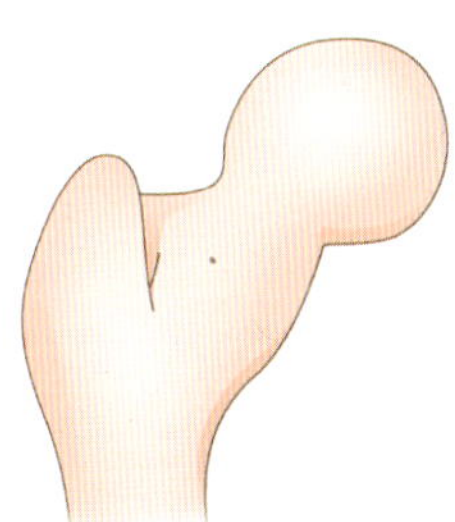

내선(inversion)자세

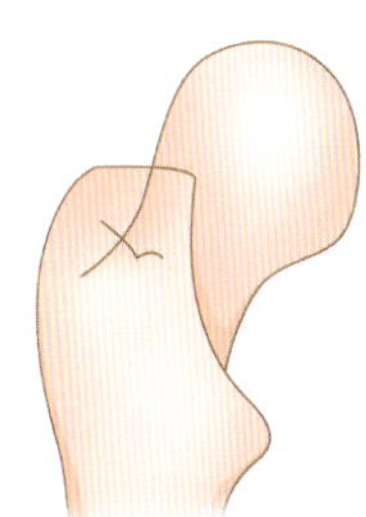

외선(eversion)자세

엉덩관절(고관절)의 측방향촬영상(1) / lateral view of hip(frog - leg position)

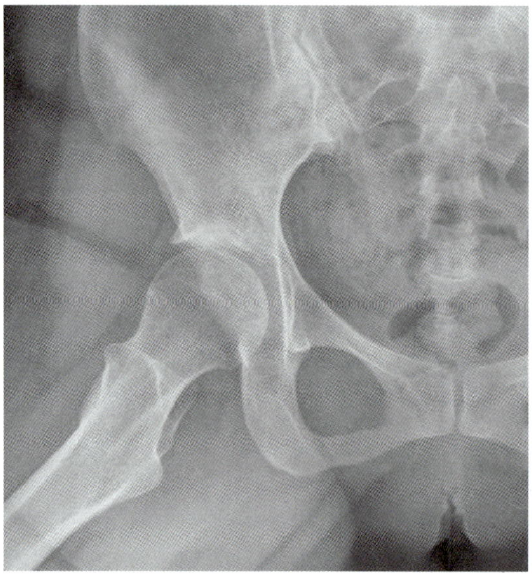

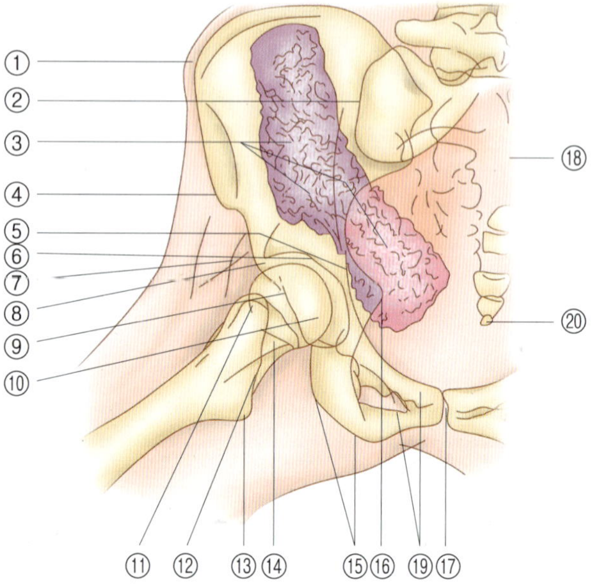

① 위앞엉덩뼈가시(상전장골극) *superior anterior iliac spine*
② 엉치엉덩관절(천골장골관절) *sacroiliac joint*
③ 가스와 대변물질(糞塊) *gas and fecal material*
④ 아래앞엉덩뼈가시(하전장골극) *inferior anterior iliac spine*
⑤ 장골치골선[활꼴선] *iliopectineal line*
⑥ 볼기뼈절구모서리(관골구연) *acetabular rim*
⑦ 엉덩관절피막(고관절포) *capsule of hip joint*
⑧ 볼기뼈절구덮개(관골구개) *shelving portion of acetabulum*
⑨ 볼기뼈절구패임(관골구절흔) *acetabular notch*
⑩ 넙다리뼈머리(대퇴골두) *head of femur*
⑪ 넙다리뼈큰돌기(대전자) *greater trochanter*
⑫ 돌기사이능선(전자간능) *intertrochanteric crest*
⑬ 넙다리뼈작은돌기(소전자) *lesser trochanter*
⑭ 해부목(해부경) *anatomic neck*
⑮ 궁둥뼈결절(좌골결절) *ischial tuberosity*
⑯ 궁둥뼈가시(좌골극) *ischial spine*
⑰ 두덩결합(치골결합) *pubic symphysis*
⑱ 엉치뼈(천골) *sacrum*
⑲ 두덩뼈(치골) *pubic bone*
⑳ 꼬리뼈(미골) *coccyx*

Frog-leg 자세에 의한 엉덩관절(고관절) 측방향촬영[lateral view of hip(frog-leg position)]은 유용한 촬영법(view)이지만, 넙다리뼈(대퇴골, femur)의 머리(head), 목(neck), 몸통위부분(upper shaft)에 대해서는 불완전한 측면상(lateral view)이 된다. 또한 상해(injury)를 입어 엉덩관절(hip joint)을 움직일 수 없거나 동통(pain)이 심한 경우에는 이 촬영법을 쓰지 않는다.

소아(chidren)에게서 엉덩관절 탈구(dislocation)가 의심되어질 때에 특히 도움이 되는 촬영법이다. 또한, 기술적인 면에서도 다른 측방향촬영(lateral view)보다 쉽게 촬영된다.

양쪽을 측방향촬영할 경우에는 중심X선을 두덩결합(치골결합, pubic symphysis)에 투사한다.

이 촬영법을 Cleaves method 또는 넙다리뼈목(대퇴경, neck of femur)의 AP axial projection이라고도 한다.

엉덩관절(고관절)의 측방향촬영상(2) / lateral view of hip by horizontal x-ray beam

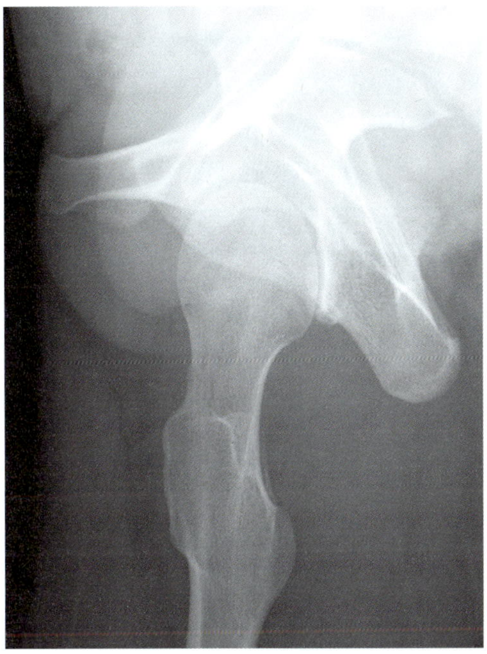

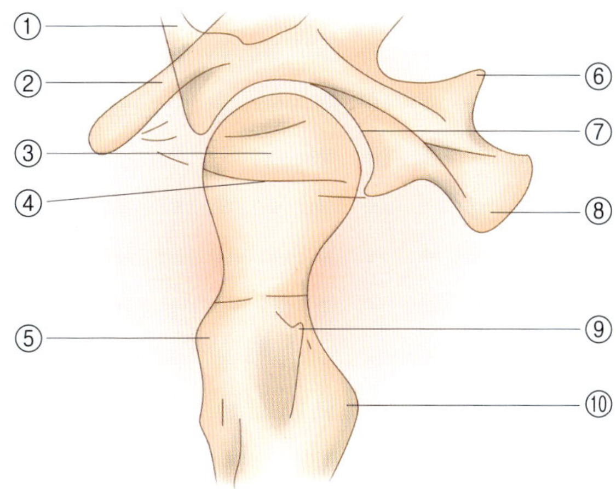

① 두덩뼈(치골) *pubis*
② 두덩결합(치골결합) *pubic symphysis*
③ 넙다리뼈머리(대퇴골두) *head of femur*
④ 볼기뼈절구(관골구) 뒤모서리 *posterior acetabular rim*
⑤ 넙다리뼈큰돌기(대전자) *greater trochanter*
⑥ 궁둥뼈가시(좌골극) *ischial spine*
⑦ 볼기뼈절구모서리(관골구연) *acetabular rim*
⑧ 궁둥뼈결절(좌골결절) *ischial tuberosity*
⑨ 돌기사이선(전자간선) *intertrochanteric line*
⑩ 넙다리뼈작은돌기(소전자) *lesser trochanter*

엉덩관절(고관절, hip joint)을 수평투사(horizontal projection)로서 촬영하면 궁둥뼈결절(좌골결절, ischial tuberosity)을 따라 전체 볼기뼈절구(관골구, acetabulum)의 모습도 알 수 있고, 넙다리뼈목(대퇴경, neck of femur)도 상세하게 관찰할 수 있다.

엉덩관절(고관절)의 MR영상 / coronal MR image of hip

관상단면상(coronal view), T1–강조영상(T1 weighted image)

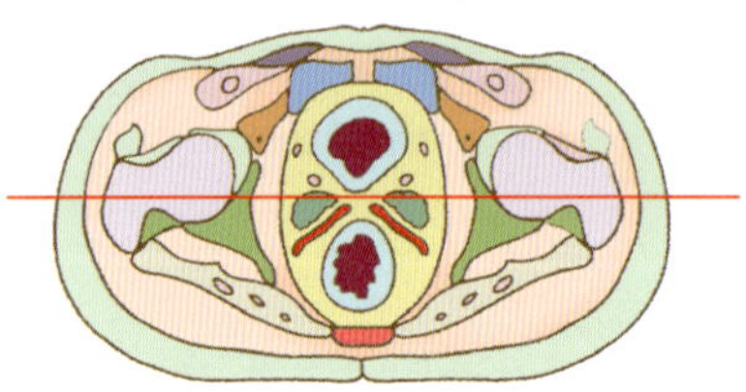

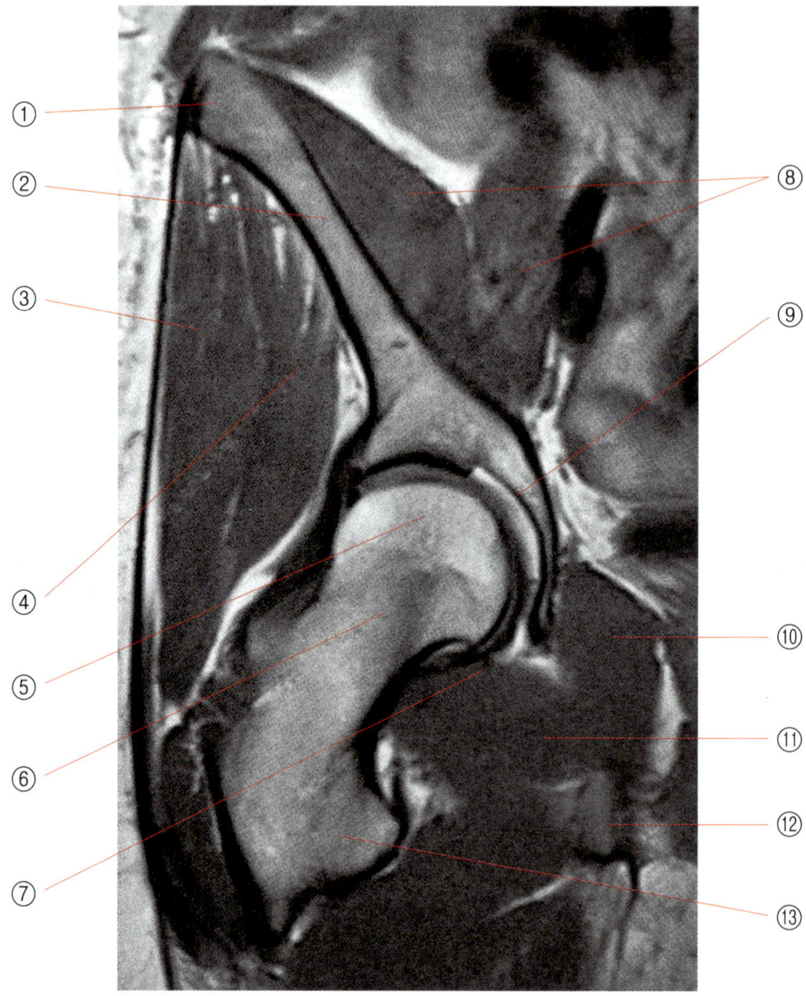

① 위앞엉덩뼈가시(상전장골극) *anterior superior iliac spine*
② 엉덩뼈(장골) *ilium*
③ 중간볼기근(중둔근) *gluteus medius muscle*
④ 작은볼기근(소둔근) *gluteus minimus muscle*
⑤ 넙다리뼈머리(대퇴골두) *femoral head*
⑥ 넙다리뼈목(대퇴골경) *femoral neck*
⑦ 가로볼기뼈절구인대(횡관골구인대) *transverse acetabular ligament*
⑧ 엉덩허리근(장요근) *iliopsoas muscle*
⑨ 볼기뼈절구(관골구) *acetabulum*
⑩ 속폐쇄근(내폐쇄근) *obturator internus muscle*
⑪ 바깥폐쇄근(외폐쇄근) *obturator externus muscle*
⑫ 궁둥뼈(좌골) *ischium*
⑬ 넙다리뼈작은돌기(대퇴골소전자) *lesser trochanter*

골반부의 시상단면-영상 이해를 위한 맨눈해부학 보기 / Sagittal section of male and female pelvis - Review of Gross Anatomy

여성(female) 골반부(pelvis)의 시상단면(sagital view)

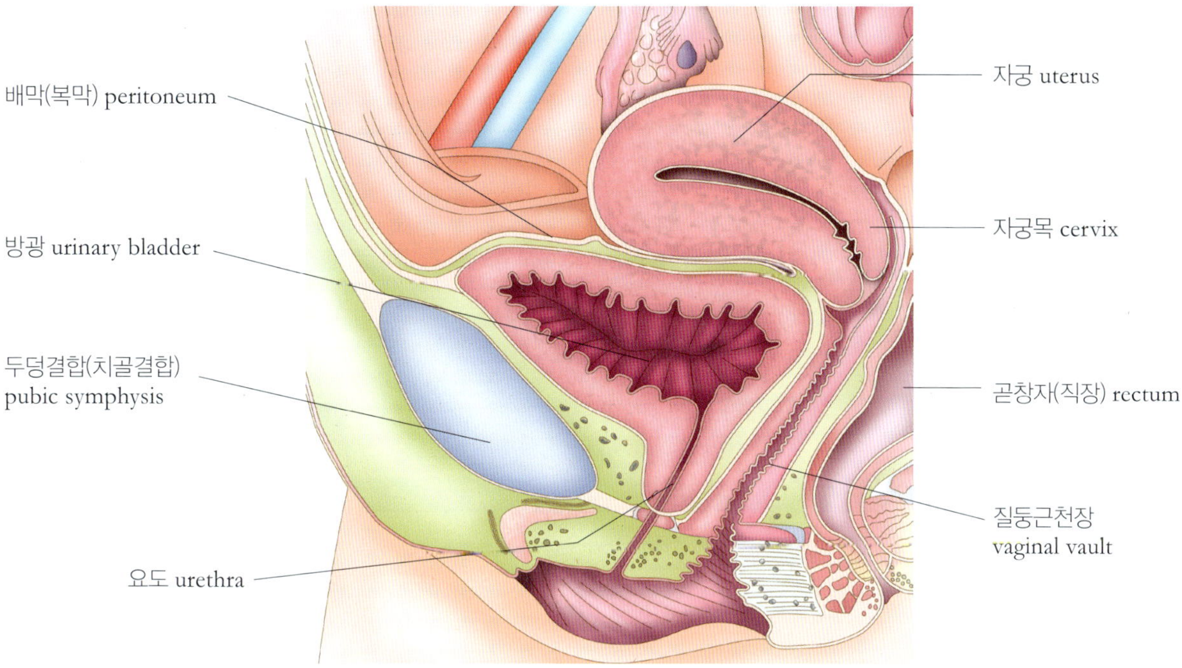

남성(male) 골반부의 시상단면

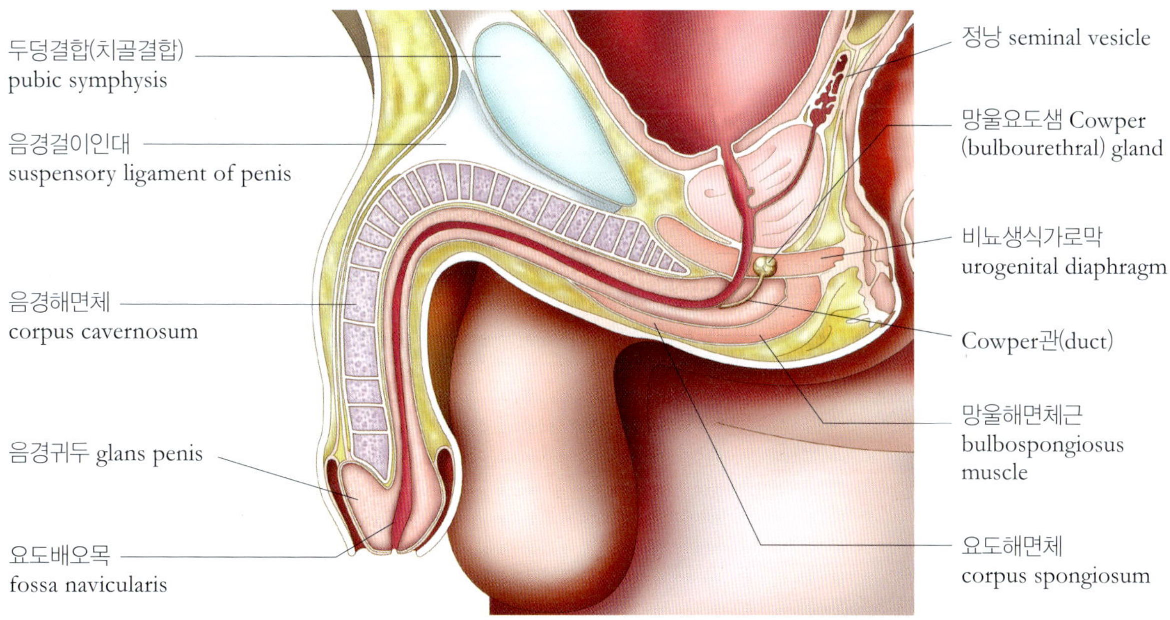

남성 골반부의 MR영상(1)-방광 · 정낭 높이 횡단면상 / axial MR images of male pelvis

A. T1 강조영상(T1-weighted image)

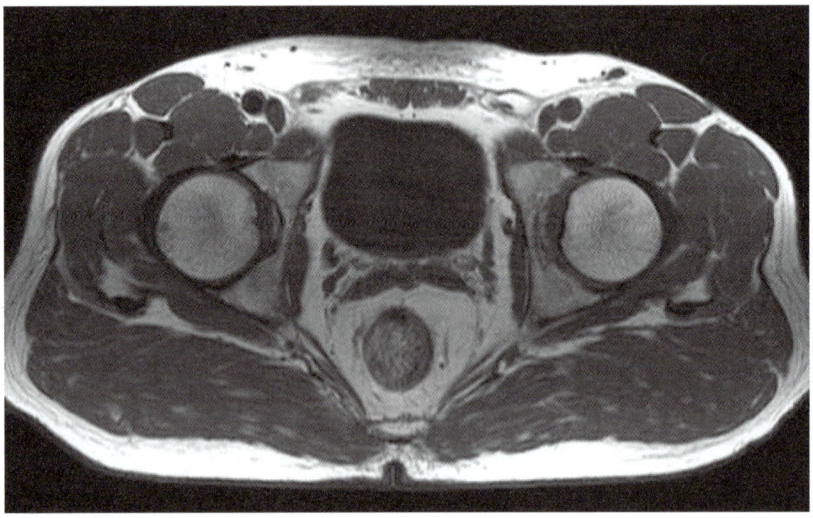

B. T2 강조영상(T2-weighted image)

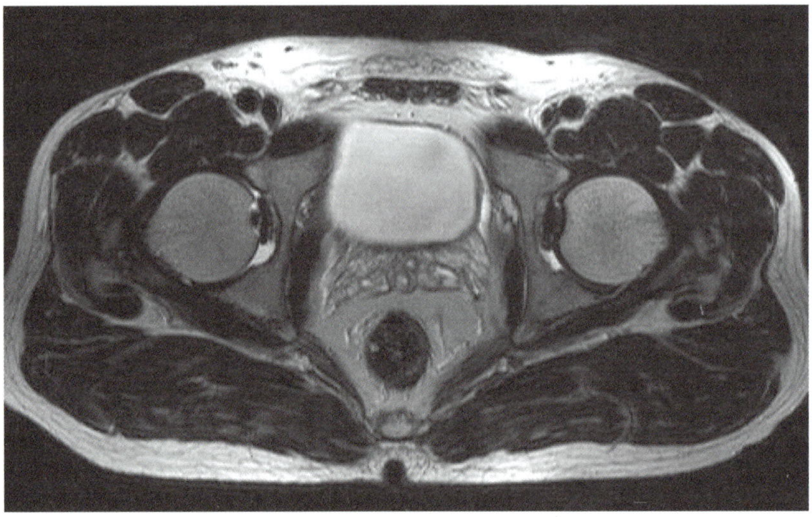

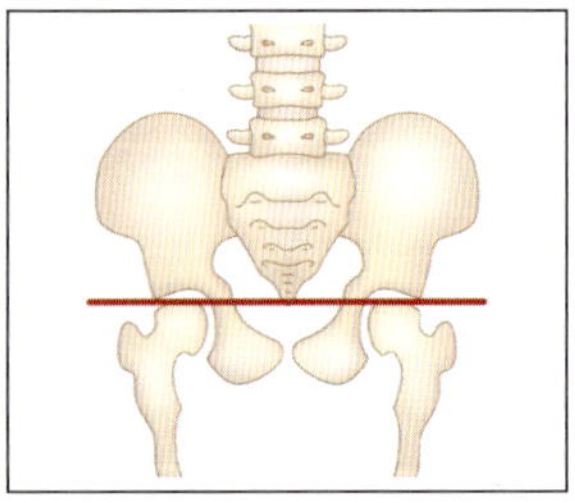

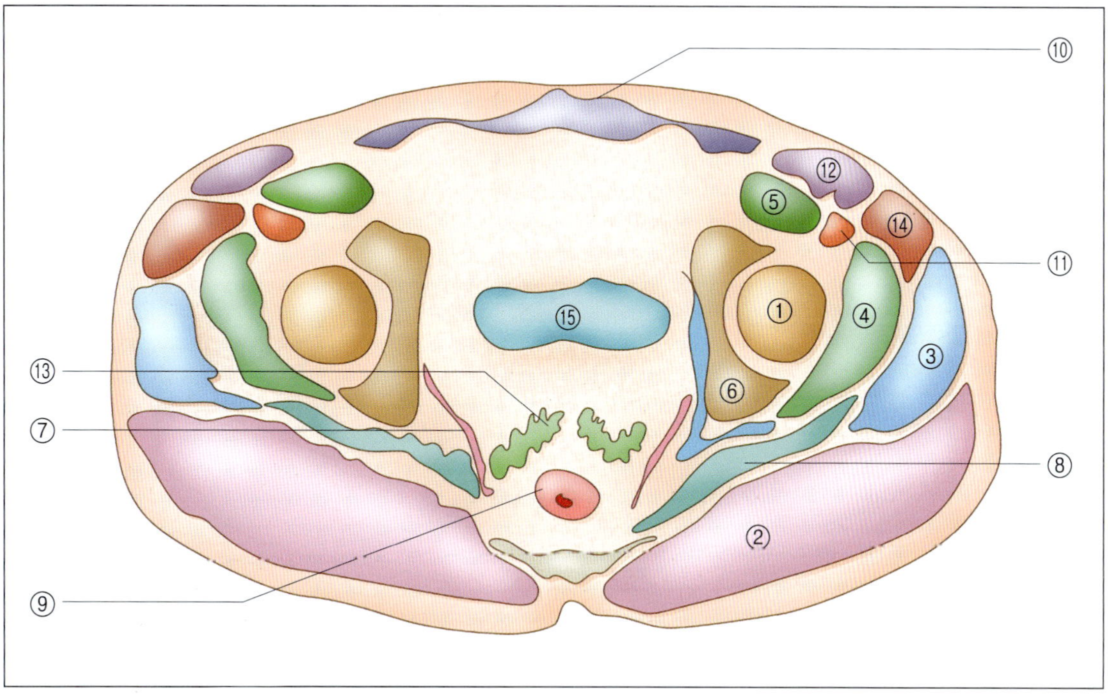

① 넙다리뼈머리(대퇴골두) *femoral head*
② 큰볼기근(대둔근) *gluteus maximus muscle*
③ 중간볼기근(중둔근) *gluteus medius muscle*
④ 작은볼기근(소둔근) *gluteus minimus muscle*
⑤ 엉덩허리근(장요근) *iliopsoas muscle*
⑥ 궁둥뼈(좌골) *ischial bone*
⑦ 항문올림근(항문거근) *levator ani muscle*
⑧ 궁둥구멍근(좌골구멍근) *piriformis muscle*
⑨ 직장[곧창자] *rectum*
⑩ 배곧은근(복직근) *rectus abdominis muscle*
⑪ 넙다리곧은근(대퇴직근) *rectus femoris muscle*
⑫ 넙다리빗근(봉공근) *sartorius muscle*
⑬ 정낭 *seminal vesicle*
⑭ 넙다리근막긴장근(대퇴근막장근) *tensor fasciae latae muscle*
⑮ 방광 *urinary bladder*

방광(urinary bladder)은 요(urine)를 담고 있어 T2강조영상(T2-weighted image)에서 신호강도(signal intensity)가 낮은 방광벽(bladder wall)과 신호강도가 높은 요로(urinary tract)서 대조도(contrast)를 형성하여 나누어 확인이 된다. T1강조영상(T1-weighted image)에서는 요와 방광벽의 신호강도가 똑같아서 분리되기 힘들다. 이 높이의 영상에서 정낭(seminal vesicle)은 보다 확실하게 나타난다.

정낭은 T1강조영상에서는 S자 모양으로 구부러진 좌우 대칭인 관모양(tubular)의 낮은 신호영역으로 나타난다. T2강조영상에서는 지방(fat)과 똑같거나 또는 높은 신호강도를 나타내 경계를 알 수 없게 된다.

남성 골반부의 MR영상(2)-전립샘 높이 횡단면상 / axial MR images of male pelvis

A. T1 강조영상(T1-weighted image)

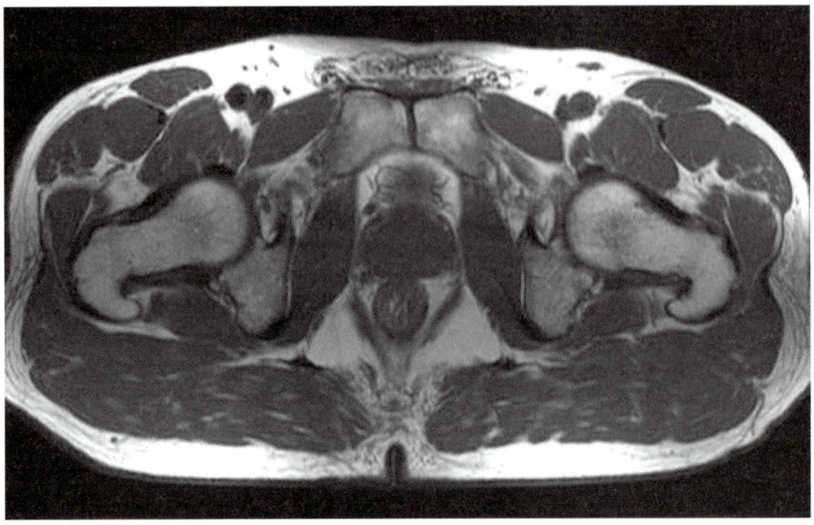

B. T2 강조영상(T2-weighted image)

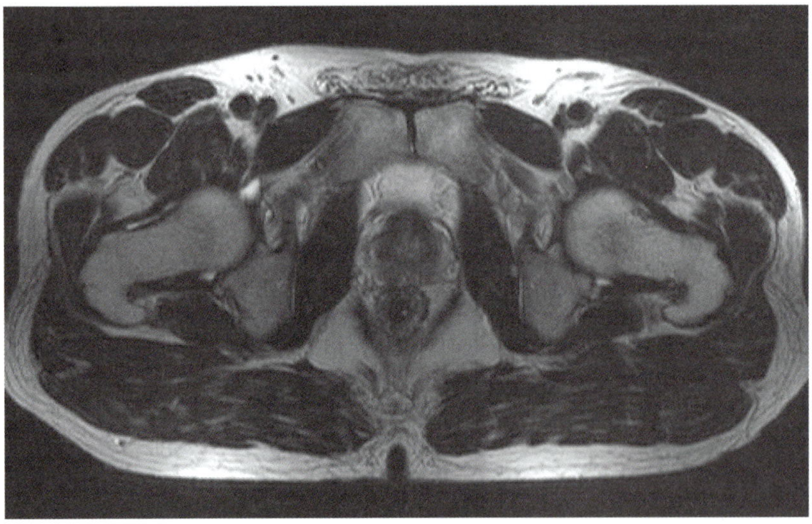

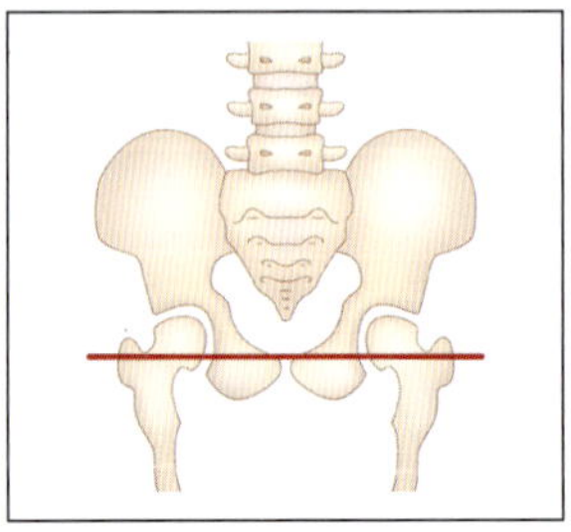

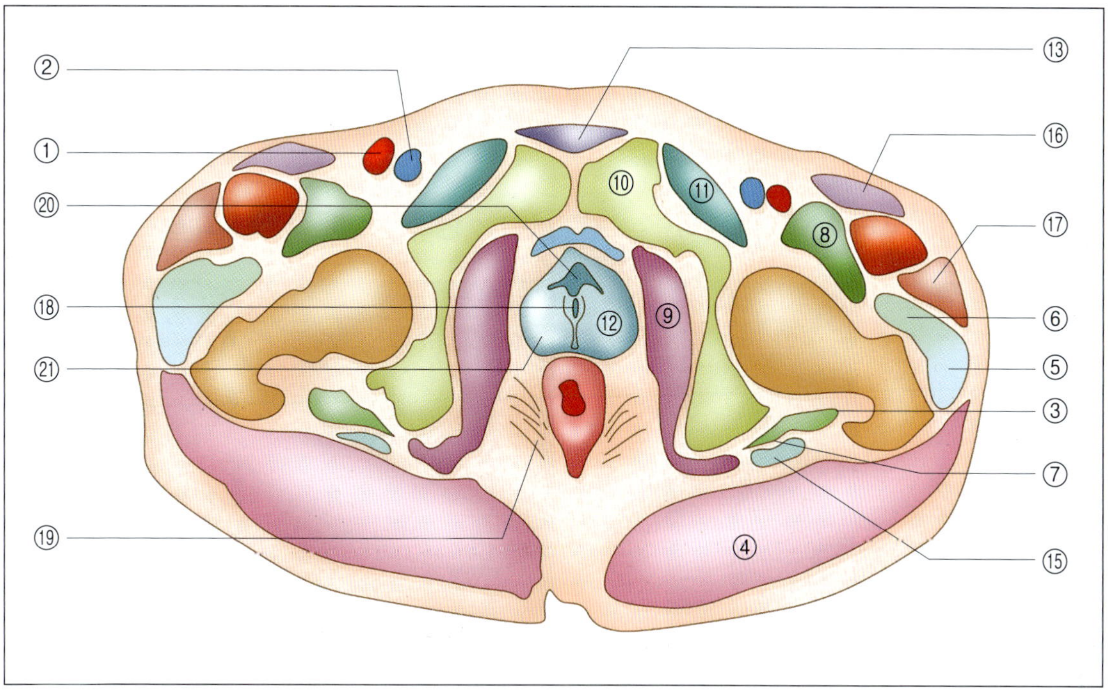

① 넙다리동맥(대퇴동맥) *femoral artery*
② 넙다리정맥(대퇴정맥) *femoral vein*
③ 아래쌍동이근(하쌍자근) *gemellus inferior muscle*
④ 큰볼기근(대둔근) *gluteus maximus muscle*
⑤ 중간볼기근(중둔근) *gluteus medius muscle*
⑥ 작은볼기근(소둔근) *gluteus minimus muscle*
⑦ 위쌍동이근(상쌍자근) *gemellus superior muscle*
⑧ 엉덩허리근(장요근) *iliopsoas muscle*
⑨ 속폐쇄근(내폐쇄근) *obturator internus muscle*
⑩ 두덩뼈(치골) *pubic bone*
⑪ 두덩근(치골근) *pectineus muscle*
⑫ 전립샘(전립선) *prostate*
⑬ 배곧은근(복직근) *rectus abdominis muscle*
⑭ 넙다리곧은근(대퇴직근) *rectus femoris muscle*
⑮ 궁둥신경(좌골신경) *sciatic nerve*
⑯ 넙다리빗근(봉공근) *sartorius muscle*
⑰ 넙다리근막긴장근(대퇴근막장근) *tensor fasciae latae muscle*
⑱ 요도 *urethra*
⑲ 항문올림근(항문거근) *levator ani muscle*
⑳ 전립샘 중심부 *central zone of prostate*
㉑ 전립샘 가장자리부 *peripheral zone of prostate*
㉒ 넙다리뼈목(대퇴경) *femoral neck*

두덩결합(치골결합, pubic symphysis), 전립샘(전립선, prostate), 속폐쇄근(내폐쇄근, obturator internus muscle), 궁둥뼈(좌골, ischium), 넙다리뼈목(대퇴경부, neck of femur) 등이 관찰된다.

전립샘은 속폐쇄근의 안쪽에 있고, 그 주위는 항문올림근(항문거근, levator ani muscle)으로 둘러져 있다. 전립샘은 요도(urethra)주위의 중심부(central zone)(20%), 가장자리부(peripheral zone)(70%, 전립선암 발생부), 이행부(transitional zone)(5%, 전립선비대(prostatic hypertrophy) 발생부)로 나누어지고 있다. 내부구조(internal structure)는 T2강조영상(T2-weighted image)에서 확인되고, 중심부는 원뿔모양(conical)의 낮은 신호영역(low signal area), 가장자리부분은 높은 신호영역(high signal area)으로 된다.

T1강조영상(T1-weighted image)에서는 전립샘(prostate) 전체가 낮은 신호강도이다. T2강조영상에서 전립샘 주위에 보이는 높은 신호부분은 전립샘주위정맥얼기(prostatic venous plexus)를 나타내고 있다(전립선암(prostate cancer) 진전의 지표가 된다).

남성 골반부의 MR영상(3)-정중 높이 시상단면상 / midsagittal MR images of male pelvis

A. T1 강조영상(T1-weighted image)

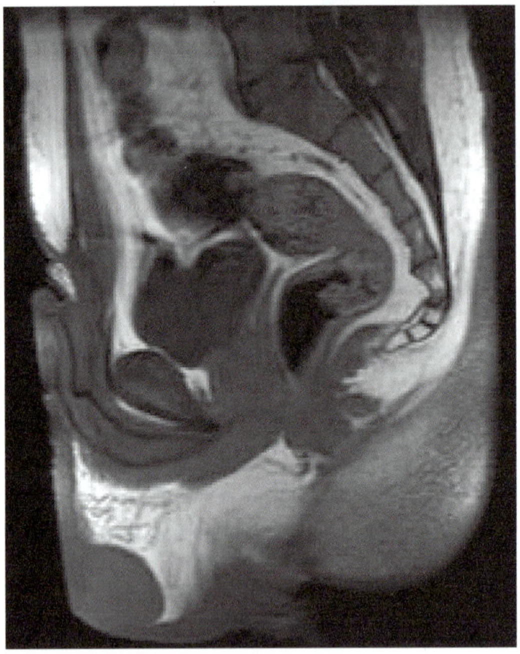

B. T2 강조영상(T2-weighted image)

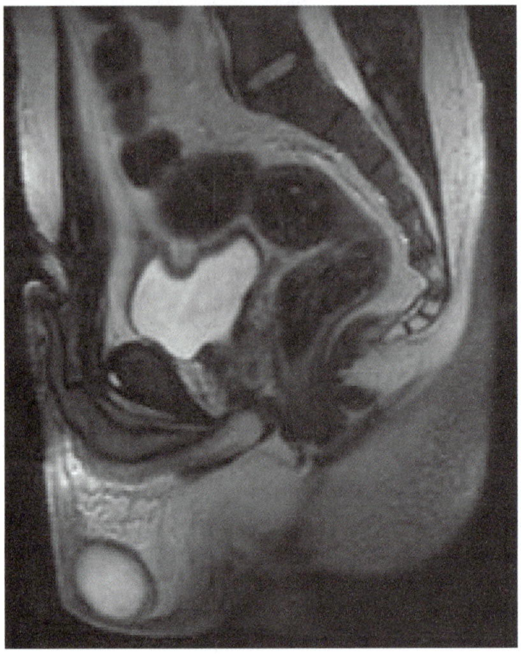

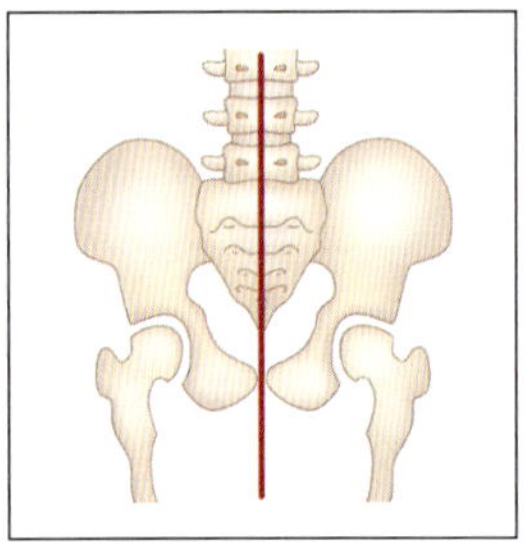

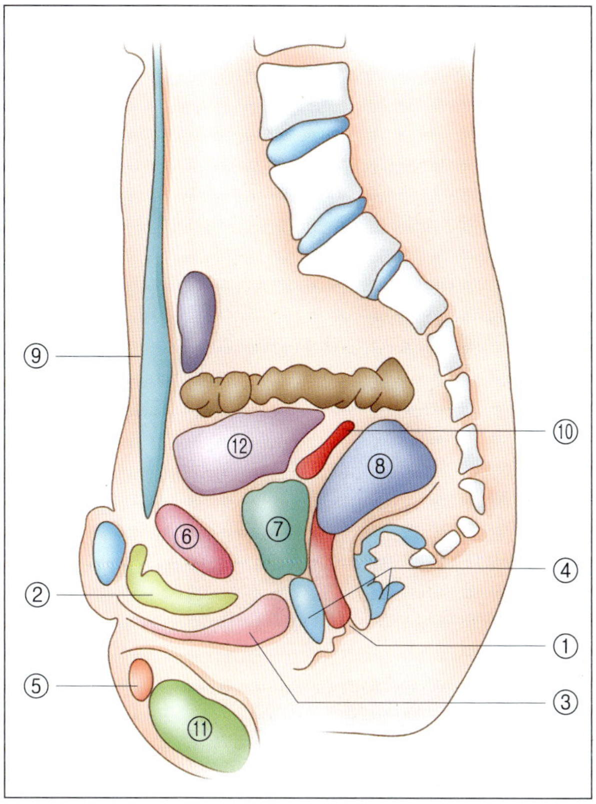

① 항문 *anus*
② 음경해면체 *penile cavernous body*
③ 요도해면체 *penile spongy body*
④ 바깥항문조임근(외항문괄약근) *external anal sphincter*
⑤ 부고환(정소상체) *epididymis*
⑥ 두덩뼈(치골) *pubic bone*
⑦ 전립샘(전립선) *prostate*
⑧ 직장[곧창자] *rectum*
⑨ 배곧은근(복직근) *rectus abdominis muscle*
⑩ 정낭 *seminal vesicle*
⑪ 고환(정소) *testis*
⑫ 방광 *urinary bladder*

두덩뼈(치골, pubic bone), 직장(곧창자, rectum), 방광(urinary bladder), 전립샘(전립선, prostate)의 전후(anteroposterior)관계를 잘 파악할 수 있다. 전립샘에는 종양(tumor) 진전의 지표라 할 수 있는 전립샘정맥얼기(전립선정맥총, prostatic venous plexus)가 잘 나타난다.

음낭(scrotum) 안의 고환(정소, testis), 부고환(정소상체, epididymis)도 분리 확인할 수 있다. 부고환은 고환의 위쪽에 있다.

골반(pelvis) 정중부에서 약 2cm 왼쪽 높이에서는 정낭(seminal vesicle)이 잘 나타난다. 골반내 소장(small intestine), 결장(colon)[직장(rectum) 제외]은 연동·호흡성 이동(peristalsis, respiratory movement) 때문에 잘 나타나지 않을 경우가 있다.

남성 골반부의 MR영상(4)－큰허리근(대요근) 높이 시상단면상 / sagittal MR images of male pelvis

A. T1 강조영상(T1-weighted image)

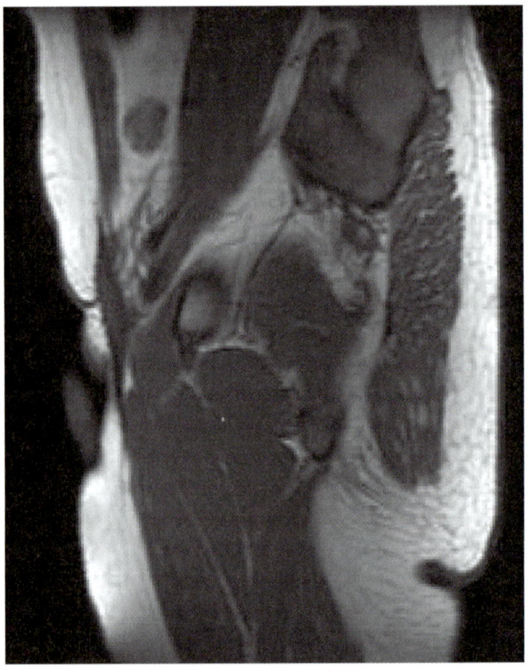

B. T2 강조영상(T2-weighted image)

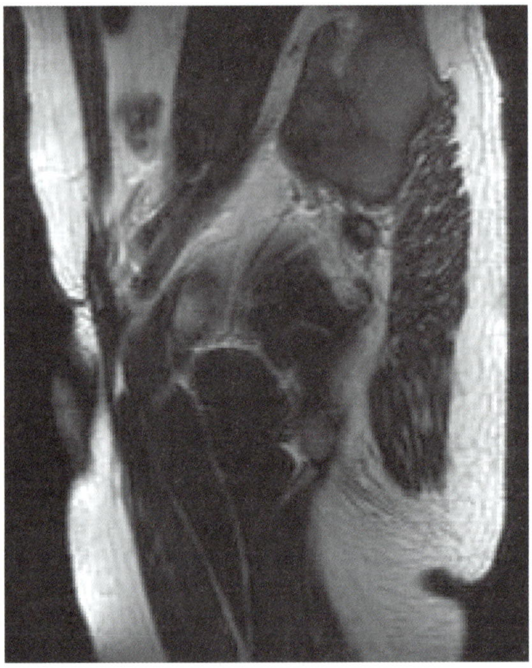

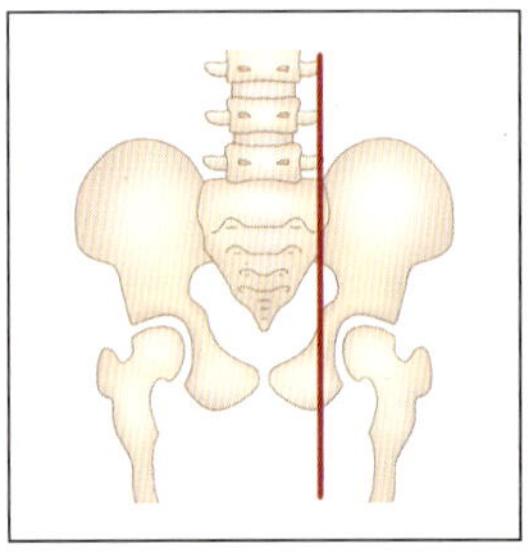

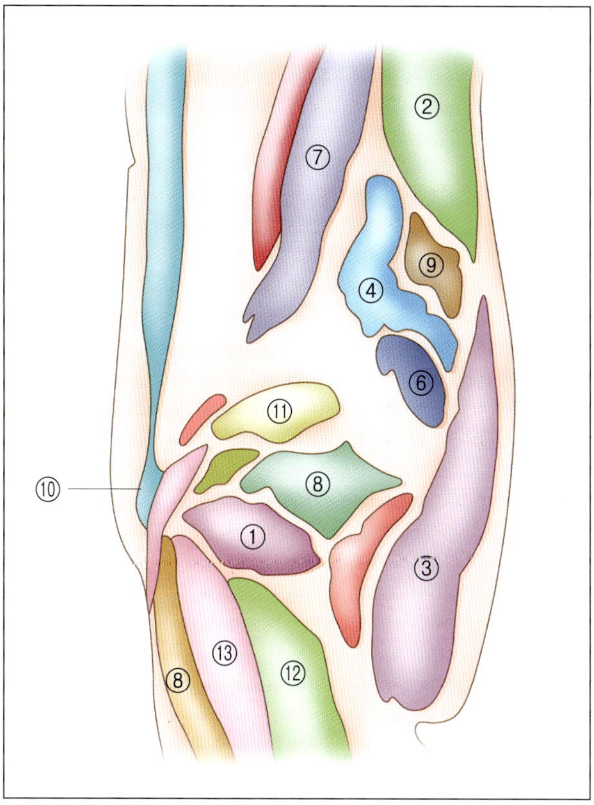

① 짧은모음근(단내전근) *adductor brevis muscle*
② 척주세움근(척주기립근) *erector spinae muscle*
③ 큰볼기근(대둔근) *gluteus maximus muscle*
④ 엉덩뼈(장골) *ilium*
⑤ 속폐쇄근(내폐쇄근) *obturator internus muscle*
⑥ 궁둥구멍근(좌골구멍근) *piriformis muscle*
⑦ 허리근(요근) *psoas muscle*
⑧ 넙다리곧은근(대퇴직근) *rectus femoris muscle*
⑨ 엉치뼈(천골) *sacrum*
⑩ 넙다리빗근(봉공근) *sartorius muscle*
⑪ 방광 *urinary bladder*
⑫ 가쪽넓은근(외측광근) *vastus lateralis muscle*
⑬ 안쪽넓은근(내측광근) *vastus medialis muscle*

골반(pelvis) 정중부에서 약 5cm 왼쪽 높이에서는 골반부, 넓적다리부(대퇴부, thigh)의 연조직(soft tissue)이 나타난다. 피부밑지방(피하지방, hypodermic fat), 골반 내 지방(fat)은 모두 T1강조영상(T1-weighted image)에서는 높은 신호강도(high signal strength), T2강조영상(T2-weighted image)에서는 약간 낮은 신호강도(low signal strength)의 영역으로 나타난다. 근육(muscle)은 T1강조영상, T2강조영상에서 모두 신호강도가 낮다. 근육의 골부착부(attachment)인 힘줄(건, tendon)은 T1강조영상, T2강조영상에서 낮은 신호강도이다. 동맥(artery), 정맥(vein)은 flow void phenomenon 때문에 신호를 얻을 수 없으며, 무신호(signal void)의 관모양(tubular) 구조물로서 나타난다.

남성 골반부의 MR영상(5) - 두덩결합(치골결합) 높이 관상단면상 / coronal MR images of male pelvis

A. T1 강조영상(T1-weighted image)

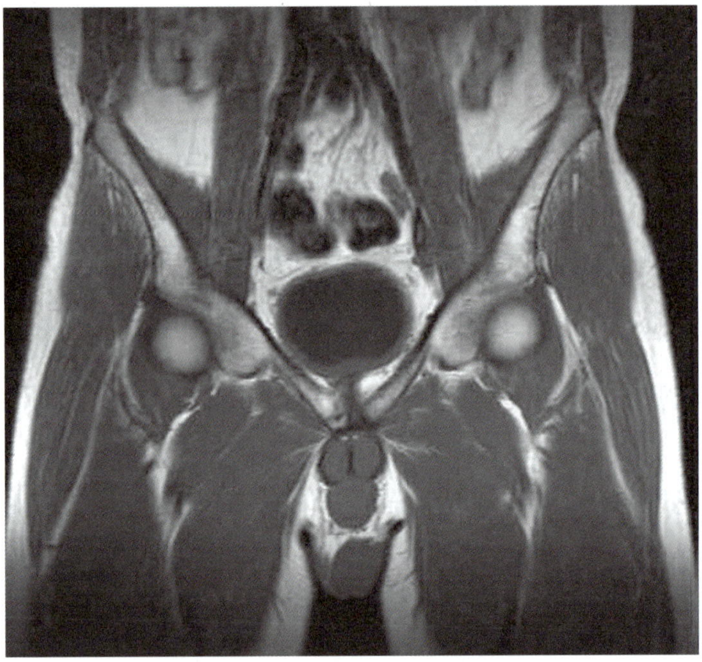

B. T2 강조영상(T2-weighted image)

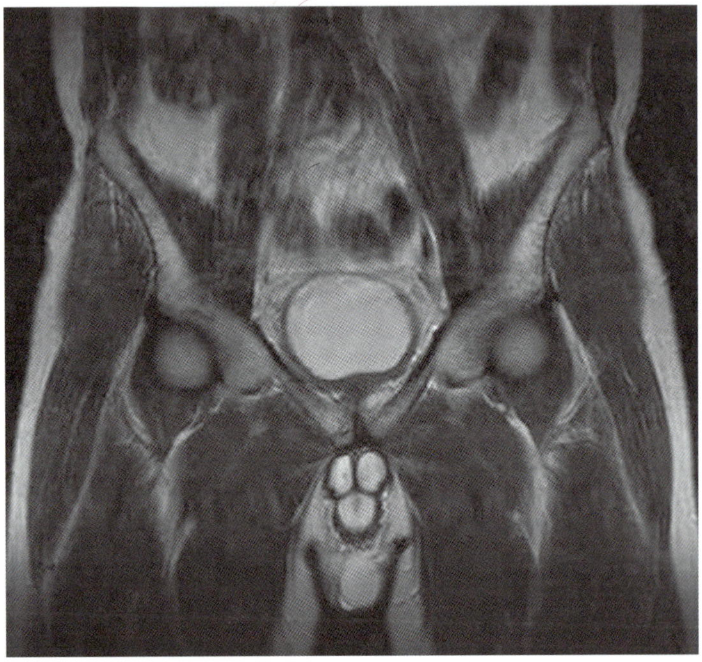

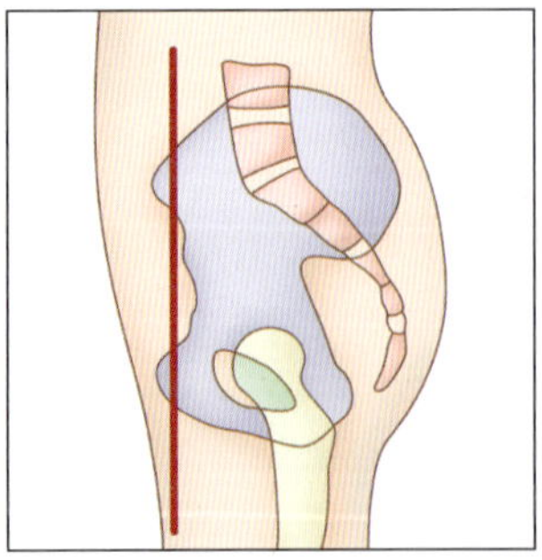

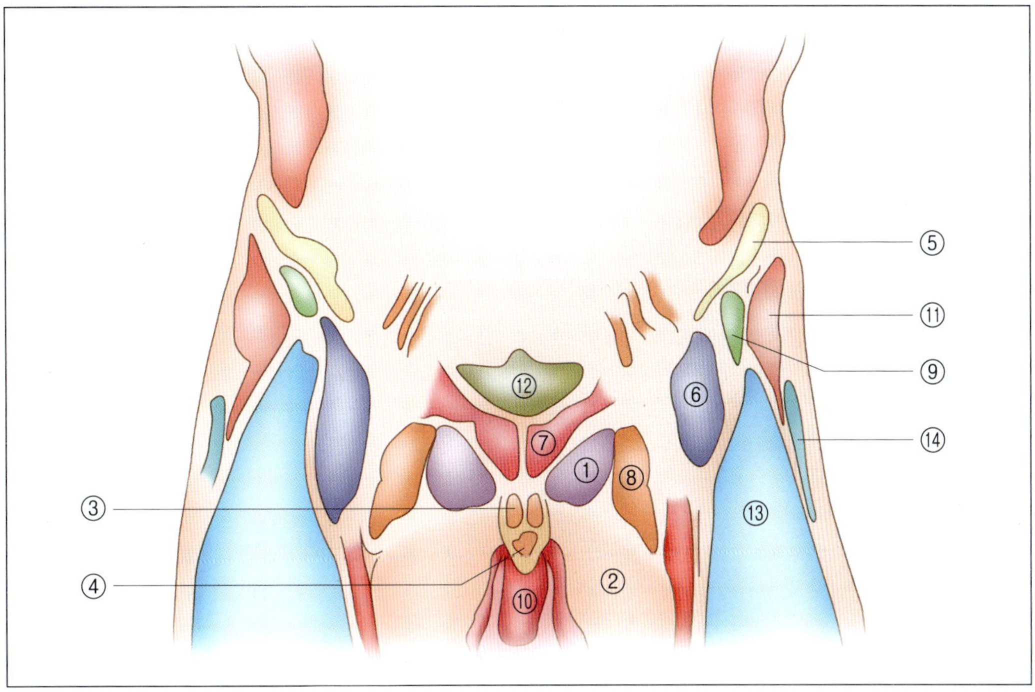

① 짧은모음근(단내전근) *adductor brevis muscle*
② 큰모음근(대내전근) *adductor magnus muscle*
③ 음경해면체 *penile cavernous body*
④ 요도해면체 *penile spongy body*
⑤ 엉덩뼈(장골) *ilium*
⑥ 엉덩허리근(장요근) *iliopsoas muscle*
⑦ 두덩뼈(치골) *pubic bone*
⑧ 두덩근(치골근) *pectineus muscle*
⑨ 작은볼기근(소둔근) *gluteus minimus muscle*
⑩ 고환(정소) *testis*
⑪ 중간볼기근(중둔근) *gluteus medius muscle*
⑫ 방광 *urinary bladder*
⑬ 가쪽넓은근(외측광근) *vastus lateralis muscle*
⑭ 넙다리근막긴장근(대퇴근막장근) *tensor fasciae latae muscle*

음경(penis), 음낭(scrotum)이 잘 나타나며, 음낭 병변(lesion)의 검사에 적절한 단면상이다. 방광(urinary bladder)주위 지방층(fat layer)도 잘 나타난다.

남성 골반부의 MR영상(6)-전립샘 · 넙다리뼈머리 높이 관상단면상 / coronal MR images of male pelvis

A. T1 강조영상(T1-weighted image)

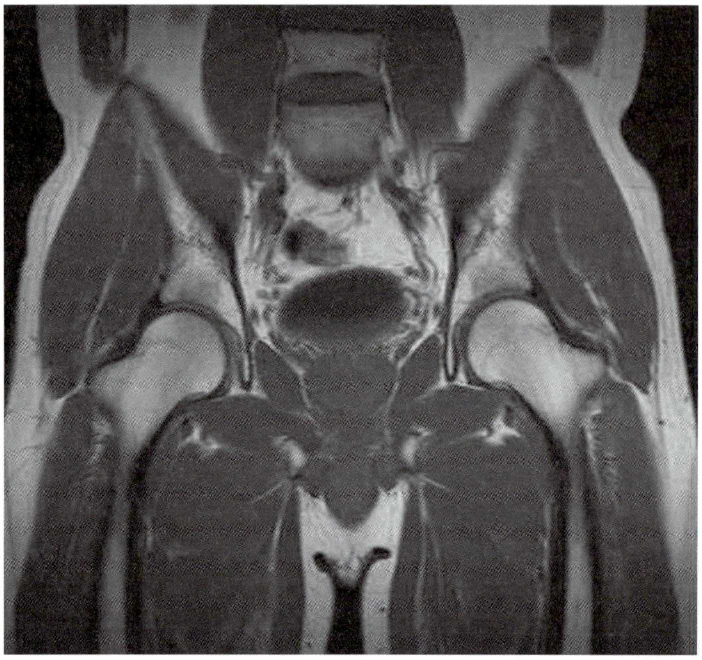

B. T2 강조영상(T2-weighted image)

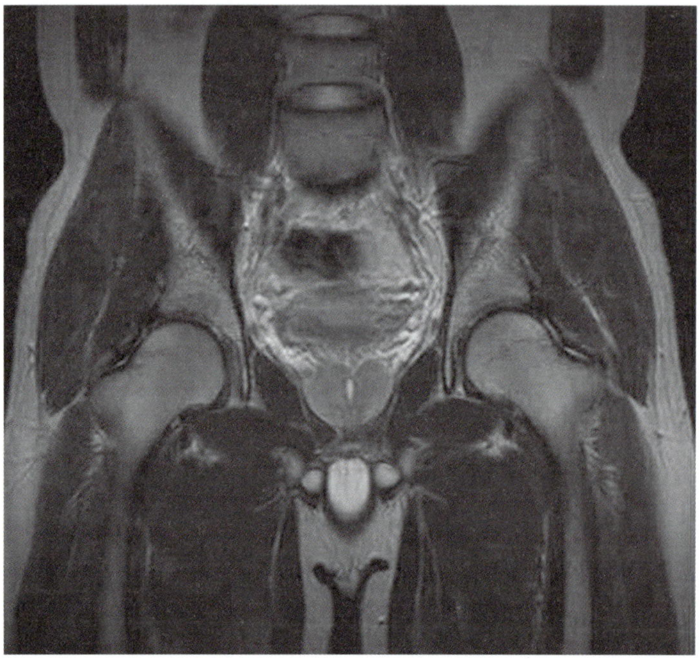

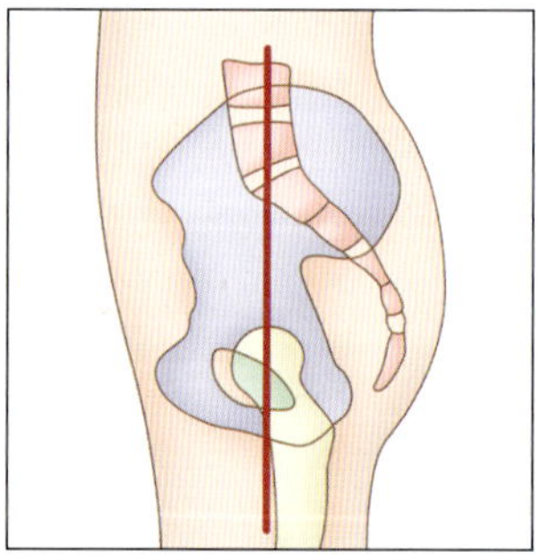

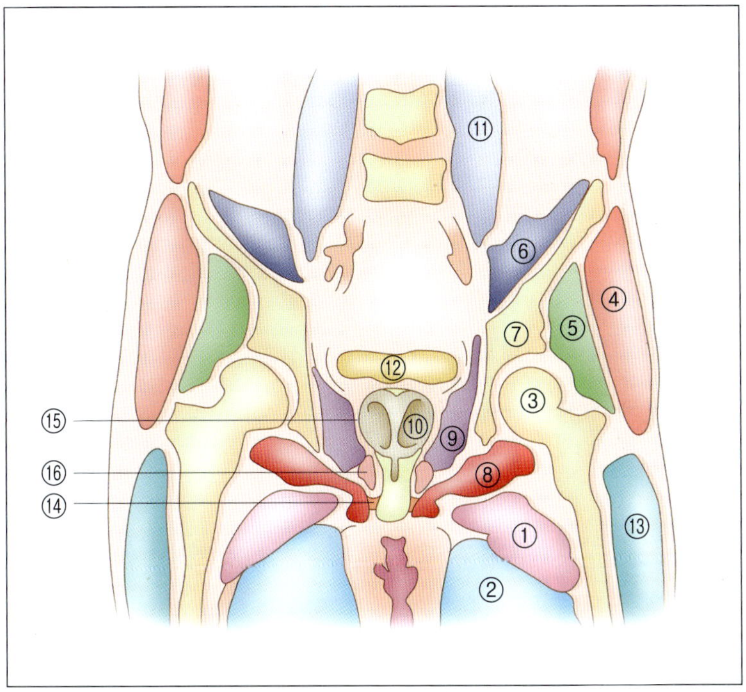

전립샘부(확대그림)

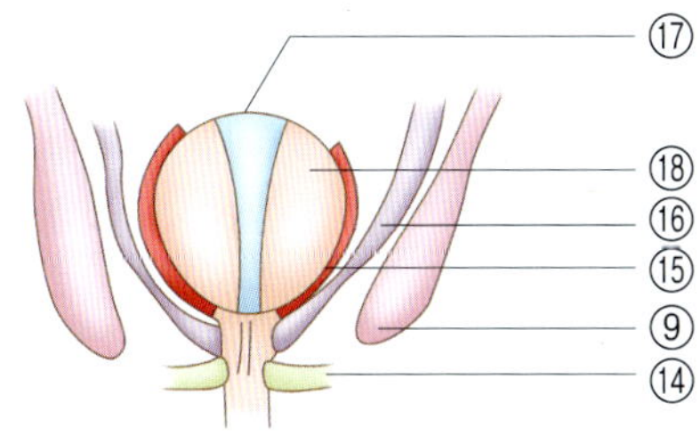

① 짧은모음근(단내전근) *adductor brevis muscle*
② 큰모음근(대내전근) *adductor magnus muscle*
③ 넙다리뼈(대퇴골) *femur*
④ 중간볼기근(중둔근) *gluteus medius muscle*
⑤ 작은볼기근(소둔근) *gluteus minimus muscle*
⑥ 엉덩허리근(장요근) *iliopsoas muscle*
⑦ 엉덩뼈(장골) *ilium*
⑧ 바깥폐쇄근(외폐쇄근) *obturator externus muscle*
⑨ 속폐쇄근(내폐쇄근) *obturator internus muscle*
⑩ 전립샘(전립선) *prostate*
⑪ 허리근(요근) *psoas muscle*
⑫ 방광 *urinary bladder*
⑬ 가쪽넓은근(외측광근) *vastus lateralis muscle*
⑭ 깊은회음가로근(심회음횡근) *transversus perinei profunda muscle*
⑮ 전립샘정맥얼기(전립선정맥총) *prostatic venous plexus*
⑯ 항문올림근(항문거근) *levator ani muscle*
⑰ 전립샘 중심부 *central zone of prostate*
⑱ 전립샘 가장자리부 *peripheral zone of prostate*

전립샘(전립선, prostate), 방광(urinary bladder)이 잘 나타난다. 또한, 전립샘 내부구조(internal structure)도 잘 나타난다. 넙다리뼈머리(대퇴골두, head of femur)를 좌우 대칭적으로 관찰할 수 있다.

넙다리뼈머리부 병변(lesion), 관절(joint) 병변의 검사에 적절한 단면상이다.

남성 골반부의 MR영상(7)-항문 · 정낭 높이 관상단면상 / coronal MR images of male pelvis

A. T1 강조영상(T1-weighted image)

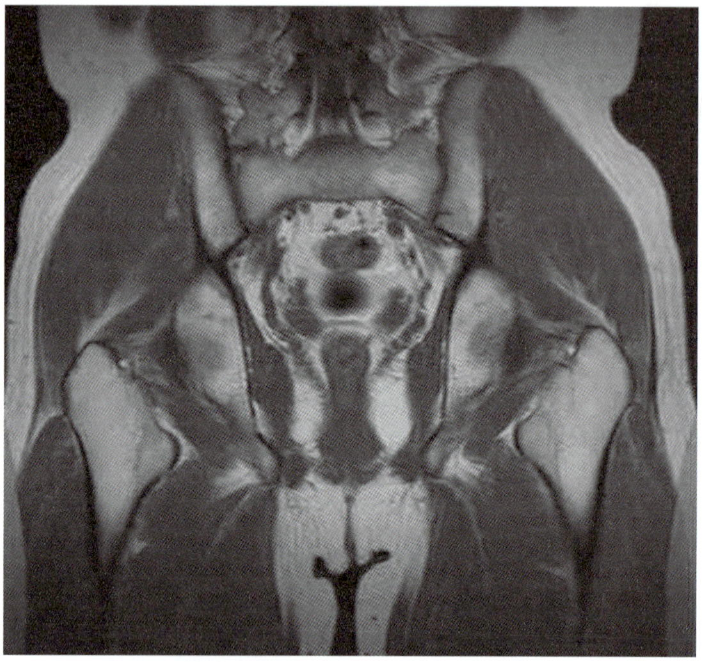

B. T2 강조영상(T2-weighted image)

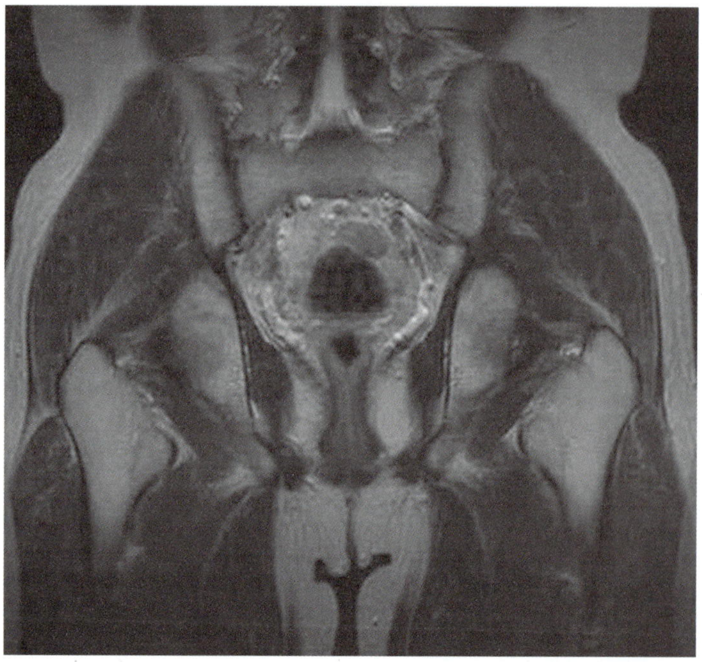

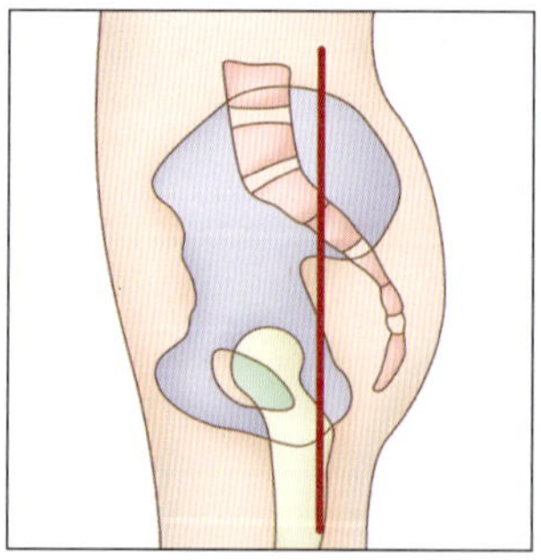

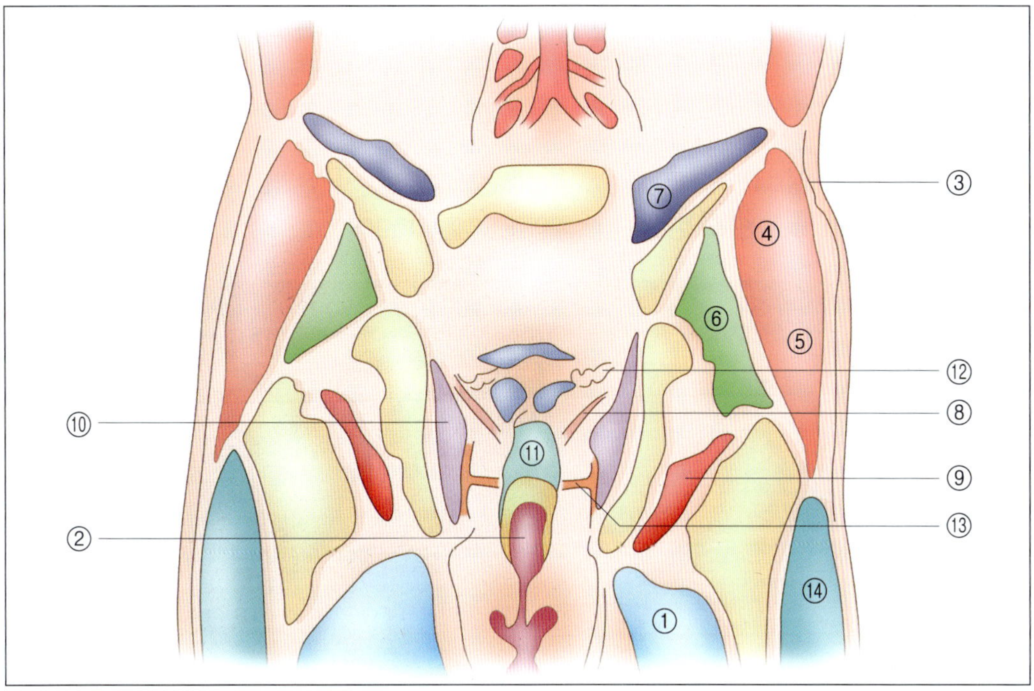

① 큰모음근(대내전근) *adductor magnus muscle*
② 항문관 *anal canal*
③ 넙다리근막(대퇴근막) *fascia latae*
④ 큰볼기근(대둔근) *gluteus maximus muscle*
⑤ 중간볼기근(중둔근) *gluteus medius muscle*
⑥ 작은볼기근(소둔근) *gluteus minimus muscle*
⑦ 엉덩허리근(장요근) *iliopsoas muscle*
⑧ 항문올림근(항문거근) *levator ani muscle*
⑨ 바깥폐쇄근(외폐쇄근) *obturator externus muscle*
⑩ 속폐쇄근(내폐쇄근) *obturator internus muscle*
⑪ 직장[곧창자] *rectum*
⑫ 정낭 *seminal vesicle*
⑬ 깊은회음가로근(심회음횡근) *transversus perinei profunda muscle*
⑭ 가쪽넓은근(외측광근) *vastus lateralis muscle*

골반(pelvis) 정맥얼기(정맥총, venous plexus)가 위-아래방향으로 확대된 것을 확인한다. 항문올림근(항문거근, levator ani muscle)을 알 수 있고, 궁둥직장오목(좌골직장와, ischioanal fossa)의 지방층(fat layer)과 골반부 배막 바깥지방층(복막외지방층, extraperitoneal fat layer)을 분리해 나타낸다. 직장(rectum) 병변(lesion)의 진전을 검사하는데 필요한 단면상이다.

여성 골반부의 MR영상(1)-아래앞엉덩뼈가시(하전장골극) 높이의 횡단면상 / axial MR images of female pelvis

A. T1 강조영상(T1-weighted image)

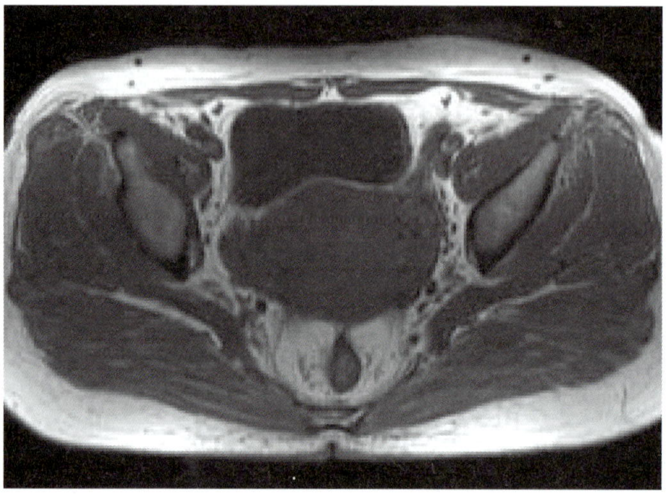

B. T2 강조영상(T2-weighted image)

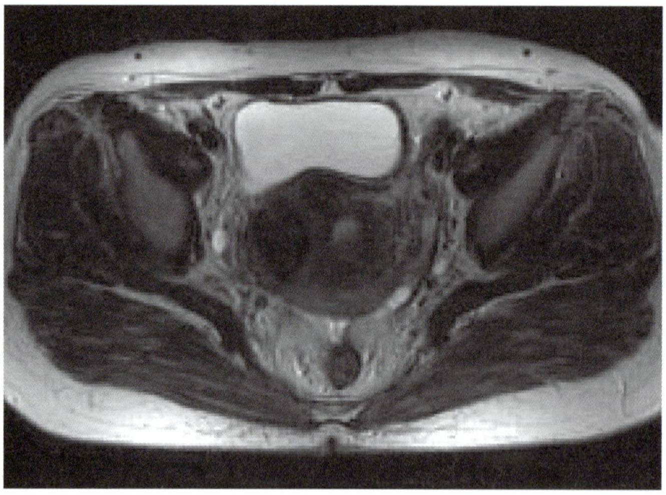

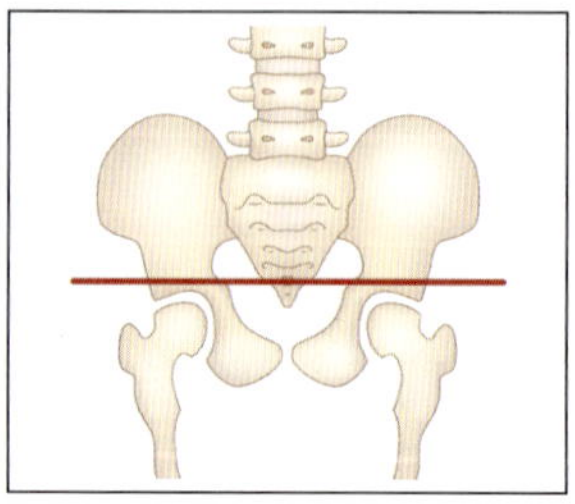

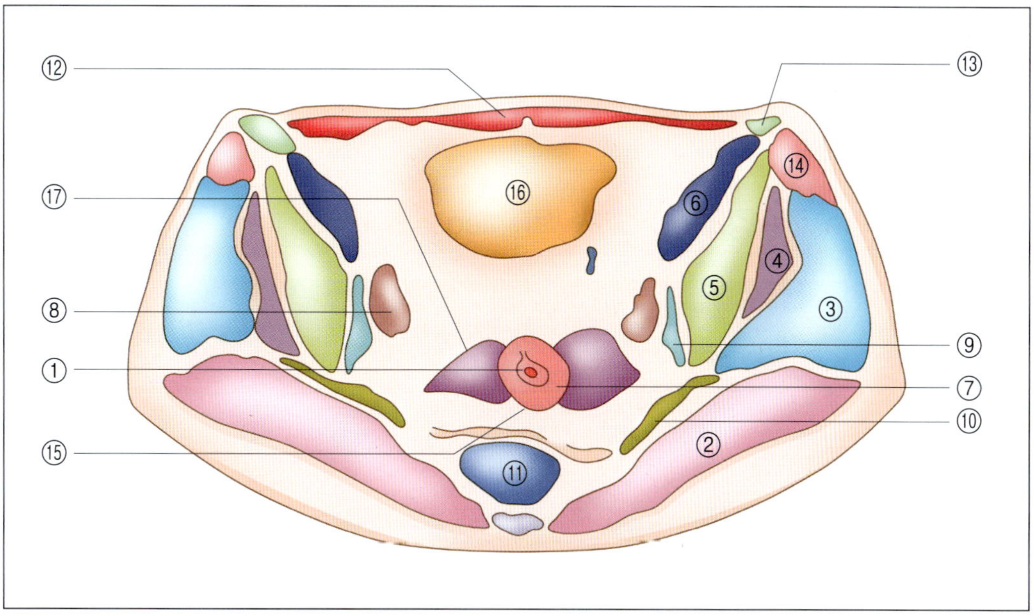

① 목관상피(경관상피) *endometrium*
② 큰볼기근(대둔근) *gluteus maximus muscle*
③ 중간볼기근(중둔근) *gluteus medius muscle*
④ 작은볼기근(소둔근) *gluteus minimus muscle*
⑤ 엉덩이뼈(장골) *ilium*
⑥ 엉덩허리근(장요근) *iliopsoas muscle*
⑦ 자궁목(자궁경부) *uterine cervix*
⑧ 난소 *ovary*
⑨ 속폐쇄근(내폐쇄근) *obturator internus muscle*
⑩ 궁둥구멍근(좌골구멍근) *piriformis muscle*
⑪ 직장[곧창자] *rectum*
⑫ 배곧은근(복직근) *rectus abdominis muscle*
⑬ 넙다리빗근(봉공근) *sartorius muscle*
⑭ 넙다리근막긴장근(대퇴근막장근) *tensor fasciae latae muscle*
⑮ 자궁 *uterus*
⑯ 방광 *urinary bladder*
⑰ 자궁옆결합조직내 정맥얼기(자궁방결합조직내 정맥총) *venous plexus of cardial ligamentum*

자궁목(자궁경부, uterine cervix), 자궁옆결합조직(자궁방결합조직, cardial ligamentum), 자궁옆결합조직내 정맥얼기(정맥총, venous plexus of cardial ligamentum), 난소(ovary) 등이 관찰된다. 난소는 작은골반안(소골반강, lesser pelvis cavity)의 지방(fat) 안에 있고, 자궁(uterus)의 바깥쪽 약간 위쪽에 있다.

여성 골반부의 MR영상(2) - 넙다리뼈머리(대퇴골두) 높이의 횡단면상 / axial MR images of female pelvis

A. T1 강조영상(T1-weighted image)

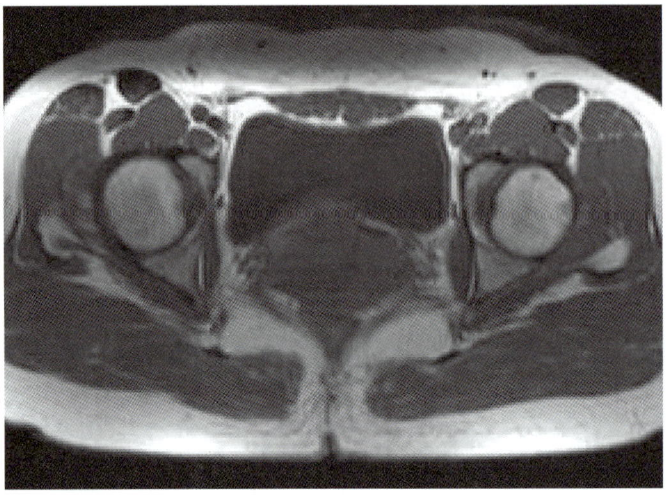

B. T2 강조영상(T2-weighted image)

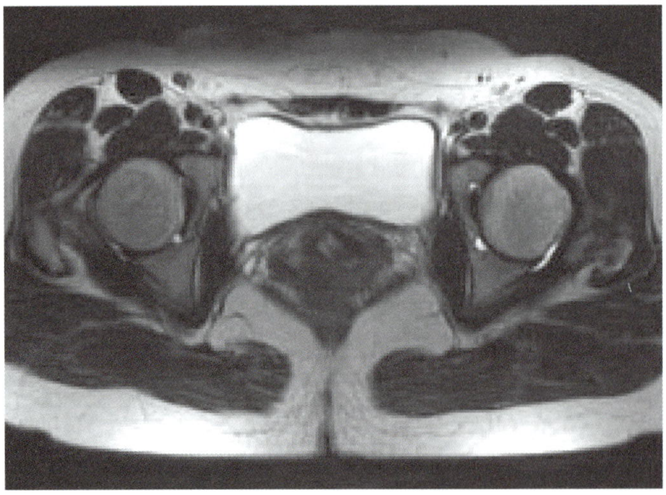

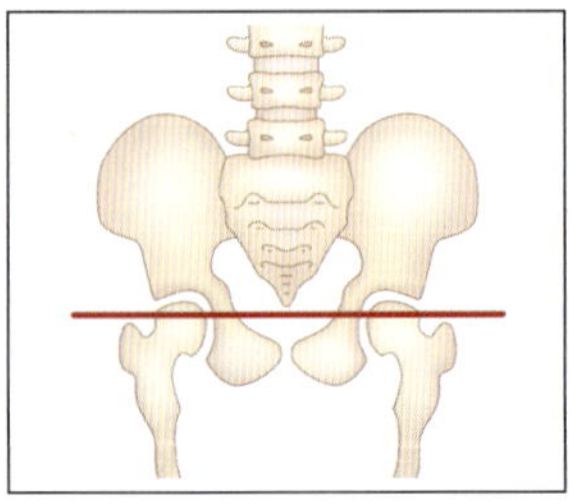

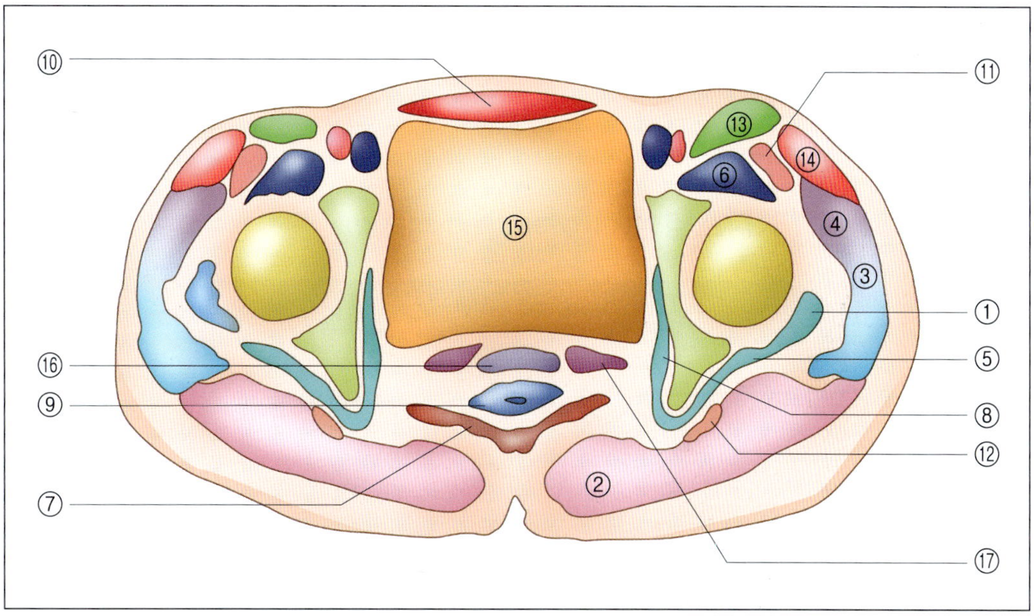

① 아래쌍동이근(하쌍자근) *gemellus inferior muscle*
② 큰볼기근(대둔근) *gluteus maximus muscle*
③ 중간볼기근(중둔근) *gluteus medius muscle*
④ 작은볼기근(소둔근) *gluteus minimus muscle*
⑤ 위쌍동이근(상쌍자근) *gemellus superior muscle*
⑥ 엉덩허리근(장요근) *iliopsoas muscle*
⑦ 항문올림근(항문거근) *levator ani muscle*
⑧ 속폐쇄근(내폐쇄근) *obturator internus muscle*
⑨ 직장[곧창자] *rectum*
⑩ 배곧은근(복직근) *rectus abdominis muscle*
⑪ 넙다리곧은근(대퇴직근) *rectus femoris muscle*
⑫ 궁둥신경(좌골신경) *sciatic nerve*
⑬ 넙다리빗근(봉공근) *sartorius muscle*
⑭ 넙다리근막긴장근(대퇴근막장근) *tensor fasciae latae muscle*
⑮ 방광 *urinary bladder*
⑯ 질 *vagina*
⑰ 자궁옆결합조직내 정맥얼기(정맥총) *venous plexus of cardinal ligamentum*

자궁옆결합조직 내 정맥얼기(정맥총, venous plexus of cardinal ligamentum)가 일부 관찰된다. 넙다리뼈머리(대퇴골두, head of femur)의 중심부, 관절(joint) 병변(lesion)을 나타내는 데에 적합한 단면상이다.

여성 골반부의 MR영상(3) - 두덩결합(치골결합) 높이의 횡단면상 / axial MR images of female pelvis

A. T1 강조영상(T1-weighted image)

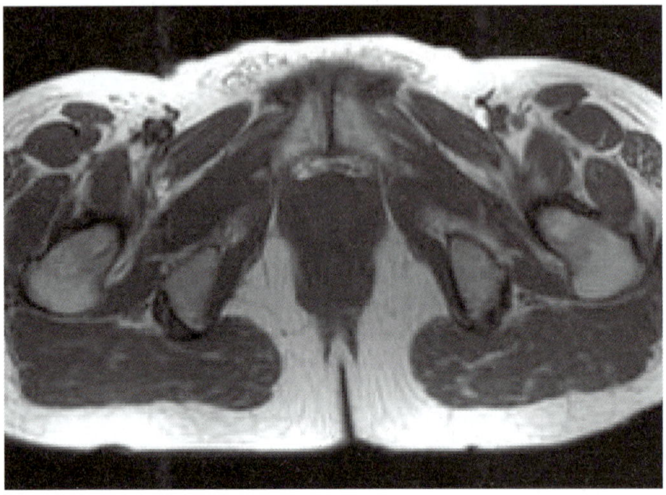

B. T2 강조영상(T2-weighted image)

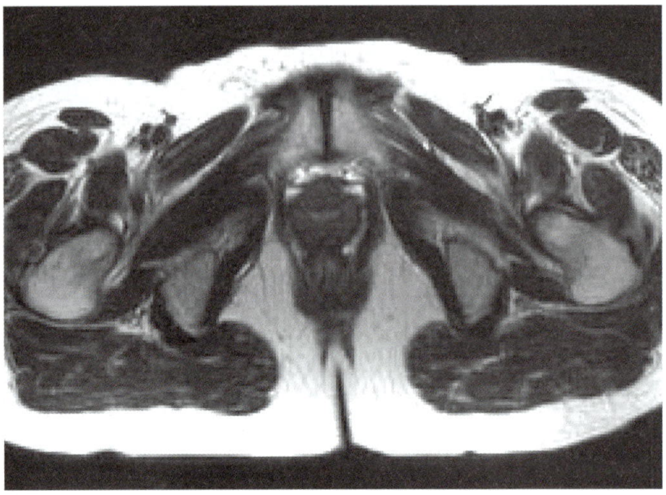

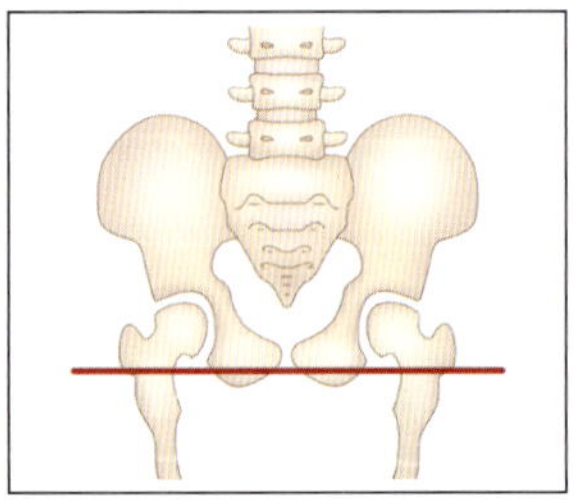

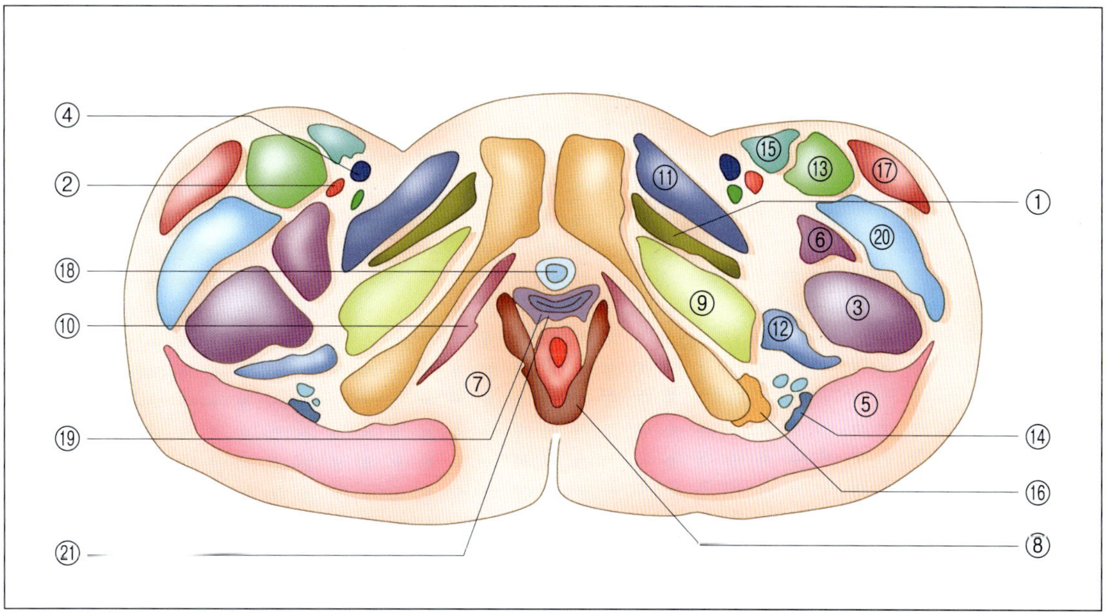

① 짧은모음근(단내전근) *adductor brevis muscle*
② 넙다리동맥(대퇴동맥) *femoral artery*
③ 넙다리뼈(대퇴골) *femur*
④ 넙다리정맥(대퇴정맥) *femoral vein*
⑤ 큰볼기근(대둔근) *gluteus maximus muscle*
⑥ 엉덩허리근(장요근) *iliopsoas muscle*
⑦ 궁둥직장오목(좌골직장와) *ischiorectal fossa*
⑧ 항문올림근(항문거근) *levator ani muscle*
⑨ 바깥폐쇄근(외폐쇄근) *obturator externus muscle*
⑩ 속폐쇄근(내폐쇄근) *obturator internus muscle*
⑪ 두덩근(치골근) *pectineus muscle*
⑫ 넙다리네갈래근(대퇴사두근) *quadriceps femoris muscle*
⑬ 넙다리곧은근(대퇴직근) *rectus femoris muscle*
⑭ 궁둥신경(좌골신경) *sciatic nerve*
⑮ 넙다리빗근(봉공근) *sartorius muscle*
⑯ 넙다리두갈래근 힘줄(대퇴이두근건) *tendon of biceps femoris muscle*
⑰ 넙다리근막긴장근(대퇴근막장근) *tensor fasciae latae muscle*
⑱ 요도 *urethra*
⑲ 질 *vagina*
⑳ 가쪽넓은근(외측광근) *vastus lateralis muscle*
㉑ 질주위 정맥얼기(정맥총) *vaginal venous plexus*

질(vagina), 요도(urethra), 항문(anus), 넙다리뼈(대퇴골, femur)의 작은돌기(소전자, lesser trochanter) 등이 관찰된다.

질은 횡단면상(axial)에서 잘 나타나 요도와 항문 사이에 보인다. 정맥얼기(venous plexus)의 바깥쪽에는 항문올림근(항문거근, levator ani muscle)이 있다.

요도는 질의 앞쪽, 방광(urinary bladder)·두덩결합(치골결합, pubic symphysis)의 뒤쪽에 있다. 내부구조(internal structure)는 방광벽(bladder wall), 회음가로근(회음횡근, transverse perineal muscle)의 일부와 해면체부(cavernosum)이다.

한편, 궁둥뼈결절(좌골결절, ischial tuberosity) 높이 영상에서는 질, 직장(rectum), 요도, 방광의 일부가 보인다. 그 뒤쪽에는 항문올림근이 보인다. 궁둥뼈(좌골, ischium)의 안쪽에 속폐쇄근(내폐쇄근, obturator internus muscle)도 보인다.

14 사지 extremities

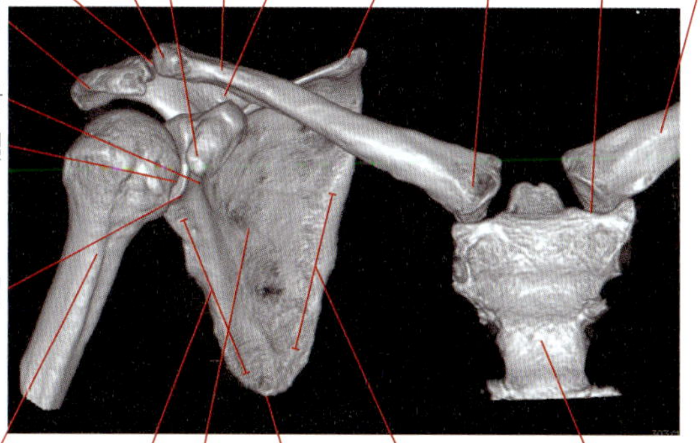

팔이음뼈와 팔, 3차원 CT영상

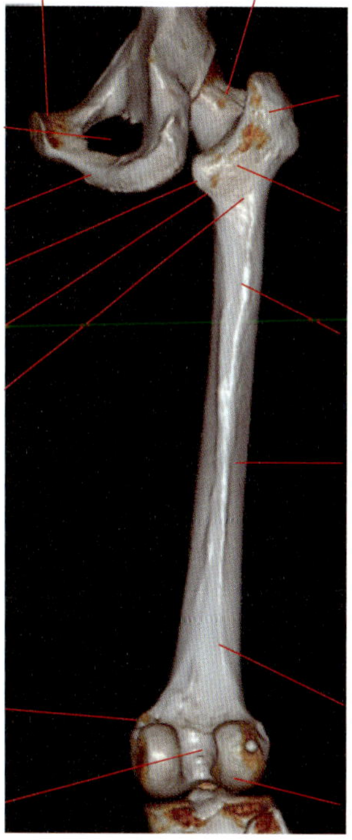

오른쪽 넙다리뼈, 3차원 CT영상(뒷면)

사지(extremities)는 팔(상지, upper extremity)과 다리(하지, lower extremity)로 이루어져 있다. 팔뼈(bones of upper limb)는 팔이음부위(상지연결대, cingulum membri superioris)를 이루는 빗장뼈(쇄골, clavicle)와 어깨뼈(견갑골, scapula), 그리고 자유팔뼈(bones of free upper limb)를 이루는 위팔뼈(상완골, humerus), 자뼈(척골, ulna), 노뼈(요골, radius), 손목뼈(carpal bone), 손허리뼈(metacarpal bone), 손가락뼈(phalanges)로 이루어져 있다. 다리뼈(bones of lower limb)는 다리이음부위(하지연결대, cingulum membri inferioris)를 이루는 볼기뼈(관골, hip bone), 넓적다리(thigh)의 넙다리뼈(대퇴골, femur), 종아리(leg)의 정강뼈(경골, tibia)와 종아리뼈(비골, fibula), 발목뼈(tarsal bone), 발허리뼈(metatarsal bone), 발가락뼈(phalanges)로 이루어져 있다.

팔뼈[상지 뼈]-영상 이해를 위한 맨눈해부학 보기 / Bones of upper limb - Review of Gross Anatomy

앞 면

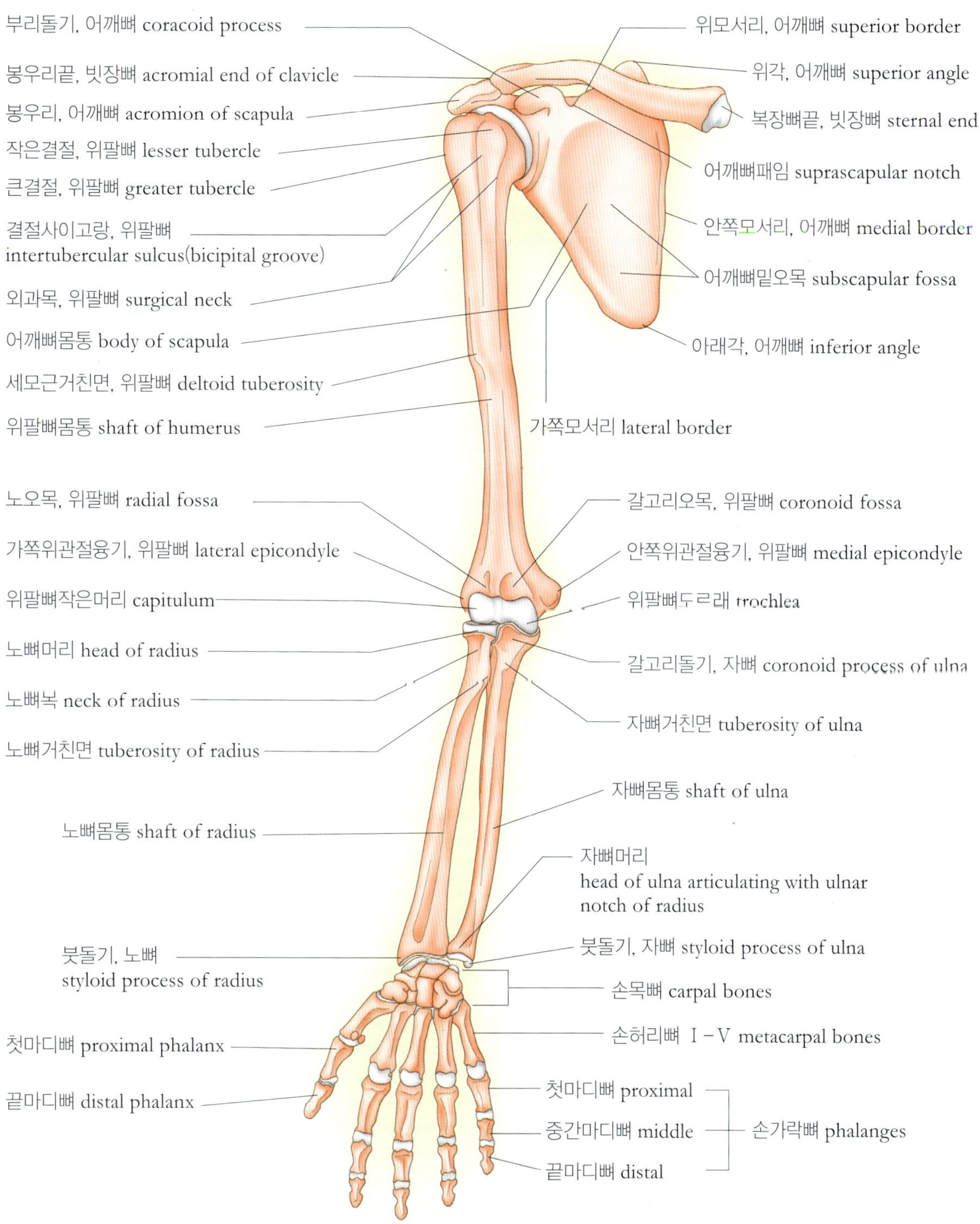

위팔 근육-영상 이해를 위한 맨눈해부학 보기 / Muscles of arm - Review of Gross Anatomy

앞 면

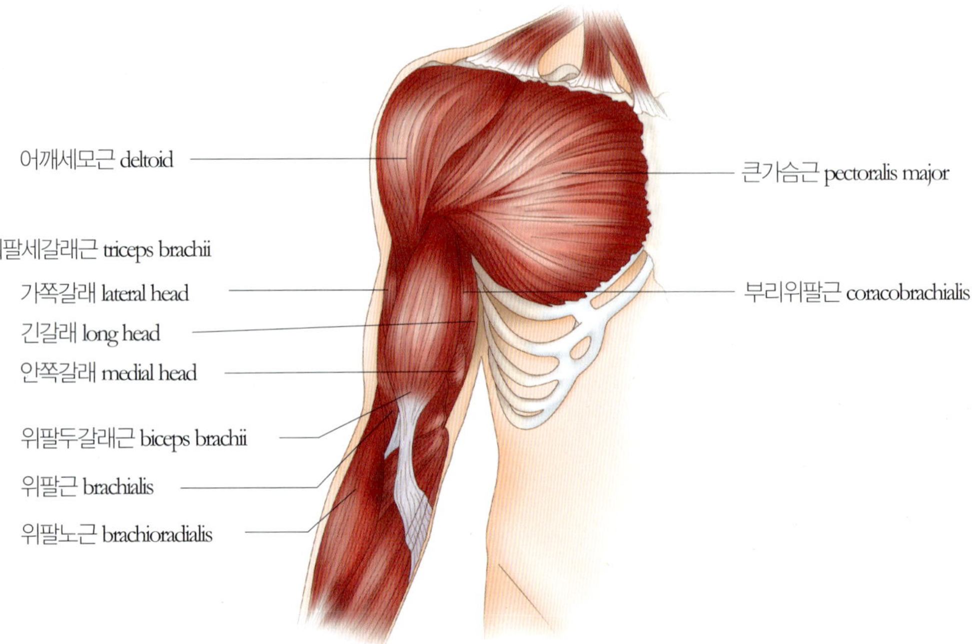

뒷 면

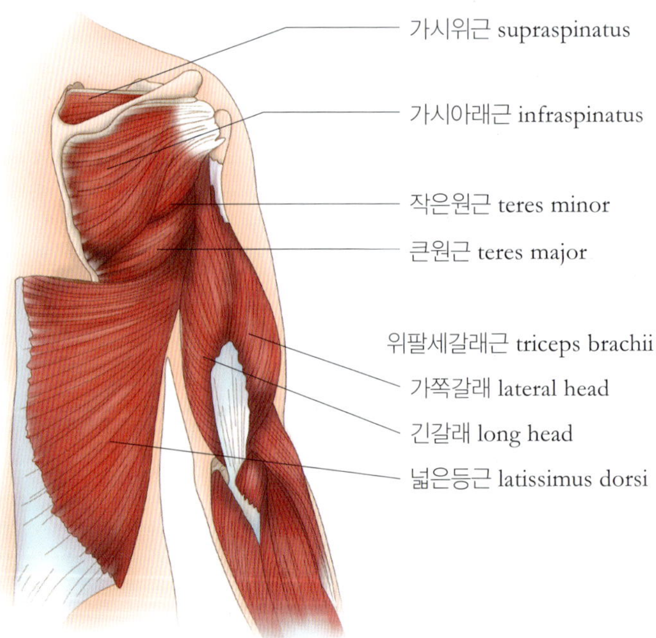

아래팔 근육-영상 이해를 위한 맨눈해부학 보기 / Muscles of forearm - Review of Gross Anatomy

앞 면

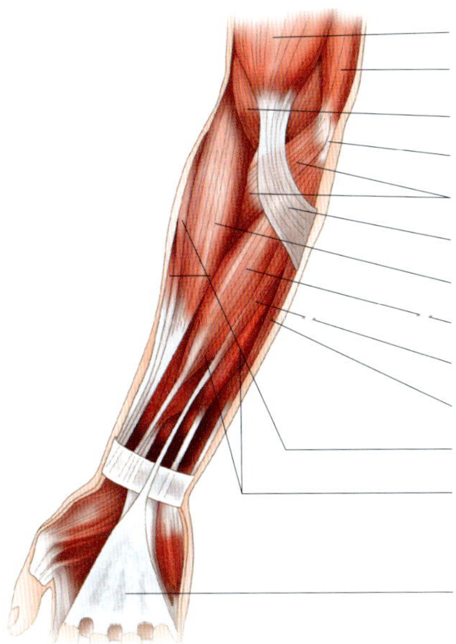

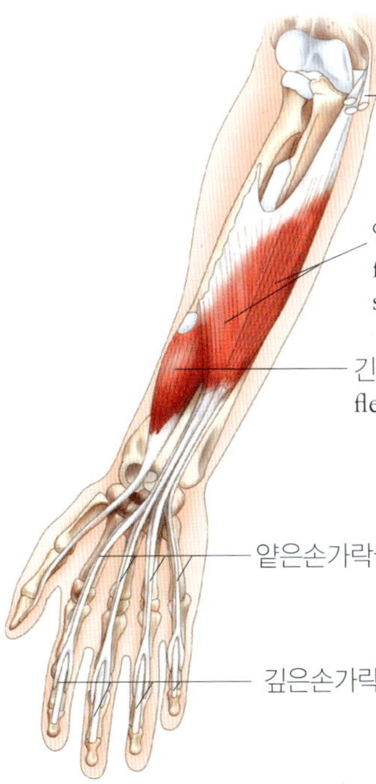

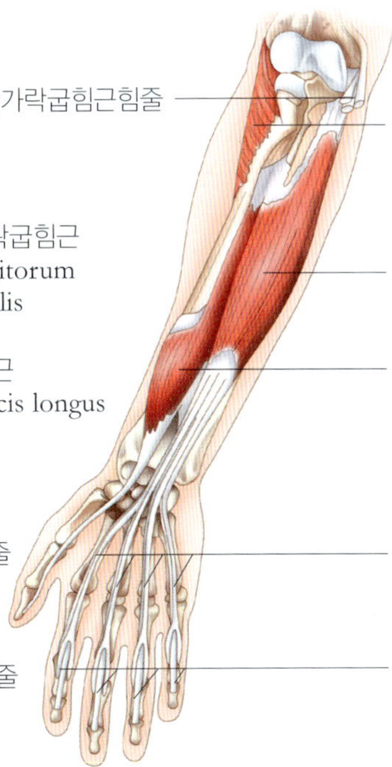

어깨(견부)의 정면촬영상 / A-P projection of shoulder

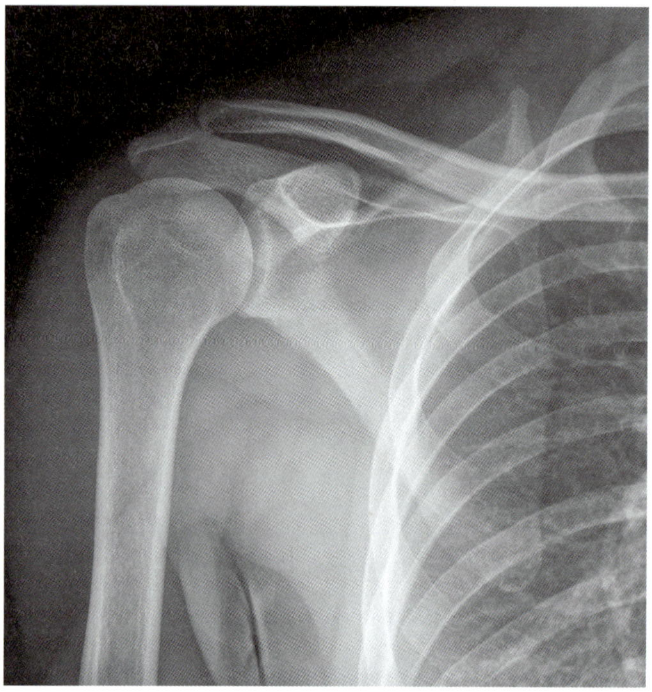

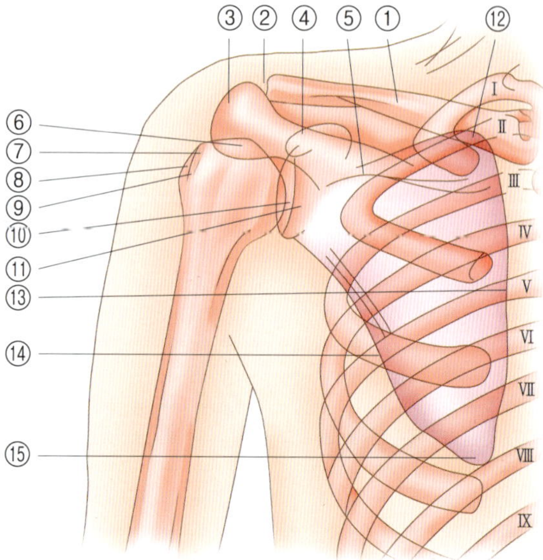

① 빗장뼈(쇄골) *clavicle*
② 봉우리빗장관절(견쇄관절) *acromioclavicular joint*
③ 봉우리(견봉) *acromion*
④ 부리돌기(오훼돌기) *coracoid process*
⑤ 어깨뼈가시(견갑극) *spine of scapula*
⑥ 위팔뼈머리(상완골두) *head of humerus*
⑦ 작은결절(소결절) *lesser tubercle*
⑧ 큰결절(대결절) *greater tubercle*
⑨ 결절사이고랑(결절간구) *intertubercular sulcus*
⑩ 어깨관절(견관절) *glenohumeral joint*
⑪ 접시오목돌기(관절와돌기) *glenoid process*
⑫ 위각(상각) *superior angle*
⑬ 안쪽모서리(내측연) *vertebral border(medial margin)*
⑭ 가쪽모서리(외측연) *axillary border(lateral margin)*
⑮ 아래각(하각) *inferior angle*

위팔뼈(상완골, humerus)의 결절사이고랑(결절간구, intertubercular sulcus)은 위팔뼈 몸쪽끝(근위단, proximal end)의 상태를 나타내는 기준이 된다. 팔(upper limb)의 자연스런 회전자세(자연지위, neutral rotation)에서 결절사이고랑(intertubercular sulcus)은 정면에 나타나며, 바깥쪽에 큰결절(대결절, greater tubercle), 안쪽에 작은결절(소결절, lesser tubercle)을 볼 수 있다. 위팔뼈를 안쪽으로 돌리면(팔내선위, internal rotation of humerus) 결절사이고랑은 위팔뼈 내측연에 접근하며, 작은결절은 안쪽에 돌출되어 보인다. 위팔뼈를 바깥쪽으로 돌리면(팔 외선위, external rotation of humerus) 결절사이고랑은 위팔뼈 외측연(lateral margin)에 접근하며, 큰결절은 위팔뼈 가쪽면(외측면, lateral surface)에 돌출되어 보인다.

어깨의 측방향촬영상(1) / transthoracic lateral projection of shoulder

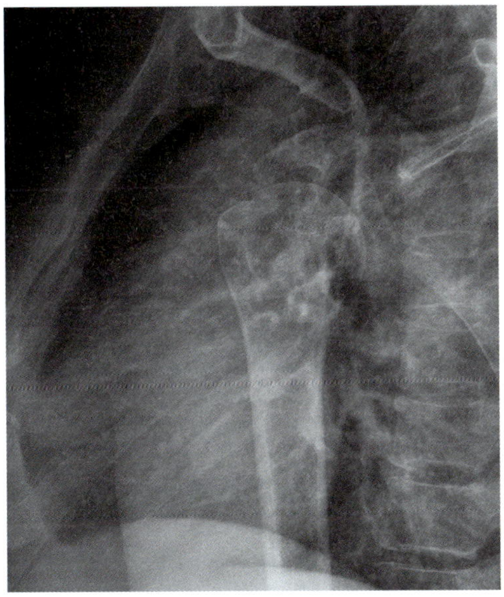

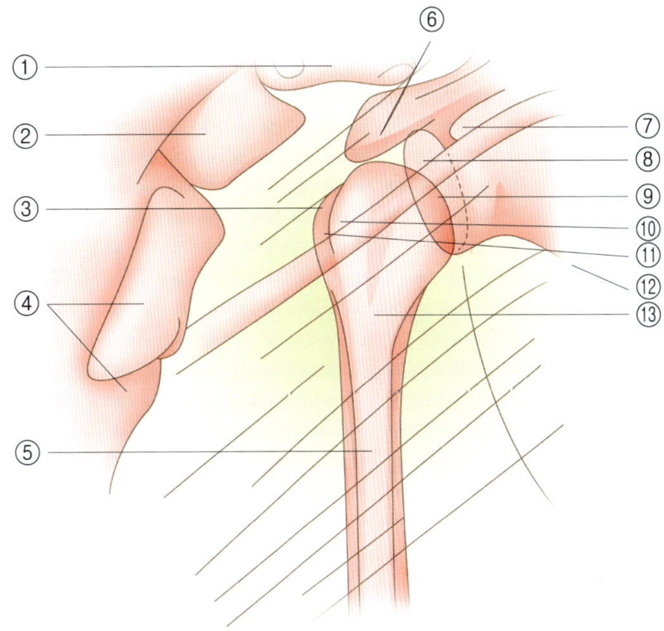

① 빗장뼈(쇄골) *clavicle*
② 복장뼈자루(흉골병) *manubrium*
③ 큰결절(대결절) *greater tubercle*
④ 복장뼈몸통(흉골체) *gladiolus(sternal body)*
⑤ 위팔뼈(상완골) *humerus*
⑥ 봉우리(견봉) *acromion*
⑦ 부리돌기(오훼돌기) *coracoid process*
⑧ 접시오목(관절와) *glenoid fossa*
⑨ 위팔뼈머리(상완골두) *head of humerus*
⑩ 작은결절(소결절) *lesser tubercle*
⑪ 결절사이고랑(결절간구) *intertubercular sulcus*
⑫ 가쪽모서리(외측연) *axillary border(lateral margin)*
⑬ 외과목(외과경) *surgical neck*

어깨의 외상(trauma) 등으로 팔(arm)을 치켜들 수 없을 때에 측방향촬영상(transthoracic lateral projection) 정보를 얻기 위해 행해지는 방법이며, 반대쪽 팔을 들고 가슴(흉곽, thorax)을 통하여 X선을 투사시킨다.

이 방법으로는 가슴(chest)의 중복상 때문에 상세한 정보는 얻을 수 없으나, 골절조각(fracture fragments)의 배열(arrangement) 또는 전후방향(anteroposterior)으로의 탈구(dislocation)를 분명히 알 수 있다.

이 촬영법을 Lawrence method라고도 한다.

어깨의 측방향촬영상(2) / lateral projection of shoulder, through axilla

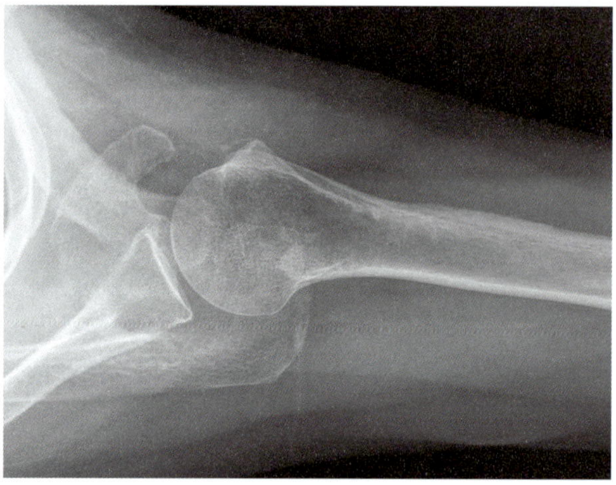

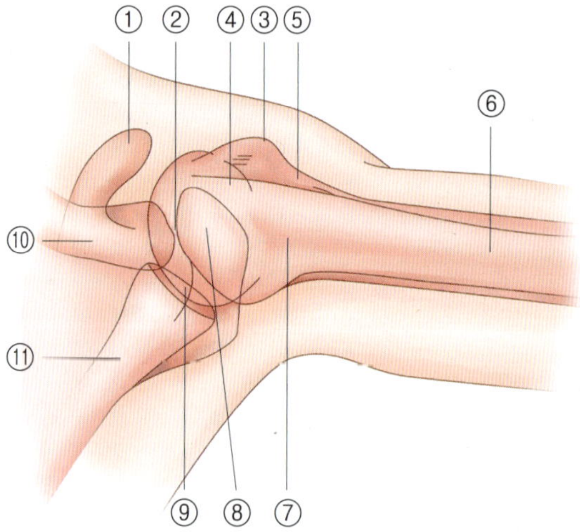

① 부리돌기(오훼돌기) *coracoid process*
② 해부목(해부경) *anatomic neck*
③ 작은결절(소결절) *lesser tubercle*
④ 큰결절(대결절) *greater tubercle*
⑤ 결절사이고랑(결절간구) *intertubercular sulcus*
⑥ 위팔뼈(상완골) *humerus*
⑦ 외과목(외과경) *surgical neck*
⑧ 봉우리(견봉) *acromion*
⑨ 접시오목(관절와) *glenoid fossa*
⑩ 빗장뼈(쇄골) *clavicle*
⑪ 접시오목돌기(관절와돌기) *glenoid process*

환자(patient)를 촬영대(radiographic table)위에 바로 눕혀 검사쪽 팔(arm)을 구간부(trunk)에 대해 직각이 되도록 들어올려, 겨드랑(axilla)을 통하여 X선속을 수평(horizontal)으로 투사하여 촬영하는 이 방법의 X선상에서는 부리돌기(오훼돌기, coracoid process)가 앞쪽에, 봉우리(견봉, acromion)가 뒤쪽에 투영되며, 다른 해부학적(anatomical) 구조도 쉽게 구별될 수 있다. 봉우리빗장관절(견쇄관절, acromioclavicular joint), 봉우리(acromion), 빗장뼈(쇄골, clavicle)의 봉우리끝(견봉단, acromial end)이 위팔뼈머리(상완골두, head of humerus)에 겹쳐 투영된다.

이 촬영법을 Lawrence method 또는 어깨관절(shoulder joint)의 inferosuperior axial projection이라고도 한다.

빗장뼈(쇄골)의 후전방향촬영상 / special P-A projection of clavicle

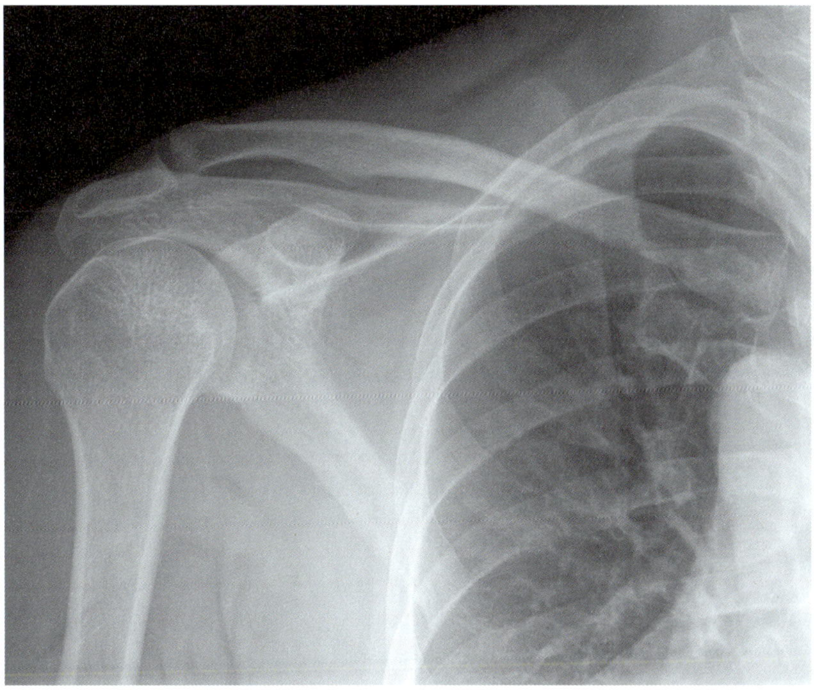

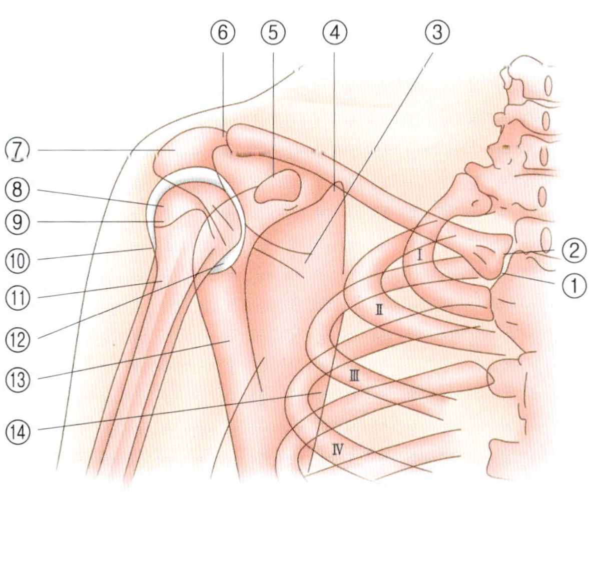

① 복장빗장관절(흉쇄관절) *sternoclavicular joint*
② 갈비척추관절(늑추관절) *costovertebral joint*
③ 어깨뼈가시(견갑극) *spine of scapula*
④ 위각(상각) *superior angle*
⑤ 부리돌기(오훼돌기) *coracoid process*
⑥ 봉우리빗장관절(견쇄관절) *acromioclavicular joint*
⑦ 봉우리(견봉) *acromion*
⑧ 위팔뼈머리(상완골두) *head of humerus*
⑨ 뼈끝선(골단선) *epiphyseal line*
⑩ 결절사이고랑(결절간구) *intertubercular sulcus*
⑪ 외과목(외과경) *surgical neck*
⑫ 접시오목(관절와) *glenoid fossa*
⑬ 가쪽모서리(외측연) *axillary border(lateral margin)*
⑭ 안쪽모서리(내측연)
vertebral border(medial margin)

빗장뼈(쇄골, clavicle)의 후전방향 촬영상(posteroanterior view)에서는 빗장뼈의 거의 1/2부분이 가슴(흉곽, thorax) 윗쪽에 투영된다. 이 촬영방법의 상은 빗장뼈 전후방향(anteroposterior) 촬영상에 비하여 상의 왜곡(distortion)도 적고 확대율(magnification)도 적다.

빗장뼈의 가쪽(외측, lateral) 반부분은 어깨뼈(견갑골, scapula)의 위쪽에 투영되고, 안쪽(내측, medial) 반부분은 가슴과 겹쳐서 투영된다.

빗장뼈(쇄골)의 반축방향촬영상 / semi - axial projection of clavicle

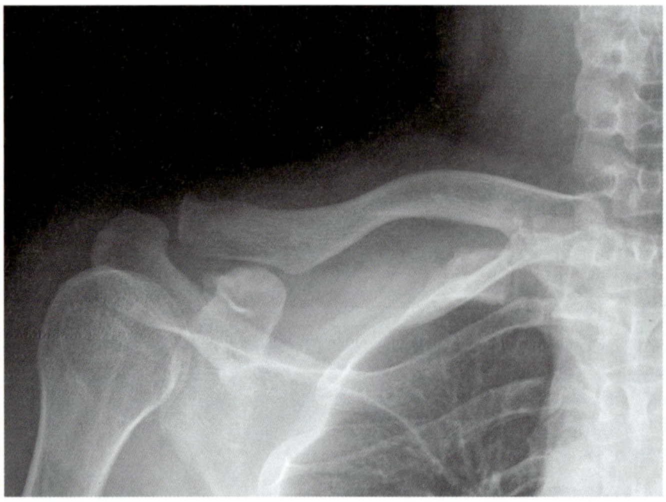

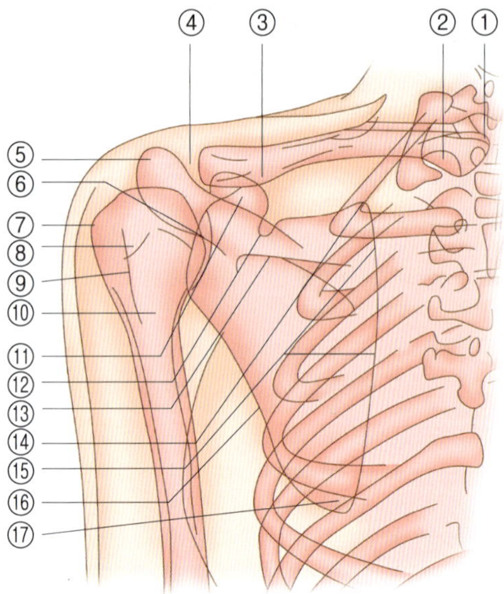

① 복장뼈끝(흉골단) *sternal end*
② 갈비결절(늑골결절) *costal tubercle*
③ 원뿔인대돌기(원추인대돌기) *conoid process*
④ 봉우리빗장관절(견쇄관절) *acromioclavicular joint*
⑤ 봉우리(견봉) *acromion*
⑥ 접시오목(관절와) *glenoid fossa*
⑦ 큰결절(대결절) *greater tubercle*
⑧ 작은결절(소결절) *lesser tubercle*
⑨ 결절사이고랑(결절간구) *intertubercular sulcus*
⑩ 위팔뼈목(상완골경) *neck of humerus*
⑪ 부리돌기(오훼돌기) *coracoid process*
⑫ 어깨뼈패임(견갑절흔) *suprascapular notch*
⑬ 어깨뼈가시(견갑극) *spine of scapula*
⑭ 위각(상각) *superior angle*
⑮ 안쪽모서리(내측연) *vertebral border*
⑯ 가쪽모서리(외측연) *axillary border*
⑰ 아래각(하각) *inferior angle*

환자(patient)를 촬영대(radiographic table)에 바로 눕게 하고 중심X선을 머리쪽(cephalad)으로 25~30도로 기울여 빗장뼈(쇄골, clavicle)의 중앙부에 투사하거나, 환자를 엎드리게 하고 중심X선을 다리쪽으로 25~30도로 기울여 빗장뼈 중앙부에 투사하는 빗장뼈 축방향촬영상(axial projection)에서는 빗장뼈가 가슴(흉곽, thorax)에서 분리되어 정면촬영상(front projection)보다 수평(horizontal)으로 나타나 전체 외관이 보인다.

때로는 부리돌기(오훼돌기, coracoid process)와 원뿔인대결절(원추인대결절, conoid tubercle)사이에 관절(coracoclavicular joint)이 형성되는 경우가 있으며, 복장빗장관절(흉쇄관절, sternoclavicular articulation)은 보이지 않으므로 정면촬영상을 참고할 필요가 있다.

어깨뼈(견갑골)의 측방향촬영상 / lateral view of scapula

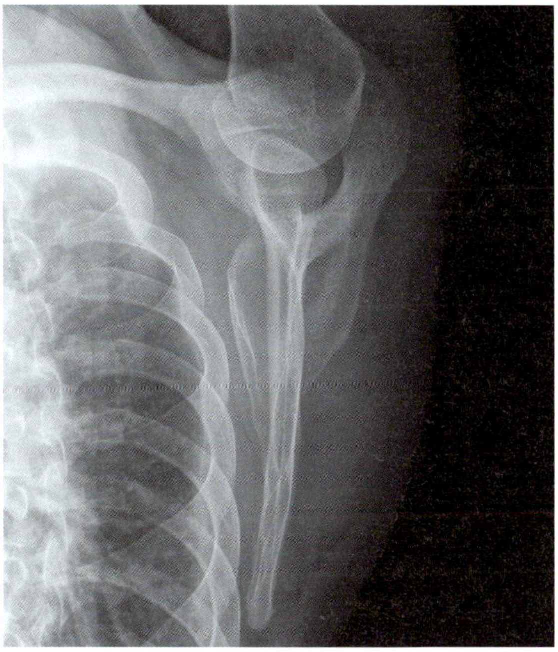

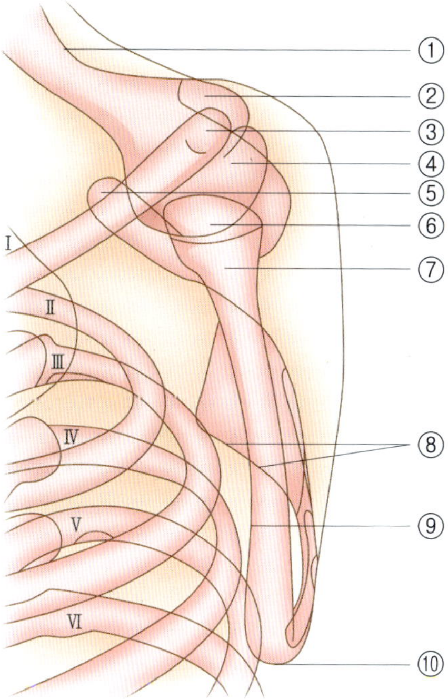

① 외과목(외과경) *surgical neck*
② 봉우리(견봉) *acromion*
③ 빗장뼈(쇄골) 먼쪽끝(원위단) *distal end of clavicle*
④ 위팔뼈머리(상완골두) *head of humerus*
⑤ 부리돌기(오훼돌기) *coracoid process*
⑥ 접시오목(관절와강) *glenoid cavity*
⑦ 접시오목돌기(관절와돌기) *glenoid process*
⑧ 안쪽모서리(내측연) *vertebral border*
⑨ 가쪽모서리(외측연) *axillary border*
⑩ 아래각(하각) *inferior angle*

어깨뼈몸통(견갑골체, scapular body)을 상수용체면에 직각으로 위치하여, 안쪽모서리(내측연, medial margin)와 가쪽모서리(외측연, lateral margin)가 서로 겹치게 투영(projection)되도록 촬영한다.

봉우리빗장관절(견쇄관절) 촬영상 / view of shoulder for separation of acromioclavicular joint

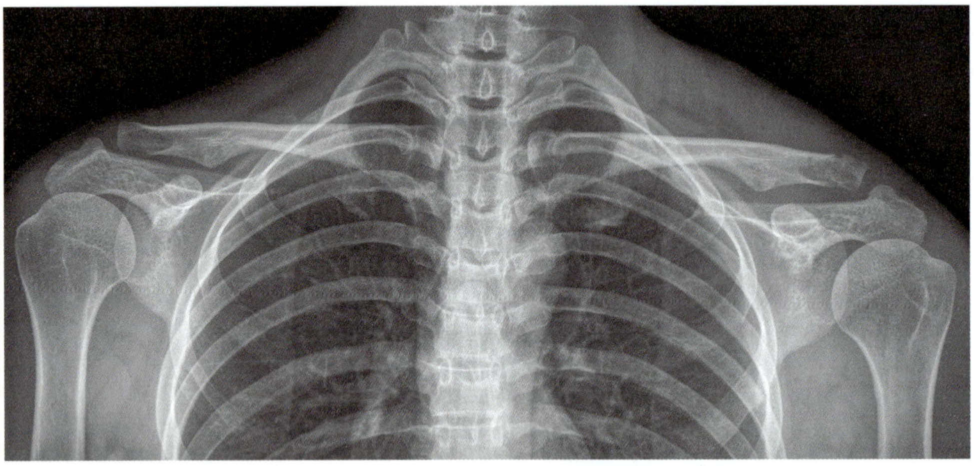

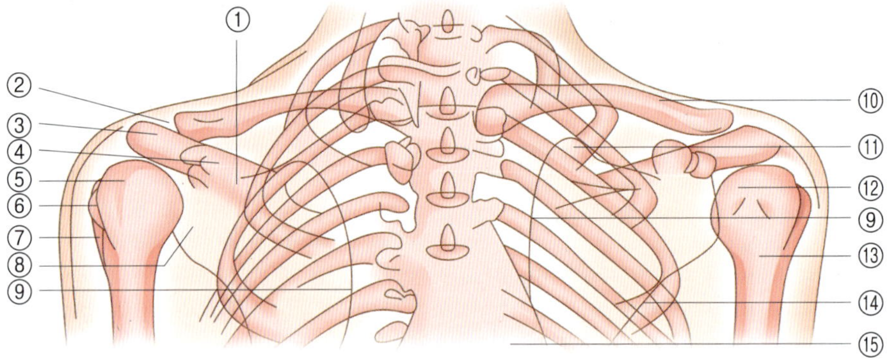

① 어깨뼈가시(견갑극) *spine of scapula*
② 봉우리빗장관절(견쇄관절) *acromioclaviclar joint*
③ 봉우리(견봉) *acromion*
④ 부리돌기(오훼돌기) *coracoid process*
⑤ 작은결절(소결절) *lesser tubercle*
⑥ 큰결절(대결절) *greater tubercle*
⑦ 결절사이고랑(결절간구) *intertubercular sulcus*
⑧ 접시오목(관절와) *glenoid fossa*
⑨ 안쪽모서리(내측연) *vertebral border(medial margin)*
⑩ 빗장뼈(쇄골) *clavicle*
⑪ 위각(상각) *superior angle*
⑫ 위팔뼈머리(상완골두) *head of humerus*
⑬ 외과목(외과경) *surgical neck*
⑭ 가쪽모서리(외측연) *axillary border(lateral margin)*
⑮ 심장음영 *heart shadow*

봉우리빗장관절(견쇄관절, acromioclaviclar joint)을 상세히 보기 위해, 특히 acromioclavicular separation(견쇄관절 분리증)을 진단하기 위해서, 환자(patient)가 정면(front)으로 서서 양쪽 손에 무거운 물체를 들게 하여 양팔(upper limb)을 밑에서 잡아당기는 상태의 촬영방법을 채택한다. 이 영상에서는 양쪽의 봉우리 빗장관절이 잘 비교될 수 있다.

이 촬영법을 Pearson method라고도 한다.

위팔(상완부)의 정면촬영상 / A-P projection of arm

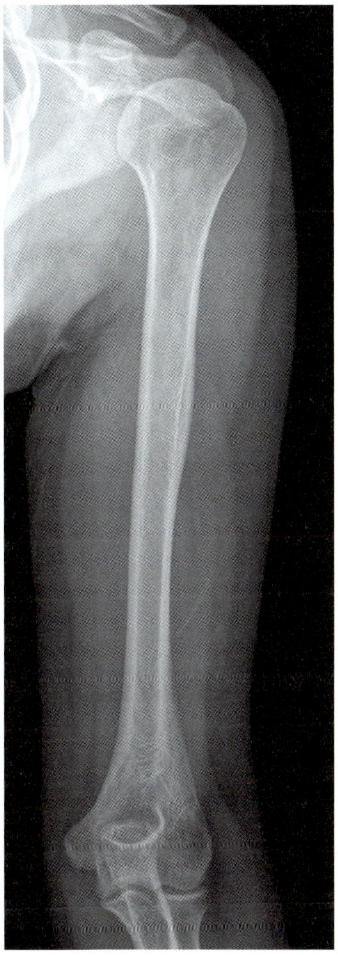

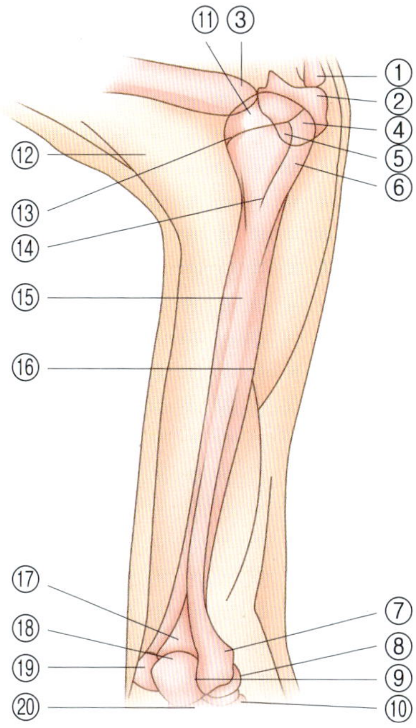

① 빗상뼈(쇄골) *clavicle*
② 봉우리(견봉) *acromion*
③ 부리돌기(오훼돌기) *coracoid process*
④ 큰결절(대결절) *greater tubercle*
⑤ 작은결절(소결절) *lesser tubercle*
⑥ 결절사이고랑(결절간구) *intertubercular sulcus*
⑦ 가쪽위관절융기(외측상과) *lateral epicondyle*
⑧ 위팔뼈작은머리(상완골소두) *capitulum*
⑨ 위팔뼈도르래(상완골활차) *trochlea*
⑩ 노뼈머리(요골두) *head of radius*
⑪ 위팔뼈머리(상완골두) *head of humerus*
⑫ 겨드랑(액와) 연조직구조 *soft tissue structure of axilla*
⑬ 해부목(해부경) *anatomic neck*
⑭ 외과목(외과경) *surgical neck*
⑮ 위팔뼈몸통(상완골체) *body of humerus*
⑯ 어깨세모근거친면(삼각근조면) *deltoid tuberosity*
⑰ 팔꿈치오목(주두와) *olecranon fossa*
⑱ 팔꿈치머리(주두) *olecranon process*
⑲ 안쪽위관절융기(내측상과) *medial epicondyle*
⑳ 자뼈(척골) *ulna*

위팔뼈(상완골, humerus) 전후방향촬영(anteroposterior projection)을 위해서는 팔꿉(elbow)을 펴고 손바닥을 위로해서 위팔뼈의 양쪽 위관절융기(상과, epicondyle)가 영상면에 대해 수평(horizontal)이 되게 팔(upper limb)을 가쪽(외측, lateral)으로 돌린다.

위팔(상완부)의 측방향촬영상 / lateral view of arm

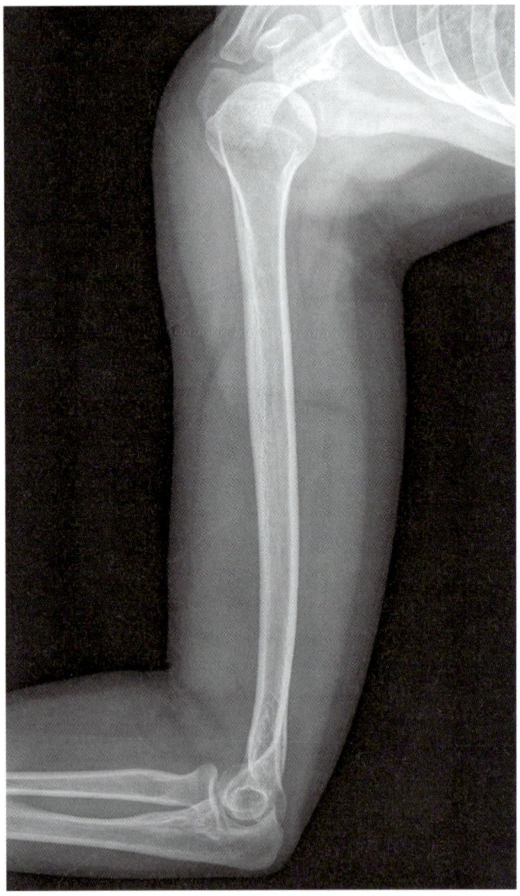

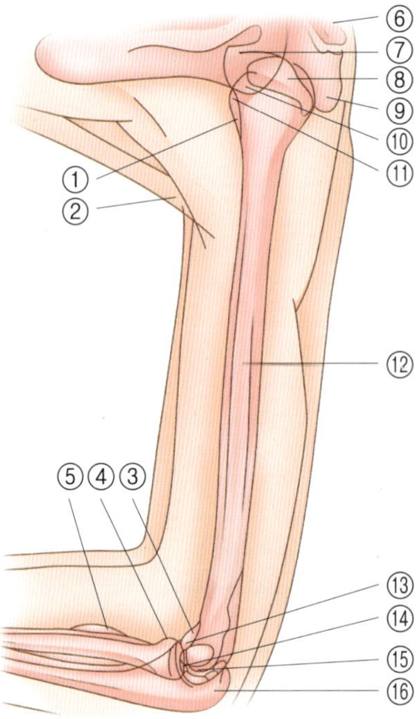

① 결절사이고랑(결절간구) *intertubercular sulcus*
② 겨드랑(액와) 연조직구조 *soft tissue structure of axilla*
③ 팔오금(주와) *cubital fossa*
④ 노뼈머리(요골두) *head of radius*
⑤ 노뼈거친면(요골조면) *tuberosity of radius*
⑥ 빗장뼈(쇄골) *clavicle*
⑦ 접시오목돌기(관절와돌기) *glenoid process*
⑧ 봉우리(견봉) *acromion*
⑨ 위팔뼈머리(상완골두) *head of humerus*
⑩ 큰결절(대결절) *greater tubercle*
⑪ 작은결절(소결절) *lesser tubercle*
⑫ 위팔뼈몸통(상완골체) *body of humerus*
⑬ 위팔뼈도드래(상와골활차) *trochlea of humerus*
⑭ *S*자큰오목(*S*자상대와) *greater sigmoid cavity*
⑮ 위팔뼈작은머리(상완골소두) *capitulum of humerus*
⑯ 팔꿈치머리(주두) *olecranon process of ulna*

위팔뼈(상완골, humerus) 측방향촬영상(lateral view)에서는 안 · 가쪽(내 · 외측, medial/lateral)의 위관절융기(상과, epicondyle)가 서로 겹쳐서 투영(projection)되며, 팔오금(주와, cubital fossa)은 바른 측면상(lateral view)으로 보여진다. 위팔뼈작은머리(상완골소두, capitulum of humerus)와 위팔뼈도르래(상완골활차, trochlea of humerus)도 서로 겹쳐진다.

팔꿉관절(주관절)부의 정면촬영상 / A-P projection of elbow joint

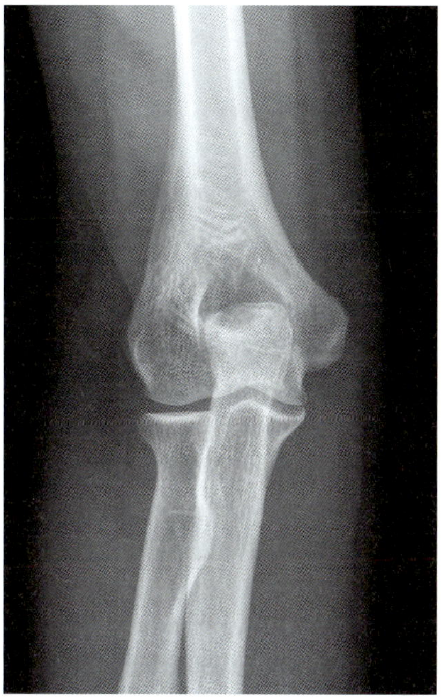

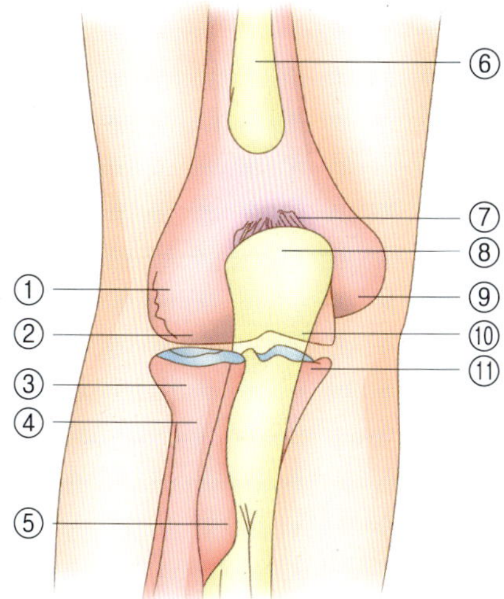

팔꿉관절부의 사방향촬영상
(medial oblique projection of elbow)

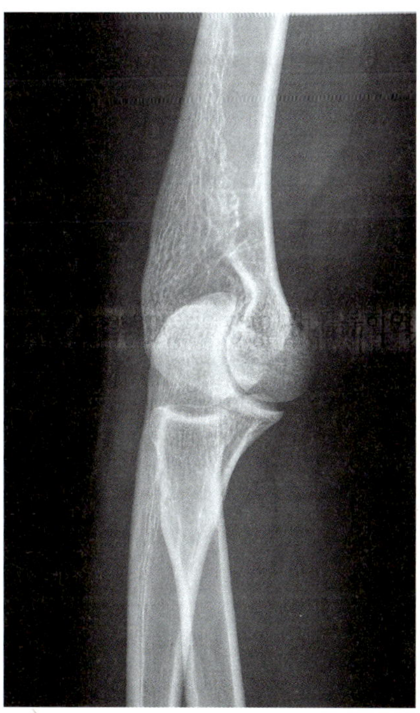

① 가쪽위관질융기(외측상과) *lateral epicondyle*
② 위팔뼈작은머리(상완골소두) *capitellum(capitulum)*
③ 노뼈머리(요골두) *head of radius*
④ 노뼈목(요골경) *neck of radius*
⑤ 노뼈거친면(요골조면) *tuberosity of radius*
⑥ 위팔뼈(상완골) *humerus*
⑦ 팔꿈치오목(주두와) *olecranon fossa of humerus*
⑧ 팔꿈치머리(주두) *olecranon process of ulna*
⑨ 안쪽위관절융기(내측상과) *medial epicondyle*
⑩ 위팔뼈도르래(상완골활차) *trochlea of humerus*
⑪ 자뼈갈고리돌기(척골구상돌기) *coronoid process of ulna*

팔꿉관절(주관절, elbow joint)은 경첩관절(ginglymus, hinge joint)이며, 위팔뼈(상완골, humerus) 도르래(활차, trochlea)와 자뼈(척골, ulna)의 S자큰오목(S자상대와, greater sigmoid cavity)의 관절(joint), 위팔뼈작은머리(소두, capitulum) 및 자뼈(ulna) 갈고리돌기(구상돌기, coronoid process)의 노뼈패임(radial notch)과의 관절로서 형성된다.

팔꿉관절부의 정면촬영상(front view)에서는 위팔뼈의 양쪽 위관절융기(상과, epicondyle)가 영상면에 평행(parallel)이 되도록 투영(projection)되어야 한다.

팔꿉관절(주관절)부의 측방향촬영상 / routine lateral view of elbow joint

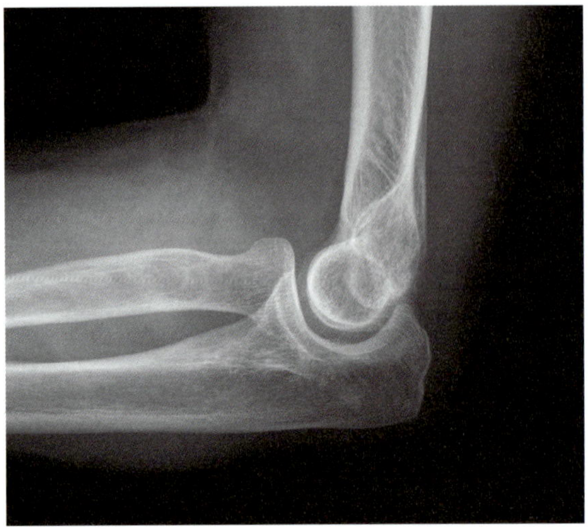

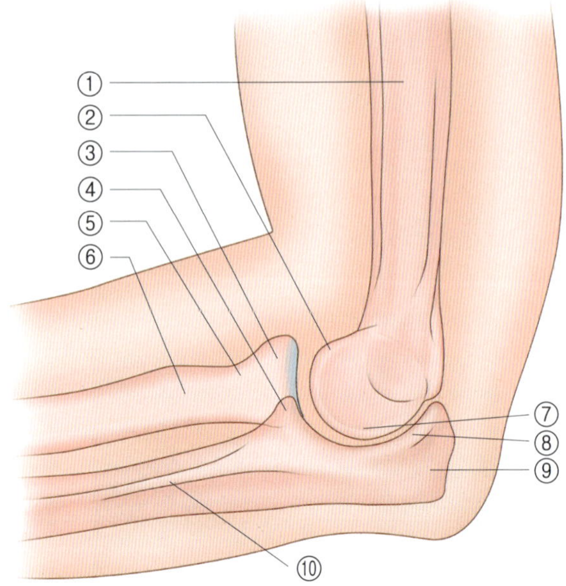

① 위팔뼈(상완골) *humerus*
② 위팔뼈작은머리(상완골소두) *capitellum(capitulum)*
③ 노뼈머리(요골두) *head of radius*
④ 갈고리돌기(구상돌기) *coronoid process of ulna*
⑤ 노뼈목(요골경) *neck of radius*
⑥ 노뼈거친면(요골조면) *tuberosity of radius*
⑦ 위팔뼈도르래(상완골활차) *trochlea of humerus*
⑧ *S*자큰오목(*S*자상대와) *greater sigmoid cavity*
⑨ 팔꿈치머리(주두) *olecranon process of ulna*
⑩ 자뼈(척골) *ulna*

전체 팔(상지, upper extremity)을 같은 평면위에 놓고 촬영한 팔꿉관절(elbow joint) 측방향 촬영상(lateral view)에서는, 위팔(상완, arm) 먼쪽부(원위부, distal part)와 아래팔(전완, forearm) 몸쪽부(근위부, proximal part)의 바른 측면상(lateral view)을 얻을 수 있으며, 위팔뼈(상완골, humerus) 작은머리(소두, capitulum)와 도르래(활차, trochlea)가 완전히 겹쳐지고, 노뼈머리(요골두, head of radius)의 일부가 갈고리돌기(구상돌기, coronoid process)에 겹쳐진다. 노뼈거친면(요골조면, radial tuberosity)은 앞쪽에 위치하며, 또한 아래팔(forearm) 뼈사이능선(골간능, interosseous crest)도 잘 보인다.

팔꿉관절(주관절)부의 축방향촬영상 / axial projection of elbow joint

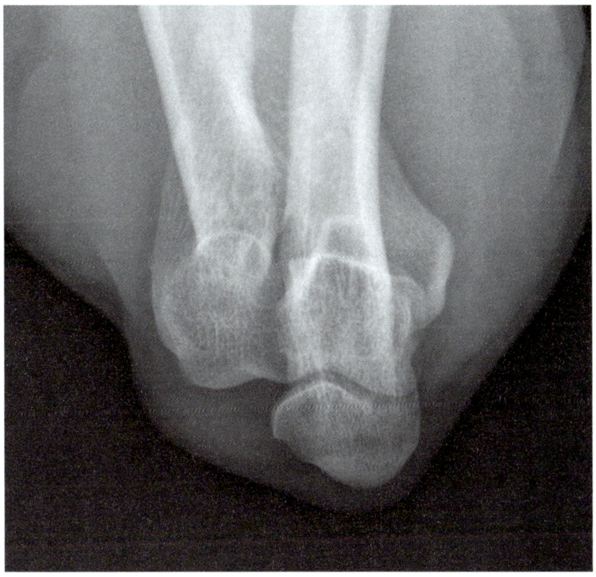

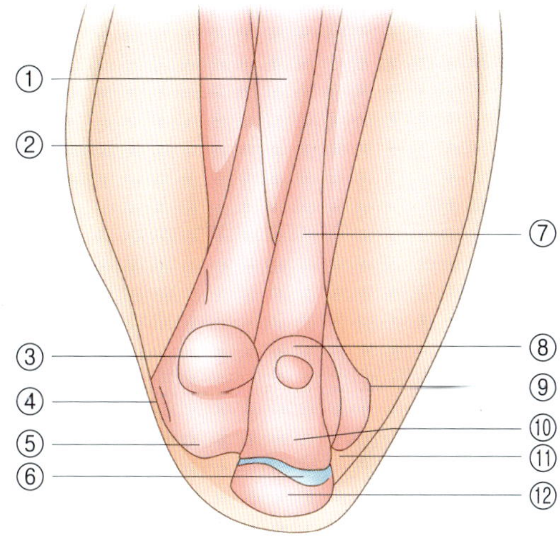

① 위팔뼈(상완골) *humerus*
② 노뼈(요골) *radius*
③ 노뼈머리(요골두) *head of radius*
④ 가쪽위관절융기(외측상과) *lateral epicondyle*
⑤ 위팔뼈작은머리(상관골소두) *capitulum of humerus*
⑥ 관절공간(관절강) *joint space*
⑦ 자뼈(척골) *ulna*
⑧ 갈고리돌기(구상돌기) *coronoid process*
⑨ 안쪽위관절융기(내측상과) *medial epicondyle*
⑩ 위팔뼈도르래(상완골활차) *trochlea of humerus*
⑪ 자뼈고랑(척골구) *groove of ulna*
⑫ 쌀굼치머리(주두) *olecranon process of ulna*

손(hand)을 어깨(shoulder)에 얹을 정도로 아래팔(전완, forearm)을 많이 구부리면, 아래팔과 위팔(상완부, arm)을 동시에 축방향촬영(axial projection)할 수 있다. 팔꿉관절부(elbow joint) 주위의 골절(fracture)을 잘 관찰(observation)할 수 있으며, 특히 팔꿈치머리(주두, olecranon process)가 뚜렷하게 투영(projection)되어 나타난다.

아래팔(전완부)의 정면촬영상 / A-P projection of forearm

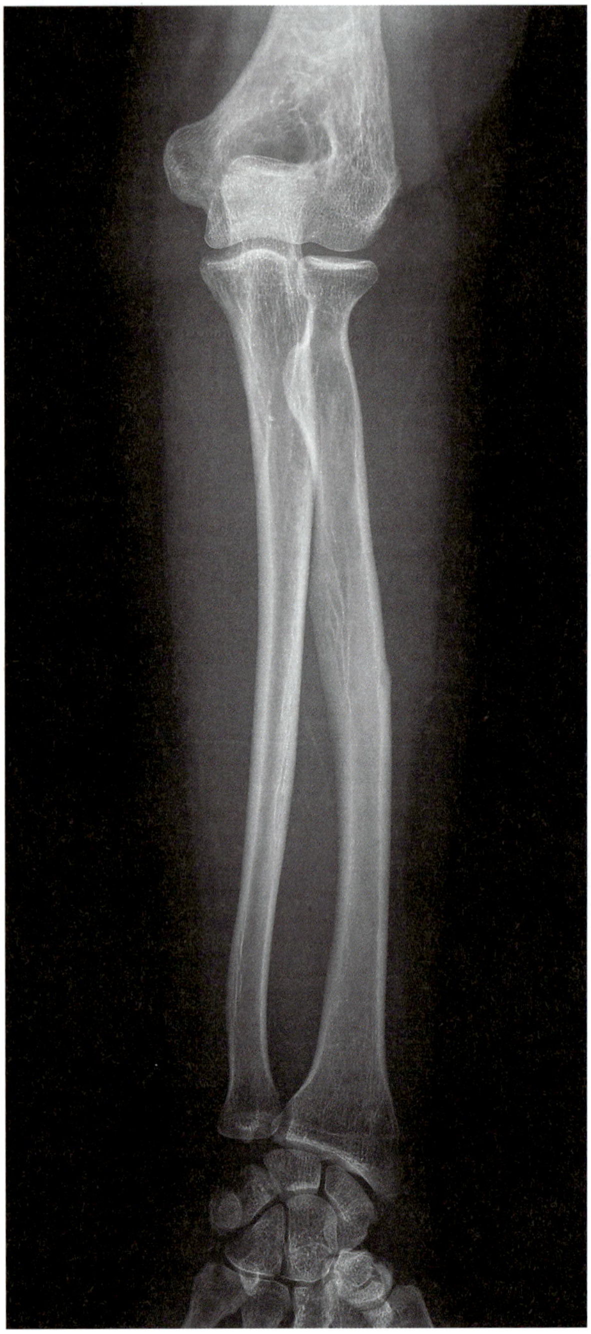

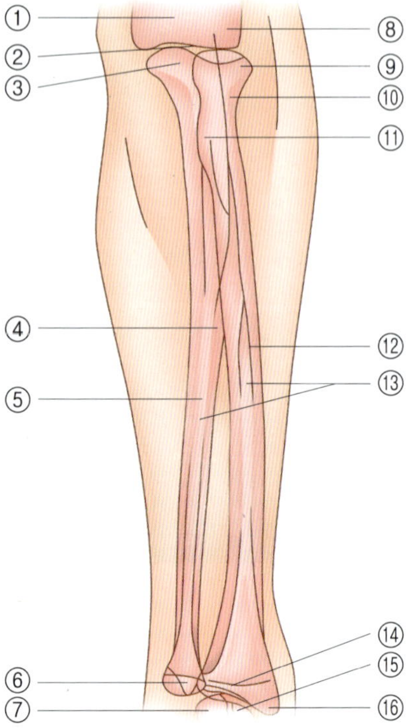

① 팔꿈치머리(주두) *olecranon process*
② S자큰오목(S자상대와) *greater sigmoid cavity*
③ 갈고리돌기(구상돌기) *coronoid process*
④ 뼈사이능선(골간릉) *interosseous crest*
⑤ 자뼈(척골) *ulna*
⑥ 붓돌기(경상돌기) *styloid process*
⑦ 반달뼈(월상골) *lunate*
⑧ 위팔뼈(상완골) *humerus*
⑨ 노뼈머리(요골두) *head of radius*
⑩ 노뼈목(요골경) *neck of radius*
⑪ 노뼈거친면(요골조면) *tuberosity of radius*
⑫ 노뼈(요골) *radius*
⑬ 골수공간[뼈속질공간](골수강) *bone marrow cavity*
⑭ 뼈끝선(골단선) *epiphyseal line*
⑮ 손배뼈(주상골) *navicular bone*
⑯ 붓돌기(경상돌기) *styloid process*

아래팔(전완부, forearm)의 정면촬영상(front projection)은 손바닥(palm)을 위로 향하게 하고 촬영해야만 한다. 만약 손바닥이 아래를 향해 놓이면 영상에서 노뼈(요골, radius)와 자뼈(척골, ulna)가 교차되어 겹쳐진다.

아래팔(전완부)의 측방향촬영상 / lateral view of forearm

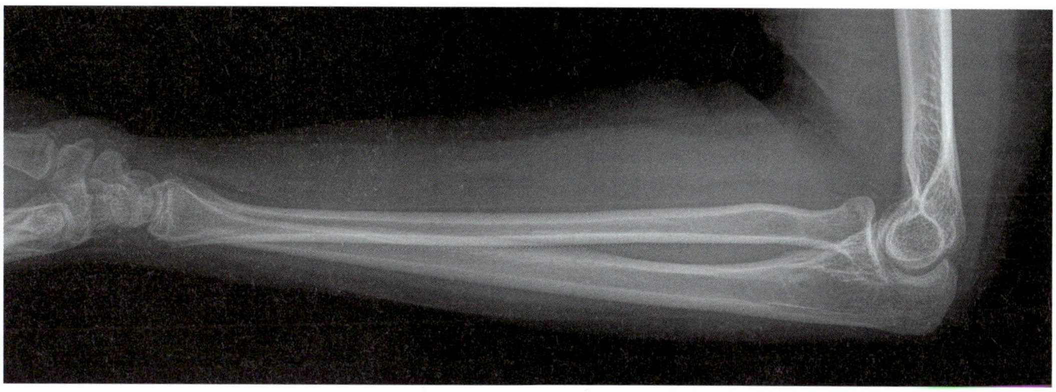

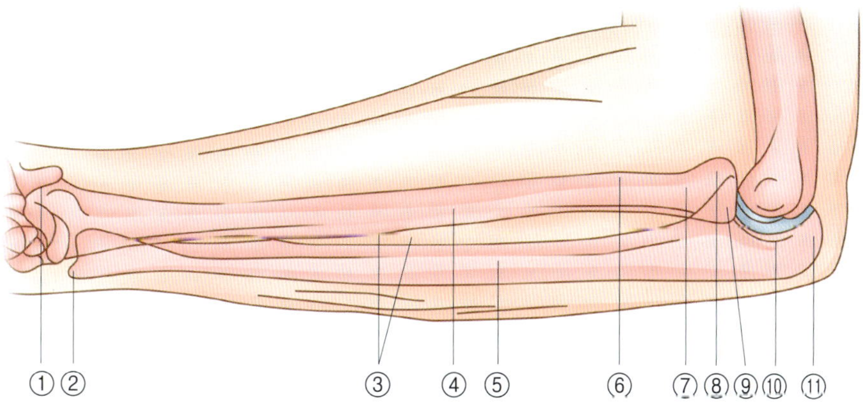

① 노뼈 붓돌기(요골 경상돌기) *styloid process of radius*
② 자뼈 붓돌기(척골 경상돌기) *styloid process of ulna*
③ 아래팔 뼈사이막(전완 골간막) *region of interosseous membrance*
④ 노뼈몸통(요골체) *body of radius*
⑤ 자뼈몸통(척골체) *body of ulna*
⑥ 노뼈거친면(요골조면) *tuberosity of radius*
⑦ 노뼈목(요골경) *neck of radius*
⑧ 노뼈머리(요골두) *head of radius*
⑨ 갈고리돌기(구상돌기) *coronoid process*
⑩ *S*자큰오목(*S*자상대와) *greater sigmoid cavity*
⑪ 팔꿈치머리(주두) *olecranon process*

아래팔(전완부, forearm)의 측방향촬영상(lateral projection)은 팔꿉관절(elbow joint) 측방향촬영상과 마찬가지로 전체 상지(upper limb)를 같은 평면(plane)위에 놓고 팔꿉(elbow)을 90도로 구부려 손(hand) 및 손목뼈사이관절(수근관절, carpal joint)부를 상수용체면에 수직되게 놓고 촬영한다.

아래팔의 정면촬영상(front projection)과 측방향촬영상은 외상이 있을 때에 아래팔의 뼈사이막(골간막, interosseous membrane)의 상태를 상세하게 보여준다.

손목(수근부)의 정면촬영상 / P-A projection of wrist

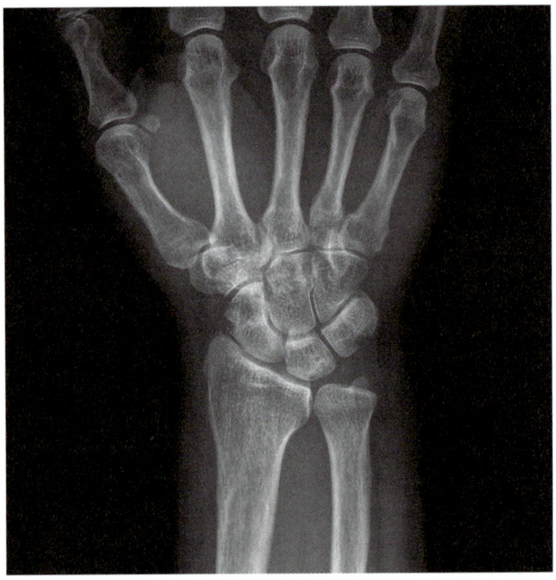

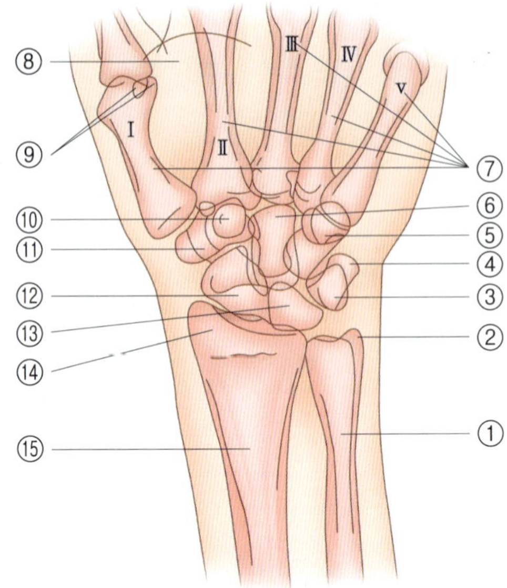

① 자뼈(척골) *ulna*
② 붓돌기(경상돌기) *styloid process*
③ 콩알뼈(두상골) *pisiform bone*
④ 세모뼈(삼각골) *triangular bone(Os triquetrum)*
⑤ 갈고리뼈(유구골) *hamate bone*
⑥ 알머리뼈(유두골) *capitate bone*
⑦ 손허리뼈(중수골) *metacarpals*
⑧ 엄지손가락융기(모지구) *thenar eminence*
⑨ 종자뼈(종자골) *sesamoid bones*
⑩ 작은마름뼈(소능형골) *lesser multangular bone(trapezoid)*
⑪ 큰마름뼈(대능형골) *greater multangular bone(trapezium)*
⑫ 손배뼈(주상골) *navicular(scaphoid) bone*
⑬ 반달뼈(월상골) *lunate bone*
⑭ 붓돌기(경상돌기) *styloid process*
⑮ 노뼈(요골) *radius*

손목뼈(수근골, carpal bones)는 여덟 개가 있으며, 두 줄로 나열되어 있다. 몸쪽줄(근위열, proximal row)에는 손배뼈[주상골, navicular(scaphoid) bone], 반달뼈(월상골, lunate bone), 세모뼈(삼각골, triangular bone), 콩알뼈(두상골, pisiform bone)가 연이어 있고, 먼쪽줄(원위열, distal row)에는 큰마름뼈(대능형골, greater multangular bone), 작은마름뼈(소능형골, lesser multangular bone), 알머리뼈(유두골, capitate bone), 갈고리뼈(유구골, hamate bone)가 연이어 있다.

가장 이른시기에 나타나는 손목뼈는 2~6개월에 나타나는 알머리뼈이며, 그 다음이 갈고리뼈(hamate bone)이다. 따라서 1세가 되면 두 개의 손목뼈를 볼 수 있다.

세모뼈는 2~3세 무렵에 나타나고, 3~5세 무렵에는 반달뼈가 나타나고, 이어서 손배뼈가 나타난다. 그 후 5~8세에 큰 마름뼈, 작은마름뼈, 자뼈(척골, ulna) 뼈끝(골단, osteoepiphysis)이 나타난다. 콩알뼈(pisiform bone)는 더 늦어 10세 이후, 보통 12세까지 나타난다.

손목(wrist)의 정면상(front projection)을 촬영할 때에는 손바닥(palm)을 완전히 펼친 상태보다는 약간 둥그스럼하게 굽힌 상태로 촬영하는 것이 손목손허리관절(수근중수관절, carpometacarpal joints)의 관절모서리(joint edge)에 대한 중복이 적어지므로 좋은 상을 얻을 수 있다.

손목(수근부)의 측방향촬영상 / lateral view of wrist

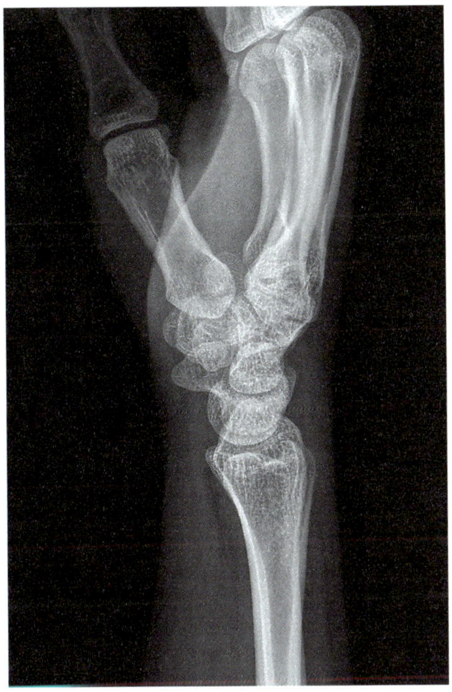

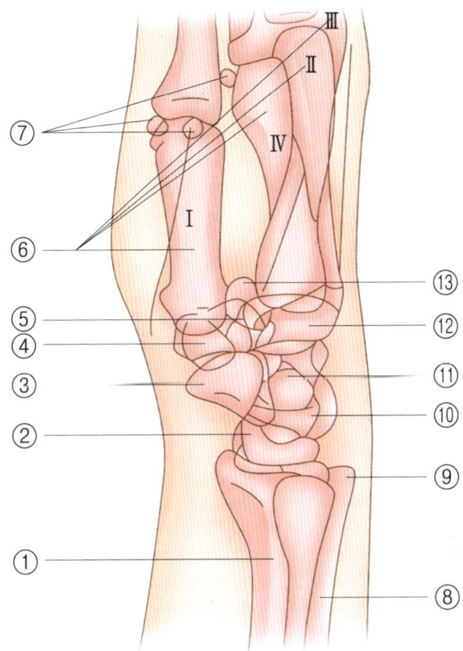

① 노뼈(요골) *radius*
② 붓돌기(경상돌기) *styloid process*
③ 손배뼈(주상골) *navicular bone*
④ 큰마름뼈(대능형골) *trapezium*
⑤ 작은마름뼈(소능형골) *trapezoid bone*
⑥ 손허리뼈(중수골) *metacarpals*
⑦ 종자뼈(종자골) *sesamoid bones*
⑧ 자뼈(척골) *ulna*
⑨ 붓돌기(경상돌기) *styloid process*
⑩ 반달뼈(월상골) *lunate bone*
⑪ 세모뼈(삼각골) *triangular bone*
⑫ 알머리뼈(유두골) *capitate bone*
⑬ 갈고리뼈(유구골) *hamate bone*

손목(수근부, wrist)의 측방향촬영상(lateral projection)은 아래팔(전완부, forearm)의 측방향촬영상과 마찬가지로 촬영부위를 영상면과 완전히 수직인 상태로 놓아 촬영한다. 이 촬영방법에서 손목뼈(carpal bones)와 노뼈(요골, radius)의 원위 관절모서리(joint edge)와의 관계(노손목관절, radiocarpal joint)를 특히 중요하게 관찰한다.

손목뼈사이관절(수근관절)의 사방향촬영상 / P-A oblique projection of carpal joint

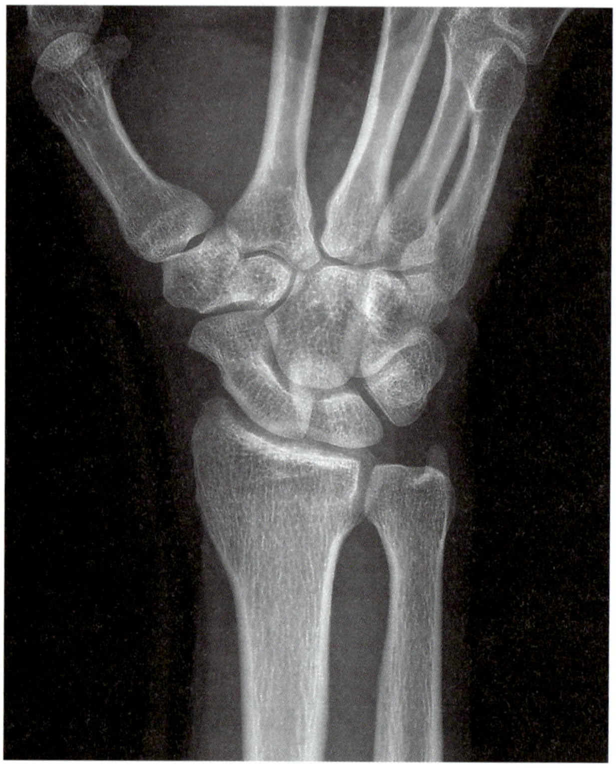

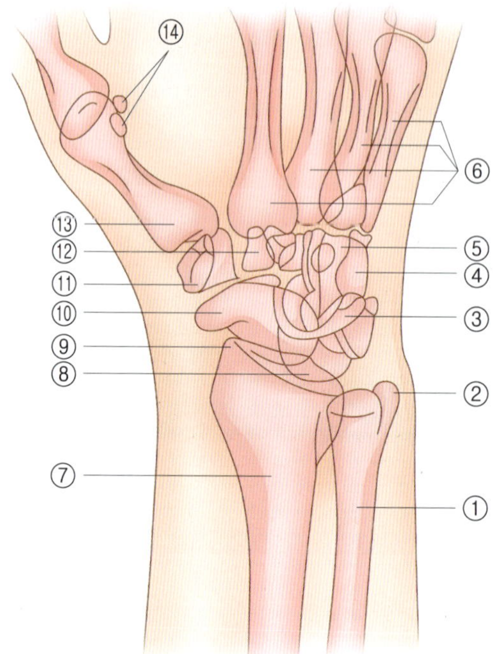

① 자뼈(척골) *ulna*
② 붓돌기(경상돌기) *styloid process(ulna)*
③ 세모뼈(삼각골) *triangular bone*
④ 갈고리뼈(유구골) *hamate bone*
⑤ 알머리뼈(유두골) *capitate bone*
⑥ 손허리뼈(중수골) *metacarpals*
⑦ 노뼈(요골) *radius*
⑧ 반달뼈(월상골) *lunate bone*
⑨ 붓돌기(경상돌기) *styloid process(radius)*
⑩ 손배뼈(주상골) *navicular bone*
⑪ 큰마름뼈(대능형골) *trapezium*
⑫ 작은마름뼈(소능형골) *trapezoid bone*
⑬ 첫째손허리뼈(제1중수골) *metacarpal* Ⅰ
⑭ 종자뼈(종자골) *sesamoid bones*

손목뼈사이관절(수근관절, carpal joint)의 사방향촬영상(oblique projection)은 손(hand)을 엎침(회내, pronation)시켜 영상면에 대하여 손바닥면이 약 45도가 되게 기울여 촬영한다. 이 촬영법으로는 손목(wrist)의 가쪽(lateral), 특히 손배뼈(주상골, navicular bone)의 선명한 영상을 얻을 수 있다. 또한, 큰마름뼈(trapezium)-첫째손허리뼈(metacarpal Ⅰ)(대능형골-제1중수골)관절의 선명한 영상도 아주 유용하다.

한편, 손목의 안쪽(세모뼈(triangular bone), 갈고리뼈(hamate bone), 알머리뼈(capitate bone)을 관찰하기 위한 손목뼈사이관절의 사방향촬영상은 손을 뒤침(회외, supination)시켜 손바닥면이 영상면에 대하여 약 45도가 되게 기울여 촬영한다.

손배뼈(주상골)촬영 / special view for navicular bone

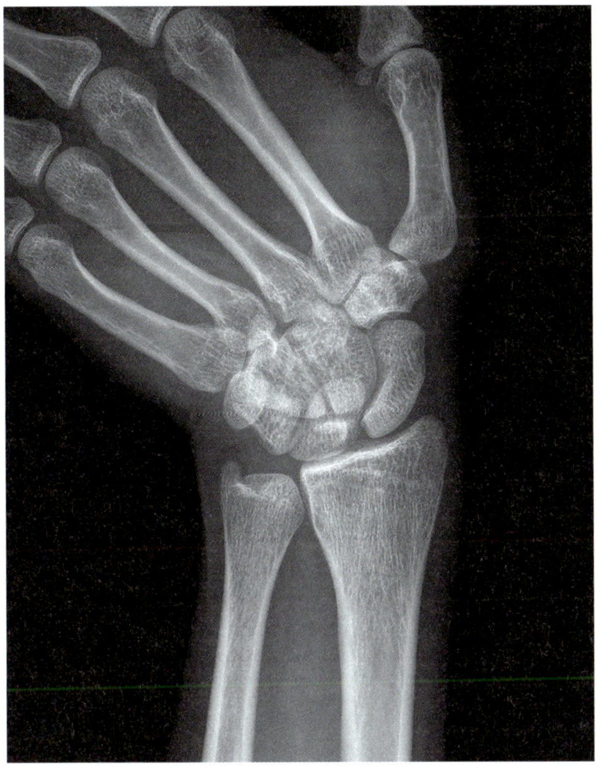

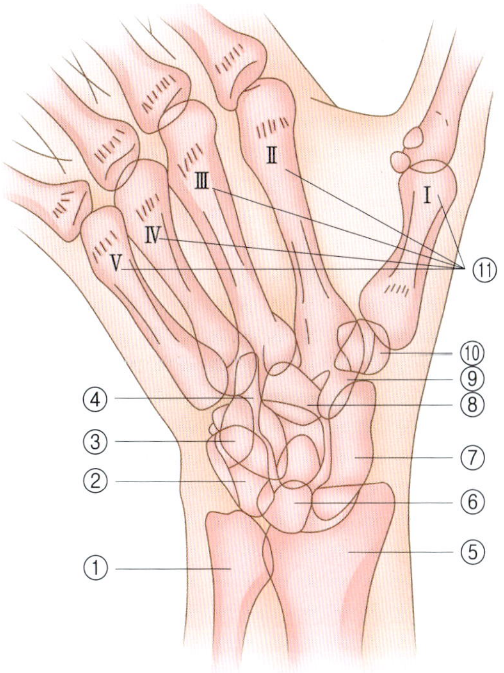

① 자뼈(척골) *ulna*
② 세모뼈(삼각골) *triangular bone*
③ 콩알뼈(두상골) *pisiform bone*
④ 갈고리뼈(유구골) *hamate bone*
⑤ 노뼈(요골) *radius*
⑥ 반달뼈(월상골) *lunate bone*
⑦ 손배뼈(주상골) *navicular(scaphoid) bone*
좁은부분(협부):골절 호발부위
⑧ 알머리뼈(유두골) *capitate bone*
⑨ 작은마름뼈(소능형골) *trapezoid bone*
⑩ 큰마름뼈(대능형골) *trapezium*
⑪ 손허리뼈(중수골) *metacarpals*

손목(수근부, wrist)을 후전자세로 놓고 손과 팔꿉관절부를 자뼈(척골)쪽으로 기울인 상태(ulnar flexion)로 촬영하면, 영상에서 손목뼈사이관절부(carpal joint)의 가쪽(외측, laterla)이 넓혀져 나타난다.

이 촬영법(view)으로는 가쪽의 손목뼈(carpal bone), 특히 손배뼈[주상골, navicular(scaphoid) bone]가 잘 분리되므로 골절(fracture)의 진단(diagnosis)을 정확하게 할 수 있다.

손목굴(수근관) 촬영 / infero - superior projection of carpal tunnel

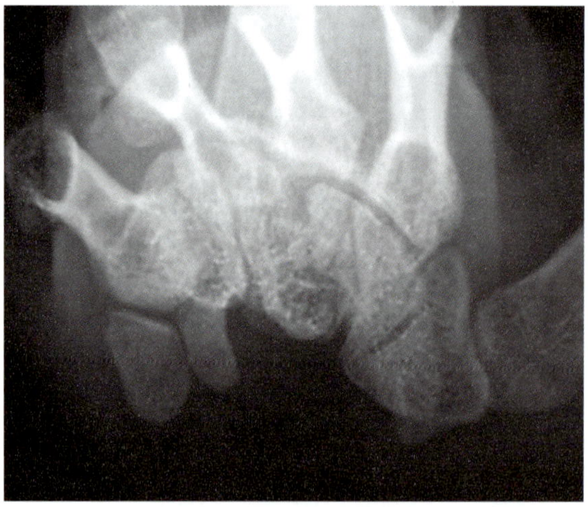

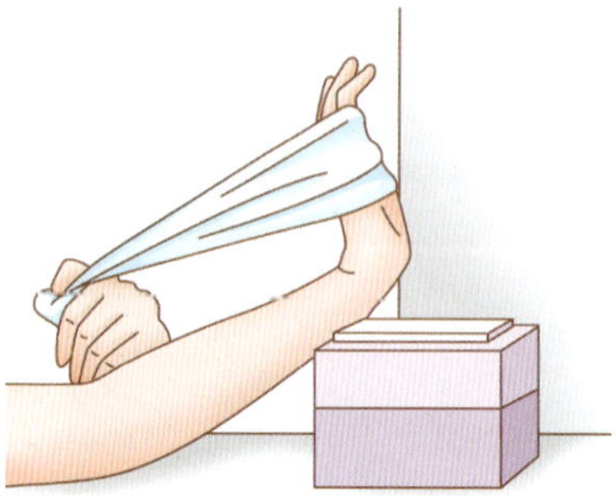

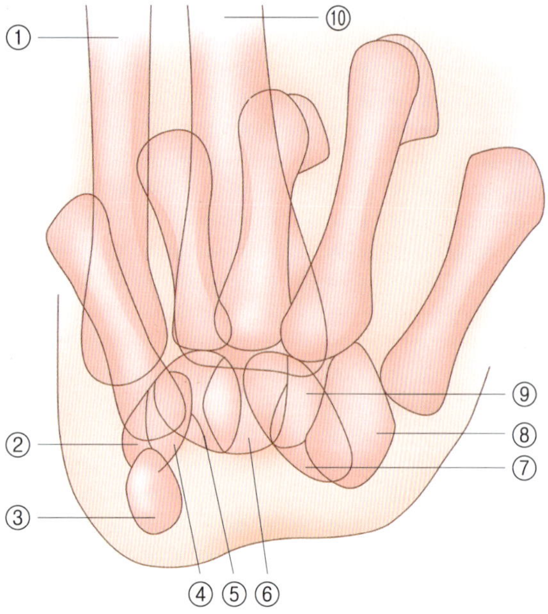

① 자뼈(척골) *ulna*
② 세모뼈(삼각골) *triangular bone*
③ 콩알뼈(두상골) *pisiform bone*
④ 갈고리뼈 갈고리(유구골구)
hook of hamate bone(hamular process)
⑤ 반달뼈(월상골) *lunate bone*
⑥ 알머리뼈(유두골) *capitate bone*
⑦ 손배뼈(주상골) *navicular(scaphoid) bone*
⑧ 큰마름뼈(대능형골) *trapezium*
⑨ 작은마름뼈(소능형골) *trapezoid bone*
⑩ 노뼈(요골) *radius*

손목굴(수근관, carpal tunnel, carpal canal, sulcus carpi)은 손목뼈(carpal bone), 가로손목인대(횡수근인대, transverse carpal ligament), 고리인대(annular ligament)에 의해 형성된다.

정중신경(median nerve)과 손가락의 굽힘근힘줄(굴근건, flexor tendon)이 이 터널을 지난다.

이 촬영법으로는 손목굴을 형성하는 연조직(soft tissue) 구조나 정중신경에 대한 압박 등을 알 수 있다.

이 촬영법을 Gaynor-Hart method라고도 한다.

손의 정면촬영상 / P-A projection of hand

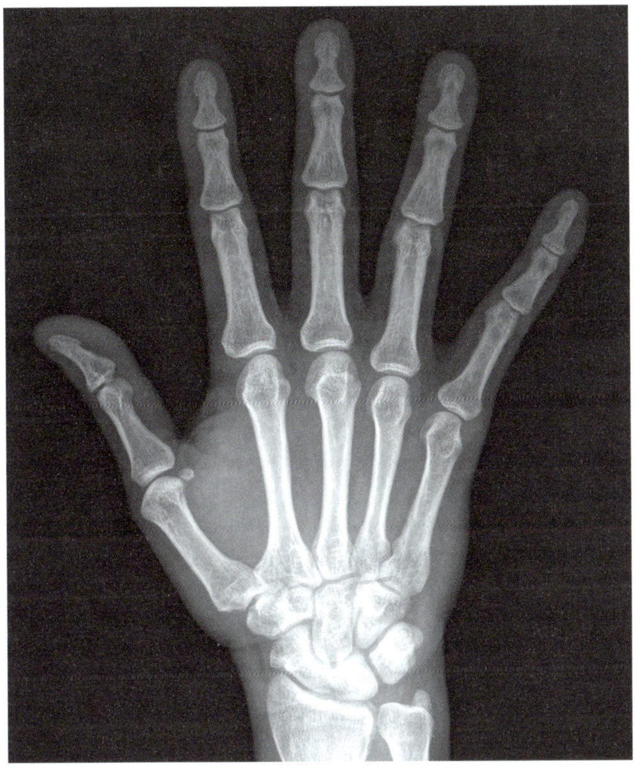

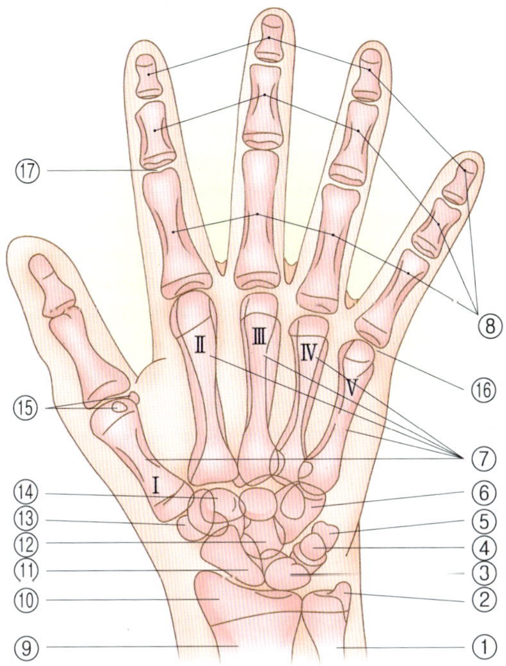

① 자뼈(척골) *ulna*
② 붓돌기(경상돌기) *styloid process*
③ 반달뼈(월상골) *lunate bone*
④ 콩알뼈(두상골) *pisiform bone*
⑤ 세모뼈(삼각골) *triangular bone*
⑥ 갈고리뼈(유구골) *hamate bone*
⑦ 손허리뼈(중수골) *metacarpals*
⑧ 손가락뼈(지골) *phalanges*
⑨ 노뼈(요골) *radius*
⑩ 붓돌기(경상돌기) *styloid process*
⑪ 손배뼈(수상골) *navicular(scaphoid) bone*
⑫ 알머리뼈(유두골) *capitate bone*
⑬ 큰마름뼈(대능형골) *greater multangular bone*
⑭ 작은마름뼈(소능형골) *lesser multangular bone*
⑮ 종자뼈(종자골) *sesamoid bones*
⑯ 손허리손가락관절(중수지절관절) *metacarpophalangeal joint*
⑰ 손가락뼈사이관절(지절간관절) *interphalangeal joint*

손(hand)의 정면촬영상(front projection)은 각각의 손가락(finger)을 벌리고 펴서 영상면에 손바닥(palm)을 밀착시켜 놓은 상태로 촬영한다. 이 촬영법(view)에서 엄지손가락(모지, thumb)은 사방향촬영상(oblique projection)이 되지만 다른 부분은 모두 정면촬영상을 얻을 수 있다.

손가락뼈(지골, phalanges)는 첫마디뼈(기절골, proximal phalanx), 중간마디뼈(중절골, middle phalanx), 끝마디뼈(말절골, distal phalanx)로 구성된다. 손허리뼈(중수골, metacarpal bone)와 손가락뼈(지골)는 몸쪽부(근위부, proximal)를 바닥(저부, base), 중간부(middle)를 몸통(체부, body), 먼쪽부(원위부, distal)를 머리(두부, head)라고 한다.

노뼈(요골, radius)의 먼 쪽끝(원위단, distal end)은 1~2세에 나타나고, 그 무렵에는 둘째~넷째 손가락(finger)의 첫마디뼈끝(기절골단, proximal phalanx end) 및 손허리뼈(metacarpal bone)의 뼈끝(골단, epiphyseal)이 나타나기 시작한다.

엄지손가락(thumb, pollex)의 뼈끝은 조금 늦어져 3세 무렵에 나타난다.

Meschan은 골연령(bone age)을 알기 위한 촬영부위로서 다음과 같은 부위를 나이에 따라 권장하였다.

0~5세

어깨관절(shoulder joint) 정면상(frontal projection), 팔꿉관절(elbow joint) 정면상, 손관절(articulations of hand) 정면상, 엉덩관절(고관절, hip joint) 정면상, 무릎관절(knee joint) 정면상, 발목관절(ankle joint) 정면상.

6~11세

어깨관절 정면상, 손관절 정면상, 발목관절 정면상, 무릎관절 측면상.

12~15세

손관절 정면상, 양쪽(bilateral) 발(foot) 정면상, 양쪽 팔꿉관절 정면상, 어깨관절 정면상, 골반(pelvis) 정면상.

손의 측방향촬영상 / extension lateral view of hand

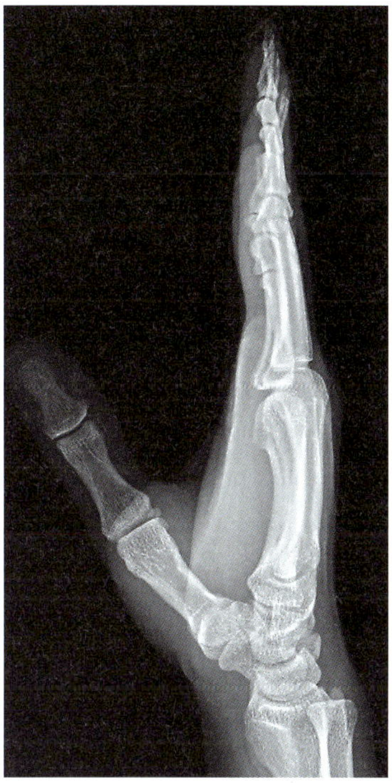

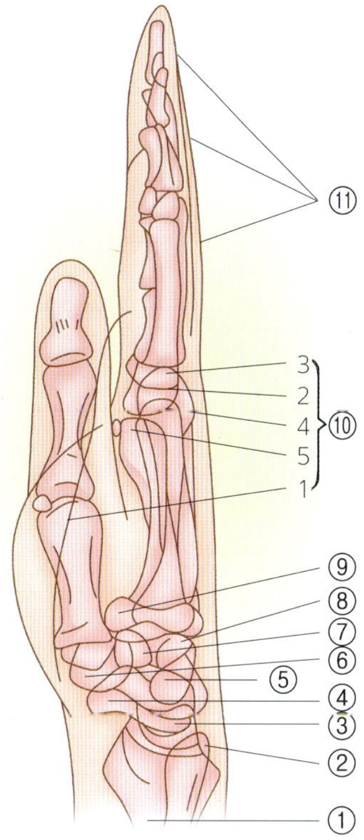

① 노뼈(요골) *radius*
② 자뼈 붓돌기(척골 경상돌기) *styloid process of ulna*
③ 반달뼈(월상골) *lunate bone*
④ 손배뼈(주상골) *navicular bone*
⑤ 세모뼈(삼각골) *triangular bone*
⑥ 큰마름뼈(대능형골) *trapezium*
⑦ 작은마름뼈(소능형골) *trapezoid bone*
⑧ 알머리뼈(유두골) *capitate bone*
⑨ 갈고리뼈(유구골) *hamate bone*
⑩ 손허리뼈(중수골) *metacarpals*
⑪ 손가락뼈(지골) *phalanges*

손의 굽힘자세 측방향촬영상
(flexion lateral view of hand)

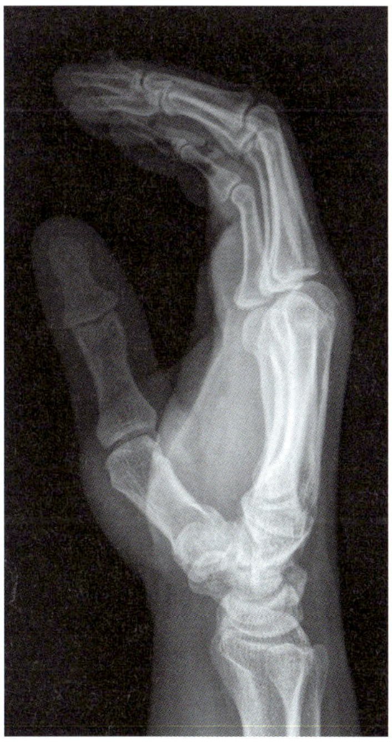

손(hand)의 측방향촬영상(lateral projection)에서는 손허리뼈(중수골, metacarpal bone)가 서로 겹치기 때문에 잘 보이지 않으나, 이 촬영법은 이물(foreign bodies)의 위치를 알아보는 데 유효한 촬영이다. 특히, 손허리뼈(metacarpals)의 골절조각(fracture fragments)이 앞쪽 또는 뒤쪽으로 편위(deviation)된 상태를 관찰하기 위해서는 손을 자연스럽게 구부린 상태로 측면상(lateral view)을 촬영한다.

손의 사방향촬영상 / oblique view of hand

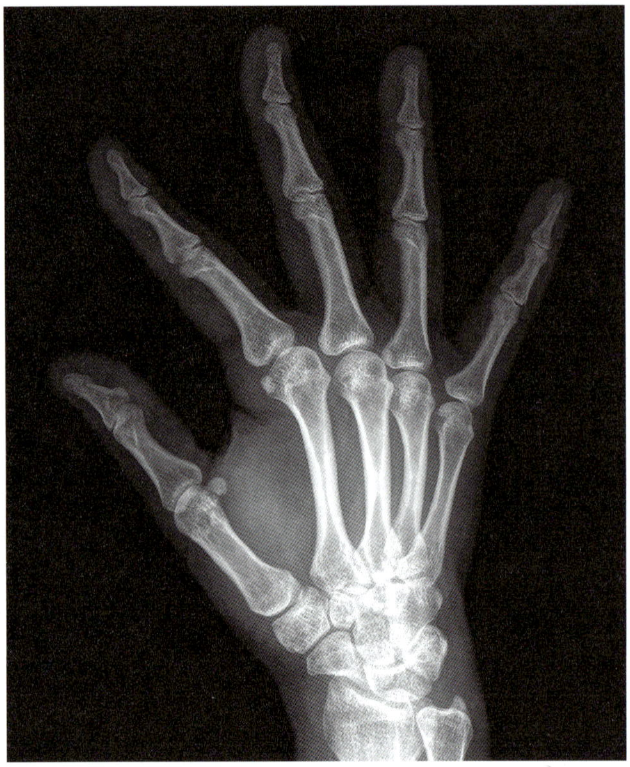

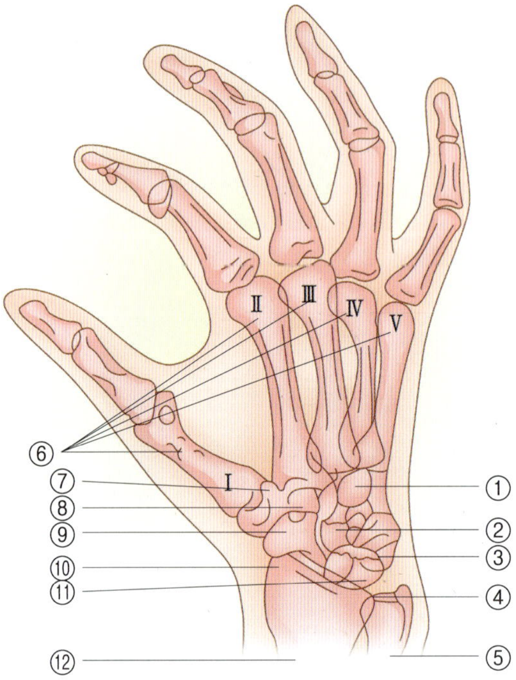

① 갈고리뼈(유구골) *hamate bone*
② 알머리뼈(유두골) *capitate bone*
③ 세모뼈(삼각골) *triangular bone*
④ 자뼈 붓돌기(척골 경상돌기) *styloid process of ulna*
⑤ 자뼈(척골) *ulna*
⑥ 손허리뼈(중수골) *metacarpals*
⑦ 큰마름뼈(대능형골) *trapezium*
⑧ 작은마름뼈(소능형골) *trapezoid bone*
⑨ 손배뼈(주상골) *navicular(scaphoid) bone*
⑩ 노뼈 붓돌기(요골 경상돌기) *styloid process of radius*
⑪ 반달뼈(월상골) *lunate bone*
⑫ 노뼈(요골) *radius*

이 촬영을 위해서는 손바닥면(palmar surface of hand)을 영상면에 약 35~45도 각도로 놓고, 손가락(finger)은 각각 적당히 구부리고 분리시켜 그 끝이 영상면(image plane)에 닿도록 놓는다. 중심X선은 셋째 손허리손가락뼈관절(제3중수지절관절, 3rd metacarpophalangeal joint)에 수직으로 투사한다.

이 사방향촬영상(oblique projection)에서는 측방향촬영상(lateral projection)에서 겹쳐져 나타나는 각각의 손가락과 손허리뼈(중수골, metacarpal bone) 및 각 관절부(joint)가 분리되어 나타나, 보다 상세한 진단적 정보(diagnostic information)를 얻을 수 있다.

phalangeal pleponderance sign / 정상(normal) 성선기능 부전증(gonadal dysgenesis) 중수골 징후(metacarpal sign)

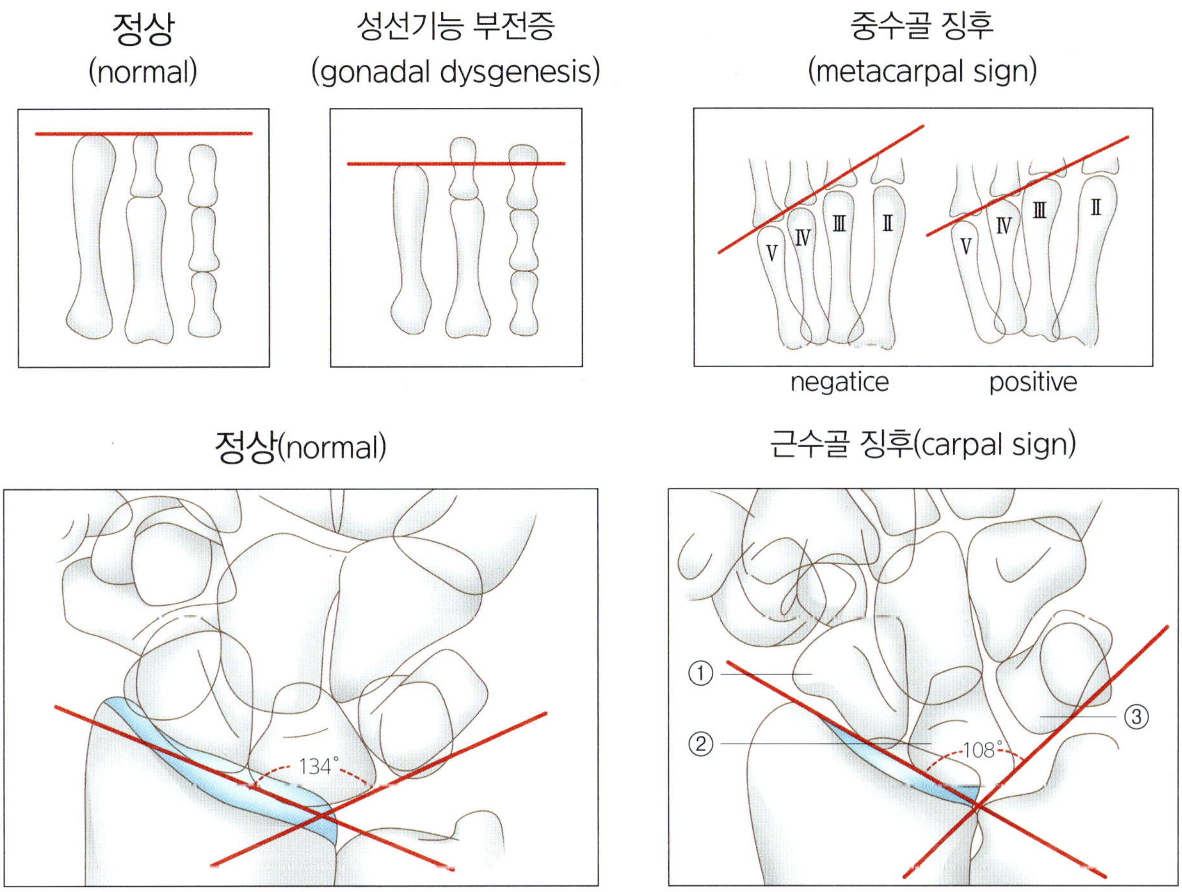

① 손배뼈(주상골) *navicular bone*
② 반달뼈(월상골) *lunate bone*
③ 세모뼈(삼각골) *triangular bone*

정상인(normal people)의 90% 이상은 넷째 손허리뼈(제4중수골, metacarpal bone) 뼈머리(골두, bone head)와 다섯째 손허리뼈(제5중수골) 뼈머리를 이은 접선(tangent)이 셋째 손허리뼈(제3중수골) 뼈머리를 횡단(intersection)하지 않는다. 이것을 중수골징후(metacarpal sign)라 하는데, 성선기능부전증(hypogonadism)이 있는 사람은 접선(tangent)이 셋째 손허리뼈 뼈머리를 횡단(crossing)하거나 닿는다. 마찬가지로, 넷째 손허리뼈의 길이는 넷째 손가락(finger)의 끝마디뼈(말절골, distal phalanx)와 첫마디뼈(기절골, proximal phalanx)의 길이의 합 또는 끝마디뼈의 3배 길이와 비슷하다는 것을 알게 되었다. 그러나, 성선기능부전 증이 있는 사람은 균형이 잡히지 않게 되어 손허리뼈의 길이보다 길게 된다. 손목뼈(수근골, carpal bone)에 있어서도 손배뼈(주상골, scaphoid)과 반달뼈(월상골, lunate)의 몸쪽끝(근위단, proximal end)을 잇는 접선과, 세모뼈(삼각골, triangular bone)의 몸쪽끝을 잇는 접선이 이루는 각을 수근골각(carpal angle)이라 한다. 이 각은 정상이면 135도±7.2도이고, 성선기능부전증이면 108도 이하가 된다.

팔꿉관절부의 발달 / structural variation of elbow

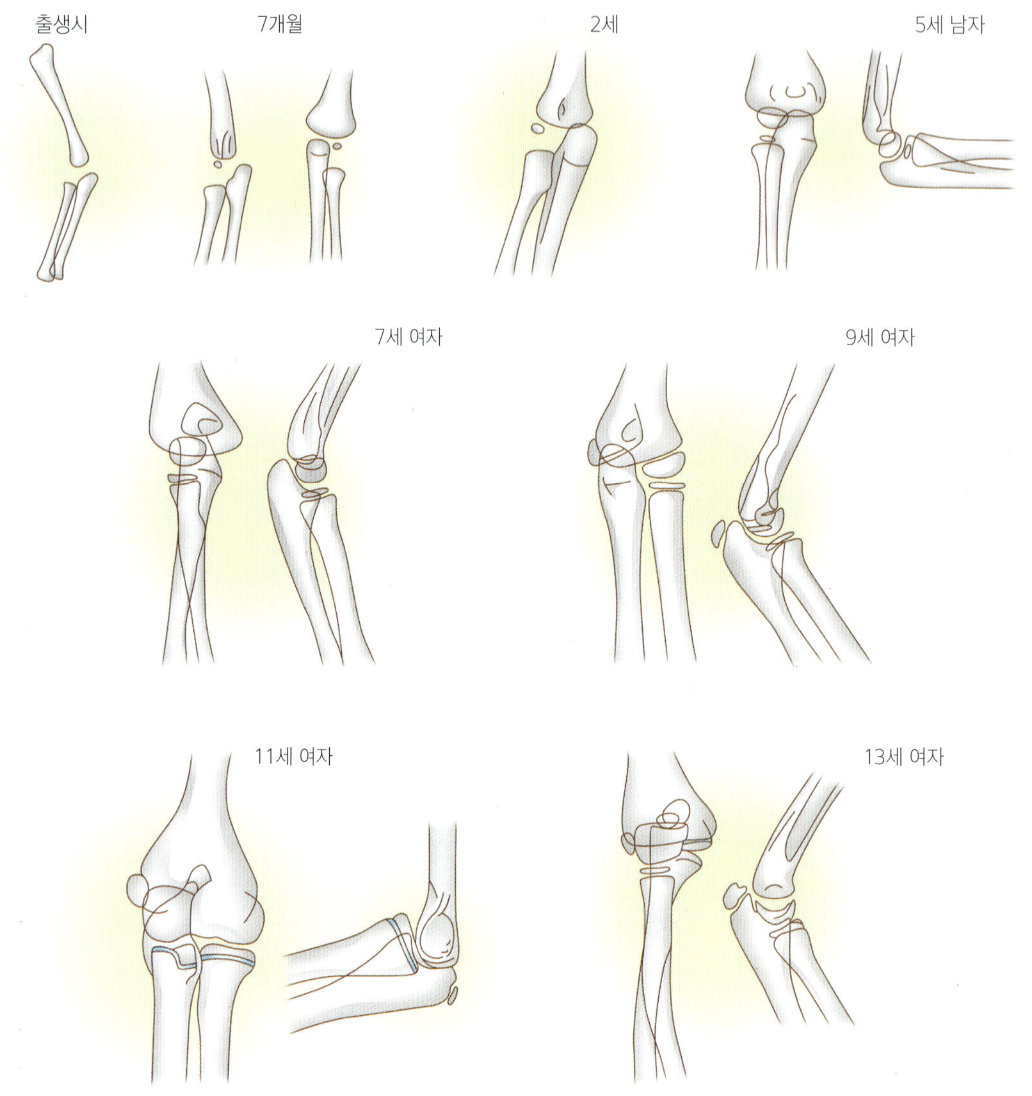

위팔뼈 작은머리(소두, capitulum of humerus)와 위팔뼈 도르래(활차, trochlea of humerus)의 외측부(lateral)는 1년 6개월 무렵에 나타난다. 위팔뼈 안쪽위관절융기(내측상과, medial epicondyle)는 여자는 5~6세, 남자는 8~9세 사이에 나타나며, 위팔뼈머리(상완골두, head of humerus)는 여자는 5~6세, 남자는 5~7세 사이에 나타난다.

노뼈거친면(요골조면, radial tuberosity)은 사춘기(gamomorphism)에 대개 나타 난다. 위팔뼈 도르래의 내측부는 10세에 나타나고, 팔꿈치머리(주두, olecranon process)의 몸쪽끝(근위단)은 11세에 나타난다. 위팔뼈 가쪽위관절융기(외측상과, lateral epicondylitis)는 14세 무렵에 나타난다. 여자는 14~15세 무렵까지, 그리고 남자는 18~21세까지 거의가 나타나서 융합한다.

다리(하지) 뼈 / bones of lower extremity

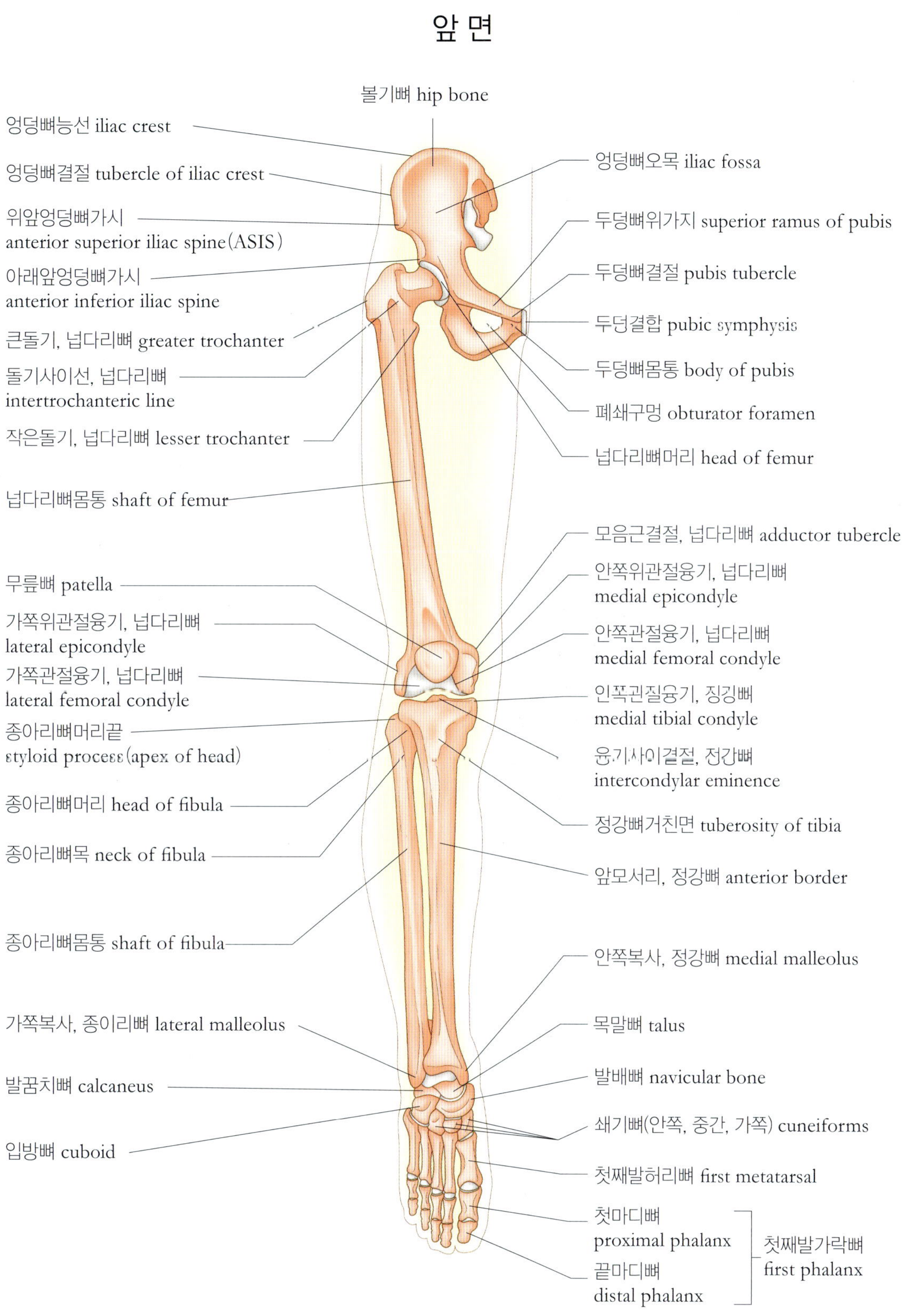

앞 면

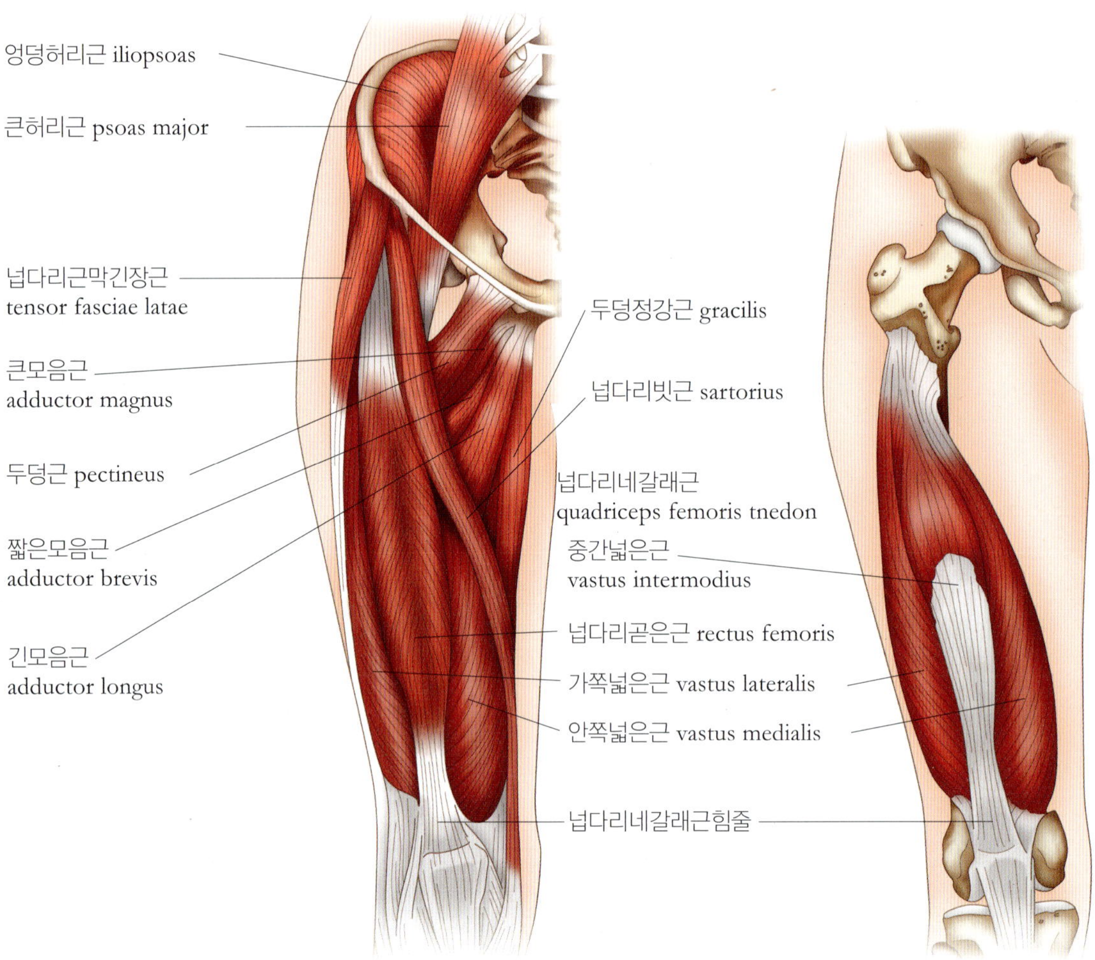
엉덩허리근 iliopsoas
큰허리근 psoas major
넙다리근막긴장근
tensor fasciae latae
큰모음근
adductor magnus
두덩근 pectineus
짧은모음근
adductor brevis
긴모음근
adductor longus
두덩정강근 gracilis
넙다리빗근 sartorius
넙다리네갈래근
quadriceps femoris tnedon
중간넓은근
vastus intermodius
넙다리곧은근 rectus femoris
가쪽넓은근 vastus lateralis
안쪽넓은근 vastus medialis
넙다리네갈래근힘줄

종아리 근육-영상 이해를 위한 맨눈해부학 보기 / Muscles of leg - Review of Gross Anatomy

앞 면

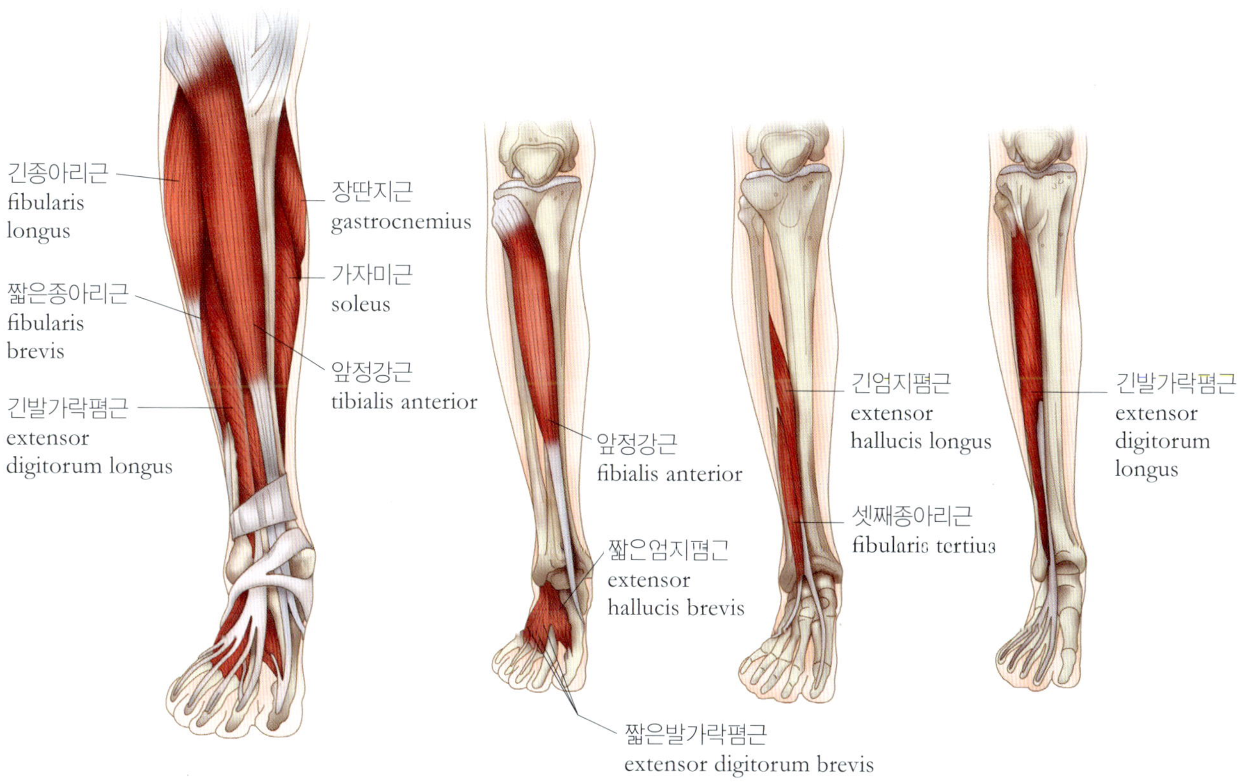

넓적다리(대퇴부)의 정면촬영상 / A-P projection of thigh

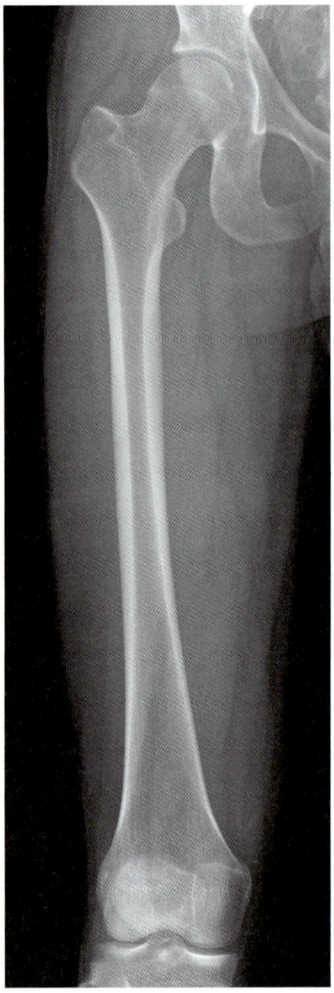

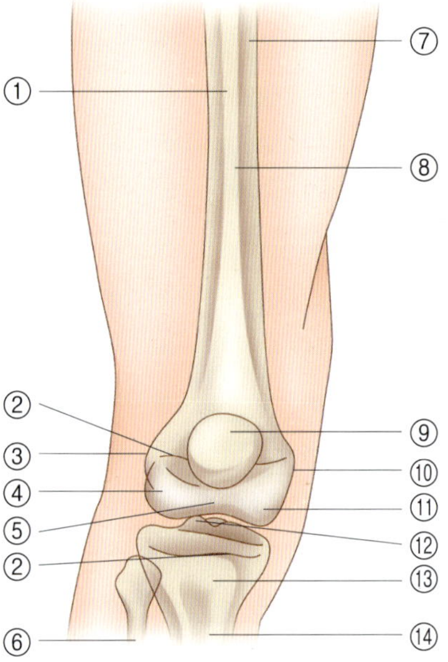

① 골수공간[뼈속질공간](골수) *medullary cavity*
② 융합한 뼈끝선(골단선) *fused epiphyseal line*
③ 가쪽위관절융기(외측상과) *lateral epicondyle*
④ 가쪽관절융기(외측과) *lateral condyle*
⑤ 융기사이오목(과간와) *intercondyloid fossa*
⑥ 종아리뼈(비골) *fibula*
⑦ 뼈겉질(골피질) *cortex*
⑧ 넙다리뼈몸통(대퇴골체) *shaft of femur*
⑨ 무릎뼈(슬개골) *patella*
⑩ 안쪽위관절융기(내측상과) *medial epicondyle*
⑪ 안쪽관절융기(내측과) *medial condyle*
⑫ 융기사이융기(과간융기) *intercondyloid eminence*
⑬ 정강뼈거친면(경골조면) *tibial tuberosity*
⑭ 정강뼈(경골) *tibia*

넓적다리(대퇴부)의 측방향촬영상 / lateral view of thigh

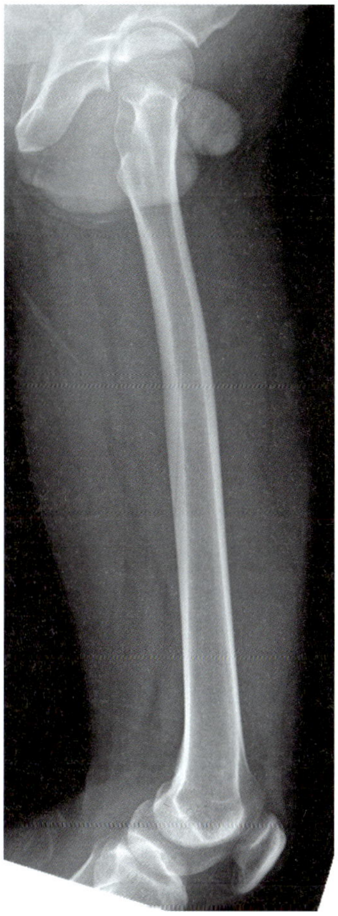

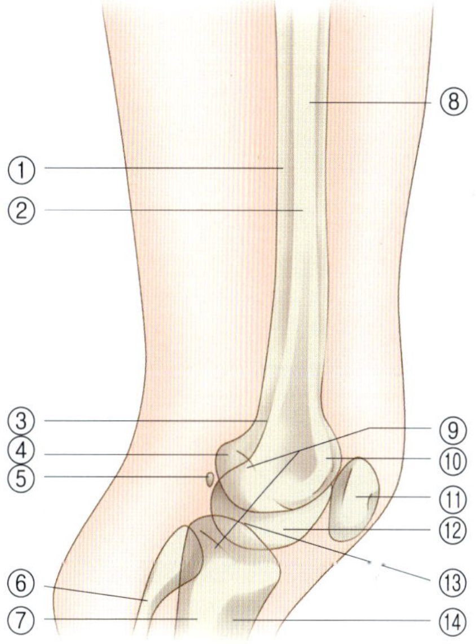

① 뼈겉질(골피질) *cortex*
② 골수공간[뼈속질공간](골수) *medullary carity*
③ 오금면(슬와면) *popliteal surface*
④ 안쪽관절융기(내측과) *medial condyle*
⑤ 종자뼈(내측장딴지근의 종자뼈) *sesamoid bone(fabello)*
⑥ 종아리뼈(비골) *fibula*
⑦ 정강뼈(경골) *tibia*
⑧ 넙다리뼈몸통(대퇴골체) *shaft of femur*
⑨ 융합 뼈끝선(골단선) *fused epiphyseal lines*
⑩ 융기사이구역(과간구) *intercondyloid area*
⑪ 무릎뼈(슬개골) *patella*
⑫ 가쪽관절융기(외측과) *lateral condyle*
⑬ 융기사이융기(과간융기) *intercondyloid eminence*
⑭ 정강뼈거친면(경골조면) *tibial tubersoity*

뼈(골, bone) 촬영의 기본이 되는 것은 정면촬영(front projection)과 측방향촬영(lateral projection)이며, 한 촬영의 영상만으로는 골절(fracture)의 정확한 진단(diagnosis)이 불가능할 경우가 대부분이다.

넙다리뼈(대퇴골) 융기사이오목(과간와)의 촬영 / special projection of intercondyloid fossa of femur

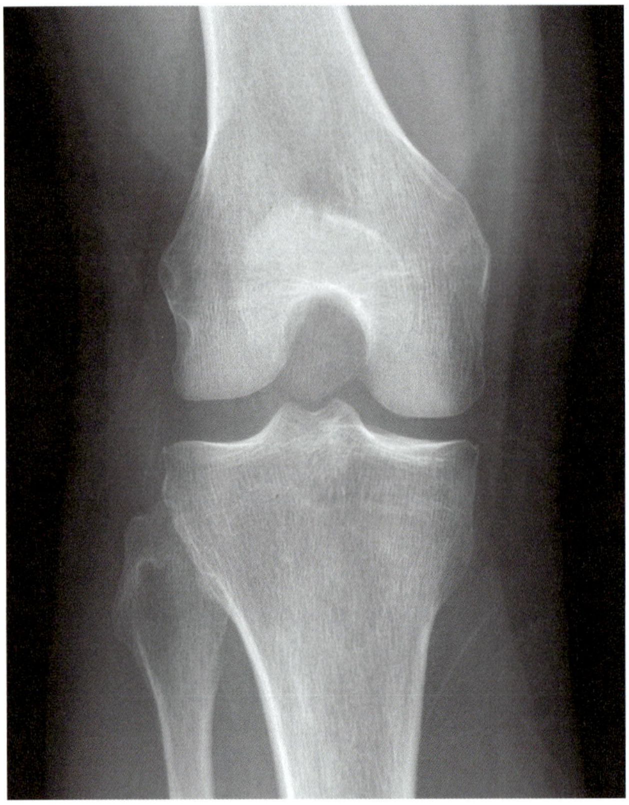

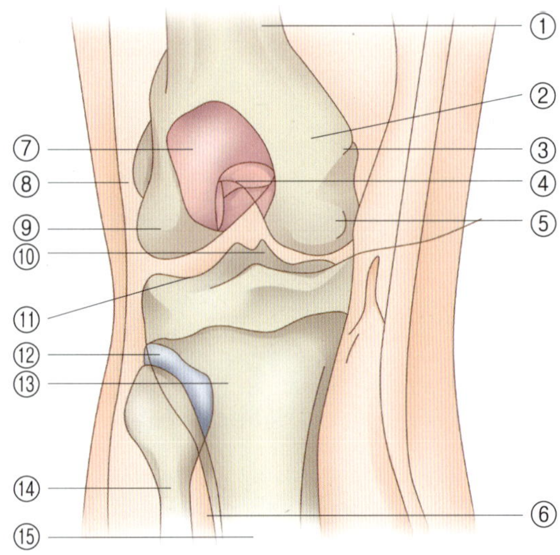

① 넙다리뼈(대퇴골) *femur*
② 반달부(반월부) *semilunar area*
③ 안쪽위관절융기(내측상과) *medial epicondyle*
④ 융기사이오목(과간와) *intercondyloid fossa*
⑤ 안쪽관절융기(내측과) *medial condyle*
⑥ 뼈사이막(골간막) *interosseous membrane*
⑦ 무릎뼈(슬개골) *patella*
⑧ 가쪽위관절융기(외측상과) *lateral epicondyle*
⑨ 가쪽관절융기(외측과) *lateral condyle*
⑩ 융기사이융기(과간융기) *intercondyloid eminence*
⑪ 가쪽관절융기(외측과) *lateral condyle*
⑫ 붓돌기(경상돌기) *styloid process*
⑬ 정강뼈거친면 *tibial tuberosity*
⑭ 종아리뼈목(비골경) *neck of fibula*
⑮ 정강뼈(경골) *tibia*

넙다리뼈(대퇴골, femur) 융기사이오목(과간와, intercondyloid fossa)의 촬영으로, 무릎(knee)의 다른 촬영법에서 뼈(bone)가 겹치기 때문에 세밀하게 관찰할 수 없었던 무릎관절공간(슬관절강, knee joint space)에 대한 뚜렷한 상을 얻을 수 있다.

융기사이오목(과간와)의 촬영법에는, Camp-Coventry method(엎드린 자세)와 Beclre method(바로 누운 자세)와 Holmblad method(선 자세 또는 kneeling position) 등이 있다.

무릎의 정면촬영상 / A-P projection of knee

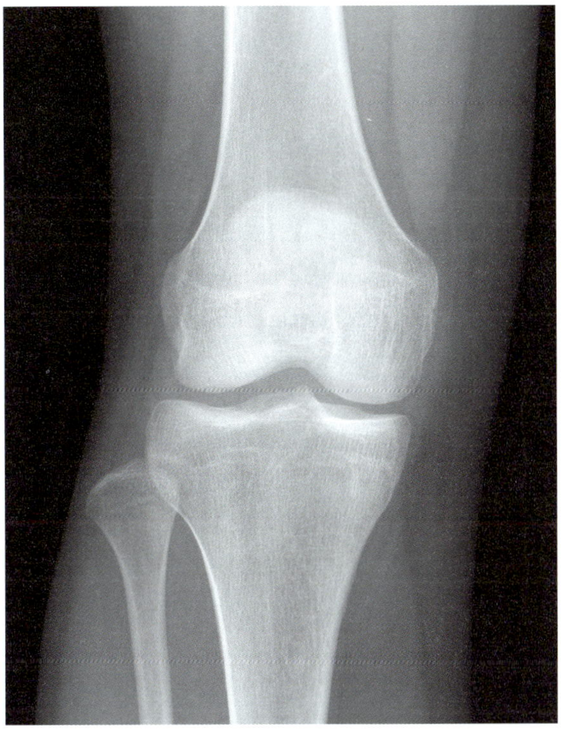

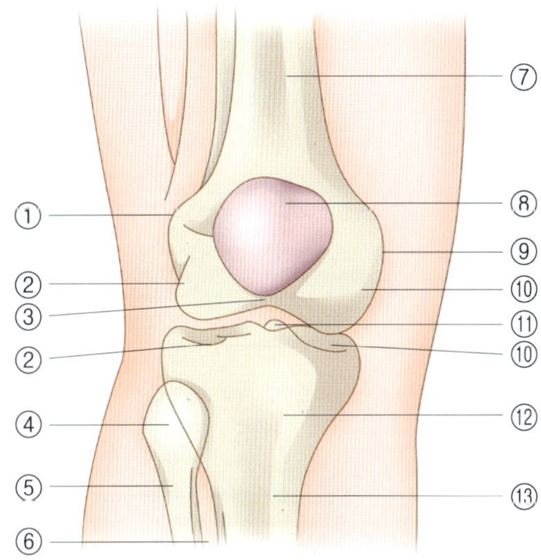

무릎의 정면촬영상과 측방향촬영상(1세)

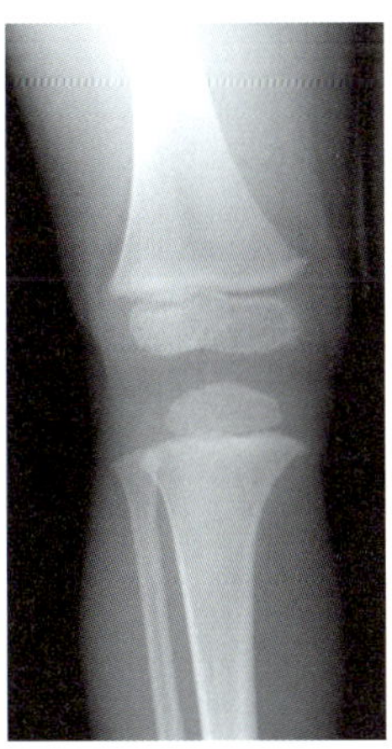

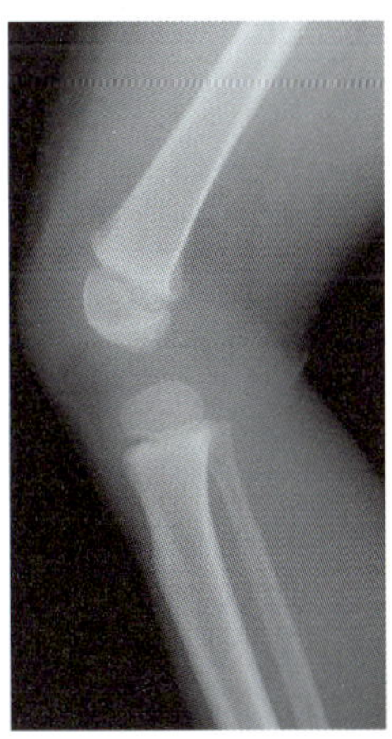

① 가쪽위관절융기(외측상과) *lateral epicondyle*
② 가쪽관절융기(외측과) *lateral condyle*
③ 융기사이오목(과간와) *intercondyloid fossa*
④ 종아리뼈머리(비골두) *head of fibula*
⑤ 종아리뼈목(비골경) *neck of fibula*
⑥ 뼈사이막(골간막) *interosseous membrane*
⑦ 넙다리뼈(대퇴골) *femur*
⑧ 무릎뼈(슬개골) *patella*
⑨ 안쪽위관절융기(내측상과) *medial epicondyle*
⑩ 안쪽관절융기(내측과) *medial condyle*
⑪ 융기사이융기(과간융기) *intercondyloid eminence*
⑫ 정강뼈거친면(경골조면) *tibial tuberosity*
⑬ 정강뼈(경골) *tibia*

무릎(knee)의 정면촬영상(front projection)은 무릎을 완전히 편자세로 촬영하는데, 이 때 무릎뼈(슬개골, patella)는 양쪽 위관절융기(상과, epicondyle) 사이의 중앙에 놓인다. 융기사이오목(과간와, intercondyloid fossa)이나 융기사이융기(과간융기, intercondyloid eminence)는 눈에 잘 띄지 않는다.

무릎의 측방향촬영상 / routine lateral view of knee

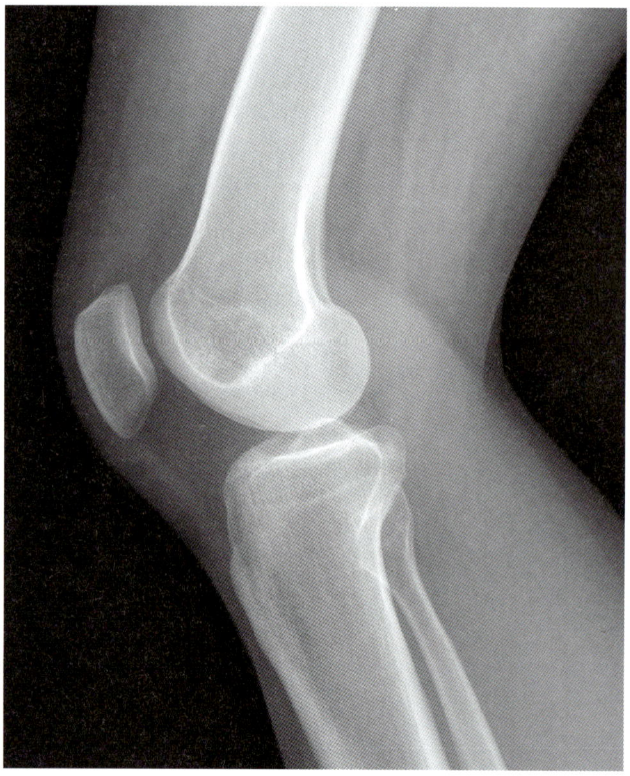

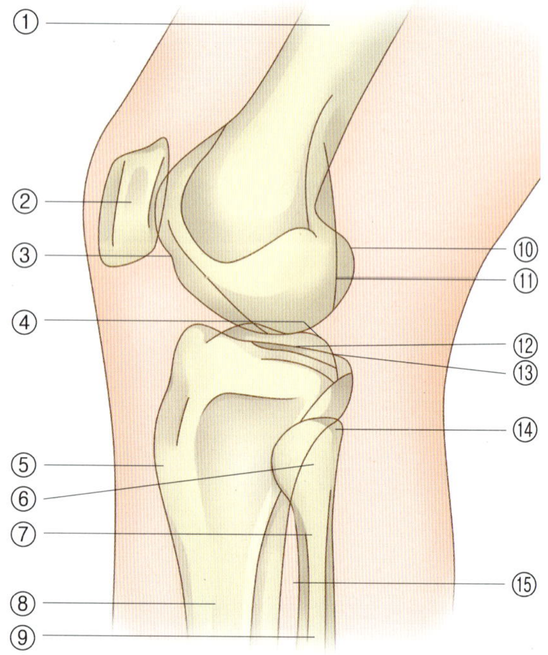

① 넙다리뼈(대퇴골) *femur*
② 무릎뼈(슬개골) *patella*
③ 융기사이오목(과간와) *intercondyloid fossa*
④ 융기사이융기(과간융기) *intercondyloid eminence*
⑤ 정강뼈거친면(경골조면) *tibial tuberosity*
⑥ 종아리뼈머리(비골두) *head of fibula*
⑦ 종아리뼈목(비골경) *neck of fibula*
⑧ 정강뼈(경골) *tibia*
⑨ 종아리뼈(비골) *fibula*
⑩ 안쪽관절융기(내측과) *medial condyle*
⑪ 가쪽관절융기(외측과) *lateral condyle*
⑫ 앞융기사이구역(전과간구) *anterior intercondyloid area*
⑬ 뒤융기사이구역(후과간구) *posterior intercondyloid area*
⑭ 붓돌기(경상돌기) *styloid process*
⑮ 뼈사이막(골간막) *interosseous membrane*

무릎의 발달 / development of knee

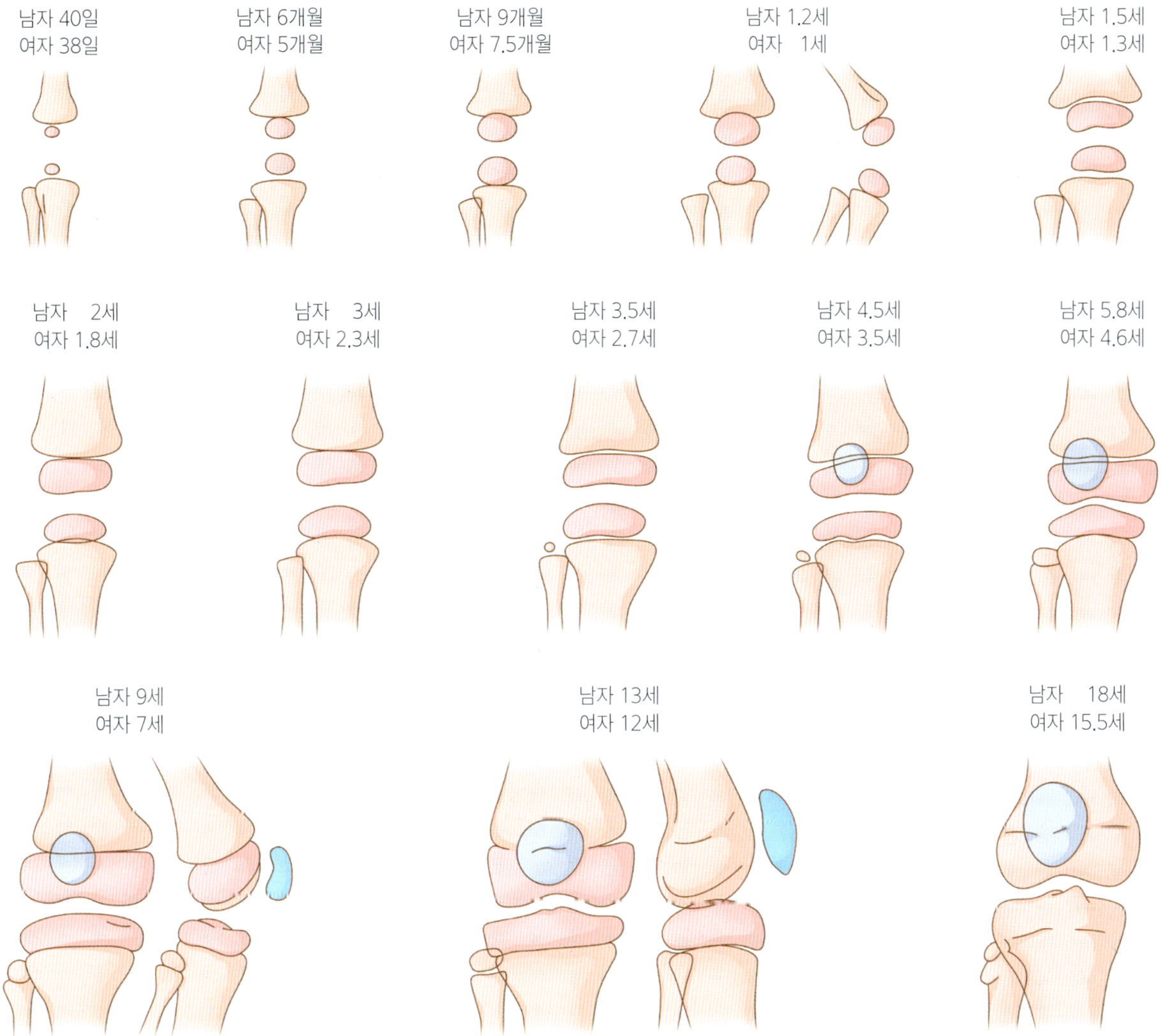

넙다리뼈(대퇴골, femur) 먼쪽뼈끝(원위골단, distal epiphysis)은 출생(birth) 전 또는 후 얼마 지나지 않아 골화(ossification)하기 시작하며, 사춘기(puberty)무렵에는 융합한다.

정강뼈(경골, tibia)의 위뼈끝(상부골단, proximal epiphysis)은 출생 전 또는 후 얼마 지나지 않아 나타난다. 그 앞쪽에는 얇은 혀모양의(linguiform) 돌기(condyle)가 있으며, 나중에 정강뼈거친면(경골조면, tibial tuberosity)이 된다. 정강뼈의 아래뼈끝(하부골단, distal epiphysis)은 상당한 기간이 지난 후에 나타나게 되는데, 보통 2세 전후이다. 정강뼈 아래뼈끝은 위뼈끝보다 약간 이른시기에 정강뼈몸통(경골체, body of tibia)과 융합한다. 아래뼈끝은 18세 무렵에, 위뼈끝은 20세 무렵에 융합한다.

종아리뼈(비골, fibula)의 골화(ossification)는 그 아래뼈끝에서 시작된다(거의 2세 무렵). 위뼈끝은 4세 무렵이다. 아래뼈끝은 20세 무렵에 정강뼈몸통과 융합하며, 위뼈끝은 25세 무렵에 정강뼈몸통과 융합한다. 무릎뼈(슬개골, patella)는 약 3세 때부터 골화(ossification)하기 시작하며, 보통 사춘기 무렵에 완성된다.

무릎의 연조직 / soft tissue of knee

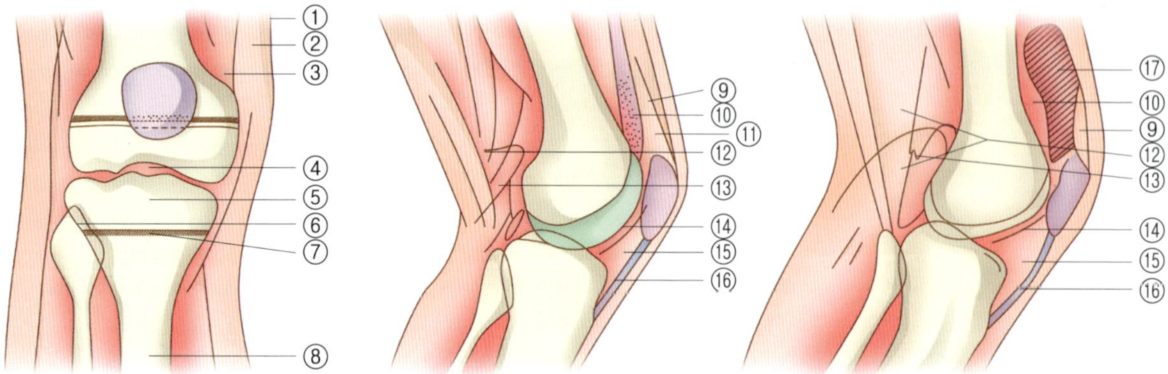

① 피부 *skin*
② 피부밑지방층(피하지방층) *subcutaneous fat*
③ 근육층 *muscle*
④ 관절연골 *interarticular cartilage*
⑤ 뼈끝(골단) *epiphysis*
⑥ 성장판 *growing plate*
⑦ 석회화층 *provisional zone of calcification*
⑧ 뼈몸통(골간) *diaphysis*
⑨ 넙다리네모근 및 힘줄(대퇴사두근 및 건) *quadriceps muscle and tendon*
⑩ 지방조직 *fat pad*
⑪ 무릎위주머니(슬상낭) *suprapatellar bursa*
⑫ 반막모양근(반막양근) 등의 중복상 *layers of semimembranous muscle*
⑬ 장딴지근의 갈래(비복근두) *head of gastrocremius muscle*
⑭ 윤활층(활액막) *synovial membranes(layer)*
⑮ 무릎밑지방층(슬개하지방층) *infrapatellar fat pad*
⑯ 무릎인대(슬개인대) *patellar ligament*
⑰ 액체가 저류된 무릎위주머니(슬상낭) *fluid pooling bursa*

넙다리네모근힘줄(대퇴사두근건, quadriceps muscle and tendon)이 무릎뼈(슬개골, patella)에 부착하는 바로 앞의 뒷면에 인접하여 있는 지방조직(fat tissue)은 음영(shadow)의 감약(attenuation)을 나타낸다. 이것은 정상적으로는 옅은 농도(light concentration)를 보이지만, 액체(fluid)가 관절공간(관절강, articular cavity) 안에 모이면 짙은 음영(dark shadow)을 나타낸다.

무릎의 관절강조영 / arthrography of knee

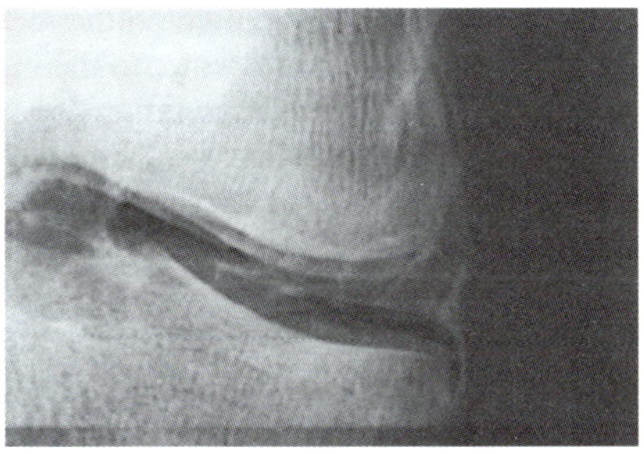

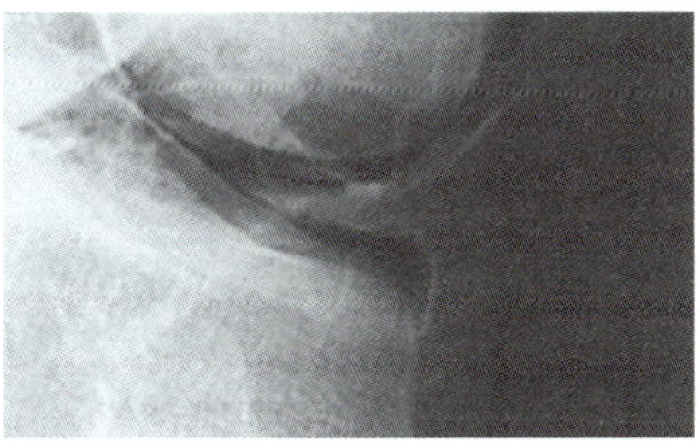

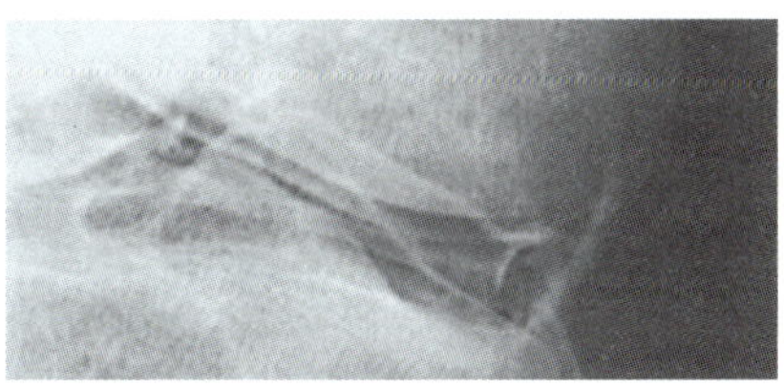

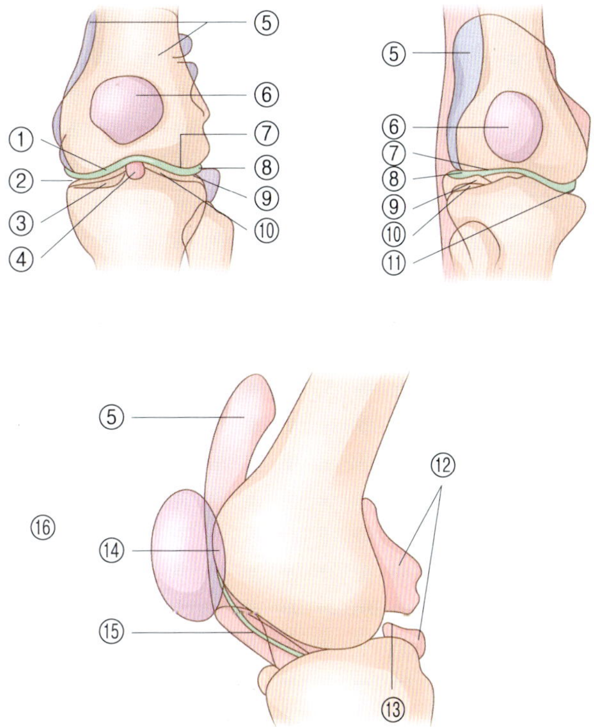

① 넙다리뼈(대퇴골) 안쪽관절융기(내측과) 연골 *cartilage of medial femoral condyle*
② 안쪽반달연골(내측반월연골) *medial meniscus*
③ 정강뼈(경골) 안쪽관절융기(내측과) 연골 *cartilage of medial tibial condyle*
④ 십자인대 *cruciate ligament*
⑤ 무릎위주머니(슬개상포) *suprapatellar bursa*
⑥ 무릎뼈(슬개골) *patella*
⑦ 넙다리뼈(대퇴골) 가쪽관절융기(외측과) 연골 *cartilage of lateral femoral condyle*
⑧ 가쪽반달연골(외측반월연골) *lateral meniscus*
⑨ 오금근(슬와근) *popliteus muscle*
⑩ 정강뼈(경골) 가쪽관절융기(외측과) 연골 *cartilage of lateral tibial condyle*
⑪ 안쪽관절공간(내측관절강) *medial joint space*
⑫ 뒤주머니(후낭) *posterior pouches*
⑬ 뒤중격(후중격) *posterior septum*
⑭ 무릎연골(슬개연골) *cartilage of patella*
⑮ 무릎밑지방체(슬개하지방체) *infrapatellar fat pad*

무릎관절(슬관절, knee joint)에서, 관절강(articular cavity) 주위의 연조직(물렁조직) 구조(soft tissue structures)를 검사하려면 관절강조영법(arthrography)에서는 양성조영제(수성 요오드제, positive contrast medium)를 사용하는 opaque arthrography, 음성조영제(가스성 조영제, negative contrast medium)를 사용하는 pneumoarthrography, 양성조영제와 음성조영제를 함께 사용하여 이중조영을 실시하는 double contrast arthrography 등 세 가지 방법이 있다. 무릎관절(슬관절, knee joint), 엉덩관절(고관절, hip joint), 어깨관절(견관절, shoulder joint), 발목관절(족관절, ankle joint) 등에서 주로 시행(trial)한다.

무릎뼈(슬개골)의 후전방향촬영상 / P-A projection of patella

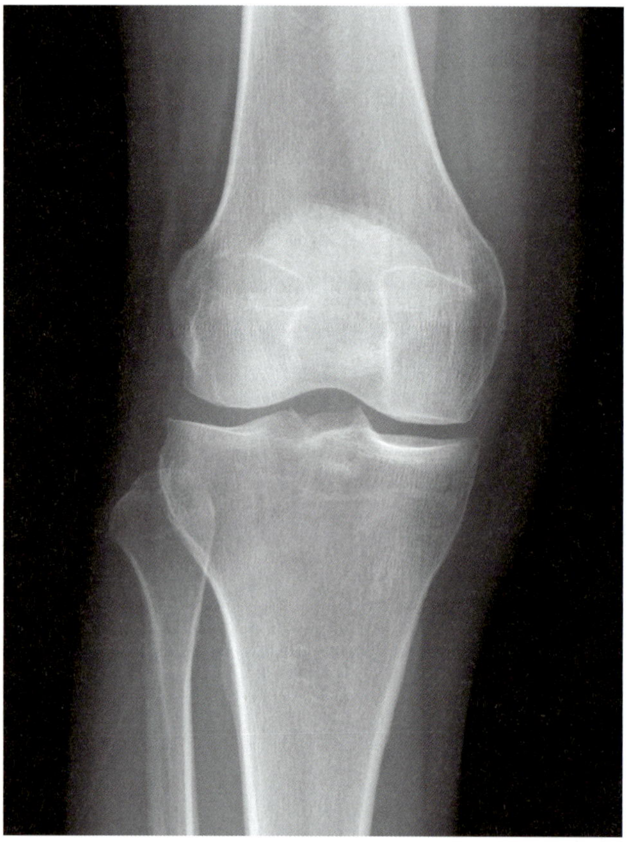

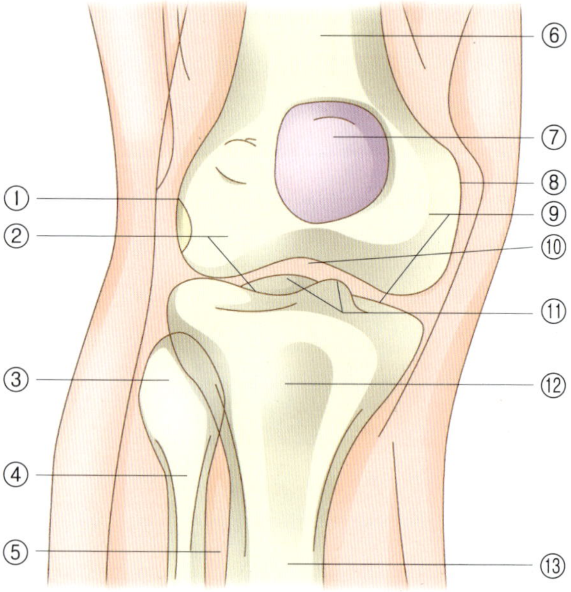

① 가쪽위관절융기(외측상과) *lateral epicondyle*
② 가쪽관절융기(외측과) *lateral condyle*
③ 종아리뼈머리(비골두) *head of fibula*
④ 종아리뼈목(비골경) *neck of fibula*
⑤ 뼈사이막(골간막) *interosseous membrane*
⑥ 넙다리뼈(대퇴골) *femur*
⑦ 무릎뼈(슬개골) *patella*
⑧ 안쪽위관절융기(내측상과) *medial epicondyle*
⑨ 안쪽관절융기(내측과) *medial condyle*
⑩ 융기사이오목(과간와) *intercondyloid fossa*
⑪ 융기사이융기(과간융기) *intercondyloid eminence*
⑫ 정강뼈거친면(경골조면) *tibial tuberosity*
⑬ 정강뼈(경골) *tibia*

무릎(knee)의 후전방향(posterioanterior) 촬영상은 전후(anteroposterior)방향 촬영상보다 무릎뼈(슬개골, patella)가 뚜렷하게 보인다. 이것은 후전방향 촬영에서 무릎뼈가 영상면에 보다 인접되기 때문이다.

촬영을 위해서는, 환자(patient)를 엎드린 자세(prone position)로 위치시키고 넙다리뼈(대퇴골, femur) 중복상(duplication)을 통하여 무릎뼈가 뚜렷하게 되도록 X선노출을 한다.

무릎뼈(슬개골)의 축방향촬영상 / axial view of patella

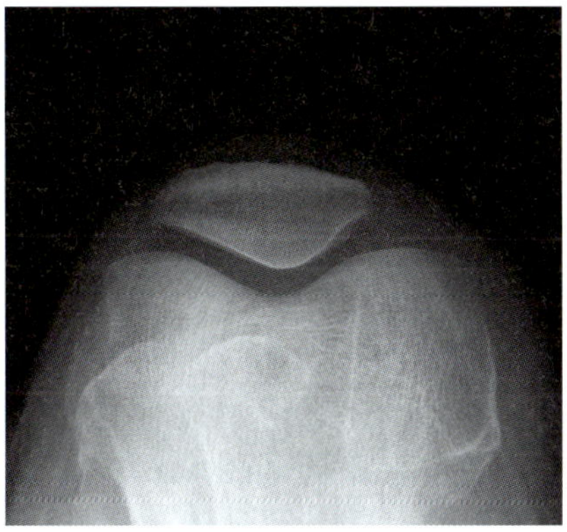

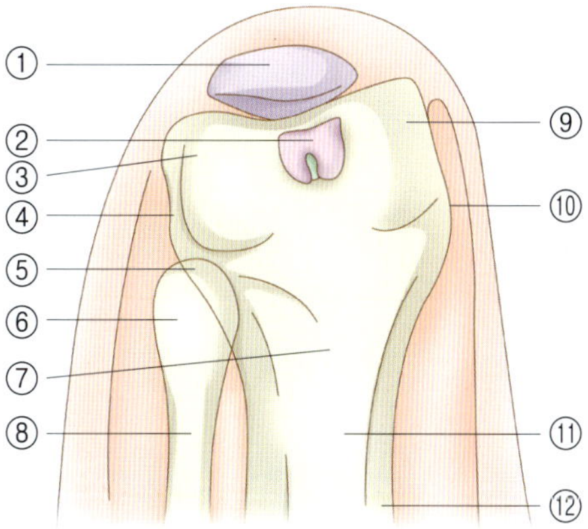

① 무릎뼈(슬개골) *patella*
② 융기사이오목(과간와) *intercondyloid fossa*
③ 가쪽관절융기(외측과) *lateral condyle*
④ 가쪽위관절융기(외측상과) *lateral epicondyle*
⑤ 붓돌기(경상돌기) *styloid process*
⑥ 종아리뼈머리(비골두) *head of fibula*
⑦ 정강뼈거친면(경골조면) *tibial tuberosity*
⑧ 종아리뼈목(비골경) *neck of fibula*
⑨ 안쪽관절융기(내측과) *medial condyle*
⑩ 안쪽위관절융기(내측상과) *medial epicondyle*
⑪ 정강뼈몸통(경골체) *body of tibia*
⑫ 넙다리뼈몸통(대퇴골체) *body of femur*

넙다리뼈(대퇴골, femur)와 무릎뼈(슬개골, patella)사이의 관절면(femuropatellar articulation)이 잘 나타나 보인다. 이 촬영법(radiography)은 무릎뼈의 모양을 따라 "sun-rise" projection 또는 "sky-line" view라고 하며, Settegast method라고도 한다.

종아리(하퇴부)의 정면촬영상 / A-P projection of leg

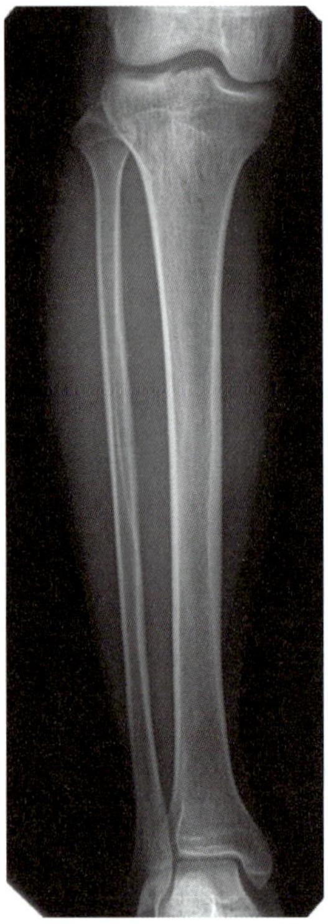

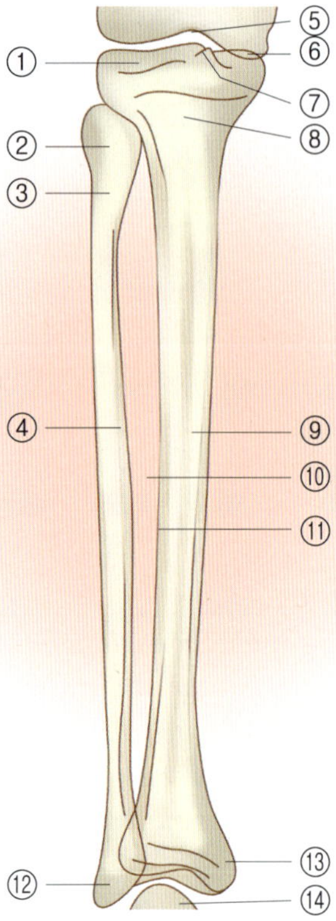

① 가쪽관절융기(외측과) *lateral condyle*
② 종아리머리(비골두) *head of fibula*
③ 종아리목(비골경) *neck of fibula*
④ 종아리몸통(비골체) *shaft of fibula*
⑤ 융기사이오목(과간와) *intercondyloid fossa*
⑥ 안쪽관절융기(내측과) *medial condyle*
⑦ 융기사이융기(과간융기) *intercondyloid eminence*
⑧ 정강뼈거친면(경골조면) *tibial tuberosity*
⑨ 정강뼈몸통(경골체) *shaft of tibia*
⑩ 뼈사이막(골간막) *interosseous membrane*
⑪ 뼈사이능선(골간능) *interosseous crest*
⑫ 가쪽복사(외과) *lateral malleolus*
⑬ 안쪽복사(내과) *medial malleolus*
⑭ 목말뼈(거골) *talus*

장관골(tubular bone)의 몸통부(체부, body)에는 뼈겉질(골피질, cortical substance)을 관통(perforans)하는 영양관(nutrient canal)이 경사져서 뻗어 있다. 특히, 어린이(child)에서 이것을 골절선(fracture line)으로 잘못 알 수도 있다.

영양관(nutrient canal)은 골(bone)의 성장과 더불어 몸통부(body)의 중앙에서 가장자리(border)로 이동하지만, 정강뼈(경골, tibia)에서는 몸쪽부(근위부, proximal)에 있으며 무릎(knee)에서 떨어지는 방향으로 겉질(cortex)을 횡단한다. 종아리뼈(비골, fibula)에서는 몸통부의 중앙에 있으며, 역시 무릎에서 떨어지는 방향을 나타낸다. 넙다리뼈(대퇴골, femur) 몸통부의 영양관은 근위(proximal)쪽 1/3 부분에 있으며, 무릎에서 떨어지는 방향을 나타낸다.

위팔뼈(상완골, humerus), 자뼈(척골, ulna), 노뼈(요골, radius)의 몸통부의 영양관은 팔꿈치(elbow)를 향하는 방향으로 겉질을 횡단한다.

뼈끝(골단, osteoepiphysis)은 다른 영양혈관(nutrition blood vessel)에 의해 영양(nutrition)을 공급받는다.

종아리(하퇴부)의 측방향촬영상 / lateral view of leg

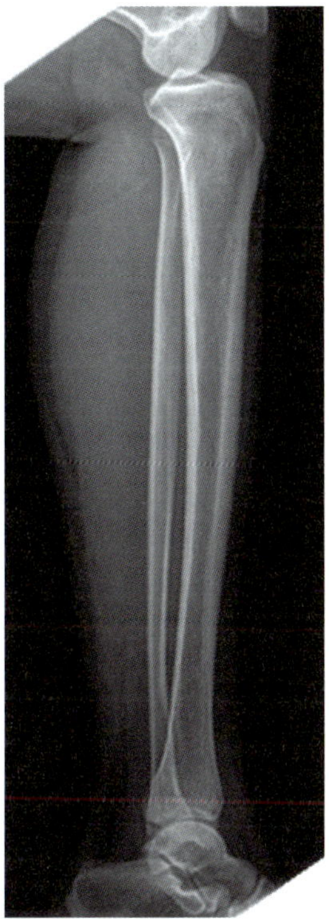

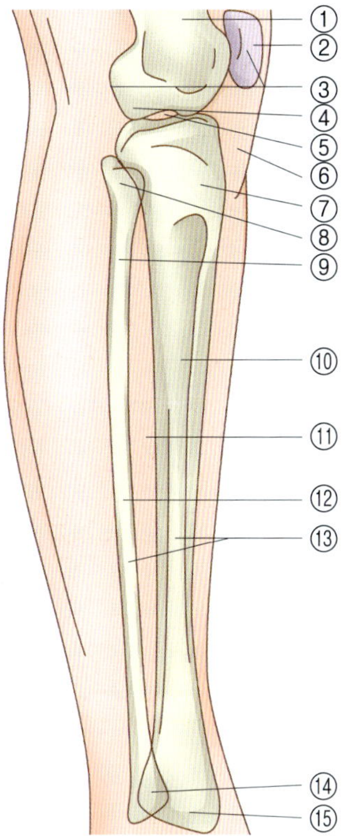

① 넙다리뼈(대퇴골) *femur*
② 무릎뼈(슬개골) *patella*
③ 안쪽관절융기(내측과) *medial condyle*
④ 가쪽관절융기(외측과) *lateral condyle*
⑤ 융기사이융기(과간융기) *intercondyloid eminence*
⑥ 무릎밑지방체(슬개하지방체) *infrapatellar fat pad*
⑦ 정강뼈거친면(경골조면) *tibial tuberosity*
⑧ 종아리뼈머리(비골두) *head of fibula*
⑨ 종아리뼈목(비골경) *neck of fibula*
⑩ 정강뼈(경골) *tibia*
⑪ 뼈사이막(골간막) *inerosseous membrane*
⑫ 종아리뼈(비골) *fibula*
⑬ 골수공간[뼈속질공간](골수강) *bone marrow cavity*
⑭ 가쪽복사(외과) *lateral malleolus*
⑮ 안쪽복사(내과) *medial malleolus*

정강뼈거친면(경골조면, tibial tuberosity)은 정강뼈(경골, tibia) 몸쪽끝(근위단, proximal end)의 앞면(ventral surface)에 돌출한다. 그 크기나 형태는 여러 가지이다. 소아기(childhood)의 골화형태(ossification morphological)는 변이(variation)가 많다. 분리된 뼈발생중심(골화중심, ossification center)을 골절(fracture) 또는 Osgood-Schlatter병으로 오인할 수도 있다.

발목관절(족관절)의 정면촬영상 / A-P projection of ankle joint

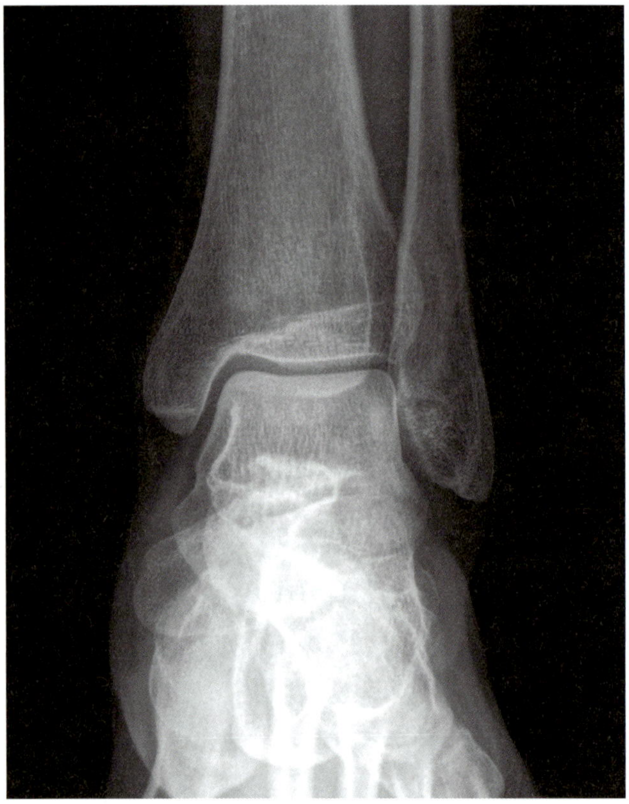

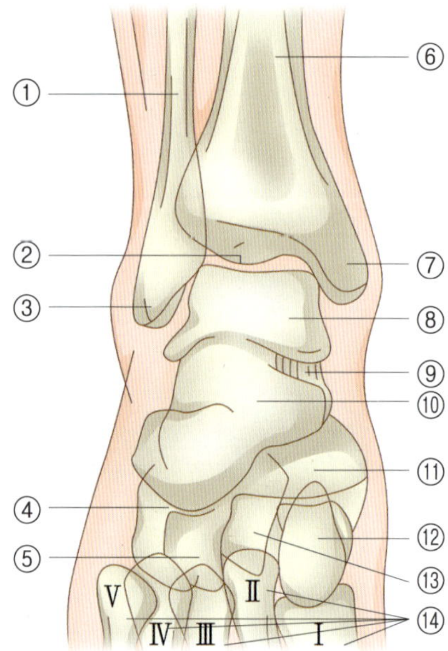

① 종아리뼈(비골) *fibula*
② 목말정강관절(거퇴관절) *talotibial joint*
③ 가쪽복사(외과) *lateral malleolus*
④ 입방뼈(입방골) *cuboid bone*
⑤ 가쪽쐐기뼈(외측설상골) *lateral cuneiform*
⑥ 정강뼈(경골) *tibia*
⑦ 안쪽복사(내과) *medial malleolus*
⑧ 목말뼈(거골) *talus*
⑨ 목말발꿈치관절(거종관절) *talocalcaneal joint*
⑩ 발꿈치뼈(종골) *calcaneus*
⑪ 발배뼈(주상골) *navicular bone*
⑫ 안쪽쐐기뼈(내측설상골) *medial cuneiform*
⑬ 중간쐐기뼈(중간설상골) *intermediate cuneiform*
⑭ 발허리뼈(중족골) *metatarsals*

가쪽복사(외과, lateral malleolus)는 발목관절(족관절, ankle joint) 정면촬영상(front projection)에서 부분적으로만 보인다. 또한 발목뼈(족근골, tarsal bone)의 목말뼈(거골, talus)쪽도 잘 보이지 않는다. 반면에, 목말정강관절(거퇴관절, talotibial joint)면 및 안쪽복사(내과, medial malleolus)는 잘 관찰할 수 있다.

발목관절(족관절)의 측방향촬영상 / lateral view of ankle joint

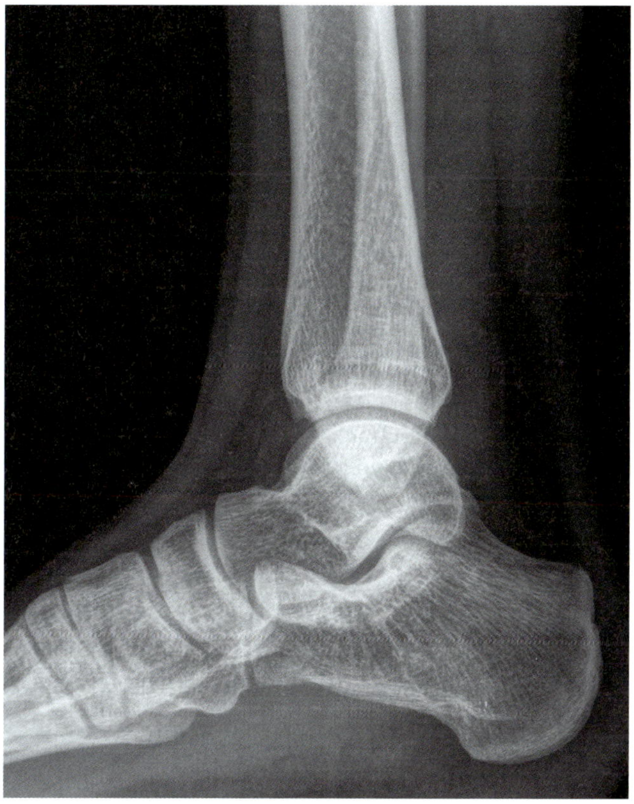

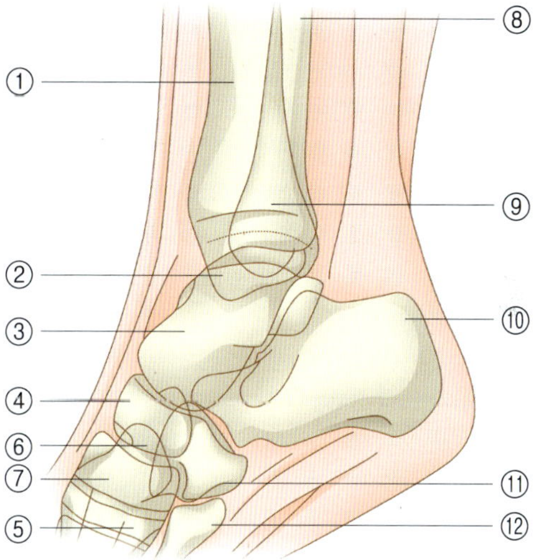

① 징강뼈(경골) *tibia*
② 안쪽복사(내과) *medial malleolus*
③ 목말뼈(거골) *talus*
④ 발배뼈(주상골) *navicular bone*
⑤ 안쪽쐐기뼈(내측설상골) *medial cuneiform*
⑥ 중간쐐기뼈(중간설상골) *intermediate cuneiform*
⑦ 가쪽쐐기뼈(외측설상골) *lateral cuneiform*
⑧ 종아리뼈(비골) *fibula*
⑨ 가쪽복사(외과) *lateral malleolus*
⑩ 발꿈치뼈(종골) *calcaneus*
⑪ 입방뼈(입방골) *cuboid bone*
⑫ 다섯째 발허리뼈(중족골) 바닥(저부) *base of metatarsal* V

발목관절(족관절, ankle joint) 측방향(lateral) 촬영상에서는 가쪽복사(외과, lateral malleolus) 및 안쪽복사(내과, medial malleolus)가 서로 겹쳐서 보이며, 목말정강관절(거퇴관절, talotibial joint), 안쪽복사의 앞입술(전순, anterior lip) 및 뒤입술(후순, posterior lip), 가쪽복사의 횡관계를 알 수 있다.

발목관절(족관절)의 사방향촬영상 / oblique view of ankle joint

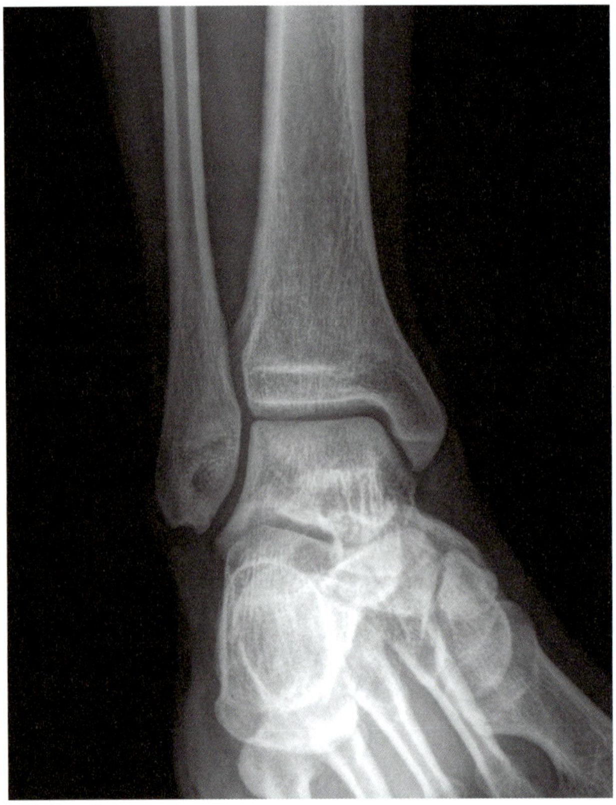

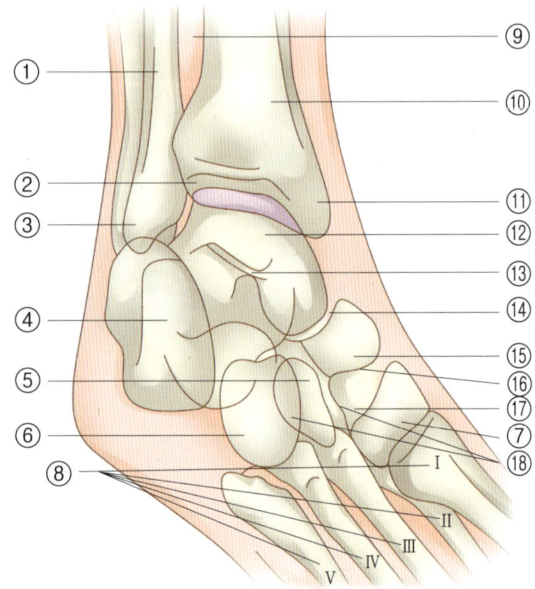

① 종아리뼈(비골) *fibula*
② 목말정강관절(거퇴관절) *talotibial joint*
③ 가쪽복사(외과) *lateral malleolus*
④ 발꿈치뼈(종골) *calcaneus*
⑤ 가쪽쐐기뼈(외측설상골) *lateral cuneiform*
⑥ 입방뼈(입방골) *cuboid bone*
⑦ 안쪽쐐기뼈(내측설상골) *medial cuneiform*
⑧ 발허리뼈(중족골) *metatarsals*
⑨ 뼈사이막(골간막) *interosseus membrane*
⑩ 정강뼈(경골) *tibia*
⑪ 안쪽복사(내과) *medial malleolus*
⑫ 목말뼈(거골) *talus*
⑬ 목말발꿈치관절(거종관절) *talocalcaneal joint*
⑭ 목말발배관절(거주관절) *talonavicular joint*
⑮ 발배뼈(주상골) *navicular bone*
⑯ 중간쐐기뼈(중간설상골) *intermediate cuneiform*
⑰ 쐐기발배관절(설주관절) *naviculocuneiform joint*
⑱ 쐐기사이관절(설간관절) *intercuneiform jont*

발목관절(족관절, ankle joint) 사방향 촬영상(oblique projection)은 주로 가쪽복사(외과, lateral malleolus) 및 정강종아리관절(경비관절, tibiofibular articulation)을 상세하게 관찰하기 위해 촬영한다. 또한, 가쪽복사와 목말뼈(거골, talus) 사이를 확실히 알 수 있다. 목말정강관절(거퇴관절, talotibial joint)과 목말종아리관절(거비관절, talofibular joint)도 잘 나타난다.

발목관절(족관절)의 발달 / development of ankle joint

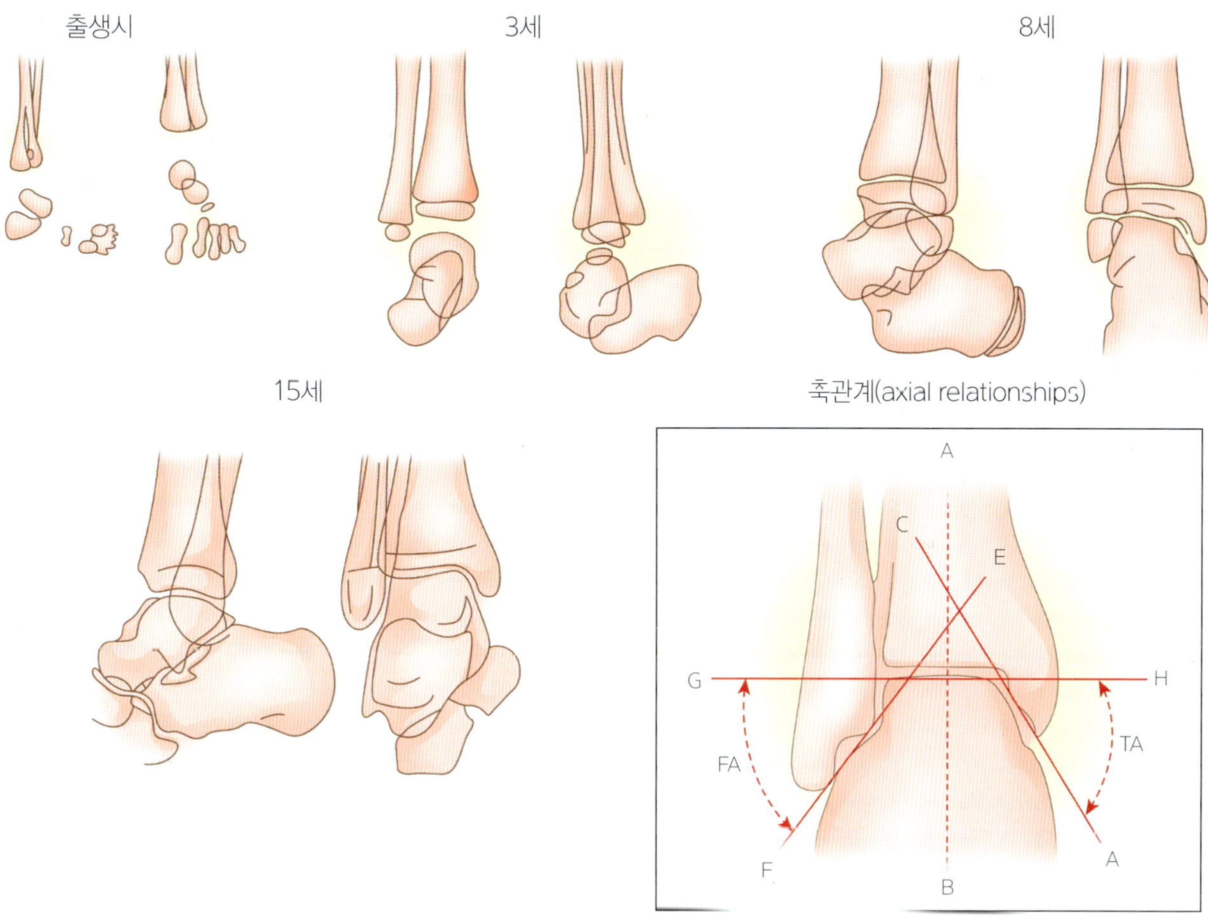

발목뼈(족근골, tarsal bone)의 골화(ossification)는 태어날 때부터 발꿈치뼈(종골, calcaneus), 목말뼈(거골, talus), 입방뼈(입방골, cuboid bone)에서 시작된다. 1세까지 가쪽쐐기뼈(외측설상골, lateral cuneiform bone)가 골화한다. 3세까지는 발배뼈(주상골, navicula)가 골화한다. 그 후, 4세까지 안쪽(medial) 및 중간쐐기뼈(intermediate cuneiform bone)[내측(medial) 및 중간설상골(intermediate cuneiform bone)]가 골화한다. 발꿈치뼈융기(종골융기, calcaneal tuberosity)는 여자는 8세, 남자는 10세 무렵에 골화하며, 각각 15세, 18세에 융합(amalgamation)한다.

발목관절(족관절, ankle joint)의 정상적인 축관계(axis relationship)는 다음과 같다.

1. 정강뼈몸통(경골체, body of tibia)의 축(axial)은 발목관절면(ankle articular surface)의 수평선(horizon)과 직각을 이루며, 목말뼈(거골, talus)의 수직과 연속된다.
2. 안쪽복사(내과, medial malleolus)관절면(articular surface)의 접선(tangent)은 발목관절면 수평선(horizon)과 45~60도(평균 53도)의 각도를 이룬다.
3. 가쪽복사(외과, lateral malleolus)관절면의 접선은 발목관절면 수평선과 45~63도(평균 52도)의 각도를 이룬다.

발목관절(족관절) / ankle joint

Boehler각(Boehler's angle)

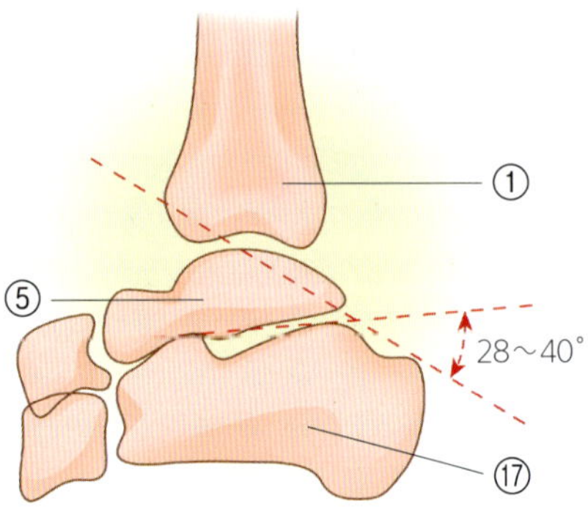

발목관절 관상단면(coronal section of ankle joint)

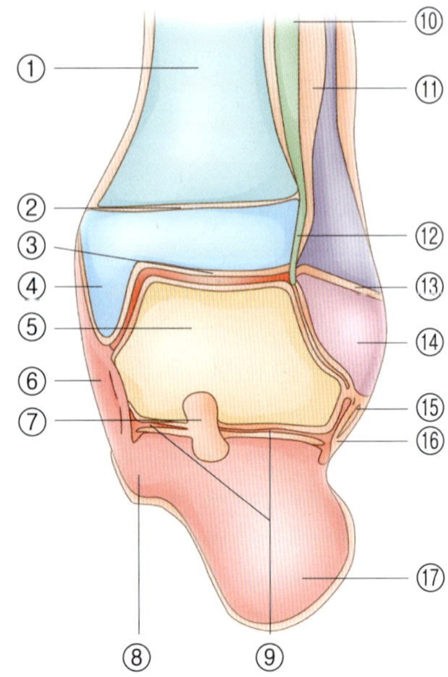

① 정강뼈몸통(경골체) *shaft(diaphysis) of tibia*
② 뼈끝판(골단판) *epiphyseal disk*
③ 발목관절(족관절) *ankle joint*
④ 안쪽복사(내과) *medial malleolus*
⑤ 목말뼈몸통(거골체) *body of astragalus(talus)*
⑥ 안쪽[삼각]인대 정강발꿈치부(경종부)
tibiocalcaneal part of medial or deltoid ligament of ankle joint
⑦ 뼈사이목말발꿈치인대(골간거종인대)
interosseous talocalcaneal ligament
⑧ 목말받침돌기(재거돌기) *sustentaculum tali*
⑨ 목말발꿈치관절(거종관절) *talocalcaneal articulation*
⑩ 뼈사이막(골간막)
interosseous membrane or ligament of leg
⑪ 종아리뼈(비골) 뼈몸통부(비골 골간부)
shaft(diaphysis) of fibula
⑫ 아래정강종아리관절(하경비관절)
inferior tibiofibular articulation
⑬ 뼈끝판(골단판) *epiphyseal disk*
⑭ 가쪽복사(외과) *lateral malleolus*
⑮ 가쪽목말발꿈치인대(외측거종인대)
external[lateral] talocalcaneal ligament
⑯ 관절주머니인대(관절포) *capsular ligament*
⑰ 발꿈치뼈(종골) *calcaneus*

Boehler각이란 목말발꿈치관절(거종관절, talocalcaneal articulation) 뒤·위모서리(margin)에서 발꿈치뼈(종골, calcaneus) 뒤·위모서리를 이은 선과 목말발꿈치관절 뒤·위모서리에서 발꿈치입방관절(종입방관절, calcaneocuboid joint) 위 관절선을 이은 선이 이루는 각이며, 거의 30~35도를 이룬다. 정상한계(normal limit)는 28~40도이며, 28도 이하 및 40도 이상은 이상(abnormality)이다.

발꿈치뼈 골절(fracture)시 Boehler각은 감소한다. Boehler각이 감소하면 외상성 편평족(flat-foot)이 되거나, 목말발꿈치관절의 관절면이 잘 맞지 않게 되어 오랫동안 동통(pain)을 호소하게 되며, 보행장해(ambulation hindrance)를 일으킨다.

발목관절(족관절, ankle joint)은 정강뼈(경골, tibia) 및 종아리뼈(비골, fibula)의 아래끝과 목말뼈(거골, talus)의 윗면으로 형성된다.

발의 정면촬영상 / A-P projection of foot

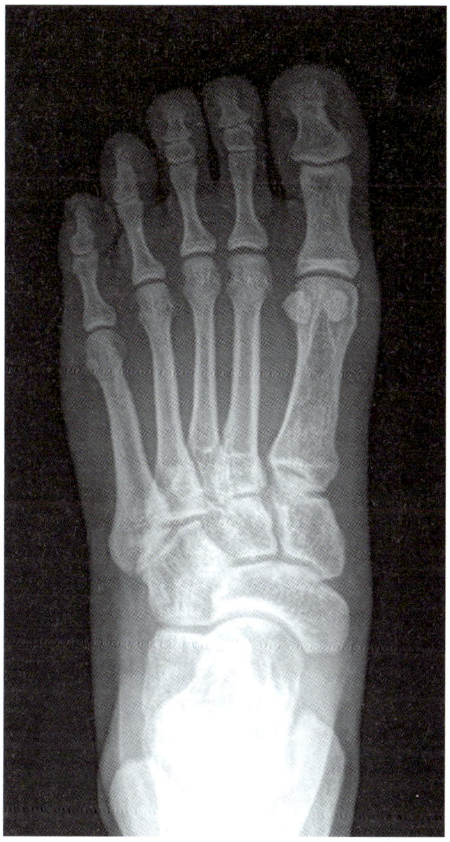

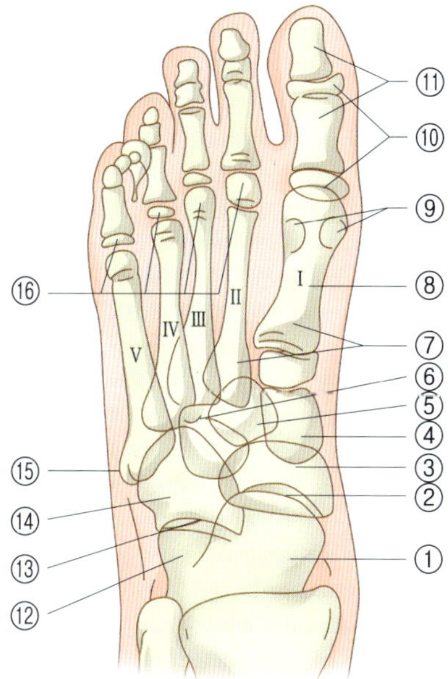

① 목말뼈(거골) *talus*
② 목말발배관절(거주관절) *talonavicular joint*
③ 발배뼈(주상골) *navicular bone*
④ 안쪽쐐기뼈(내측설상골) *medial cuneiform*
⑤ 중간쐐기뼈(중간설상골) *intermediate cuneiform*
⑥ 가쪽쐐기뼈(외측설상골) *lateral cuneiform*
⑦ 발허리뼈(중족골) 바닥(저부) *base of metatarsals*
⑧ 발허리뼈(중족골) *metatarsals*
⑨ 종자뼈(종자골) *sesamoid bones*
⑩ 유합되지 않은 뼈끝(골단) *ununited epiphysis*
⑪ 발가락뼈(지골) *phalanges*
⑫ 발꿈치뼈(종골) *calcaneus*
⑬ 발꿈치입방관절(종입방관절) *calcaneocuboid joint*
⑭ 입방뼈(입방골) *cuboid bone*
⑮ 발허리뼈(중족골) 바닥(저부)의 뼈끝(골단) *epiphysis at base of metatarsals*
⑯ 발허리뼈(중족골) 머리(두부)의 뼈끝(골단) *epiphysis of metatarsal heads*

발의 정면촬영상(AP projection of foot)은 발목관절(ankle joint) 정면촬영상과 더불어 모든 발목뼈(족근골, tarsal bone)를 동시에 나타내는 데에 쓰일 수 있다. 목말뼈(거골, talus)는 이 방법으로는 뚜렷하게 나타나지 않지만, 먼쪽(원위, distal) 발목뼈(anterior tarsals)는 발목관절 정면촬영상에서보다 뚜렷하게 나타난다.

발의 측방향촬영상 / lateral view of foot

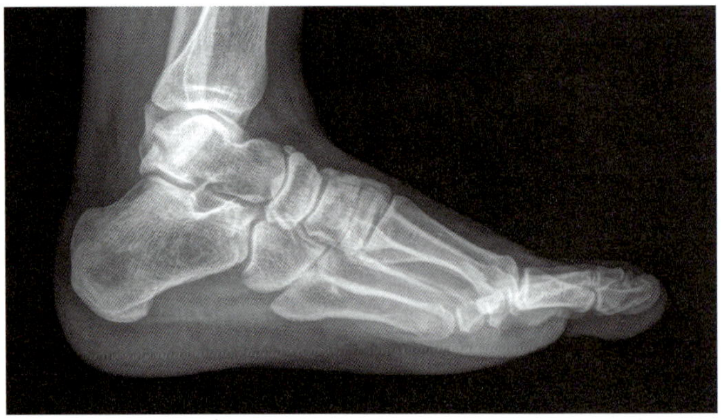

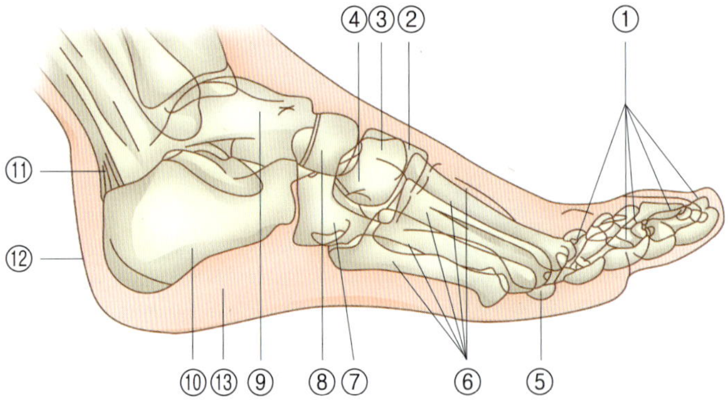

① 발가락뼈(지골) *phalanges*
② 안쪽쐐기뼈(내측설상골) *medial cuneiform*
③ 중간쐐기뼈(중간설상골) *intermediate cuneiform*
④ 가쪽쐐기뼈(외측설상골) *lateral cuneiform*
⑤ 종자뼈(종자골) *sesamoid bone*
⑥ 발허리뼈(중족골) *metatarsals*
⑦ 입방뼈(입방골) *cuboid bone*
⑧ 발배뼈(주상골) *navicular bone*
⑨ 목말뼈(거골) *talus*
⑩ 발꿈치뼈(종골) *calcaneus*
⑪ 피부 *skin*
⑫ 발꿈치, 아킬레스힘줄(아킬레스건) *Achilles tendon(tendo calcaneus)*
⑬ 발꿈치 연조직 *heel pad*

발의 측방향촬영상(lateral view of foot)에서는 발목뼈(족근골, tarsal bones) 및 발목관절(ankle joint)의 측면상(lateral)을 얻을 수 있으며, 다섯 개의 발허리뼈(중족골, metatarsal bone)은 서로 겹쳐진다. 그래서 작은 상처는 상세히 보이지 않아 지나쳐 버리기 쉬우나, 발바닥활(족궁, longitudinal plantar arch)은 뚜렷하게 나타나며, 이물(foreign body)의 위치도 확실하게 알 수 있다. 중심X선을 발꿈치뼈(종골, calcaneus)에 맞추어 측방향(lateral) 촬영을 하면, Boehler각을 나타내는데 유리하다.

발허리뼈의 몸통부(body)는 태어날 때부터 골화(ossification)하며, 첫째 발허리뼈 바닥(저부, base) 및 둘째~다섯째 발허리뼈머리(두부, head)의 뼈끝(골단, osteoepiphysis)은 여자에게는 거의 2세 무렵, 남성에게는 3세 무렵에 나타나며, 각각 15~18세에 융합된다. 각각의 발가락뼈(지골, phalanges) 바닥(저부)도 마찬가지이다.

발의 사방향촬영상 / oblique view of foot

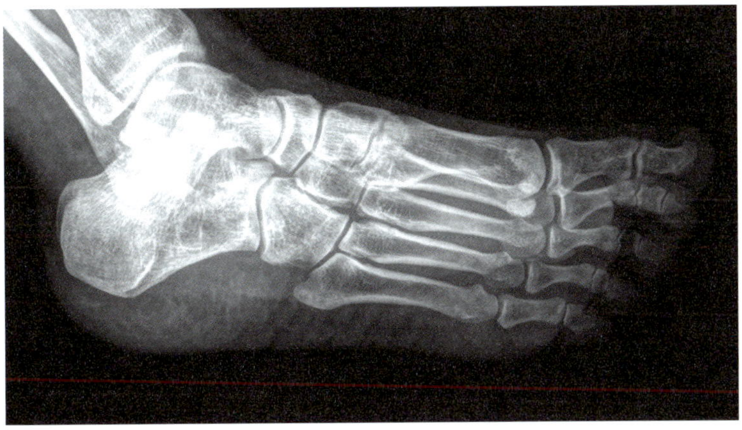

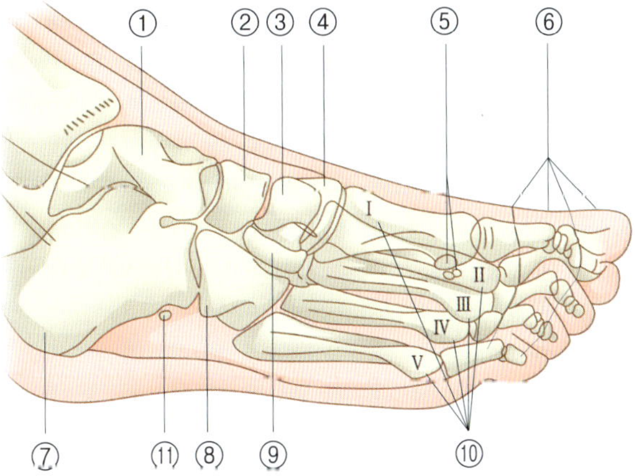

① 목말뼈(거골) *talus*
② 발배뼈(주상골) *navicular bone*
③ 중간쐐기뼈(중간설상골) *intermediate cuneiform*
④ 안쪽쐐기뼈(내측설상골) *medial cuneiform*
⑤ 종자뼈(종자골) *sesamoid bones*
⑥ 발가락뼈(지골) *phalanges*
⑦ 발꿈치뼈(종골) *calcaneus*
⑧ 입방뼈(입방골) *cuboid bone*
⑨ 가쪽쐐기뼈(외측설상골) *lateral cuneiform*
⑩ 발허리뼈(중족골) *metatarsals*
⑪ 과잉뼈(과잉골) *supernumerary bone*

발의 사방향촬영(oblique view of foot)은 특히 발목뼈사이관절(족근골간관절, intertarsal joints)을 나타내는 데 적합하다. 발의 사방향 촬영상에서는 여러 가지 발목뼈(족근골, tarsal bone)의 윤곽(configuration)이 뚜렷하게 나타나며, 다섯째 발허리뼈(중족골, metatarsal bone)의 바닥(저부, base)과 마찬가지로 넷째, 다섯째 발허리뼈와 발가락뼈(지골, phalanges)와의 관절면(articular surface)이 상세하게 나타난다.

Medial oblique projection에서는 발목뼈공동(족근동, sinus tarsi)도 잘 나타난다.

발꿈치뼈(종골) 축방향촬영상 / axial view of calcaneus

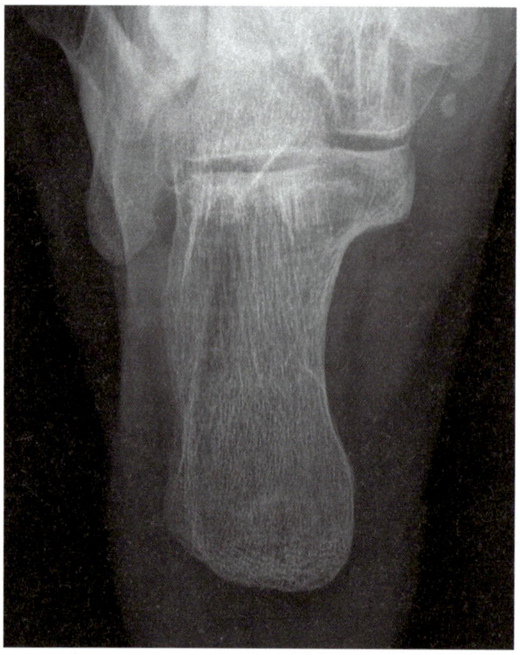

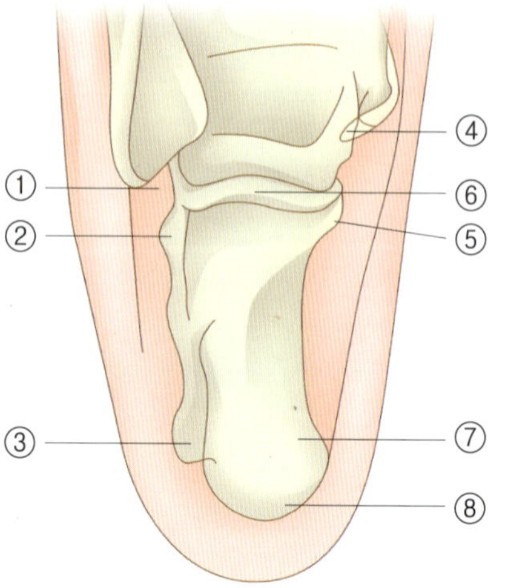

① 긴비골근힘줄고랑(장비골근건구)
groove for tendon of peroneus longus
② 도르래돌기(활차돌기) *trochlear process*
③ 발꿈치뼈융기 가쪽돌기(외측돌기) *lateral process*
④ 긴엄지굽힘근힘줄고랑(장모지굴근건구)
sulcus for tendon of flexor hallucis longus
⑤ 목말받침돌기(재거돌기) *sustentaculum tali*
⑥ 목말발꿈치관절(거종관절) *talocalcaneal joint*
⑦ 발꿈치뼈융기 안쪽돌기(내측돌기) *medial process*
⑧ 발굼치뼈융기(종골융기) *tuberosity of calcaneus*

발꿈치뼈(종골, calcaneus) 축방향 촬영상(axial view)에서는 발꿈치뼈의 2/3이 뚜렷하게 나타난다. 이 영상에서는 발꿈치뼈 몸통부(체부, body) 및 뒤꼭대기부(후첨부) 골절(fracture) 등을 알 수 있다.

이 촬영법에는 plantodosal projection(바로 누운 자세 또는 앉은 자세)과 dorsoplantar projection(엎드린 자세 또는 선 자세)이 있다.

골절의 분류 / various types of fractures

가로골절
(transverse fx.)

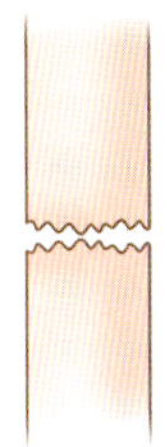

경사골절
(oblique fx.)

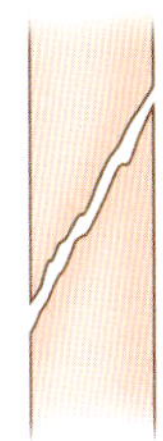

나선형 골절
(screw-like fx.)

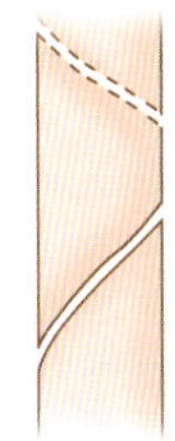

분쇄골절
(comminuted fx.)

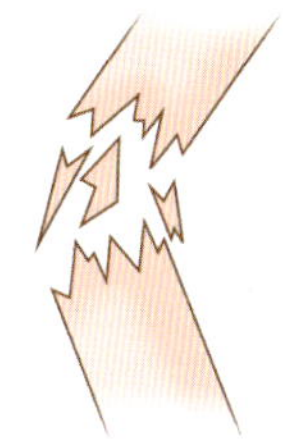

쇄편골절
(chip fx.)

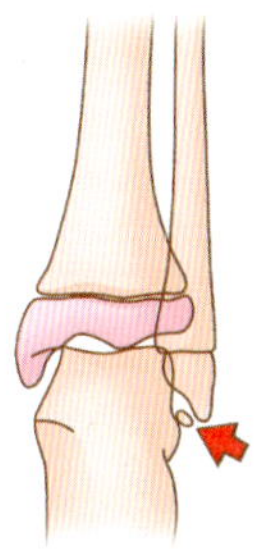

T,V,Y상 골절
(T, V or Y fx.)

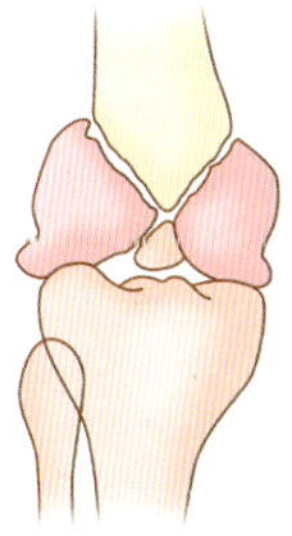

끼임골절(감입골절)
(impacted fx.)

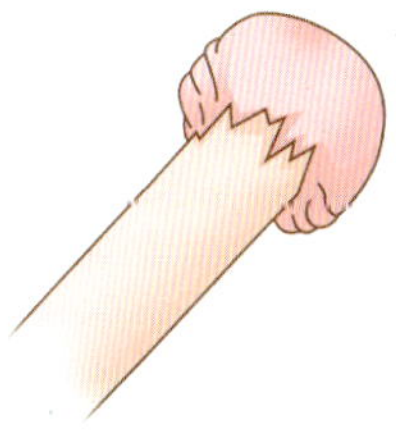

세로골절
(longitudinal fx.)

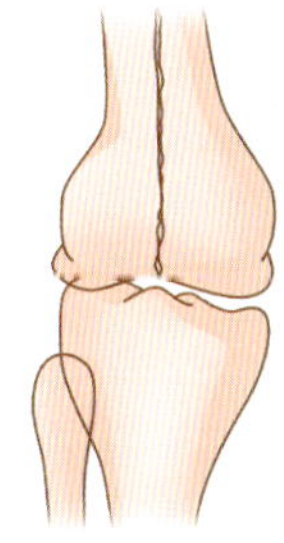

부전골절
(insufficiency fx.)

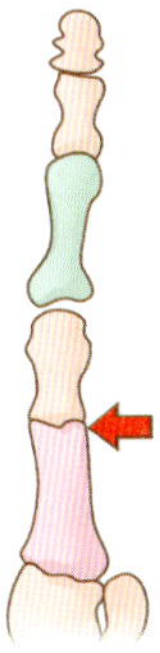

병적골절
(pathologic fx.)

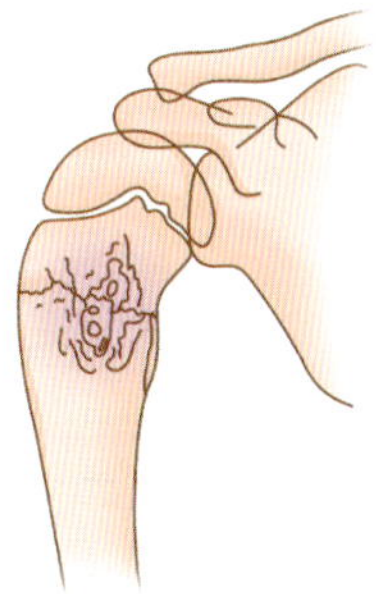

압박골절
(compression fx.)

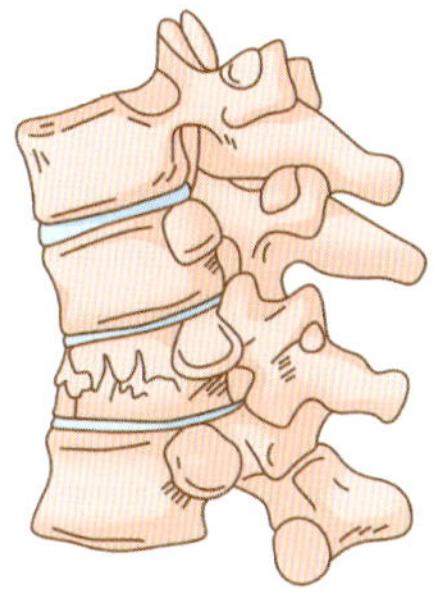

골절(fracture)의 경우에는 최초진단(initial diagnosis)을 위한 X선검사뿐만 아니라, 변형(reduction) 후나 고정(immobilization) 후, 자세(position)의 변동, 애벌뼈(가골, callus)의 형성시기, 석고붕대(cast) 또는 견인(traction) 변화(change) 후, 최종퇴원(final discharge) 전 등에 반복하여 X선검사를 시행한다.

팔[상지]의 가로단면 / cross - section of upper limb

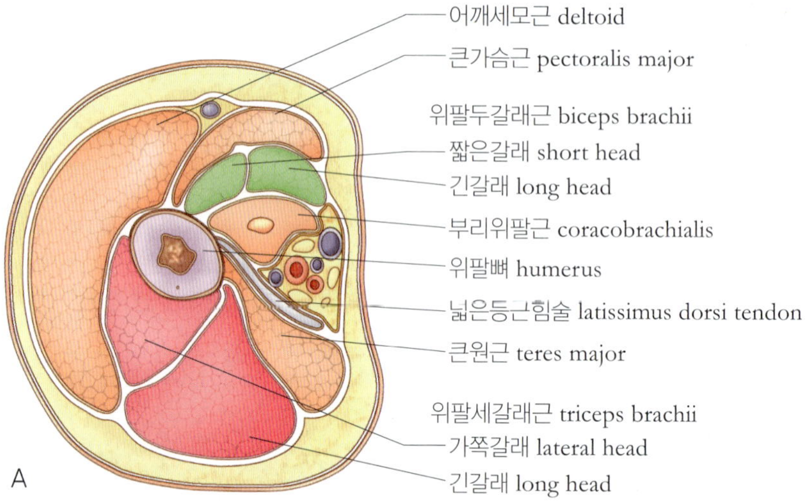

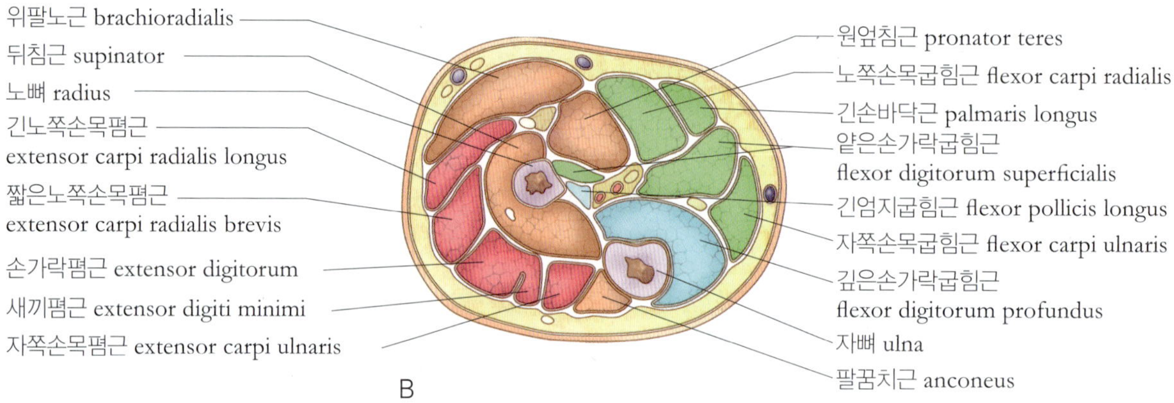

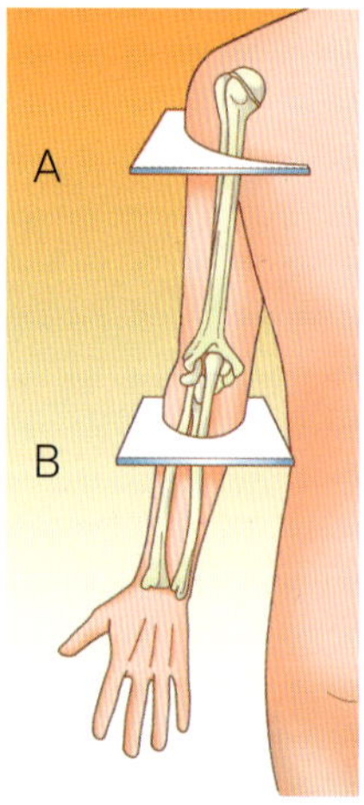

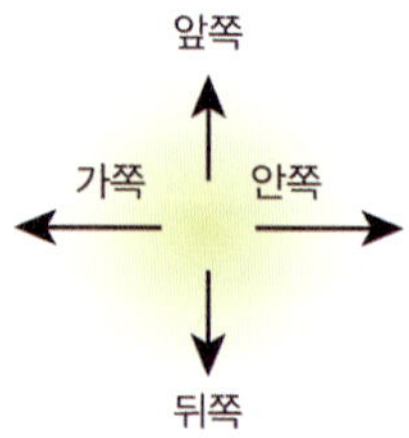

어깨관절(견관절)의 MR영상(1)-횡단면상 / axial MR image of shoulder

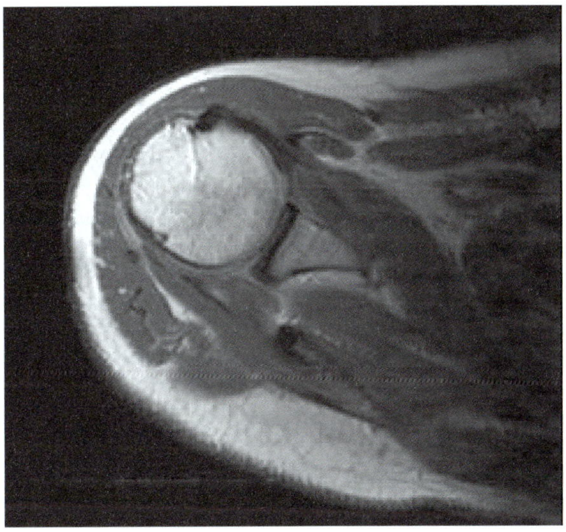

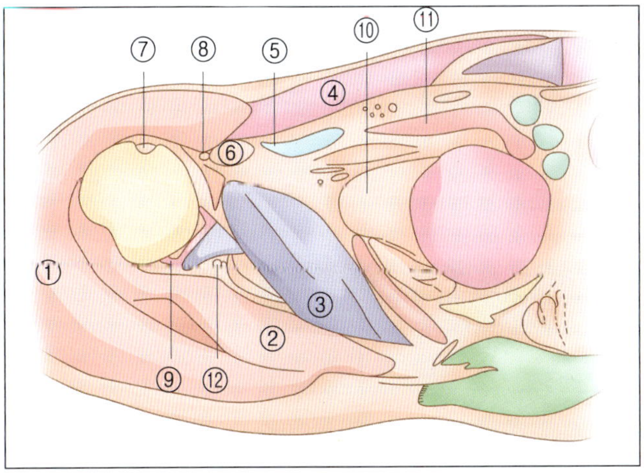

① 어깨세모근(삼각근) *deltoid muscle*
② 가시아래근(극하근) *infraspinous muscle*
③ 어깨밑근(견갑하근) *subscapular muscle*
④ 큰가슴근(대흉근) *pectoralis major muscle*
⑤ 작은가슴근(소흉근) *pectoralis minor muscle*
⑥ 부리위팔근(오훼완근) *coracobrachial muscle*
⑦ 위팔두갈래근 긴갈래힘줄(상완이두근 장두건) *tendon of long head of biceps brachii muscle*
⑧ 위팔두갈래근 짧은갈래힘줄(상완이두근 단두건) *tendon of short head of biceps brachii muscle*
⑨ 오목테두리(관절순) *glenoidal labrum*
⑩ 빗장밑동맥(쇄골하동맥) *subclavian artery*
⑪ 빗장밑정맥(쇄골하정맥) *subclavian vien*
⑫ 어깨밑동맥(견갑하동맥) *subscapular artery*

횡단면상(axial image)에서 위팔뼈머리(상완골두, humeral head)와 접시오목(관절와, glenoid cavity)의 관계가 잘 나타나고 있다.

어깨세모근(삼각근, deltoid muscle)이 위팔뼈머리 앞쪽(anterior)에서 바깥뒤쪽의 주위에 있고, 가시아래근(극하근, infraspinous muscle)은 어깨뼈(견갑골, scapula)의 뒤쪽, 어깨밑근(견갑하근, subscapular muscle)은 앞쪽에 있다. 위팔두갈래근힘줄(상완이두근건, tendon of biceps brachii muscle)은 긴갈래힘줄(장두건, tendon of long head)이 위팔뼈머리의 앞면, 짧은갈래 힘줄(단두건, tendon of short head)은 약간 안쪽에 있다. 앞부분의 오목테두리(관절순, glenoidal labrum)는 습관성 탈구(habitual dislocation)로 째짐(단렬, tear)되어 있는 것이 나타나기도 한다.

어깨관절(견관절)의 MR영상(2)-관상 · 시상단면상 / oblique coronal and sagittal MR images of shoulder

A. 관상단면상(oblique coronal image)

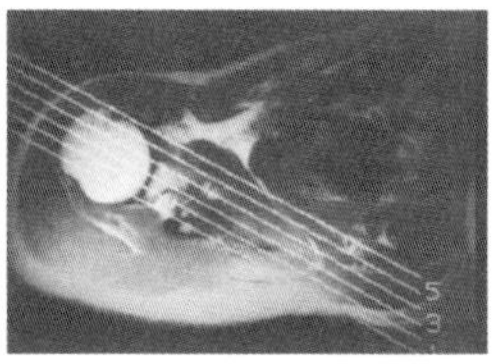

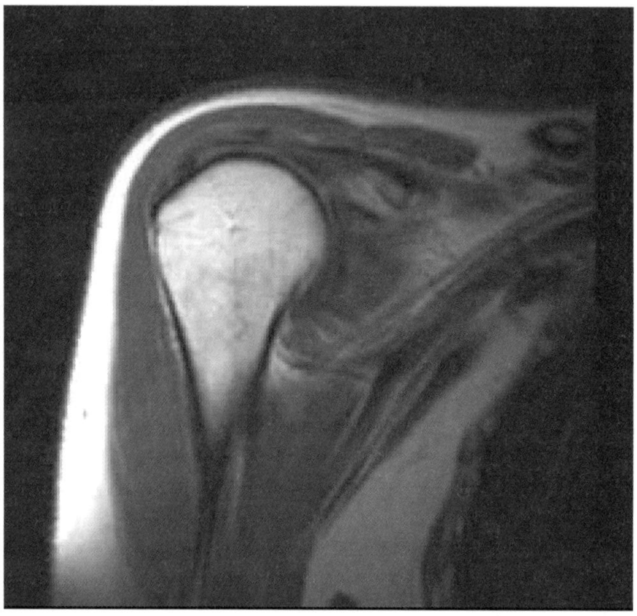

B. 시상단면상(oblique sagittal image)

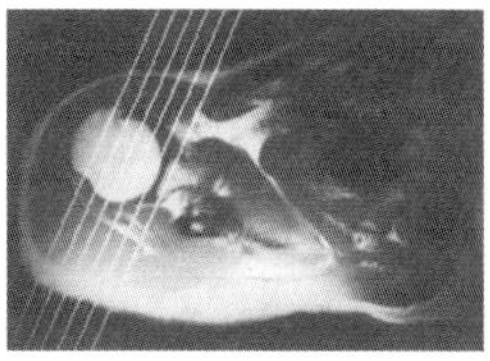

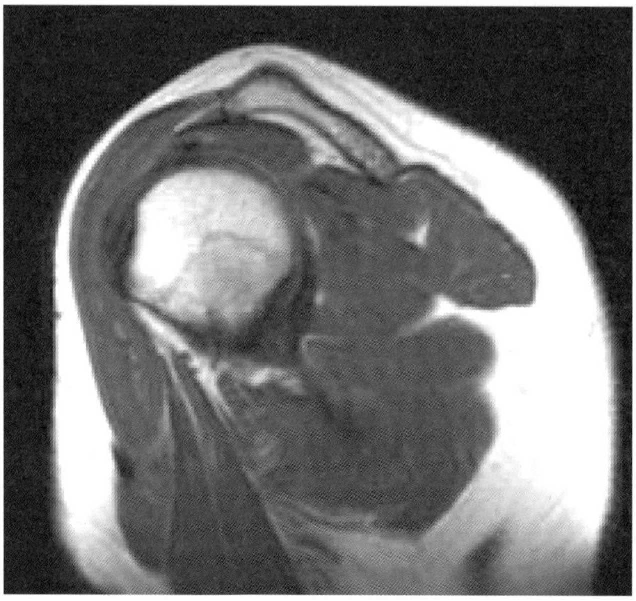

A

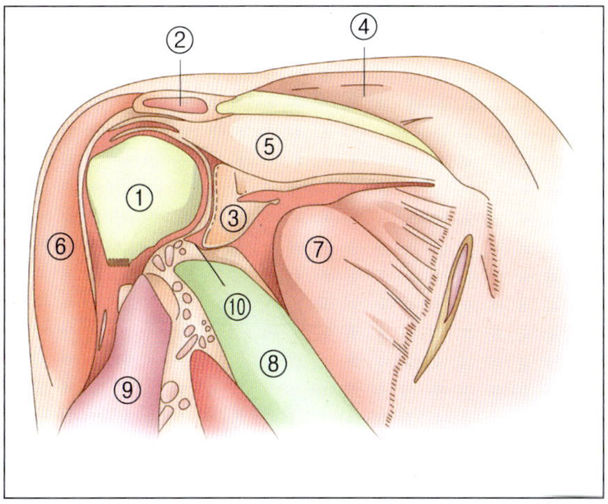

B

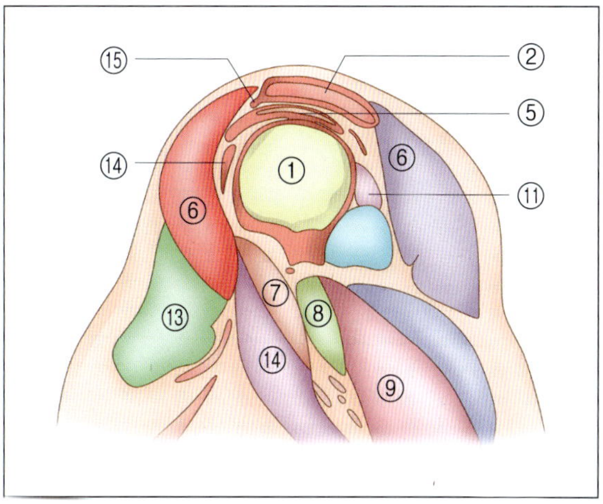

① 위팔뼈머리(상완골두) *humeral head*
② 어깨돌기(견봉) *acromion process*
③ 접시오목(관절와) *glenoid fossa*
④ 등세모근(승모근) *trapezius muscle*
⑤ 가시위근(극상근) *supraspinous muscle*
⑥ 어깨세모근(삼각근) *deltoid muscle*
⑦ 어깨밑근(견갑하근) *subscapular muscle*
⑧ 큰원근(대원근) *teres major muscle*
⑨ 위팔세갈래근(상완삼두근) *triceps brachii muscle*
⑩ 오목테두리(관절순) *glenoidal labrum*
⑪ 가시아래근(극하근) *infraspinous muscle*
⑫ 작은원근(소원근) *teres minor muscle*
⑬ 큰가슴근(대흉근) *pectoralis major muscle*
⑭ 위팔두갈래근(상완이두근) *biceps brachii muscle*
⑮ 부리위팔인대(오훼상완인대) *coracohumeral ligament*

어깨관절(견관절, shoulder joint)에서는 단순한 관상(coronal) · 시상(sagittal) 단면상보다 어깨뼈(견갑골, scapula) 접시오목(관절와, glenoid cavity)에 수직인 Oblique coronal image(사관상 단면상)와 평행인 Oblique sagittal image(사시상 단면상)를 촬영하는 것이 개인차가 적고 해부적인(anatomical) 위치관계(positional relationship)를 알기 쉽다.

Oblique coronal image에서는 가시위근힘줄(극상근건, supraspinous muscle tendon)이 뚜렷하게 나타나, 봉우리빗장관절(견쇄관절, acromioclavicular joint)의 아래를 통해서 위팔뼈머리(상완골두, head of humerus)가 붙어 있다. 근육둘레띠(건판, rotator cuff)는 어깨관절(shoulder joint)의 안정에 중요하고 어깨밑근(견갑하근, subscapular muscle), 가시위근(극상근, supraspinous muscle), 작은원근(소원근, teres minor muscle)에서부터 된다. 건판단렬(rotator cuff tear)에서는 가시위근(극상근, supraspinous muscle)힘줄(tendon) 째짐이 보인다. 액체저류(fluid retention) 등이 따르는 변화를 보는 데에는 T2강조영상(T2 weighted image)도 필요하다. 오목테두리(관절순, glenoidal labrum)도 잘 나타난다.

Oblique sagittal image에서는 가시위근힘줄이나 겨드랑(axilla)의 신경(nerve), 혈관(blood vessel), 근육(muscle)의 관계가 잘 나타난다.

팔[상지](연조직)의 CT 횡단면상 / axial CT images of upper exfremity

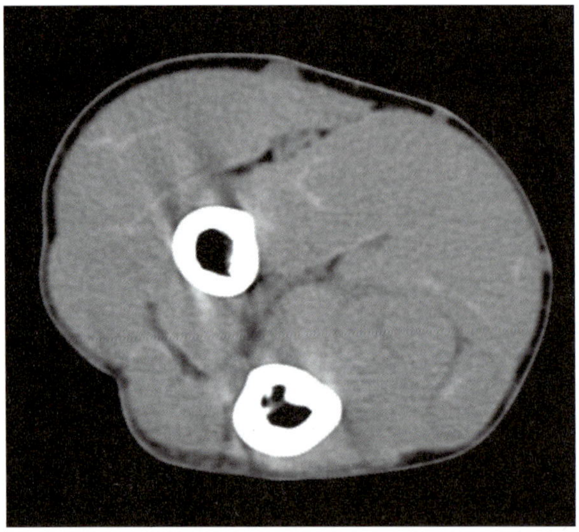

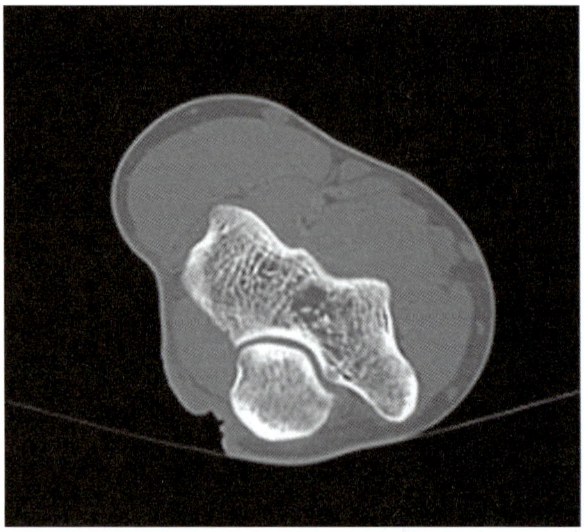

A

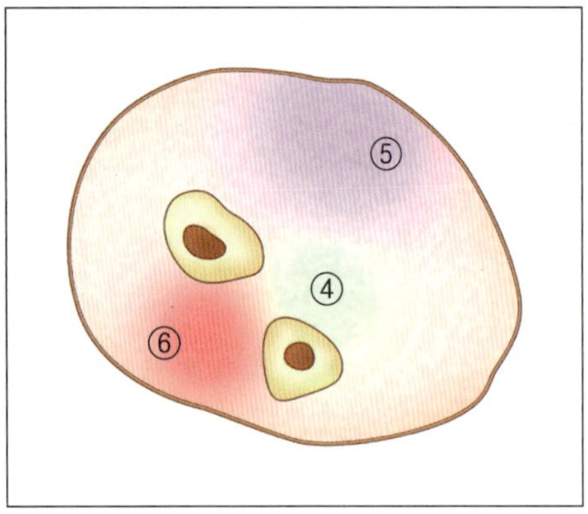

B

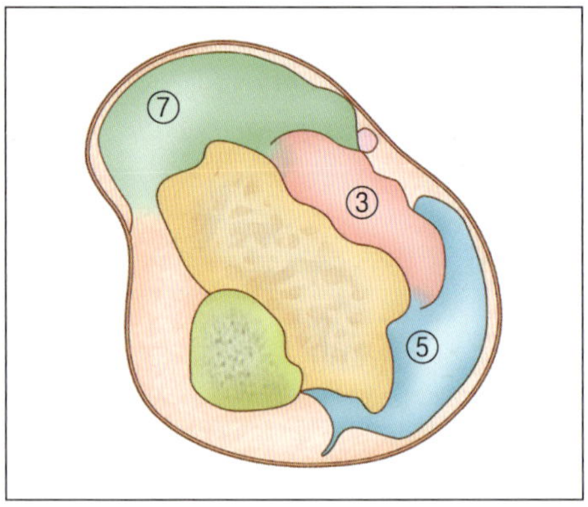

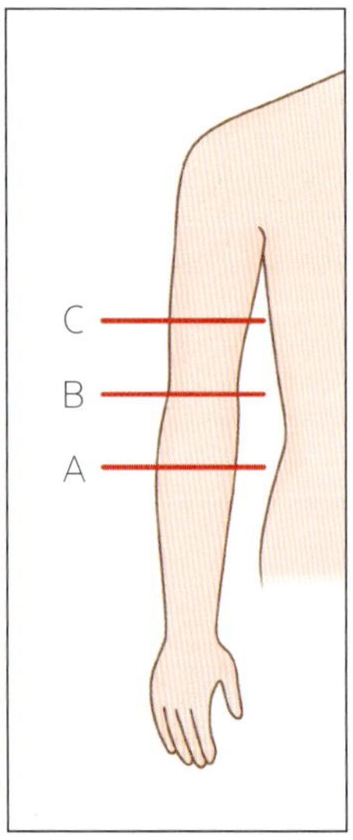

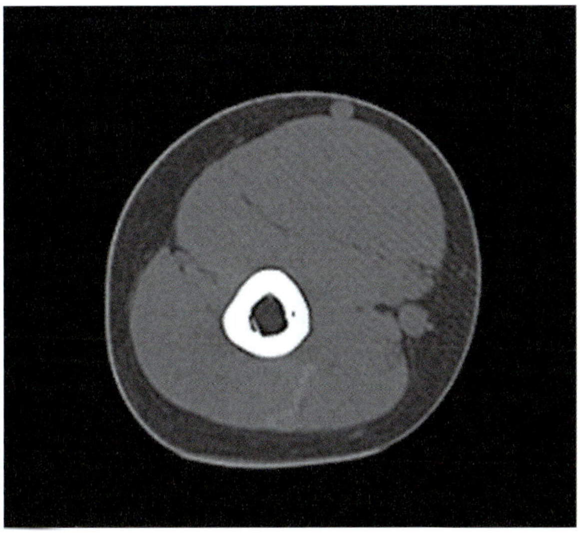

C

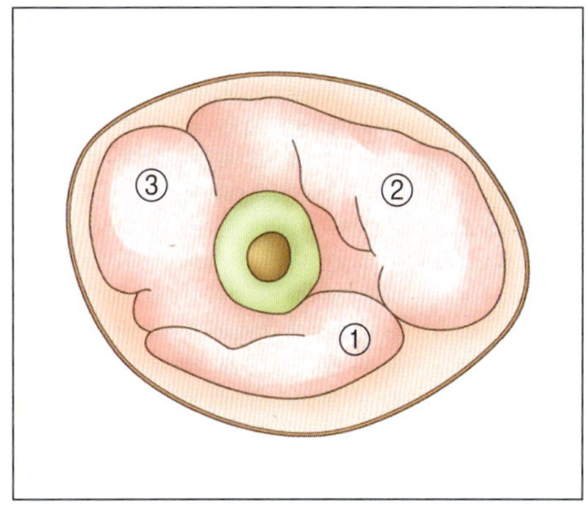

① 위팔세갈래근(상완삼두근) *triceps brachii muscle*
② 위팔두갈래근(상완이두근) *biceps brachii muscle*
③ 위팔근 *brachial muscle*
④ 깊은손가락굽힘근(심지굴근) *deep flexor muscle of digits*
⑤ 손가락의 굽힘근군(수지굴근군) *flexor muscle group of fingers*
⑥ 손가락의 펴짐근군(수지신근군) *extensor muscle group of fingers*
⑦ 위팔노근(상완요골근) *brachioradial muscle*

그림 A~C는 CT영상의 재구성영상(recomposition view)이다. 그림 C의 위팔(상완부, arm) 영상은 각각 근육(muscle)을 확인할 수 있으나, 그림B(팔꿉부, elbow), 그림 A(아래팔, 전완부, forearm) 영상에서는 뼈(bone)와 근육과 피부밑조직(피하조직, hypodermis)을 구별할 수 있다.

아래팔(연조직)의 MR영상－관상 · 시상단면상 / coronal and sagittal MR images of forearm

A

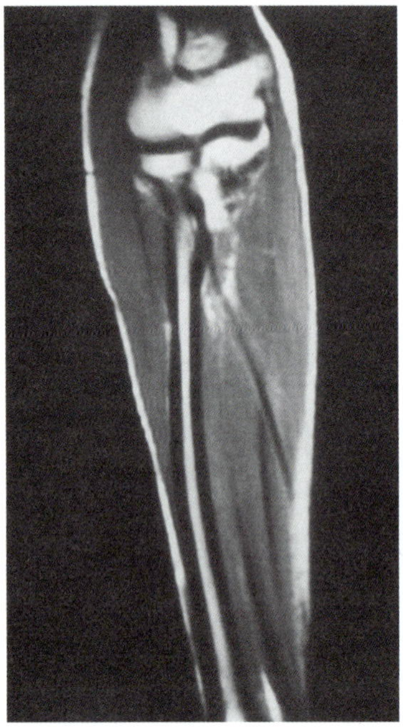

B

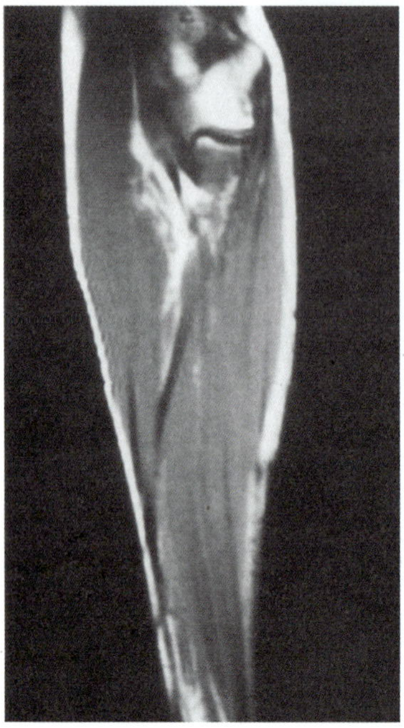

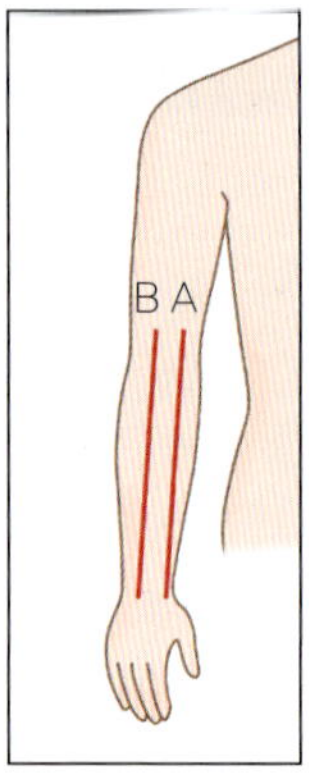

C

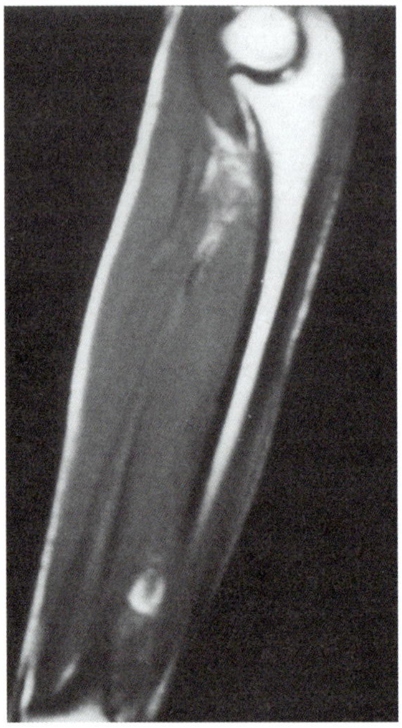

D

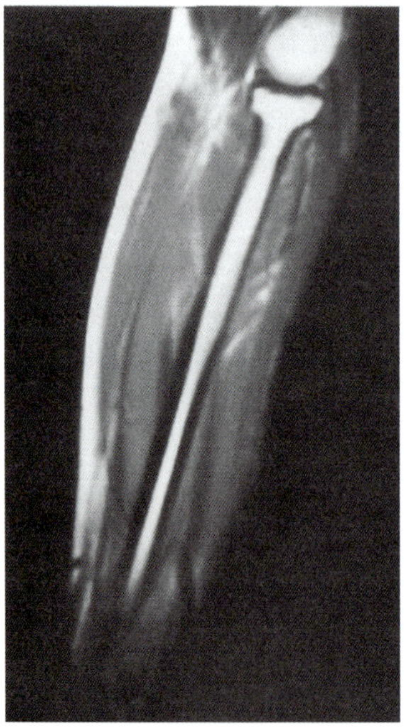

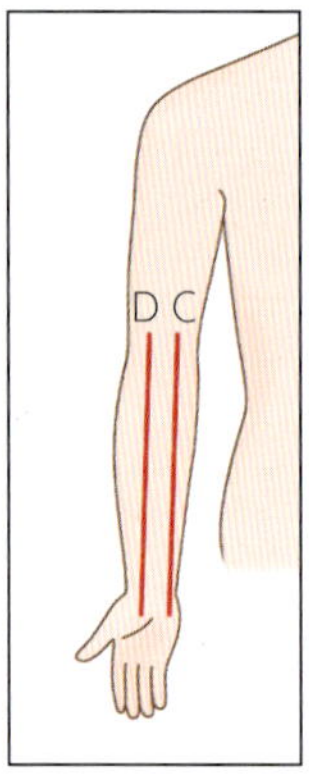

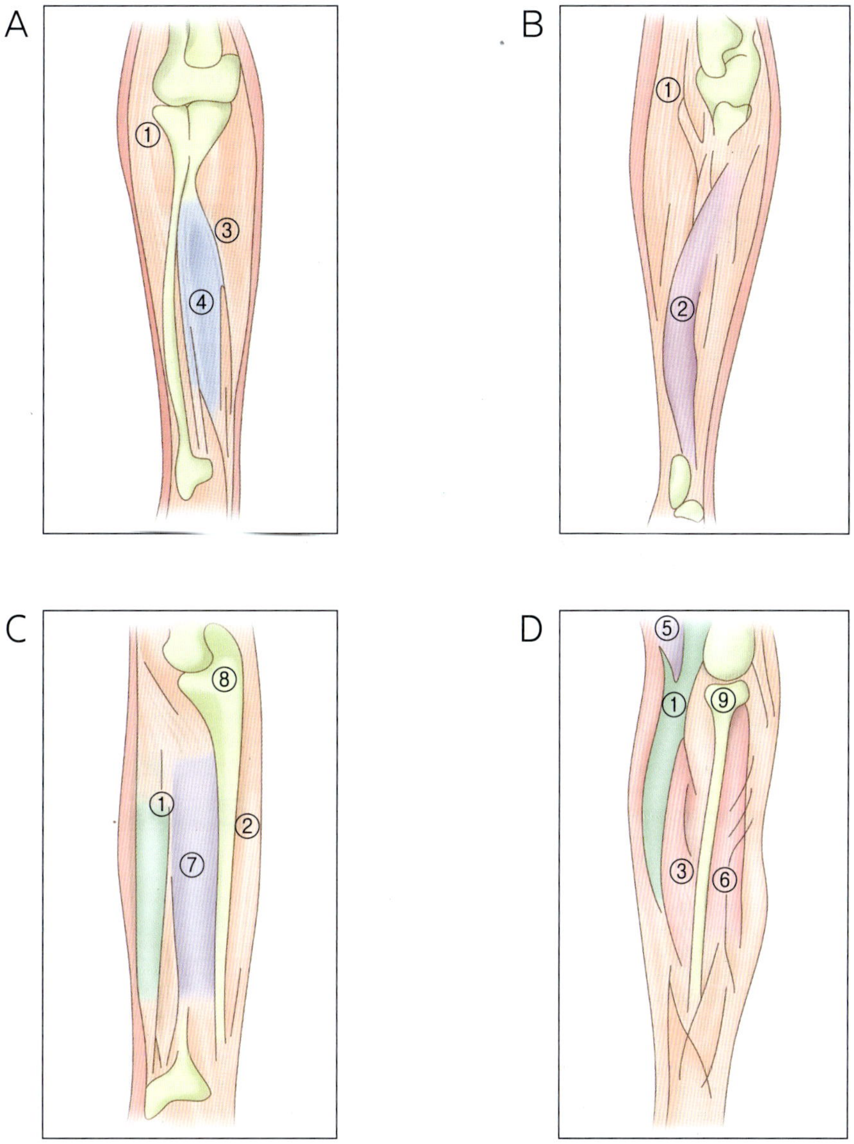

① 위팔노근(상완요골근) *brachioradial muscle*
② 자쪽(척골쪽) 손목폄짐근(척측수근신근) 등
ulnar extensor muscle of wrist, etc.
③ 노쪽(요골쪽) 손목굽힘근(요측수근굴근) 등
radial flexor muscle of wrist, etc.
④ 깊은손가락굽힘근(심지굴근)
deep flexor muscle of digits
⑤ 위팔근(상완근) *brachial muscle*
⑥ 노쪽(요골쪽) 손목폄짐근(요측수근신근) 등
radial extensor mscle of wrist, etc
⑦ 자쪽(척골쪽) 손목굽힘근(척측수근굴근) 등
ulnar flexor muscle of wrist, etc
⑧ 자뼈(척골) *ulna*
⑨ 노뼈(요골) *radius*

엉덩관절(고관절)의 MR영상(1) – 수평단면상 / axial MR images of hip joint

A

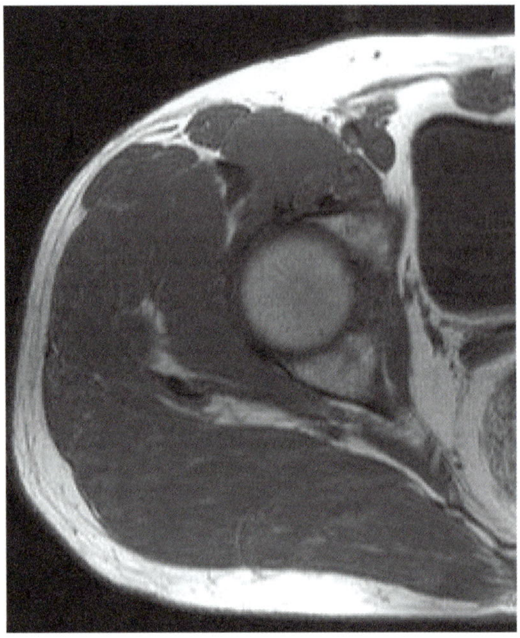

B

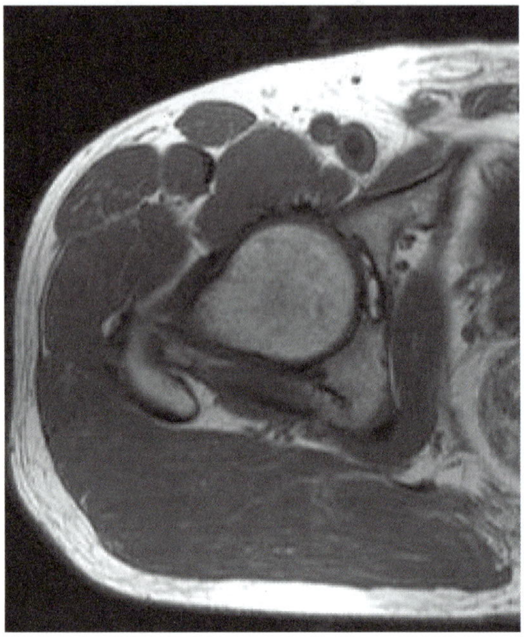

C

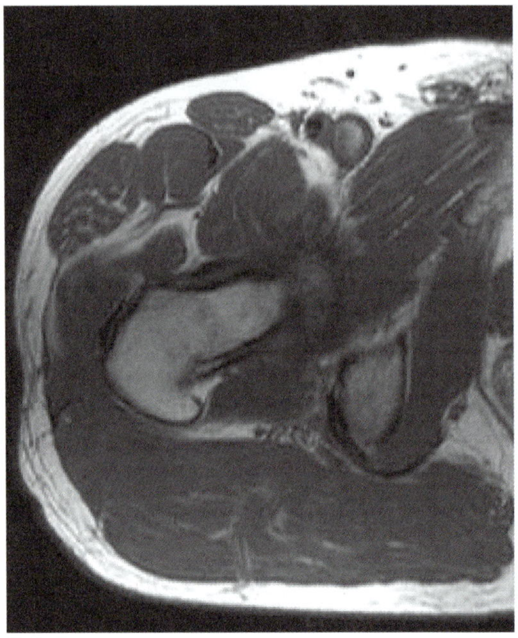

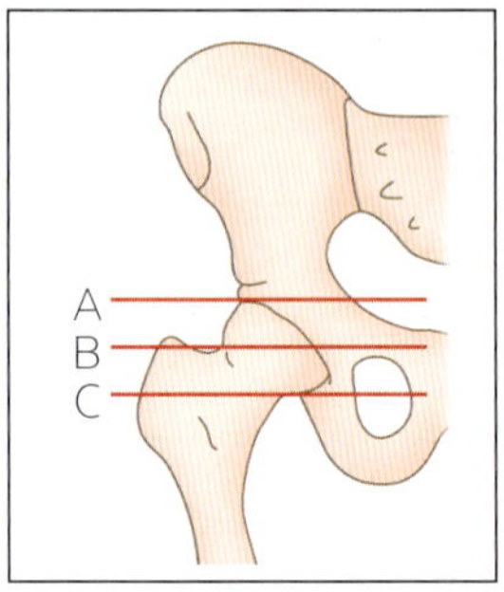

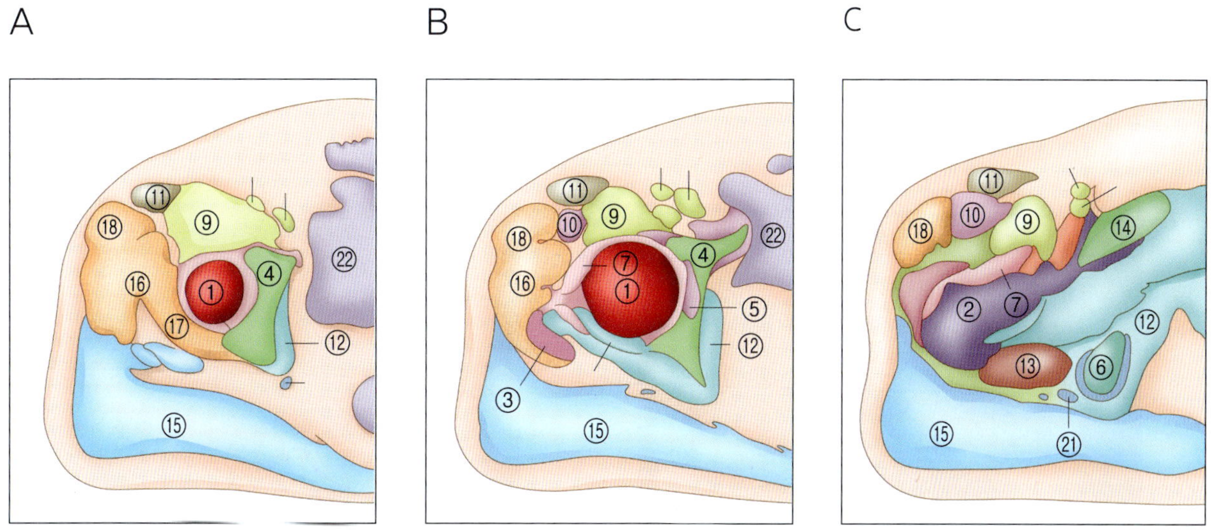

① 넙다리뼈머리(대퇴골두) *head of femur*
② 넙다리뼈목(대퇴골경) *neck of femur*
③ 넙다리뼈돌기(대전자) *greater trochanter*
④ 볼기뼈절구(관골구) *acetabulum*
⑤ 볼기뼈절구오목(관골구와) *acetabular fossa*
⑥ 궁둥뼈결절(좌골결절) *ischial tuberosity*
⑦ 엉덩넙다리인대(장골대퇴인대) *iliofemoral ligament*
⑧ 궁둥넙다리인대(좌골대퇴인대) *ischiofemoral ligament*
⑨ 엉덩허리근(장요근) *iliopsoas muscle*
⑩ 넙다리곧은근(대퇴직근) *rectus femoris muscle*
⑪ 넙다리빗근(봉공근) *sartorius muscle*
⑫ 속폐쇄근(내폐쇄근) *internal obturator muscle*
⑬ 넙다리네모근(대퇴방형근) *quadratus femoris muscle*
⑭ 두덩근(치골근) *pectineus muscle*
⑮ 큰볼기근(대둔근) *gluteus maximus muscle*
⑯ 중간볼기근(중둔근) *gluteus medius muscle*
⑰ 작은볼기근(소둔근) *gluteus minimus muscle*
⑱ 넙다리근막 긴장근(대퇴근막 장근) *tensor muscle of fascia lata*
⑲ 넙다리동맥(대퇴동맥) *femoral artery*
⑳ 넙다리정맥(대퇴정맥) *femoral vein*
㉑ 궁둥신경(좌골신경) *sciatic nerve*
㉒ 방광 *urinary bladder*

그림 A~C는 T1강조영상(T1 weighted image)이다. 종양(tumor)·염증(inflammation)·관절액저류(joint fluid pooling) 등의 병적상태(pathological condition)는 T2강조영상(T2 weighted image)에서 보다 뚜렷하게 나타나나, 실제의 검사에서는 두 영상(view)을 촬영하는 것이 바람직하다.

엉덩관절(고관절, hip joint)을 구성하는 뼈구조(bone structure)는 볼기뼈절구(관골구, acetabulum)와 넙다리뼈머리(대퇴골두, head of femur)이다. 볼기뼈절구는 엉덩뼈(장골, ilium), 두덩뼈(치골, pubis), 궁둥뼈(좌골, ischium)로 이루어지는데 성인에서는 유합(concrescence)하여 그것을 구별하기는 어렵다. 넙다리뼈머리는 반원을 약간 넘는 동그라미모양을 나타내고, 그것에 대응되는 볼기뼈절구는 가쪽아래쪽(lateroinferior), 약간 앞쪽(anterior)을 향해서 열려 있다.

엉덩관절(고관절)의 MR영상(2)-시상단면상 / sagittal MR images of hip joint

A

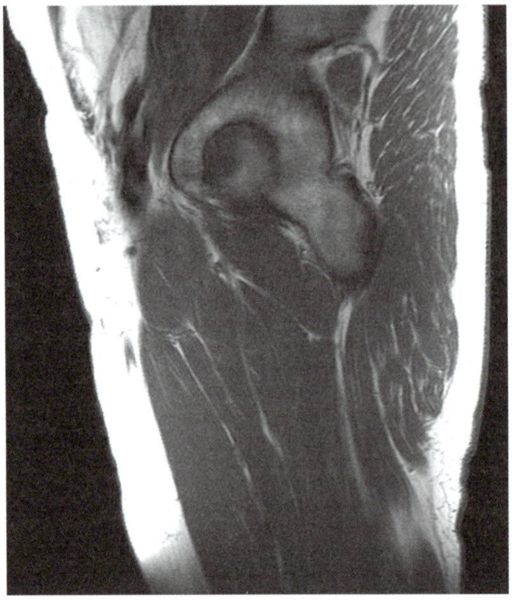

B

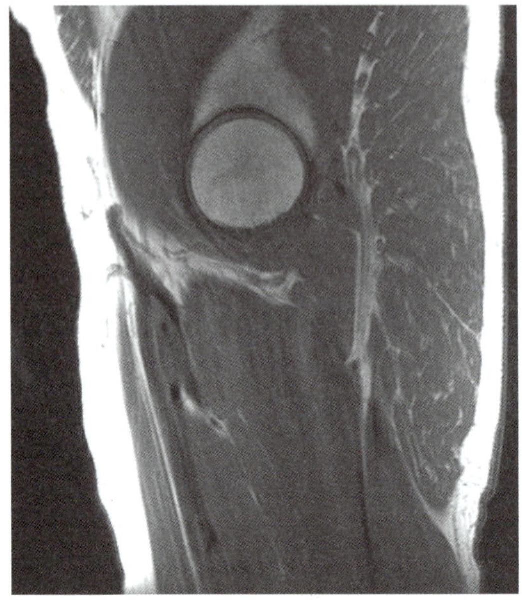

C

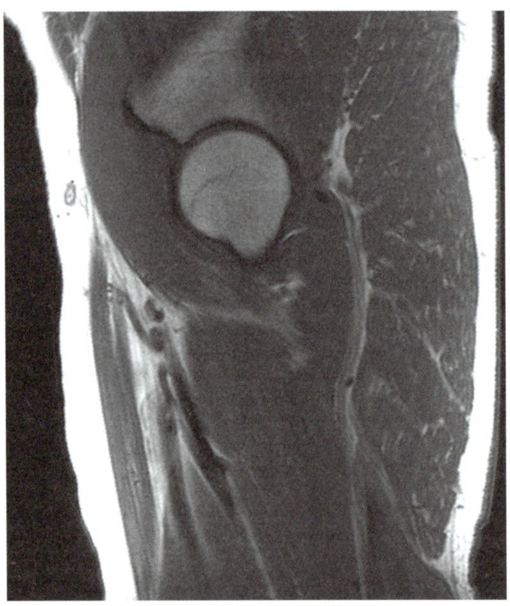

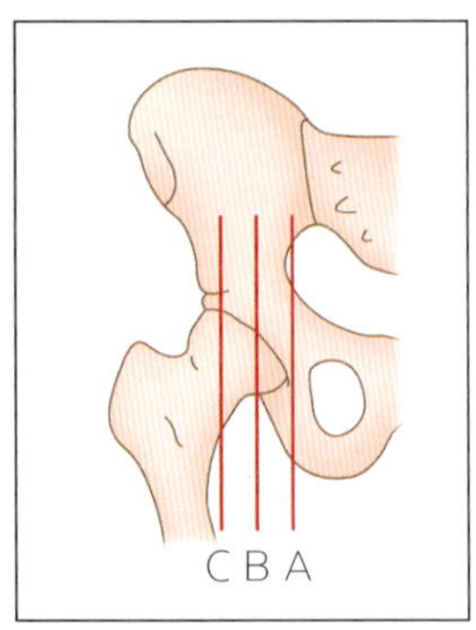

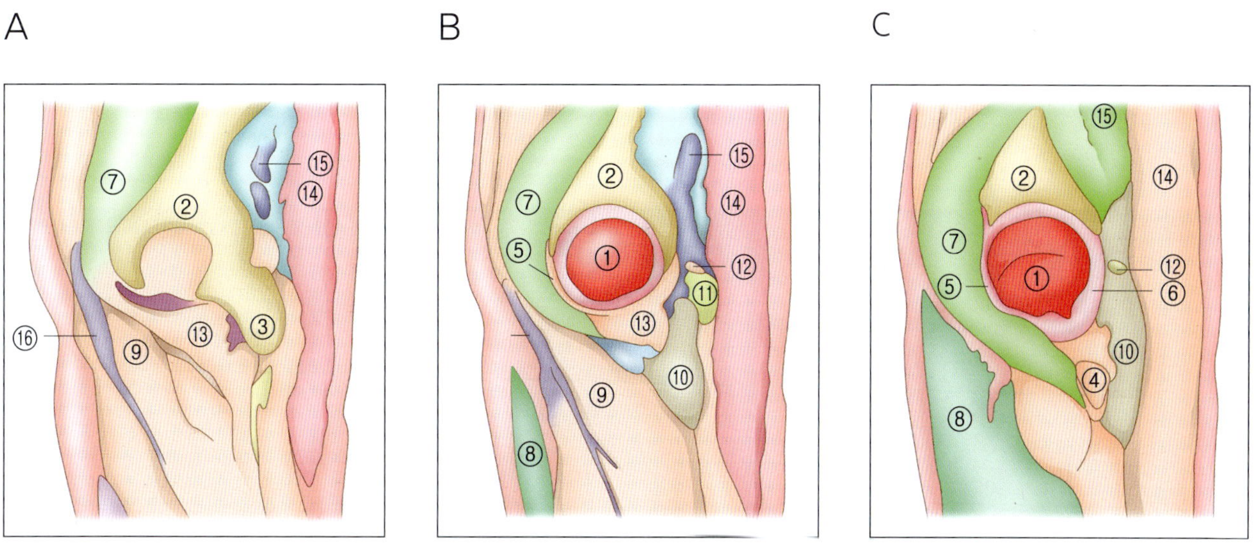

① 넙다리뼈머리(대퇴골두) *head of femur*
② 볼기뼈절구(관골구) *acetabulum*
③ 궁둥뼈결절(좌골결절) *ischial tuberosity*
④ 넙다리뼈작은돌기(소전자) *lesser trochanter*
⑤ 엉덩넙다리인대(장골대퇴인대) *iliofemoral ligament*
⑥ 궁둥넙다리인대(좌골대퇴인대) *ischiofemoral ligament*
⑦ 엉덩허리근(장요근) *iliopsoas muscle*
⑧ 넙다리빗근(봉공근) *sartorius muscle*
⑨ 두덩근(치골근) *pectineus muscle*
⑩ 넙다리네모근(대퇴방형근) *quadratus femoris muscle*
⑪ 아래쌍동이근(하쌍자근) *inerior gemellus muscle*
⑫ 속폐쇄근(내폐쇄근) *internal obturator muscle*
⑬ 바깥폐쇄근(외폐쇄근) *external obturator muscle*
⑭ 큰볼기근(대둔근) *gluteus maximus muscle*
⑮ 중간볼기근(중둔근) *gluteus medius muscle*
⑯ 넙다리동맥(대퇴동맥) *femoral artery*

엉덩관절(고관절, hip joint)주위의 근육(muscle)은 앞쪽에 엉덩허리근(장요근, iliopsoas muscle), 넙다리곧은근(대퇴직근, rectus femoris muscle), 넙다리빗근(봉공근, sartorius muscle)의 굽힘근(굴근, flexor)들, 안쪽에(medial) 두덩근(치골근, pectineus muscle), 긴(long)·짧은(short)·큰 모음근(adductor muscles)(장·단·대 내전근), 두덩정강근(박근, gracilis muscle)의 모음근들, 뒤쪽에 궁둥구멍근(이상근, piriform muscle), 속(internal)·바깥(external) 폐쇄근(obturator muscles)(내·외 폐쇄근), 위·아래 쌍동이근(gemellus muscle)(상·하 쌍자근), 넙다리네모근(대퇴방형근, quadratus femoris muscle)의 회전근(회선근, rotator muscle)들, 바깥쪽(external)에서 뒤쪽(posterior)으로 큰·중간·작은 볼기근(gluteus muscle)(대·중·소 둔근), 넙다리근막긴장근(대퇴근막장근, tensor fasciae latae muscle)이 보인다.

넙다리동·정맥(대퇴동·정맥, femoral artery/vein), 넙다리신경(대퇴신경, femoral nerve)은 엉덩관절(hip joint)의 앞쪽에서 엉덩허리근(iliopsoas muscle)의 안쪽(medial)에, 궁둥신경(좌골신경, sciatic nerve)은 엉덩관절의 뒤쪽에서 큰볼기근과 회전근(rotator muscle)들 사이에 보인다.

엉덩관절(고관절)의 MR영상(3)－관상단면상 / coronal MR images of hip joint

A

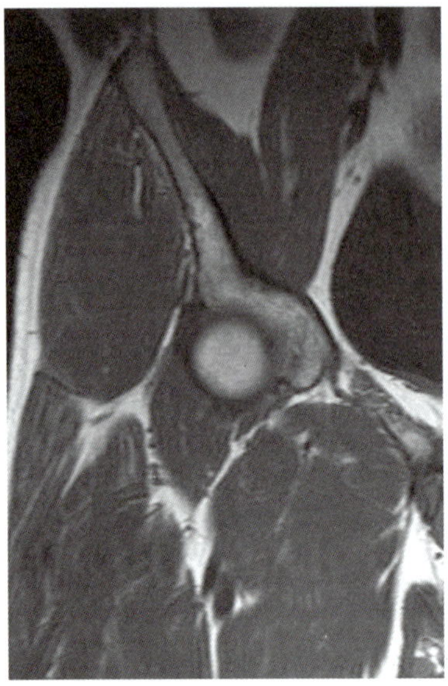

B

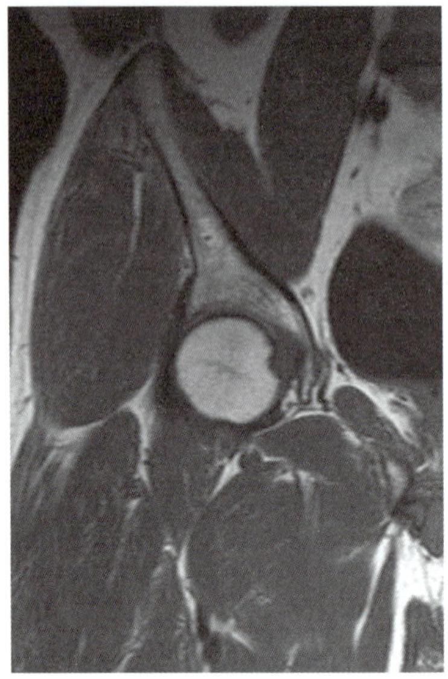

C

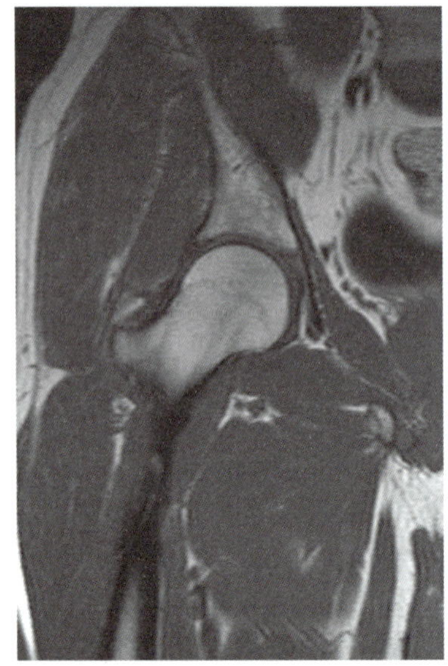

D

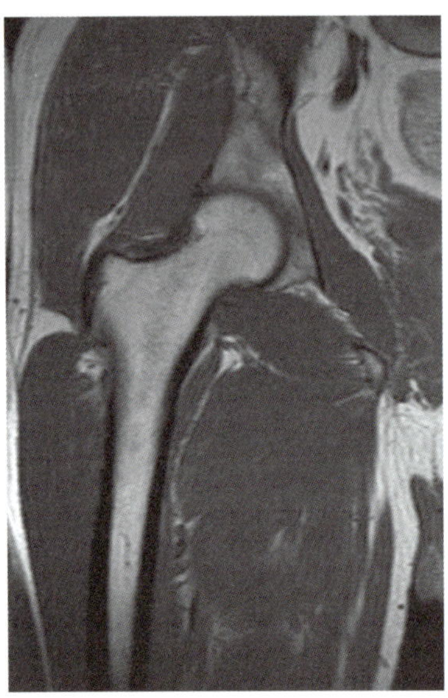

E

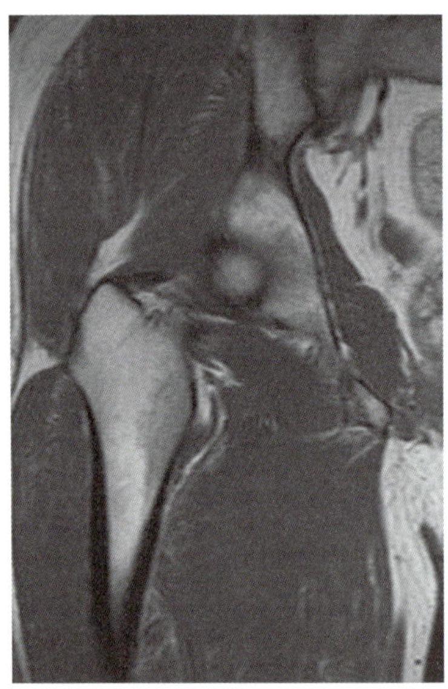

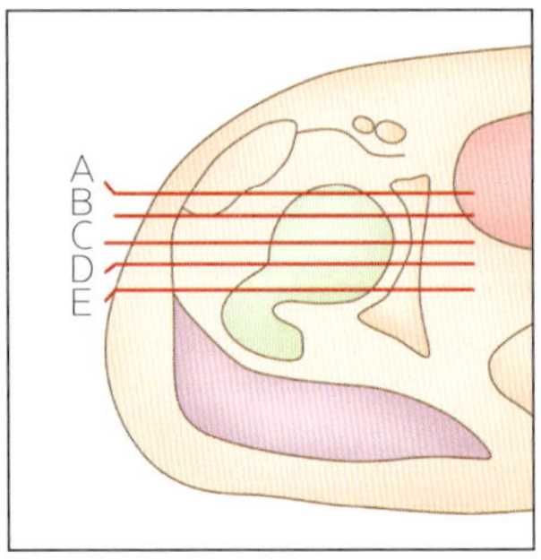

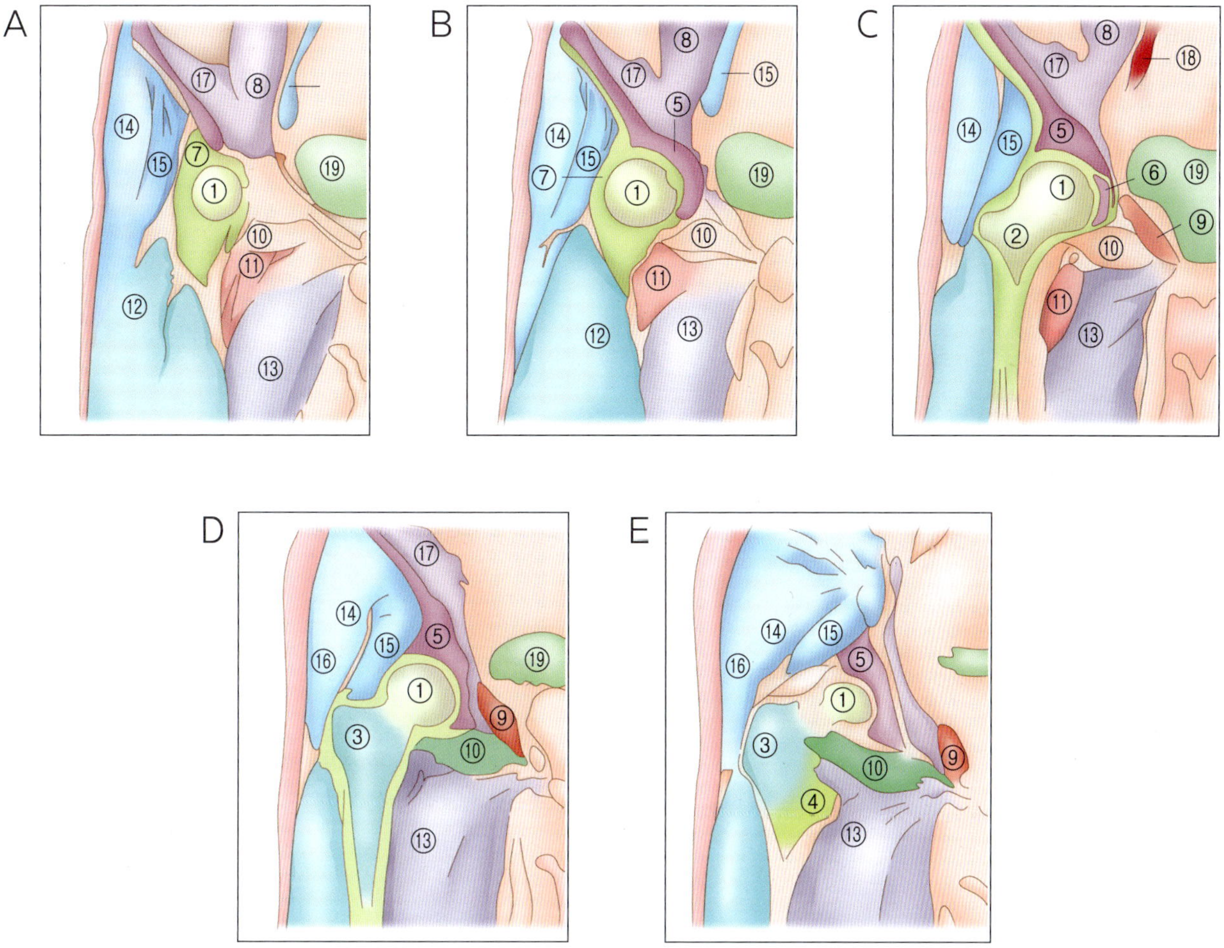

① 넙다리뼈머리(대퇴골두) *head of femur*
② 넙다리뼈목(대퇴골경) *neck of femur*
③ 넙다리뼈큰돌기(대전자) *greater trochanter*
④ 넙다리뼈작은돌기(소전자) *lesser trochanter*
⑤ 볼기뼈절구(관골구) *acetabulum*
⑥ 볼기뼈절구오목(관골구와) *acetabular fossa*
⑦ 엉덩넙다리인대(장골대퇴인대) *iliopsoas ligament*
⑧ 엉덩허리근(장요근) *iliopsoas muscle*
⑨ 속폐쇄근(내폐쇄근) *internal obturator muscle*
⑩ 바깥폐쇄근(외폐쇄근) *external obturator muscle*
⑪ 두덩근(치골근) *pectineus muscle*
⑫ 넙다리곧은근(대퇴직근) *rectus femoris muscle*
⑬ 모음근(내전근)군(群) *adductor muscle group*
⑭ 중간볼기근(중둔근) *gluteus medius muscle*
⑮ 작은볼기근(소둔근) *gluteus minimus muscle*
⑯ 큰볼기근(대둔근) *gluteus maximus muscle*
⑰ 엉덩근(장골근) *iliacus muscle*
⑱ 넙다리 동·정맥(대퇴동·정맥) *femoral artery and vein*
⑲ 방광 *urinary bladder*

엉덩관절(고관절, hip joint)의 관절피막(관절포, joint capsule)은 강인한 인대(ligaments)로 보강(reinforcement)되어 있다. 볼기뼈절구(acetabulum) 덮개모서리(관골구개연)에는 그것을 둘러싸고 있는 섬유성 연골(fibrous cartilage)의 오목테두리(관골순, glenoidal labrum)가 있고, 그 바깥쪽에 넙다리뼈목(대퇴골경, neck of femur)을 둘러싸고 있는 둘레띠(윤대, zona orbicularis)가 발달되어 넙다리뼈머리(대퇴골두, head of femur)가 볼기뼈절구(acetabulum)에서 벗어나는 것을 방지하고 있다. 관절(joint)의 앞쪽은 엉덩넙다리인대(장골대퇴인대, iliopsoas ligament), 뒤쪽은 궁둥넙다리인대(좌골대퇴인대, ischiofemoral ligament), 안쪽아래(medioinferior)는 두덩넙다리인대(치골대퇴인대, pubofemoral ligament)로 보강되어 있다. 또한, 기계적인 동작은 없으나 관절 안에는 넙다리머리인대가 있다.

넓적다리(대퇴부) 연조직의 MR영상(1)-관상단면상 / coronal MR images of thigh

A

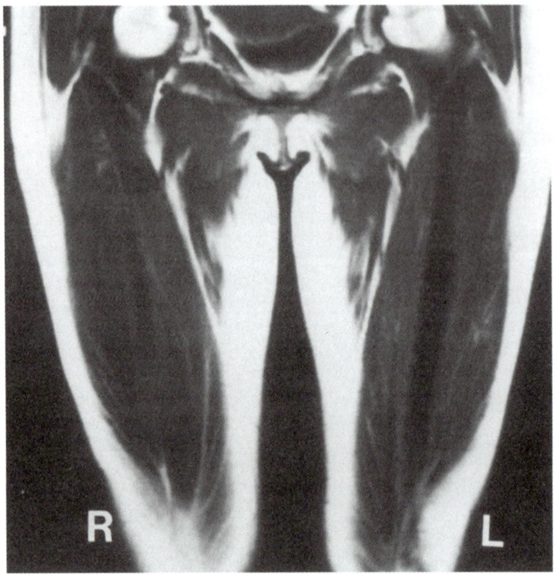

B

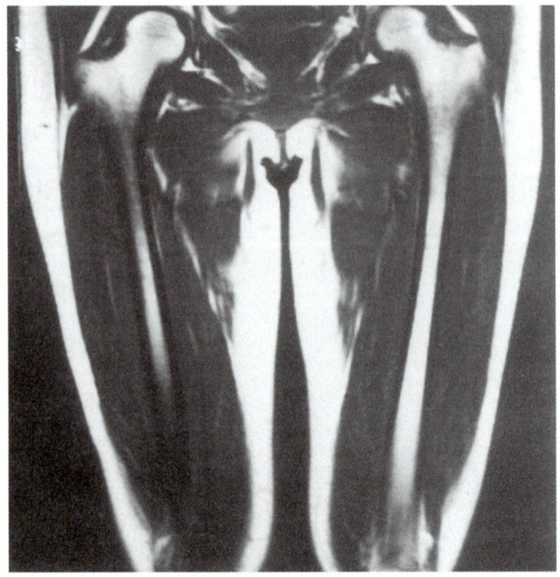

C

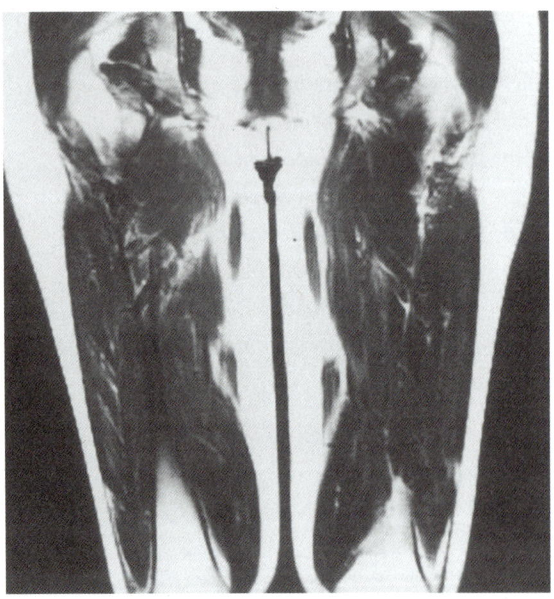

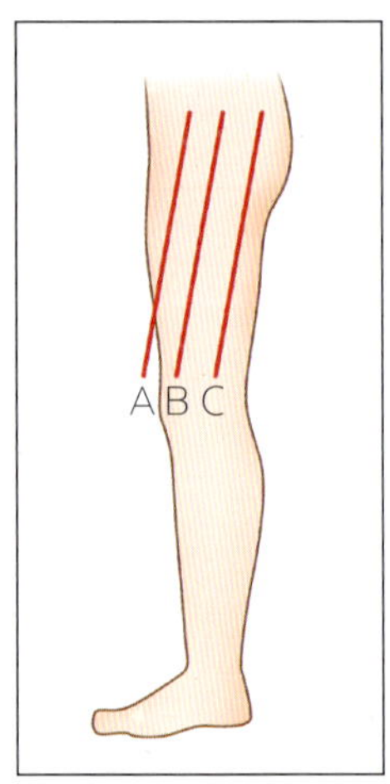

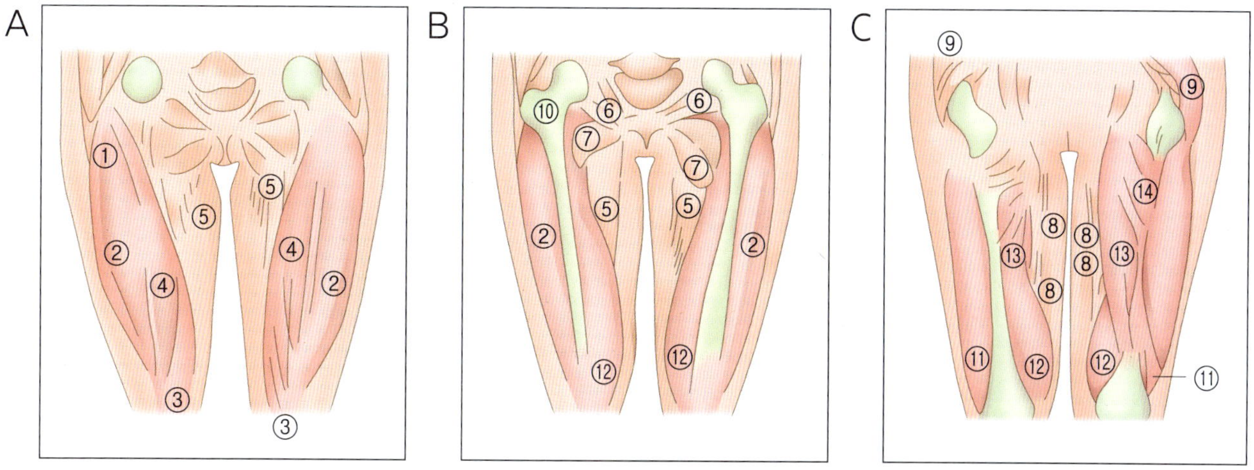

① 넙다리빗근(봉공근) *sartorius muscle*
② 가쪽넓은근(외측광근) *lateral great muscle*
③ 안쪽넓은근(내측광근) *medial great muscle*
④ 넙다리곧은근(대퇴직근) *rectus femoris muscle*
⑤ 긴모음근(장내전근) *long adductor muscle*
⑥ 바깥폐쇄근(외폐쇄근) *external obturator muscle*
⑦ 짧은모음근(단내전근) *short adductor muscle*
⑧ 두덩정강근(지골경골근) *gracilis muscle*
⑨ 큰볼기근(대둔근) *gluteus maximus muscle*
⑩ 넙다리뼈(대퇴골) *femur*
⑪ 넙다리두갈래근(대퇴이두근) *biceps femoris muscle*
⑫ 반막모양근(반막양근) *semimembranosus muscle*
⑬ 큰모음근(대내전근) *great adductor muscle*
⑭ 작은모음근(소내전근) *small adductor muscle*

왼쪽/오른쪽의 높이가 다소 틀리게 촬영되어 왼쪽의 넙다리빗근(봉공근, sartorius muscle)이 나타나지 않는다(그림 A). 앞면을 지나는 근육(muscle)을 확인하기는 비교적 쉬우나, 안쪽(medial) 및 뒷면의 근육은 그 주행이 비교적 복잡하여 확인이 힘들다.

넓적다리(대퇴부) 연조직의 MR영상(2)-시상단면상 / sagittal MR images of thigh

A

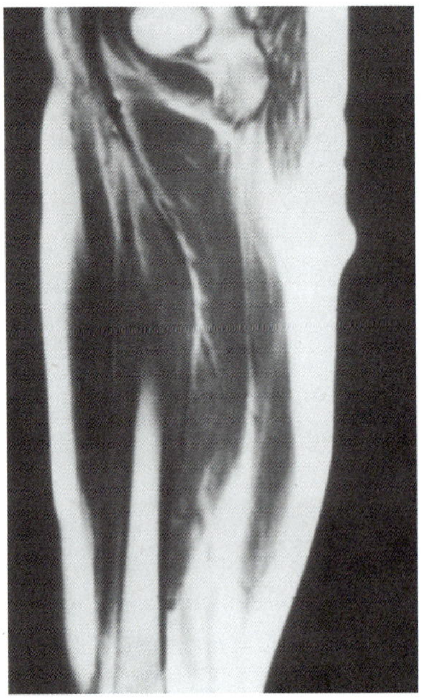

B

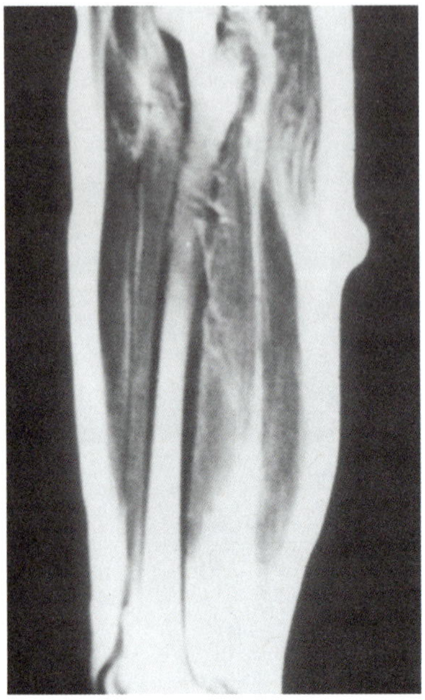

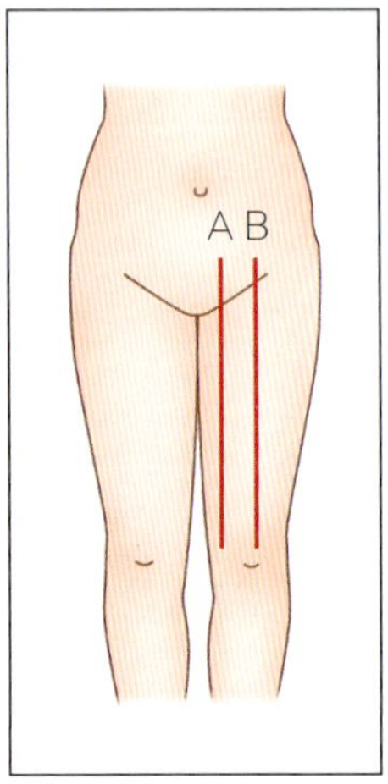

A

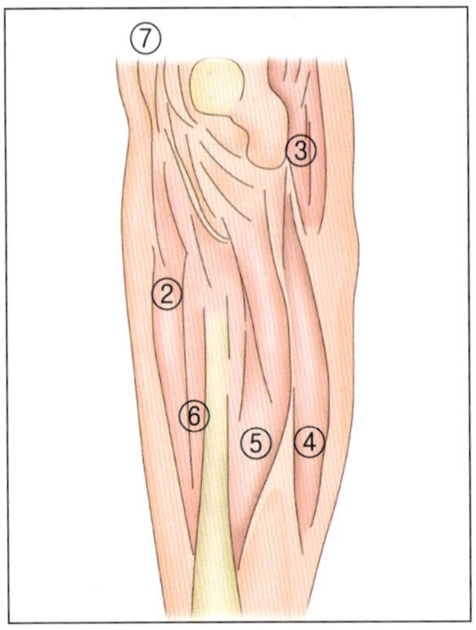

B

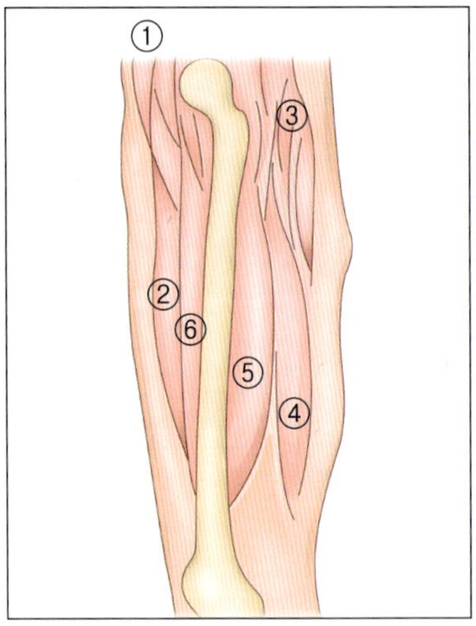

① 넙다리빗근(봉공근) *sartorius muscle*
② 넙다리곧은근(대퇴직근) *rectus femoris muscle*
③ 큰볼기근(대둔근) *gluteus maximus muscle*
④ 넙다리두갈래근(대퇴이두근) *biceps femoris muscle*
⑤ 큰모음근(대내전근) *great adductor muscle*
⑥ 중간넓은근(중간광근) *intermediate great muscle*
⑦ 넙다리동맥(대퇴동맥) *femoral artery*

넓적다리(대퇴부, thigh) 뒷면의 근육(muscle)들은 발달(development)에 개인차가 있어 한 장의 영상(view)만으로 명칭을 확인하기가 곤란하다.

다리[하지]의 가로단면 / cross-section of lower limb

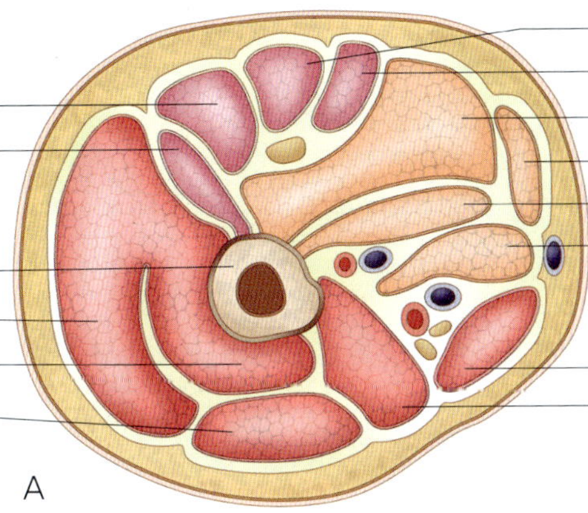

A

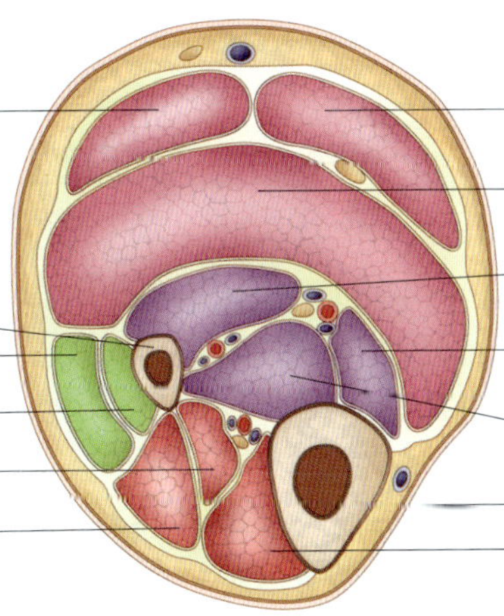

B

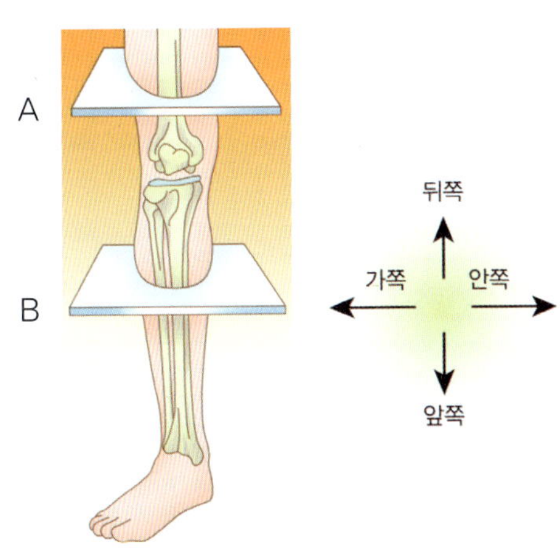

넓적다리(대퇴부) 연조직의 횡단면상 – MR영상과 CT영상의 비교 / axial images of MR and CT - thig

A. MR영상
(여성, feminine)

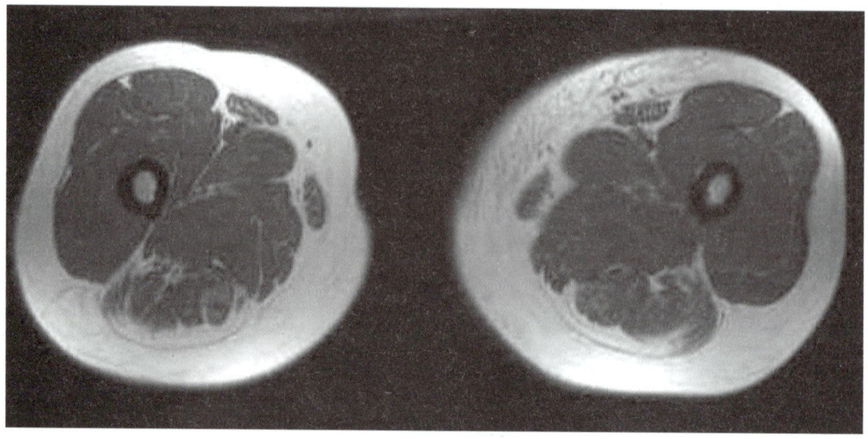

B. CT영상(남성, male)
a. 통상의 CT영상

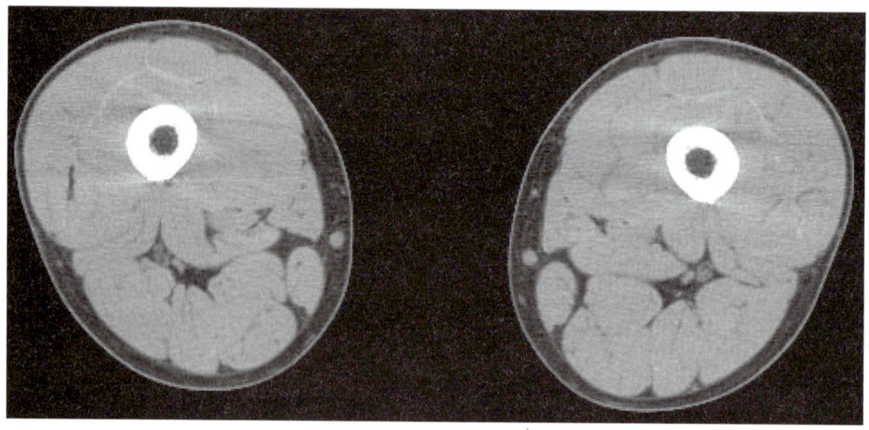

b. 확대영상
magnified image

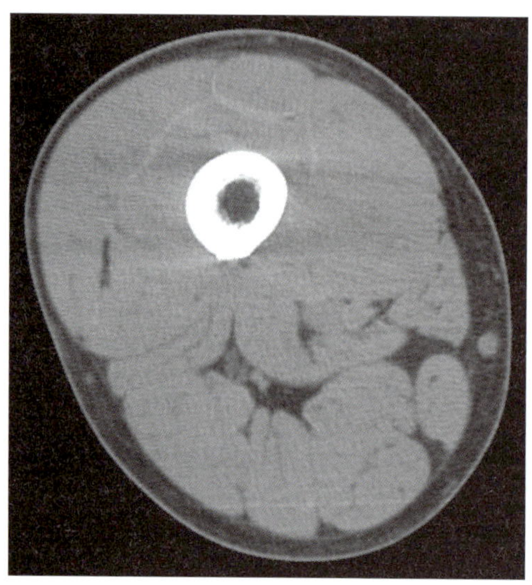

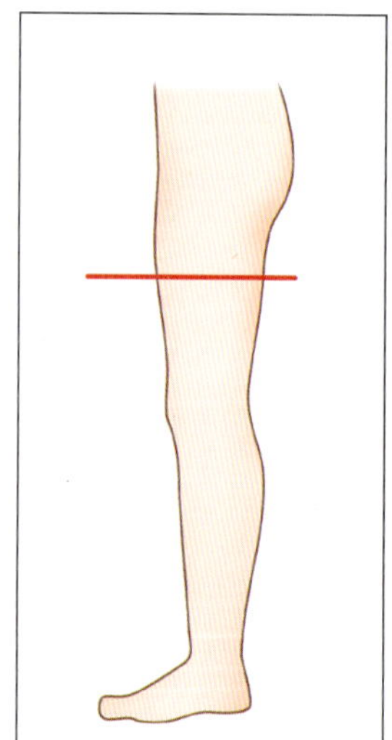

B a

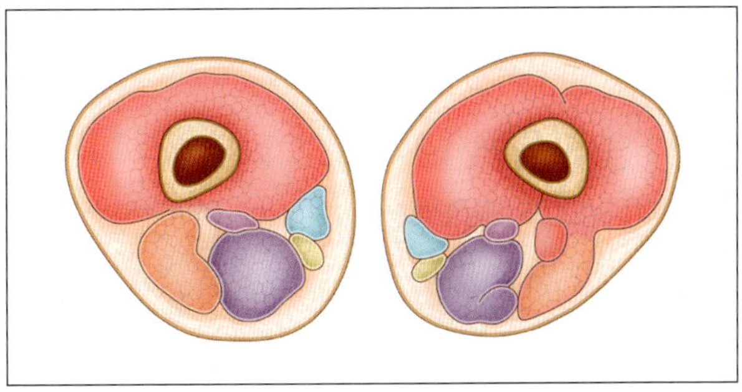

b

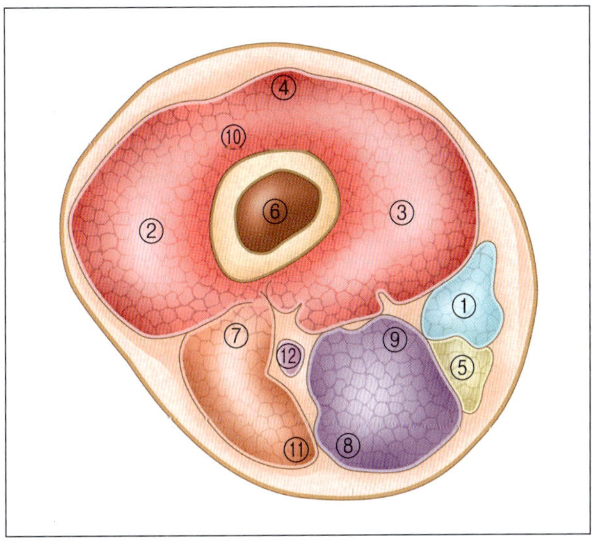

① 넙다리빗근(봉공근) *sartorius muscle*
② 가쪽넓은근(외측광근) *lateral great muscle*
③ 안쪽넓은근(내측광근) *medial great muscle*
④ 넙다리곧은근(대퇴직근) *rectus femoris muscle*
⑤ 두덩정강근(치골경골근) *gracilis muscle*
⑥ 넙다리뼈(대퇴골) *femur*
⑦ 넙다리두갈래근(대퇴이두근) *biceps femoris muscle*
⑧ 반막모양근(반막양근) *semimembranosus muscle*
⑨ 큰모음근(대내전근) *great adductor muscle*
⑩ 중간넓은근(중간광근) *intermediate great muscle*
⑪ 반힘줄모양근(반건양근) *semitendimosus muscle*
⑫ 궁둥신경(좌골신경) *sciatic nerve*

CT영상의 확대영상(magnified image)은 재구성(recomposition)을 한 target 상으로, 통상의 영상(view)보다 세부를 나타낼 수 있다.

MR영상[그림 A, 여성(female)]과 CT영상[그림 B, 남성(male)]은 거의 같은 높이의 단면상이나 근육(muscle) 발달(development)이 다르다. 피부밑지방(피하지방, hypodermic fat)의 차이도 영향이 되나, MR영상은 각 근육을 식별하기가 쉬운 경향이 있다.

무릎의 MR영상(1)-수평단면상 / axial MR images of knee

A

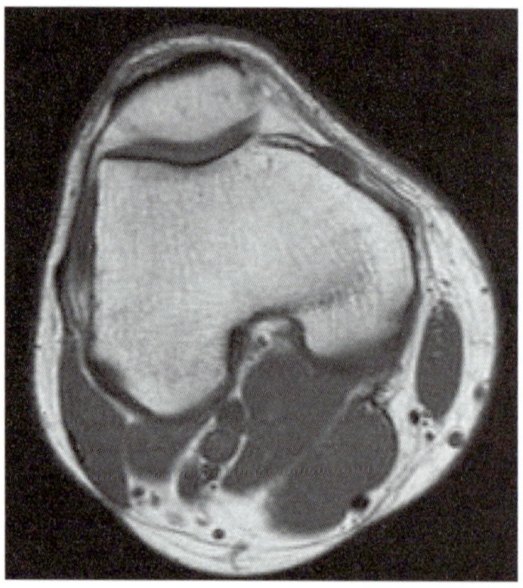

B

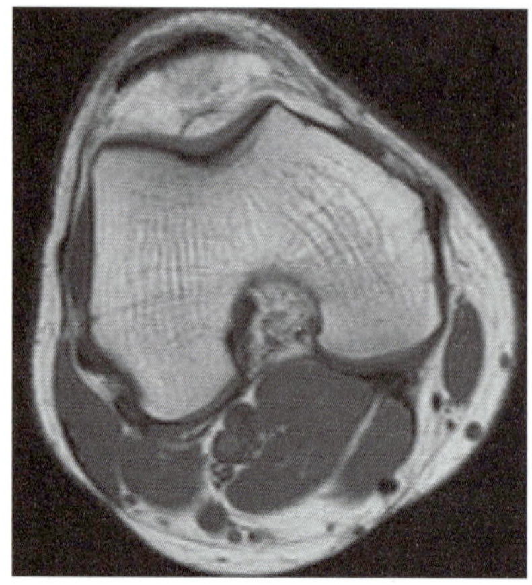

C

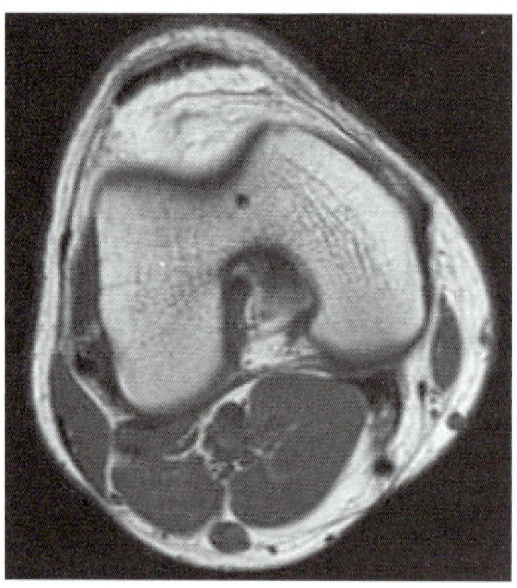

D

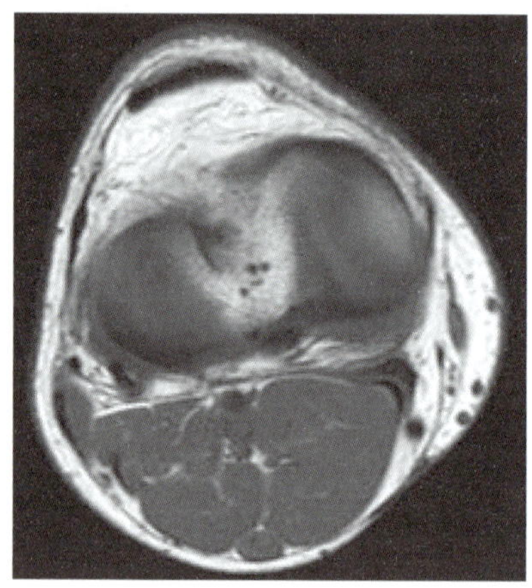

E

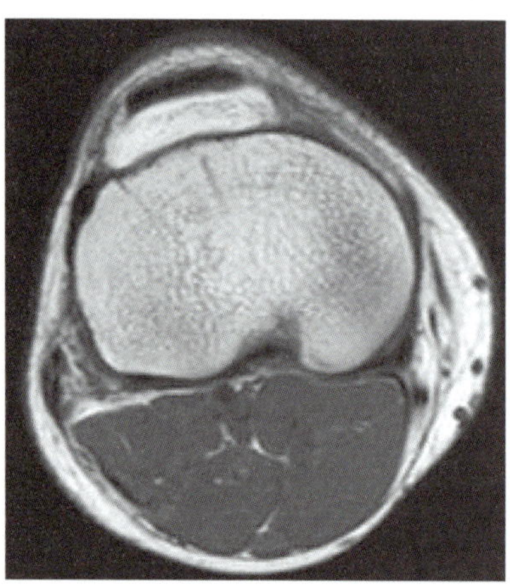

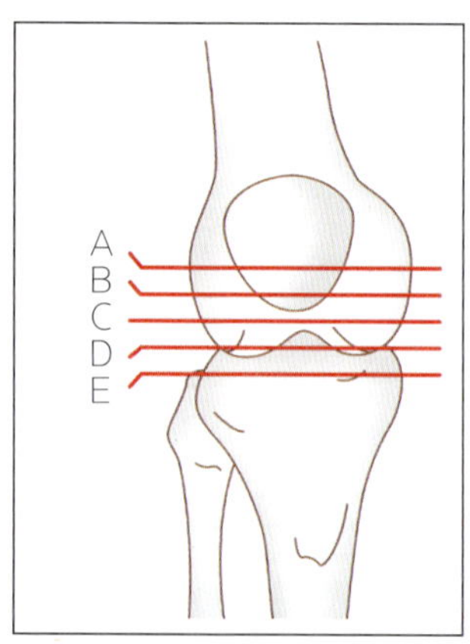

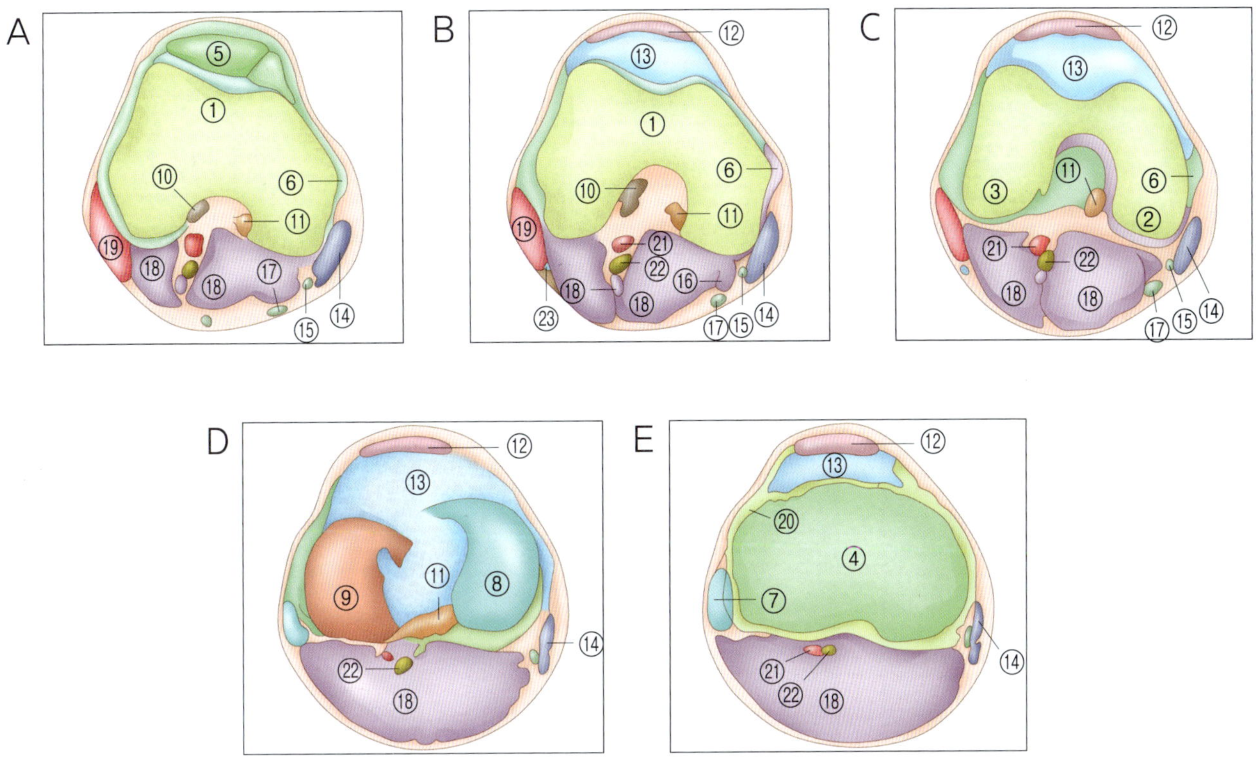

① 넙다리뼈(대퇴골) *femur*
② 안쪽관절융기(내측과) *medial condyle*
③ 가쪽관절융기(외측과) *lateral condyle*
④ 정강뼈(경골) *tibia*
⑤ 무릎뼈(슬개골) *patella*
⑥ 안쪽곁인대(내측부인대) *medial collateral ligament*
⑦ 가쪽곁인대(외측부인대) *lateral collateral ligament*
⑧ 안쪽반달판(내측반월판) *medial meniscus*
⑨ 가쪽반달판(외측반월판) *lateral meniscus*
⑩ 앞십자인대(전십자인대) *anterior cruciate ligament*
⑪ 뒤십자인대(후십자인대) *posterior cruciate ligament*
⑫ 무릎인대(슬개인대) *patellar ligament*
⑬ 무릎밑지방체(슬개하지방체) *corpus adiposum infrapatellare*
⑭ 넙다리빗근(봉공근) *sartorius muscle*
⑮ 두덩정강근(치골경골근) *gracilis muscle*
⑯ 반막무양근(반막양근) *semimembranosus muscle*
⑰ 반힘줄모양근(반건양근) *semitendinosus muscle*
⑱ 장딴지근(비복근) *gastrocnemius muscle*
⑲ 넙다리두갈래근(대퇴이두근) *biceps femoris muscle*
⑳ 엉덩정강근막띠(장골경골근막띠) *iliotibial tract*
㉑ 오금동맥(슬와동맥) *popliteal artery*
㉒ 오금정맥(슬와정맥) *popliteal vein*
㉓ 온종아리신경(총비골신경) *common peroneal nerve*

무릎관절(슬관절, knee joint)을 구성하고 있는 뼈(bone)는 넙다리뼈(대퇴골, femur), 정강뼈(경골, tibia), 무릎뼈(슬개골, patella)이다. 무릎관절(knee joint)은 넙다리뼈와 정강뼈의 안·바깥쪽(medioexternal) 액관절면 및 무릎뼈(patella)-넙다리뼈(femur) 관절면(joint facet)의 세 관절면으로 되어 있다. 넙다리뼈와 정강뼈사이의 관절면은 안쪽/가쪽 두 개의 반달판(반월판, semilunar valve)이 둘러싸여 있다. 안쪽반달판(medial semilunar valve)은 크기가 크고 얕으며, 가쪽반달판(lateral semilunar valve)은 크기가 작고 깊다. 무릎관절은 안·가쪽곁인대(측부인대, medial/lateral collateral ligament) 등의 인대(ligaments) 이외에 관절주위의 근육힘줄(근건, musculotendinous)이 보강(reenforcement)하고 있다. 관절강(articular cavity) 안에서는 앞십자인대(전십자인대, anterior cruciate ligament)와 뒤십자인대(후십자인대, posterior cruciate ligament)가 넙다리뼈와 정강뼈를 연결시키고 있다. 앞십자인대는 넙다리뼈 가쪽관절융기(외측과, lateral condyle)의 융기사이오목(과간와, intercondylar fossa)면에서 앞아래쪽으로 나아가 정강뼈융기사이융기(과간융기, intercondylar eminence)에 닿고, 뒤십자인대는 넙다리뼈 안쪽 관절융기(내측과, medial condyle)의 융기사이오목(과간와, intercondylar fossa)면에서 뒤아래쪽(posteroinferior)으로 나아가 정강뼈 뒷면에 닿는다.

무릎의 MR영상(2)–관상단면상 / coronal MR images of knee

A

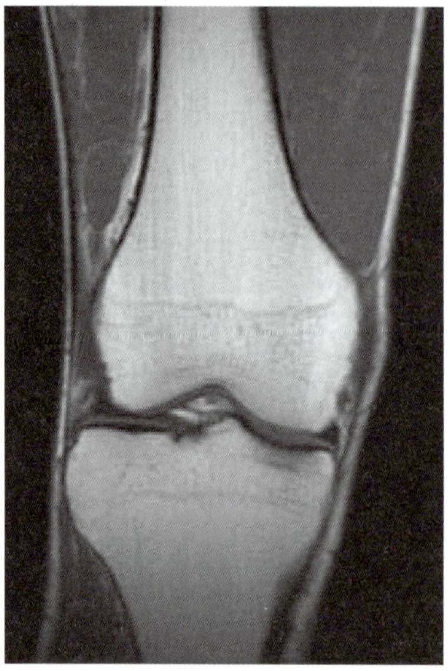

B

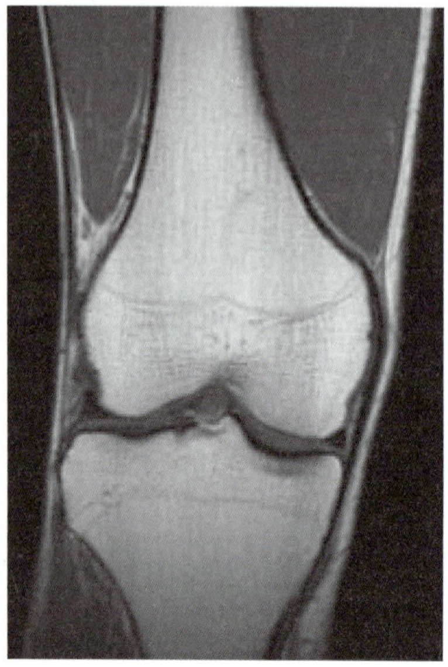

C

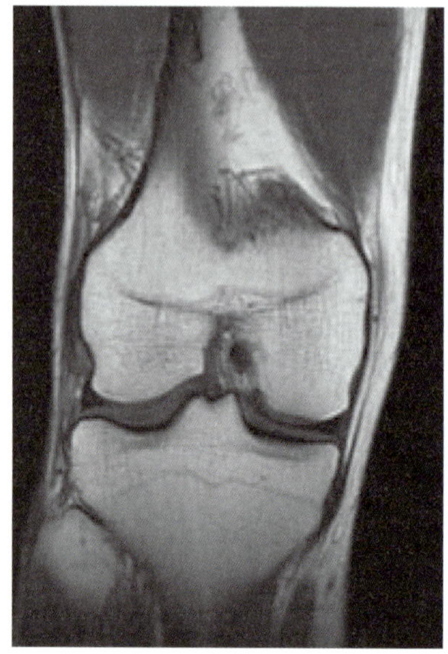

D

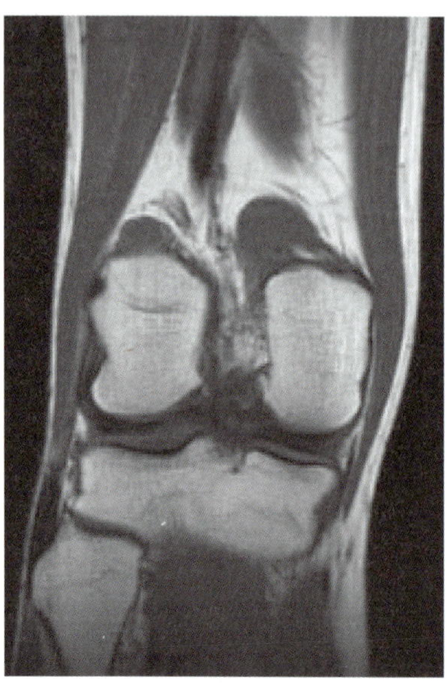

E

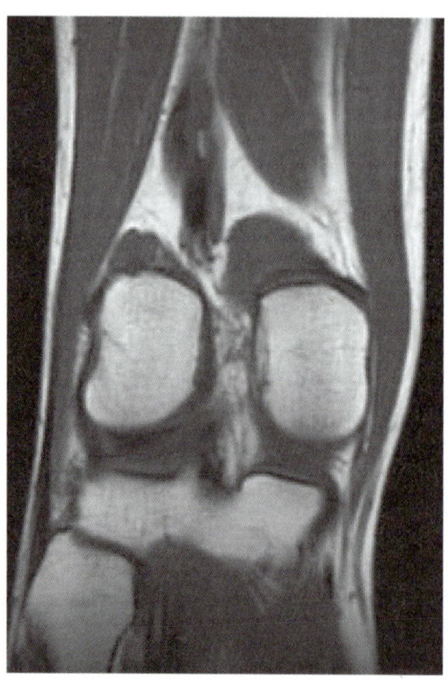

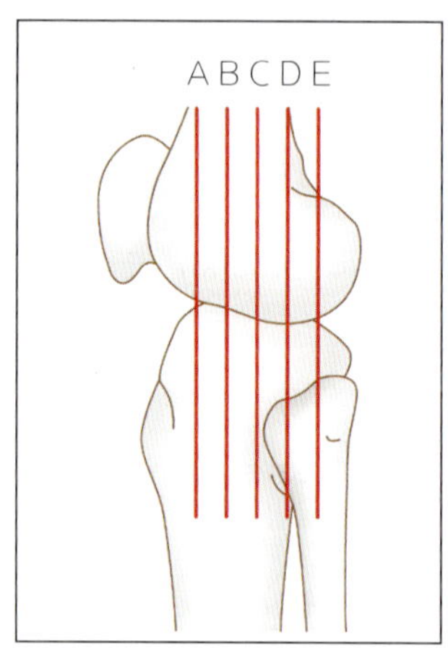

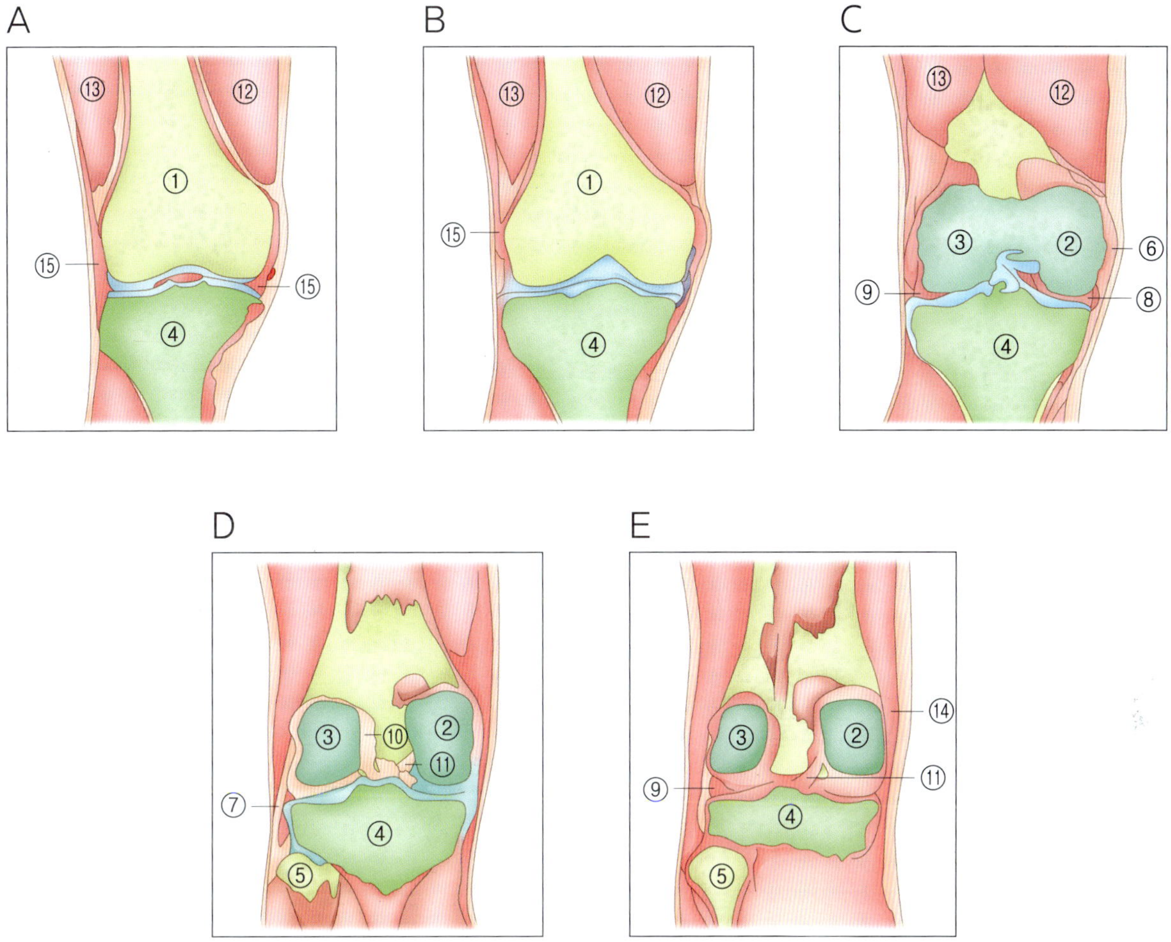

① 넙다리뼈(대퇴골) *femur*
② 안쪽관절융기(내측과) *medial condyle*
③ 가쪽관절융기(외측과) *lateral condyle*
④ 정강뼈(경골) *tibia*
⑤ 종아리뼈(비골) *fibula*
⑥ 안쪽곁인대(내측측부인대) *medial collateral ligament*
⑦ 가쪽곁인대(외측측부인대) *lateral collateral ligament*
⑧ 안쪽반달판(내측반월판) *medial meniscus*
⑨ 가쪽반달판(외측반월판) *lateral meniscus*
⑩ 앞십자인대(선십사인내) *anterior cruciate ligament*
⑪ 뒤십자인대(후십자인대) *posterior cruciate ligament*
⑫ 안쪽넓은근(내측광근) *medial great muscle*
⑬ 가쪽넓은근(외측광근) *lateral great muscle*
⑭ 넙다리빗근(봉공근) *sartorius muscle*
⑮ 엉덩정강근막띠(장골경골근막띠) *iliotibial tract*
⑯ 오금동맥(슬와동맥) *popliteal artery*

무릎관절(knee joint)의 앞쪽은 넙다리네갈래근힘줄(대퇴사두근건, quadriceps femoris muscle tendon)이 무릎뼈(슬개골, patella), 무릎인대(슬개인대, patellar ligament)를 거쳐서 정강뼈거친면(경골조면, tial tuberosity)으로 이어져 무릎관절을 연결하고 있다. 무릎인대의 뒤쪽에서 관절피막(관절포, joint capsule)과의 사이에는 풍부한 지방조직(fat tissue)(무릎밑지방체, infrapatellar fat pad)이 있다. 무릎관절의 안쪽(내측, medial)에는 반힘줄모양근(반건상근, semitendinosus muscle), 반막모양근(반막상근, semimembranous muscle), 엉덩정강근(치골경골근, iliotibial muscle), 넙다리빗근(봉공근, sartorius muscle)과 그 힘줄(건, tendon)이 있다.

무릎관절의 가쪽(외측, lateral)을 둘러싸고 있는 것은 넙다리두갈래근힘줄(대퇴이두근건, biceps femoris muscle tendon)과 엉덩정강 근막띠(장골경골근막띠, iliotibial tract)이다.

IMAGING ANATOMY

영상해부학 ②

발 행 일 2016년 5월 2일 초판발행
2020년 3월 9일 개정2판 발행
2024년 2월 24일 개정3판 발행

편 저 자 강은보 · 김창복 · 김문찬 · 김아영 · 박종배 · 임인철 · 임재동
장현철 · 정강교 · 정봉재 · 조평곤 · 최종학 · 최준구 · 한동균

발 행 인 윤진영

발 행 처 도서출판 대학서림

주 소 서울시 종로구 혜화로 2길 8
전 화 (02)763-1220, (02)744-2811
팩 스 (02)744-1210
등 록 1965. 1. 20
번 호 1-88
홈페이지 www.daihaks.com
I S B N 978-89-6940-345-2 93510

정 가 35,000원